新世纪高职高专护理类课程规划教材

总主编 沈小平

病原生物学及免疫学

BINGYUAN SHENGWUXUE JI MIANYIXUE

主 编 彭慧丹 李建华
副主编 王 红 盘 箐
编 者（按姓氏笔画排序）
王 红（湖北中医药高等专科学校）
邓光荣（荆州市第二人民医院）
刘玉霞（沧州医学高等专科学校）
李建华（南阳医学高等专科学校）
肖红霞（湖北中医药高等专科学校）
苗英慧（南阳医学高等专科学校）
唐小标（永州职业技术学院）
盘 箐（永州职业技术学院）
彭慧丹（湖北中医药高等专科学校）
满永宏（南阳医学高等专科学校）
魏 琼（湖北中医药高等专科学校）
主 审 李 致

大连理工大学出版社

图书在版编目(CIP)数据

病原生物学及免疫学 / 彭慧丹,李建华主编. 一 大
连 : 大连理工大学出版社,2013.8(2018.1 重印)
新世纪高职高专护理类课程规划教材
ISBN 978-7-5611-7929-1

Ⅰ.①病… Ⅱ.①彭… ②李… Ⅲ.①病原微生物-
高等职业教育-教材②免疫学-高等职业教育-教材
Ⅳ.①R37 ②R392

中国版本图书馆 CIP 数据核字(2013)第 126202 号

大连理工大学出版社出版

地址:大连市软件园路 80 号　邮政编码:116023
发行:0411-84708842　邮购:0411-84708943　传真:0411-84701466
E-mail:dutp@dutp.cn　URL:http://dutp.dlut.edu.cn
大连理工印刷有限公司印刷　　大连理工大学出版社发行

幅面尺寸:185mm×260mm　　印张:23.25　　字数:533 千字
2013 年 8 月第 1 版　　　　2018 年 1 月第 6 次印刷

责任编辑:欧阳碧蕾　　　　　　　　责任校对:姜小文
封面设计:波　朗

ISBN 978-7-5611-7929-1　　　　　　定　价:42.00 元

阮　耀　南阳医学高等专科学校

李红伟　泰山护理职业学院

李建华　湖北中医药高等专科学校

余尚昆　长沙卫生职业学院

佘金文　长沙卫生职业学院

沈小平（美）　上海思博职业技术学院

张玉侠　复旦大学附属儿科医院

张雅丽　上海中医药大学附属曙光医院

陈淑英　上海思博职业技术学院

易传安　怀化医学高等专科学校

周文海　武汉科技大学

郑艾娟　永州职业技术学院

施　雁　同济大学附属第十人民医院

徐元屏　湖北中医药高等专科学校

徐建鸣　复旦大学附属中山医院

唐晓凤　泰山护理职业学院

凌　峰　永州职业技术学院

黄　群　中国福利会国际和平妇幼保健院

康爱英　南阳医学高等专科学校

彭月娥　长沙卫生职业学院

彭慧丹　湖北中医药高等专科学校

董小文　长沙卫生职业学院

韩玉霞　滨州职业学院

程　云　复旦大学附属华东医院

简亚平　永州职业技术学院

总　序

　　我们已经进入了一个新的充满机遇与挑战的时代,我们已经跨入了 21 世纪的门槛。

　　20 世纪与 21 世纪之交的中国,高等教育体制正经历着一场缓慢而深刻的革命,我们正在对传统的普通高等教育的培养目标与社会发展的现实需要不相适应的现状作历史性的反思与变革的尝试。

　　20 世纪最后的几年里,高等职业教育的迅速崛起,是影响高等教育体制变革的一件大事。在短短的几年时间里,普通中专教育、普通高专教育全面转轨,以高等职业教育为主导的各种形式的培养应用型人才的教育发展到与普通高等教育等量齐观的地步,其来势之迅猛,发人深思。

　　无论是正在缓慢变革着的普通高等教育,还是迅速推进着的培养应用型人才的高职教育,都向我们提出了一个同样的严肃问题:中国的高等教育为谁服务,是为教育发展自身,还是为包括教育在内的大千社会? 答案肯定而且唯一,那就是教育也置身其中的现实社会。

　　由此又引发出高等教育的目的问题。既然教育必须服务于社会,它就必须按照不同领域的社会需要来完成自己的教育过程。换言之,教育资源必须按照社会划分的各个专业(行业)领域(岗位群)的需要实施配置,这就是我们长期以来明乎其理而疏于力行的学以致用问题,这就是我们长期以来未能给予足够关注的教育目的问题。

　　众所周知,整个社会由其发展所需要的不同部门构成,包括公共管理部门如国家机构、基础建设部门如教育研究机构和各种实业部门如工业部门、商业部门,等等。每一个部门又可作更为具体的划分,直至同它所需要的各种专门人才相对应。教育如果不能按照实际需要完成各种专门人才培养的目标,就不能很好地完成社会分工所赋予它的使命,而教育作为社会分工的一种独立存在就应受到质疑(在市场经济条件下尤其如此)。可以断言,按照社会的各种不同需要培养各种直接有用人才,是教育体制变革的终极目的。

新世纪

随着教育体制变革的进一步深入，高等院校的设置是否会同社会对人才类型的不同需要——对应，我们姑且不论。但高等教育走应用型人才培养的道路和走研究型（也是一种特殊应用）人才培养的道路，学生们根据自己的偏好各取所需，始终是一个理性运行的社会状态下高等教育正常发展的途径。

高等职业教育的崛起，既是高等教育体制变革的结果，也是高等教育体制变革的一个阶段性表征。它的进一步发展，必将极大地推进中国教育体制变革的进程。作为一种应用型人才培养的教育，它从专科层次起步，进而应用型本科教育、应用型硕士教育、应用型博士教育……当应用型人才培养的渠道贯通之时，也许就是我们迎接中国教育体制变革的成功之日。从这一意义上说，高等职业教育的崛起，正是在为必然会取得最后成功的教育体制变革奠基。

高等职业教育还刚刚开始自己发展道路的探索过程，它要全面达到应用型人才培养的正常理性发展状态，直至可以和现存的（同时也正处在变革分化过程中的）研究型人才培养的教育并驾齐驱，还需要假以时日；还需要政府教育主管部门的大力推进，需要人才需求市场的进一步完善发育，尤其需要高职教学单位及其直接相关部门肯于做长期的坚忍不拔的努力。新世纪高职高专教材编审委员会就是由全国100余所高职高专院校和出版单位组成的旨在以推动高职高专教材建设来推进高等职业教育这一变革过程的联盟共同体。

在宏观层面上，这个联盟始终会以推动高职高专教材的特色建设为己任，始终会从高职高专教学单位实际教学需要出发，以其对高职教育发展的前瞻性的总体把握，以其纵览全国高职高专教材市场需求的广阔视野，以其创新的理念与创新的运作模式，通过不断深化的教材建设过程，总结高职高专教学成果，探索高职高专教材建设规律。

在微观层面上，我们将充分依托众多高职高专院校联盟的互补优势和丰裕的人才资源优势，从每一个专业领域、每一种教材入手，突破传统的片面追求理论体系严整性的意识限制，努力凸现高职教育职业能力培养的本质特征，在不断构建特色教材建设体系的过程中，逐步形成自己的品牌优势。

新世纪高职高专教材编审委员会在推进高职高专教材建设事业的过程中，始终得到了各级教育主管部门以及各相关院校相关部门的热忱支持和积极参与，对此我们谨致深深谢意，也希望一切关注、参与高职教育发展的同道朋友，在共同推动高职教育发展、进而推动高等教育体制变革的进程中，和我们携手并肩，共同担负起这一具有开拓性挑战意义的历史重任。

新世纪高职高专教材编审委员会

2001 年 8 月 18 日

序

本人在医学教育领域学习、工作了四十余年,其中在白求恩医科大学十二年,在上海交通大学附属第六人民医院三年,在美国俄亥俄州立大学医学院十五年,回国创办上海思博职业技术学院卫生技术与护理学院已十年有余。从国内的北方到南方,从东方的中国到西方的美国,多年来在医学院校的学习、工作经历使我深深感到,相关医学类如护理专业的教材编写工作是如此重要,而真正适合国内医学护理高职高专院校学生的教材却并不多见,教学效果亦不尽如人意。因此,组织编写一套实用性、应用性较强的高等职业技术教育创新系列教材的想法逐渐浮出台面,并开始尝试付诸行动。当本人主编的《多元文化与护理》和《护理信息学》两本书作为高等职业技术教育创新教材先后由人民卫生出版社正式出版发行后,我又欣然接受大连理工大学出版社的邀请,担任新世纪高职高专护理类课程规划教材的编委会主任暨总主编工作。

为适应我国高职高专护理教育的改革与发展、护理专业教学模式和课程体系改革的需要,依据以“人”为中心的护理理念,以知识、能力、素质综合发展和高等技术应用型护理人才的培养目标为导向,以高职高专护理职业技能的培养为根本,我们组织来自全国各地护理院校的资深教师及临床第一线的护理专家们编写了这套高职高专护理类课程规划教材。本教材的编写满足了学科需要、教学需要和社会需要,以求体现高职高专教育的特色。根据护理专业各学科本身的知识构架,本教材有利于学生对学科有系统的认识,并形成学科的思维和学习方法;有利于教师教,有利于学生学,符合学科规定和学生的认知特点;能够保证社会对学生技能和知识的要求,学生通过学习本教材应具有基础知识适度、技术应用能力强、知识面宽、素质较高等优点。

本系列教材的编写得到了上海思博职业技术学院和全国各地兄弟院校广大教师以及各教学实习医院有关专家、学者的大力支持和帮助，特别是大连理工大学出版社的鼓励和帮助，在此一并表示衷心的感谢！鉴于本人教学经验水平有限，本系列教材一定存在许多不足之处，恳请读者批评指正。

沈小平

2013 年 8 月 于上海

病原生物学及免疫学

前　言

《病原生物学及免疫学》是新世纪高职高专教材编审委员会组编的护理类课程规划教材之一。

"病原生物学及免疫学"是护理专业重要的医学基础课程，为护生学习专业课程及在临床实践提供前期知识准备。因此，本教材在坚持"三基五性"原则的前提下，注重教材的实用性和针对性，以满足学科、教学和社会的需要。既适应当前高等职业技术教育，又适当反映学科新进展，以适应人才培养特点。

本教材具有如下特点：

1. 注重体现学科前沿

本教材吸收了当今病原生物学及免疫学的新理论、新知识和新技术，适应现代护理专业发展趋势，以感染性疾病的流行现状、趋势以及免疫学的发展为主线，将多学科相关内容优化整合，并增加了生物安全、移植免疫等内容，充分体现教材内容的前瞻性。

2. 教材框架设计新颖

根据知识的系统性和连贯性，教材由易到难、循序渐进，以项目教学与案例教学为导引，把知识性与趣味性有机结合起来，帮助学生明确学习目的，便于学生进行自我评价。

3. 内容选取突出实用

教材内容的选择符合护士岗位的实际需要，遵循"必需、够用、实用、能用、会用"的原则，重点突出免疫学基础及微生物的生物学特性及防治。教材内容及习题类型与国家护士执业资格考试及全国统一卫生专业技术资格考试接轨，突出了教材的实用性。

4.注重职业能力培养

本教材以培养护生职业能力为重点,力求把职业性、实践性、开放性和服务性贯穿于整个教材中,有利于指导临床护理实践。

本教材是各位编者共同努力的结果。本教材由彭慧丹、李建华任主编,王红、盘菁任副主编。具体编写分工如下:彭慧丹编写绪论、第三十章,肖红霞编写第一章至第三章、第五章,苗英慧编写第四章、第十八章,王红编写第六章至第十章,盘菁、唐小标编写第十一章至第十四章,魏琼编写第十五章至第十七章,邓光荣编写第十九章,李建华编写第二十章、第二十九章至第三十二章,满永宏编写第二十一章、第二十六章至第二十八章,刘玉霞编写第二十二章至第二十五章。

为方便教学,本教材配有参考答案、电子教学课件等教学资源,如有需要请登录教材服务网站进行下载。

华中科技大学同济医学院叶嗣颖教授对本教材的编写进行了精心的指导,在此,编写组表示诚挚的感谢。限于编者的经验和水平,加上成书时间仓促,定有不足之处,恳请各位专家和老师批评指正,使本教材不断完善。

编　者

2013 年 8 月

所有意见和建议请发往:dutpgz@163.com

欢迎访问教材服务网站:http://www.dutpbook.com

联系电话:0411-84708445　84708462

目 录

第三篇　细菌学各论

第四篇　真菌学

第五篇　病毒学

绪 论

[**知识目标**]

1.掌握微生物的概念及分类、现代免疫的概念及其功能。

2.熟悉医学微生物、医学免疫学、人体寄生虫的概念及研究内容。

3.了解医学微生物学及医学免疫学的发展简史。

[**能力目标**]

1.培养学生的学习兴趣,开阔视野,增强学生对本学科知识的了解。

2.培养学生具有较强的自学和获取知识的能力。

[**素质目标**]

1.增强学生对病原生物学及免疫学重要性的认识和未来职业意识。

2.培养学生的探索研究精神及敬业精神。

在危害人类健康的诸多因素中,病原生物的致病性给人类带来了极大的危害。微生物学在它诞生之初,成为全人类重视的焦点也正是由于这门科学对于防治人、畜传染病有立竿见影的效果。随着微生物学实验方法的建立和完善,在19世纪末到20世纪初,许多导致严重疾病的病原菌被人类发现,20世纪50年代以后,人类基本上脱离了任凭病原微生物"宰割"的被动局面。微生物学的发展为免疫学的形成奠定了基础。现代免疫学逐步发展,也为保障人类健康提供了一些新的手段,人类的平均寿命有了明显的提高。

第一节 | 医学免疫学概述

一、免疫概述

（一）免疫的概念

免疫(immune)一词来源于拉丁文,其原意为免除瘟疫及抵抗传染病的能力。随着生物医学的深入研究,人们对免疫的本质及免疫反应现象的机制也有了更深入的了解,突破了免疫就是对机体有利的抗感染防御机能的片面认识,逐步认识到免疫既能对传染性异物抵抗,也能对许多非传染性异物(动物免疫血清、异体组织细胞、自身衰老细胞、肿瘤细胞等)进行识别和排斥,其免疫的结果也并非对机体都有利,从而形成了现代免疫的概念。因此,现代免疫学认为,免疫是机体识别和清除抗原性异物,以维持机体生理平衡和稳定的功能。

（二）免疫的功能及表现

免疫的功能及表现主要体现在三个方面（绪表-1）。

绪表-1　　　　　　　　　　　　免疫的功能及表现

主要功能	正常表现	异常表现
免疫防御	抗感染免疫	免疫缺陷病（低下），超敏反应（过高）
免疫稳定	识别和清除体内损伤及衰老的细胞	自身免疫性疾病
免疫监视	识别、杀伤与清除体内的突变细胞	肿瘤

1. 免疫防御

阻止病原微生物侵入机体，抑制其在体内繁殖、扩散，从而清除体内病原微生物及其产物，保护机体免受损害。该功能若低下，易出现免疫缺陷病，若反应过于强烈，可引起超敏反应。

2. 免疫稳定

识别和清除体内变性、损伤及衰老的细胞，维持自身内环境稳定。若该功能紊乱，可导致自身免疫性疾病。

3. 免疫监视

识别、杀伤与清除体内的突变细胞，防止肿瘤的发生。若该功能失调，可导致肿瘤。

二、医学免疫学发展简史

免疫学（immunology）是研究机体免疫系统的组织结构、生理功能的一门基础科学。传统的免疫学起源于对机体抗感染的研究，从属于医学微生物学，随着免疫学研究的不断深入，现已广泛渗透到医学的各个领域，发展为具有多个分支并与其他多门学科广泛交叉整合的生物科学。

医学免疫学（medical immunology）是研究人体免疫系统的组成与功能、免疫应答机制，以及在疾病的诊断与防治中的应用的一门科学。

医学免疫学的发展经历了以下四个时期。

（一）经验免疫学时期

医学免疫学起源于中国。我国早在宋朝（11世纪）就有吸入人天花痂粉预防天花的传说，到明代则有正式记载接种"人痘"预防天花，这种方法于公元17世纪在我国推广应用，并很快经丝绸之路传入俄国、朝鲜、土耳其等国，18世纪传入英国。

（二）经典免疫学时期

18世纪末，英国乡村医生琴纳（Jenner）发明了用牛痘苗预防天花的方法，为预防医学开辟了新途径；19世纪后期，法国微生物学家巴斯德（Pasteur）成功研制了炭疽杆菌减毒疫苗、狂犬病疫苗；1890年德国学者贝林格（Behring）等研制了白喉抗毒素并成功应用于白喉病人的治疗。随后出现了以俄国学者梅契尼可夫（E. Metchnikoff）提出的细胞免疫学说及以德国学者艾希立（Ehrlich）为代表的体液免疫学说两个流派之争论，直到20世纪初，英国学者怀特（Wright）在研究吞噬细胞时，发现了调理素，才将两种学说统一起来。

（三）近代免疫学时期

1957年澳大利亚免疫学家波里特（Bumet）提出了克隆选择学说，对免疫学中抗原的自我识别有了比较满意的解释，对免疫记忆、免疫耐受、自身免疫现象等免疫学中其他重要问题也作出了较合理的阐述。在此时期，免疫球蛋白基本结构的阐明，是免疫学发展的另一重大成就。

（四）现代免疫学时期

1975年后，分子生物学的兴起及分子遗传学的进展，促进了免疫学的飞速发展，在基因、分子、细胞、器官及整体层次上深入研究免疫过程中的多种机制，抗体识别受体的多样性的发现，DNA疫苗的研制成功等，都标志着医学免疫学将推动医学和生命科学的全面发展。特别是近年来，免疫学研究范围涉及细胞生物学、分子生物学、分子遗传学等生物学的许多方面和临床各学科，远远超出了以往感染免疫的传统概念，已独立成为医学和生物学中极为重要的基础学科之一。

第二节 病原生物学概述

病原生物学（pathobiology）是研究病原生物的生物学特性、致病性、免疫性及其所致疾病的诊断和防治方法的一门科学，是医学微生物学和人体寄生虫学的总称。

一、医学微生物学

（一）微生物

微生物（microorganism）是存在于自然界中的一群个体微小、结构简单，肉眼直接看不见，必须借助于光学显微镜或电子显微镜放大后才能观察到的微小生物。在自然界中，微生物的存在非常广泛，且种类繁多，按其分化程度及化学组成的不同，可分为三大类。

1. 非细胞型微生物

非细胞型微生物体积微小，能通过滤菌器，缺乏细胞结构及产生能量的酶系统，核酸类型为DNA或RNA，只能在活的细胞内增殖，如病毒。

2. 原核细胞型微生物

原核细胞型微生物仅有原始核，无核膜或核仁，缺乏完整的细胞器，只有核糖体，DNA和RNA同时存在，包括细菌、衣原体、支原体、立克次体、放线菌、螺旋体。

3. 真核细胞型微生物

真核细胞型微生物细胞核的分化程度较高，具有核仁、核膜和染色体，细胞浆中有完整的细胞器，如真菌。

（二）微生物与人类的关系

微生物在自然界中分布广泛，在土壤、空气、水、人体和动物的体表及与外界相通的腔道中,都存在着不同种类的微生物。在正常情况下,这些微生物大多数对人类和动植物都是有益的,有的甚至是必需的。在自然界,物质循环代谢都离不开微生物的代谢活动,许多微生物在工农业生产、人类日常生活中发挥着重要作用。但是,有少数微生物也可以引起人和动物的疾病,这类微生物称为病原微生物。

(三)医学微生物学的发展概况及现状

医学微生物学(medical microbiology)是微生物学的一个分支,是研究病原微生物学的生物学性状、致病性与免疫性、微生物学诊断及防治的一门医学基础学科,其发展过程大致分为三个时期。

1.经验时期

远古时代,人类就遭受各种传染病的侵害,但对其病因却无法解释。11世纪时,我国北宋末年刘真人有肺痨由虫引起之说;16世纪,意大利学者弗兰克斯特(Fracastoro)认为传染病是通过直接、间接和空气等三种途径在人群中传播的;1578年,明朝李时珍在《本草纲目》一书中,记载了对病人的衣服应该消毒、蒸过之后再穿就不会传染上疾病。

2.实验时期

1676年,荷兰人列文虎克(Antoryvan Leeuwenhoek)用自磨镜片制造的世界上第一台显微镜(约放大270倍),从污水、齿垢、粪便等标本中第一次观察和描述了各种形态的微小生物,为微生物的存在提供了直接证据,为微生物学的发展奠定了基础。1857年,法国微生物学家巴斯德(Pasteur)用实验证明有机物质的发酵与腐败是由微生物引起的,创造了加温处理以防酒类变质的方法,就是至今仍沿用于酒类和乳类消毒的巴氏消毒法。巴斯德的研究还证明了鸡霍乱、狂犬病、炭疽病等均为微生物所致,开创了微生物的生理学时代。同一时期,德国学者郭霍(Robert Koch)创用固体培养基,从环境或病人排泄物等标本中分离致病菌,又创用了染色技术和实验性动物感染方法,先后确定了多种传染病的病原菌。因此,巴斯德和郭霍是微生物学的奠基人。1892年,俄国学者伊凡诺夫斯基(Iwanovsky)发现了第一种病毒即烟草花叶病毒,并证实患病的烟叶汁通过滤菌器后仍保留其感染性,由此揭开了认识病毒的序幕。1929年英国科学家弗莱明(Alexander Fleming)首先发现青霉菌产生的青霉素能抑制金黄色葡萄球菌的生长,开创了人类对抗感染性疾病的新纪元。

3.现代时期

20世纪中叶以来,随着生物化学、遗传学、分子生物学、医学免疫学等学科的发展,电子显微镜、液相色谱技术、免疫学技术、分子生物学技术等新技术的建立及改进,促进了医学微生物学的飞速发展。人们从分子水平上探讨病原微生物的基因结构与功能、致病的物质基础及诊断方法,对病原微生物的生物学特性及致病机制有了更深刻的认识。一些新的病原微生物,如军团菌、弯曲菌、拉沙热病毒、马堡病毒、人类免疫缺陷病毒、新型冠状病毒、亚病毒等相继被发现。病原微生物迅速检验诊断方法不断更新,大多数严重危害人类健康的病原微生物均已研制出相应的疫苗,新的抗生素不断被制造出来,这些都有效地控制了传染病流行。我国医学微生物学家、医学教育家汤非凡,在世界上首次分离出沙眼衣原体,并生产出世界首支斑疹伤寒疫苗;病毒学家黄祯祥,在世界上首创体外细胞培养病毒的新技术,为现代病毒学奠定了基础。他们为微生物学的发展作出了杰出的贡献。

二、人体寄生虫学

(一)寄生虫的概念及分类

寄生虫(parasite)是指在自然界中,逐渐失去自生生活能力,长期或短暂地依附于另一种生物的体内或体表,获得营养并给对方造成损害的某些低等生物。寄生于人体的寄生虫主要有以下三类。

1. 医学蠕虫

医学蠕虫是一类软体的多细胞无脊椎动物,借肌肉伸缩蠕动。寄生于人体的医学蠕虫有 160 多种,如蛔虫、钩虫、血吸虫、绦虫等。

2. 医学原虫

医学原虫是能独立完成生命活动全部功能的单细胞真核动物,寄生于人体的原虫约 40 种。根据原虫运动细胞器的有无和类型,可将原虫分为孢子虫、根足虫、鞭毛虫、纤毛虫四类。对人致病的主要有疟原虫、溶组织内阿米巴、阴道毛滴虫等。

3. 医学节肢动物

医学节肢动物是能够传播疾病或直接危害人类健康的节肢动物,主要有蚊、蝇、虱、蚤、螨和蜱等。

(二)人体寄生虫学的发展概况及现状

人体寄生虫学(human parasitology)是研究与医学有关的寄生虫的形态结构、生活史、致病、诊断、流行和防治的科学。人体寄生虫学由医学蠕虫学、医学原虫学和医学节肢动物学三部分组成。人类对寄生虫的认识由来已久,显微镜的问世,促进了人类对寄生虫学的研究,1860 年,寄生虫学成为一门独立的学科,人们逐渐认识到,它可作为病原引起寄生虫病,也可成为疾病的传播媒介严重影响人类健康。近 30 年来,随着各种新技术的开发和应用,对寄生虫病的研究进入到亚细胞、分子和基因水平,对寄生虫致病、诊断和防治方面的研究均取得了显著成绩。

我国对人体寄生虫与寄生虫病的研究具有悠久的历史,秦汉时代《内经》中已有不少关于寄生虫的记载。我国幅员辽阔,地跨寒、温、热三带,自然条件差别很大,人民的生活与生产习惯复杂多样,寄生虫病易于流行。新中国成立前由于受政治、经济、文化等社会因素的影响,我国成为寄生虫病流行严重的国家之一。新中国成立后,国家对多种寄生虫病开展了有针对性的防治工作,把疟疾、血吸虫病、丝虫病、黑热病、钩虫病列为五大寄生虫病进行重点防治,取得了举世瞩目的成就。但是,由于我国寄生虫种类多,分布范围广,寄生虫病防治工作还存在着许多困难和问题:市场开放,食品供应渠道增加,卫生监督机制不完善,人们饮食卫生习惯不健康,使一些经食物感染的食物源性寄生虫病,如旋毛虫病、带绦虫病、华支睾吸虫病的流行程度在部分地区有不断扩大趋势;近代一些医疗措施如免疫抑制剂的长期使用,造成人体医源性免疫受损,使机会致病性寄生虫异常增殖和致病力增强;随着旅游业的发展,国外某些寄生虫病和媒介动物的输入,也给我国寄生虫病防治工作带来新问题。面临严峻的事实,国家已经提出了寄生虫病的防治目标,制定了某些虫种防治的国家标准。要达到这一目标,需要通过专业人员的努力及全社会的支持,防治并重,综合治理,最终达到控制和消灭寄生虫病的目的。

学 习 小 结

免疫是机体识别和清除抗原性异物,以维持机体的生理平衡和稳定的功能,主要表现在免疫防御、免疫稳定、免疫监视三个方面。

微生物是存在于自然界中的一群个体微小、结构简单,肉眼直接看不见,必须借助于光学显微镜或电子显微镜放大后才能观察到的微小生物。按其分化程度及化学组成的不同,可分为非细胞型微生物、原核细胞型微生物、真核细胞型微生物三大类。少数微生物可以引起人和动物的疾病,这类微生物称为病原微生物。

寄生虫是指在自然界中,逐渐失去自生生活能力,长期或短暂地依附于另一种生物的体内或体表,获得营养并给对方造成损害的某些低等动物。人体寄生虫学由医学原虫学、医学蠕虫学和医学节肢动物学三部分组成。

第一篇

细菌学总论

第一章

细菌的形态学

[知识目标]

    1.掌握细菌细胞壁的组成和细菌特殊结构的功能及意义。

    2.熟悉细菌的基本形态、基本结构及革兰染色法。

    3.了解抗酸染色和特殊染色法。

[能力目标]

    会使用显微镜观察细菌的形态、结构;能进行革兰染色操作。

[素质目标]

    培养学生严谨求实的工作态度。

    细菌(bacterium)最早是在 1676 年被荷兰人列文虎克(Antonyvan Leeuwenhoek)在口腔中发现的,当时叫做"微小生物"。"细菌"这个名词最初由德国科学家埃伦伯格(Christian Gottfried Ehrenberg)在 1828 年提出。1864 年,法国科学家巴斯德(Pasteur)用著名的"鹅颈瓶实验"证明了肉汤的腐败来自空气中的细菌,彻底否定了自然发生学说并从此建立了病原学说,推动了微生物学的发展。

第一节 | 细菌的大小与形态

一、细菌的大小

    细菌个体微小,需用显微镜放大数百倍至上千倍才能看到。常以微米(μm)作为测量单位。不同细菌大小不一,同种细菌也可因菌龄和环境因素的影响有所差异。

二、细菌的形态

(一)球菌

    多数球菌(coccus)呈球形或近似球形,直径 1 μm 左右。按其分裂平面和分裂后的排列方式,可分为双球菌、链球菌、葡萄球菌等。

1.双球菌(diplococcus)

    沿一个平面分裂,分裂后两个菌体成双排列,如淋球菌。

2.链球菌(streptococcus)

    沿一个平面分裂,分裂后多个菌体排列成链状,如溶血性链球菌。

3. 葡萄球菌(staphylococcus)

沿多个不规则平面分裂,分裂后菌体排列成葡萄串状,如金黄色葡萄球菌。

此外,还有沿两个垂直平面分裂为四个菌体排列在一起的四联球菌;沿三个垂直平面分裂为八个菌体排列在一起的八叠球菌。

(二)杆菌

杆菌(bacillus)呈杆状或近似杆状,各种杆菌的大小、长短、粗细、形态差异较大。大多数杆菌中等大小,$(2\sim3)~\mu m\times(0.5\sim1)~\mu m$,大的杆菌如炭疽杆菌$(3\sim10)~\mu m\times(1.0\sim1.5)~\mu m$,小的杆菌如野兔热杆菌$(0.6\sim1.5)~\mu m\times(0.5\sim0.7)~\mu m$。按其形状差异可分为球杆菌、棒状杆菌、分枝杆菌等。

1. 球杆菌(coccobacillus)

菌体短,接近椭圆形,与球菌不容易区分,如加特纳球杆菌。

2. 棒状杆菌(corynebacterium)

细长的杆菌,因菌体的一端或两端膨大(呈棒状)而得名,如白喉棒状杆菌。

3. 分枝杆菌(mycobacteria)

细长略弯的杆菌,因繁殖时有分枝生长趋势而得名,如结核杆菌。

(三)螺形菌

螺形菌菌体呈弯曲状,可分为螺菌和弧菌。

1. 螺菌(spirillum)

菌体较为坚硬,有多个弯曲,如鼠咬热螺菌。

2. 弧菌(vibrio)

菌体只有一个弯曲,呈弧形,如霍乱弧菌。

各种细菌的基本形态如图 1-1-1 所示。

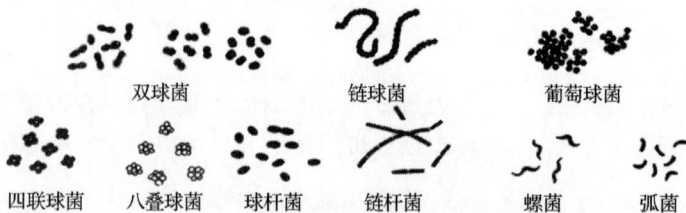

图 1-1-1 各种细菌的基本形态

第二节 | 细菌的结构

细菌虽小,仍具有一定的细胞结构和功能。基本结构是所有细菌都具有的结构,如细胞壁、细胞膜、细胞质和核质等;特殊结构仅某些细菌具有,如荚膜、鞭毛、菌毛、芽胞等(图 1-1-2)。

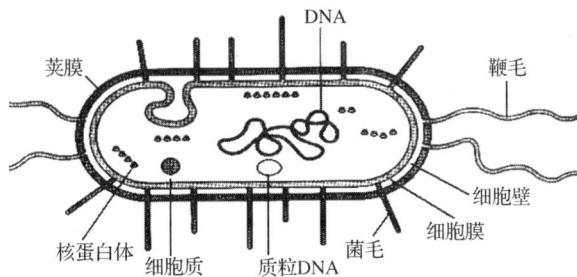

图 1-1-2　细菌结构模式图

一、细菌的基本结构

(一)细胞壁

细胞壁(cell wall)是位于细胞膜外的一层无色透明、坚韧而富有弹性的膜状结构,其厚度平均为 15～30 nm,占菌体干重的 10%～25%。

1.细胞壁的功能

(1)维持菌体固有形态,并保护细菌抵抗低渗环境:细菌细胞质内有高浓度的无机盐和大分子营养物质,其渗透压高达 5～25 个大气压,由于细胞壁的保护作用,而不致破裂和变形,并能在相对低渗的环境下生存。

(2)参与物质交换:细胞壁上有许多微孔,允许水和直径小于 1 nm 的可溶性物质自由通过,与细胞膜共同完成菌体内外的物质交换。

(3)决定细菌的抗原性:菌体表面带有多种抗原表位,可以诱发机体的免疫应答。

(4)与细菌的致病性有关:革兰阴性菌细胞壁上的脂多糖具有内毒素作用,某些革兰阳性菌细胞壁表面有一些特殊的表面蛋白,都与致病有关,如金黄色葡萄球菌的葡萄球菌 A 蛋白(SPA)。

2.细胞壁的主要成分

细胞壁组成较复杂,用革兰染色法可将细菌分为革兰阳性菌和革兰阴性菌两大类,二者细胞壁的组成有较大的差异。

(1)革兰阳性菌细胞壁:主要由肽聚糖(peptidoglycan)和穿插于其内的磷壁酸(teichoic acid)组成。

①肽聚糖:肽聚糖是革兰阳性菌细胞壁中的主要组分,由聚糖骨架、四肽侧链和五肽交联桥三部分组成(图 1-1-3)。聚糖骨架由 N-乙酰葡萄糖胺与 N-乙酰胞壁酸借 β-1,4 糖苷键交替间隔连接而成,在 N-乙酰胞壁酸分子上连接四肽侧链,肽链之间再由五肽交联桥联系起来,组成三维立体网状结构。革兰阳性菌细胞壁肽聚糖含量丰富,有 15～50 层。

②磷壁酸:磷壁酸是革兰阳性菌细胞壁特有组分。依据结合部位的不同分为壁磷壁酸和膜磷壁酸两种,前者和细胞壁中肽聚糖的 N-乙酰胞壁酸联结,膜磷壁酸又称脂磷壁酸(Lipteichoic acid,LTA),和细胞膜联结,另一端游离于细胞壁外。磷壁酸抗原性很强,是革兰阳性菌的重要表面抗原,某些细菌的磷壁酸,能黏附在人体细胞表面,与细菌的致病性有关。

③蛋白质:某些革兰阳性菌细胞壁表面有一些特殊的表面蛋白,如金黄色葡萄球菌

的 A 蛋白、A 群链球菌的 M 蛋白等,都与致病有关。

(2)革兰阴性菌细胞壁:主要由肽聚糖和外膜(outer membrane)组成,外膜是革兰阴性菌细胞壁特有组分。

①肽聚糖:革兰阴性菌的肽聚糖仅由聚糖骨架和四肽侧链两部分组成(图 1-1-4),因而只形成较疏松的二维平面结构。革兰阴性菌细胞壁肽聚糖含量很少,仅 1~2 层。

②外膜:位于肽聚糖外侧,自内向外依次为脂蛋白、脂质双层和脂多糖(lipopo-lysaccharide,LPS)。脂多糖即革兰阴性菌的内毒素,也称为热原质,从内到外,为脂质A、核心多糖和特异多糖三部分组成。脂质 A 无种属特异性,不同种属细菌脂质 A 骨架基本一致,所以,不同细菌内毒素所引起的症状大致相同;核心多糖有属的特异性,同一属细菌核心多糖相同;特异性多糖有种的特异性。

革兰阳性和阴性菌细胞壁结构显著不同(图 1-1-5),导致这两类细菌在染色性、抗原性、致病性及对药物的敏感性等方面有很大差异(表 1-1-1)。如革兰阳性菌一般对溶菌酶和青霉素敏感,其原因是溶菌酶能切断肽聚糖中 N-乙酰葡萄糖胺与 N-乙酰胞壁酸间的 β-1,4 糖苷键的连接,破坏细胞壁而致细菌死亡;青霉素能抑制四肽侧链与五肽交联桥的连接,使细菌不能合成完整的细胞壁而致细菌死亡。革兰阴性菌细胞壁肽聚糖含量很少,又有外膜的保护作用,故对溶菌酶和青霉素不敏感。

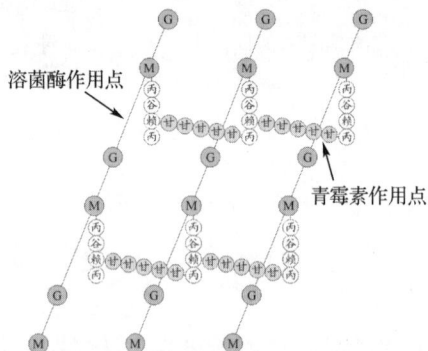

图 1-1-3　革兰阳性菌细胞壁肽聚糖结构

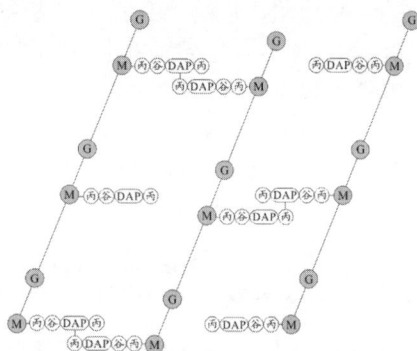

图 1-1-4　革兰阴性菌细胞壁肽聚糖结构

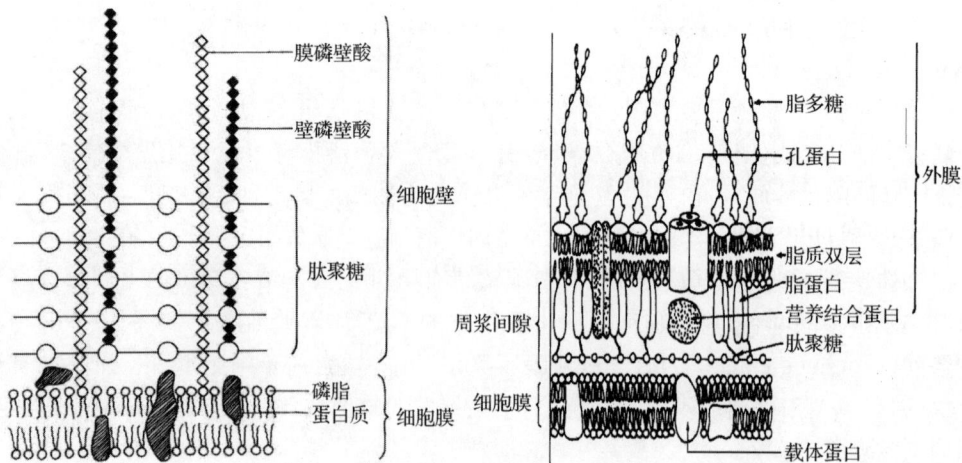

图 1-1-5　细菌细胞壁结构模式图

表 1-1-1　　　革兰阳性菌与革兰阴性菌细胞壁结构比较

细胞壁	革兰阳性菌	革兰阴性菌
强度	较坚韧	较疏松
厚度	20～80 nm	10～15 nm
肽聚糖层数	可多达 50 层	1～2 层
肽聚糖含量	50%～80%	5%～20%
磷壁酸	有	无
外膜	无	有

3. 细菌细胞壁缺陷型（L 型细菌）

细菌细胞壁的肽聚糖结构受到理化或生物因素的直接破坏或合成被抑制,这种细胞壁受损的细菌在高渗环境下仍可生长和分裂称为细菌细胞壁缺陷型。因 1935 年 klieneberger 首先在 Lister 研究院发现,又称 L 型细菌(bacterial L form)。L 型细菌不仅可返祖成为原菌株后具有致病性,某些 L 型细菌本身也能致病,与某些慢性和反复感染有关,如尿路葡萄球菌感染、布鲁菌病、沙门菌感染、结核病等,并常在使用作用于细胞壁的抗菌药物(β-内酰胺类抗生素等)治疗过程中发生,给临床诊断、治疗等方面带来困难。

L 型细菌因缺失细胞壁呈高度多形性,难以培养,需在高渗低琼脂含血清的培养基中培养 2～7 天,形成中间较厚、四周较薄的荷包蛋样细小菌落,也有的长成颗粒状或丝状菌落。去除诱发因素后,有些 L 型可回复为原菌,有些则不能回复,其决定因素为 L 型细菌是否含有残存的肽聚糖作为自身再合成的引物。

(二)细胞膜

细胞膜(cell membrane)或称胞质膜(cytoplasmic membrane),位于细胞壁内侧,是紧包在细胞质外的一层柔软而富有弹性的生物膜。其基本结构是脂质双层并镶嵌有多种蛋白质,不含胆固醇。

细胞膜的主要功能:①选择性渗透作用及物质转运作用:和细胞壁共同完成菌体内外的物质转换;②生物合成作用:细胞膜上有多种酶,参与生物合成;③呼吸作用:细胞膜上有多种呼吸酶,可进行电子转运及氧化磷酸化,参与细胞的呼吸;④形成中介体:中介体是细胞膜向胞质内凹陷折叠而形成的囊状物,参与细菌的呼吸、生物合成及分裂繁殖,多见于革兰阳性菌。

(三)细胞质

细胞膜包裹的溶胶状物质为细胞质(cytoplasm)或称原生质(protoplasm),由水、蛋白质、脂类、核酸及少量糖和无机盐组成,其中含有许多重要结构。

1. 质粒(plasmid)

质粒是染色体外的遗传物质,为闭合环形的双股 DNA,存在于细胞质中。质粒是细菌生命活动非必需基因,但控制着某些特殊的遗传性状,如性菌毛、毒素、细菌素和耐药性等。质粒具有自主复制、传给子代、丢失及在细菌之间转移等特性,与细菌的遗传变异有关。

2. 核糖体(ribosome)

核糖体是原核细胞中唯一的一种细胞器,是蛋白质合成的场所。原核细胞的核糖体较小,沉降系数为70S,由50S和30S两个亚基组成;而真核细胞的核糖体体积较大,沉降系数是80S,由60S和40S两个亚基组成。有些抗生素如链霉素能与30S小亚基结合,红霉素能与50S大亚基结合,干扰蛋白质合成导致细菌死亡,但是不能与真核细胞的核糖体结合,因此对人体细胞无影响。

3.胞质颗粒(cytoplasmic granules)

细菌细胞质中含有多种颗粒,大多为贮藏的营养物质,包括多糖、脂类、磷酸盐等,不是细菌的恒定结构,随菌种、菌龄及环境而变。当营养充足时,胞质颗粒较多;养料和能源短缺时,动用贮备,颗粒减少甚至消失。异染颗粒(metachromatic granule)是胞质颗粒的一种,主要含RNA和多偏磷酸盐,嗜碱性强,亚甲蓝染色呈紫色,常见于白喉棒状杆菌,位于菌体两端,故又称极体(polar body),有助于细菌的鉴别。

(四)核质

细菌的遗传物质称为核质(nuclear material)或拟核(nucleoid),是由一条闭合环状DNA分子反复回旋卷曲盘绕组成的松散网状结构,多集中于细胞质的某一区域。因其功能与真核细胞的染色体相似,故习惯上亦称之为细菌的染色体(chromosome)。核质控制着细菌的生命活动,是细菌遗传变异的物质基础。

二、细菌的特殊结构

(一)荚膜

荚膜是某些细菌在细胞壁外包绕的一层黏液性物质,一般由多糖或多肽组成。厚度≥0.2 μm,边界明显者称为荚膜(capsule),厚度<0.2 μm者称为微荚膜(microcapsule)。若黏液性物质疏松地附着于菌细胞表面,边界不明显且易被洗脱者称为黏液层(slime layer)。介于荚膜和黏液层之间的结构称为糖萼(glycocalyx),是从菌体伸出的疏松纤维网状结构。荚膜不易着色,在显微镜下仅能看到菌体周围有一透明圈(图1-1-6)。如用特殊染色法或用墨汁作负染色,则荚膜显现更为清楚。

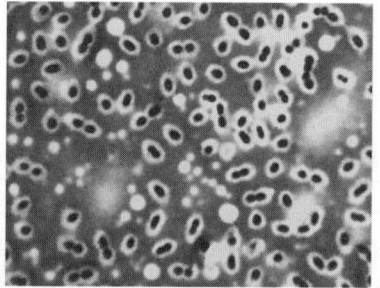

图1-1-6 荚膜

荚膜形成的意义:①抗吞噬作用:荚膜能抵抗吞噬细胞的吞噬及消化作用;②黏附作用:荚膜多糖可黏附于组织细胞或无生命物体表面,是引起感染的重要因素;③抗有害物质的损伤作用:荚膜处于细菌细胞最外层,可有效保护菌体免受或少受多种杀菌、抑菌物质如溶菌酶、补体等的损伤;④抗干燥作用:荚膜多糖为高度水合分子,含水量在95%以上,可帮助细菌抵抗干燥环境;⑤鉴别细菌:荚膜成分具有特异的抗原性,可据此对细菌进行鉴定和分型。

(二)鞭毛

某些细菌菌体表面附有细长并呈波状弯曲的丝状物,称为鞭毛(flagellum),是细菌的运动器官。鞭毛很细,需用电子显微镜观察,或经特殊染色法使鞭毛增粗后才能在普通光学显微镜下看到。

根据鞭毛的数量和位置不同,可将鞭毛菌分为:单毛菌、双毛菌、丛毛菌和周毛菌(图1-1-7)。鞭毛的主要化学成分是蛋白质,有很强的抗原性,对细菌的分类和鉴定具有一定意义。有些细菌的鞭毛与其致病性有关。

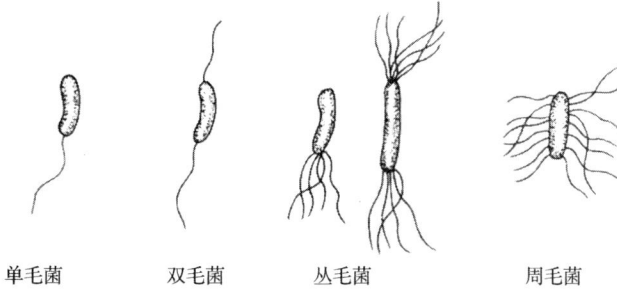

| 单毛菌 | 双毛菌 | 丛毛菌 | 周毛菌 |

图 1-1-7　鞭毛菌模式图

(三)菌毛

许多细菌表面存在着一种比鞭毛更细、更短而直硬的丝状物,与细菌的运动无关,称为菌毛(pilus)(图1-1-8)。菌毛在普通光学显微镜下看不到,必须用电子显微镜观察。根据功能不同,菌毛可分为普通菌毛和性菌毛两类。

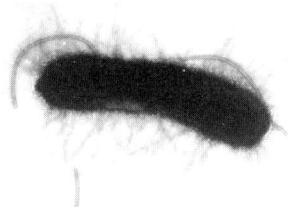

图 1-1-8　菌毛

1.普通菌毛

遍布菌体表面,多达数百根,形短而细,与细菌的黏附性有关。

2.性菌毛

数量少,仅1~4根,稍长而粗,为中空管状物,可传递细菌的遗传物质。通常由F质粒编码,带有性菌毛的细菌称为F^+菌或者雄性菌。雄性菌的遗传物质能通过性菌毛传递给F^-菌,这个过程称为接合。细菌可以通过这个方式传递耐药性以及毒力等遗传性状。

(四)芽胞

某些细菌在一定的环境条件下,细胞质脱水浓缩,在菌体内部形成一个圆形或卵圆形小体,称为芽胞(spore)(图1-1-9)。芽胞折光性强,普通染色法不易着色。大小、形状、位置因菌种而易,有重要的鉴别价值。

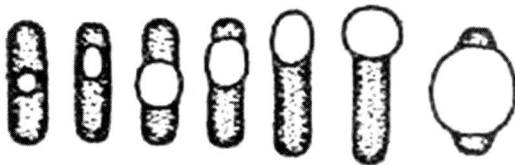

图 1-1-9　芽胞的形状和位置模式图

一般认为芽胞是细菌的休眠形式,其代谢相对静止,抵抗力强。一个细菌只能形成一个芽胞,一个芽胞在适宜条件下发芽也只能形成一个菌体。芽胞不是细菌的繁殖方式,而菌体能进行分裂繁殖,故无芽胞细菌称为细菌的繁殖体。

芽胞在自然界分布广泛,因此要严防芽胞污染伤口、用具、敷料、手术器械等。芽胞的抵抗力强,对热力、干燥、辐射、化学消毒剂等理化因素均有强大的抵抗力,用一般的方法不易将其杀死。有的芽胞可耐 100 ℃煮沸数小时。杀灭芽胞最可靠的方法是高压蒸汽灭菌法。当进行消毒灭菌时往往以芽胞是否被杀死作为判断灭菌效果的指标。

第三节 细菌形态学检查法

普通光学显微镜以可见光为光源,平均波长为 0.5 μm,分辨率为 0.25 μm。0.25 μm 的微粒经油镜放大 1000 倍后成 0.25mm,人眼便能分辨。一般细菌都大于 0.25 μm,故可用普通光学显微镜观察细菌。

一、不染色标本检查法

细菌不染色标本检查法适用于观察细菌形态、动力等。常用的方法有压滴法、悬滴法、暗视野镜检法。

二、染色标本检查法

细菌的等电点为 pH 2～5,近中性的环境中多带负电荷,易与带正电荷的碱性染色剂结合。

(一)单染色法

单染色法是用一种染色剂对标本进行染色,简便易行,适于进行微生物的形态观察,但不能鉴别细菌。

(二)复染法

复染法是用两种以上的染料染色,可将细菌染成不同颜色,除可观察细菌的形态外还能鉴别细菌。主要有革兰染色法、抗酸染色法和特殊染色法。

1. 革兰染色法(Gram stain)

革兰染色法是细菌学中广泛使用的一种鉴别染色法,该法是丹麦细菌学家革兰(Hans Christian Gram)于 1884 年创建的。具体操作方法是:标本固定后,先用结晶紫初染,再加碘液媒染,此时细菌均被染成深紫色,然后用 95%乙醇处理,有些细菌被脱色,有些则不能,最后用稀释复红或沙黄复染。此法可将细菌分为两类:不被乙醇脱色仍保持紫色者为革兰阳性菌,被乙醇脱色后复染成红色者为革兰阴性菌。革兰染色法在鉴别细菌、选择抗菌药物、研究细菌致病性等方面都有极其重要的意义。

2. 抗酸染色法(acid fast staining)

抗酸染色也可将细菌分为两大类:抗酸性细菌和非抗酸性细菌。常用的是将固定好的标本先以石炭酸复红加温初染,随即以 95%盐酸酒精脱色,最后用美蓝复染。如属于抗酸细菌,因菌体有抗酸类脱色的特性,故能保持初染的红色。如属于一般细菌,因菌体无抗酸能力,初染的红色被酸类所脱去,故被复染成蓝色。

3. 特殊染色法

细菌的结构如鞭毛、荚膜、芽胞、细胞壁及异染颗粒等,用上述染色法不易着色,需用特殊染色法才能着色。这些染色法使细菌的特殊结构与菌体染成不同颜色,有利于观察和鉴别细菌。

┃ 学习小结 ┃

细菌个体微小,结构简单,以 μm 作为测量单位。细菌的基本形态有球形、杆形和螺形。细菌的基本结构有细胞壁、细胞膜、细胞质和核质,G^+ 菌细胞壁由肽聚糖和磷壁酸组成,G^- 菌细胞壁由肽聚糖和外膜组成。细胞壁受损后仍可生长繁殖的称为 L 型细菌。细菌的特殊结构有荚膜、鞭毛、菌毛、芽胞。荚膜最主要的作用是抗吞噬;鞭毛是细菌的运动器官;菌毛分为普通菌毛和性菌毛,普通菌毛是细菌的黏附结构,性菌毛与遗传物质的传递有关;芽胞的抵抗力强,可作为消毒灭菌的指示菌。

第二章
细菌的生理

[知识目标]

　　1.掌握细菌生长繁殖的条件、方式、速度及规律。

　　2.掌握细菌合成代谢产物及其临床意义。

　　3.熟悉细菌的人工培养方法、常用培养基及细菌在培养基中的生长现象。

　　4.了解细菌的分类与命名原则。

[能力目标]

　　学会配置培养基;能进行细菌的人工培养及利用细菌代谢产物鉴别细菌。

[素质目标]

　　培养学生热爱医学和严谨求实的工作态度。

　　细菌是一大类能独立生活的单细胞原核细胞型微生物,它们就是从周围环境中摄取营养,以获得能量和合成自身组分的原料,同时不断排出废物,完成新陈代谢,得以生长繁殖。细菌的生长繁殖迅速,代谢产物也各不相同。研究细菌的生理活动,有助于对细菌进行人工培养、分离鉴定以及判断病原菌的致病性,同时对细菌性疾病的诊断、治疗及预防均有重要意义。

第一节 | 细菌的生长与繁殖

一、细菌的化学组成

　　细菌和其他生物细胞相似,含有多种化学成分,包括水、无机盐、蛋白质、糖类、脂类与核酸等。水占菌体重量的 80% 左右,固体成分仅占 15%～20%。菌细胞去除水分后,主要为由碳、氢、氮、氧、磷和硫等元素构成的有机物,还有少数的无机离子,如钾、钠、铁、镁、钙、氯离子等,用以构成细胞的各种成分及维持酶的活性和跨膜化学梯度。细菌尚含有一些特有的化学组分,如肽聚糖、胞壁酸、磷壁酸、D 型氨基酸、二氨基庚二酸、吡啶二羧酸等,这些物质在真核细胞中还未发现。

二、细菌的生长繁殖条件

(一)充足的营养

　　营养物质是构成菌体成分的原料,也是细菌生命活动能量的来源,营养物质与细菌化学组成密切相关。细菌生长繁殖所需要的营养物质有以下几种：

1. 水

水是细菌的重要成分之一，也是良好的溶剂，营养物质的吸收及代谢均需在有水的条件下进行。

2. 碳源

碳源既是细菌的组成成分，又是细菌的能量来源。各种碳的无机或有机物（CO_2、碳酸盐、糖、脂肪等）都能被细菌吸收和利用，病原菌主要从糖类获得碳。

3. 氮源

氮是组成细菌蛋白质、酶和核酸的成分。从分子态氮到复杂的含氮化合物都可作为氮源，但多数病原菌主要从有机氮化物如氨基酸、蛋白胨获得氮，少数细菌（如固氮菌）能以空气中的游离氮或无机氮如硝酸盐、铵盐等为氮源。

4. 无机盐类

细菌需要钾、钠、钙、镁、铁、硫、磷、氯、锰、锌、钴、铜等，其中钾、钠、镁、铁、硫、磷需要量较多，其他只需微量。其作用是构成菌体成分，调节菌体渗透压和酸碱平衡，以及激活与组成细菌的酶类等。

5. 生长因子

生长因子是某些细菌生长所必需而其自身又不能合成的一类营养物质，包括维生素、氨基酸、嘌呤和嘧啶等。

（二）适宜的温度

病原菌在长期进化过程中适应人体环境，最适生长温度为人的体温，即 37 ℃，故实验室一般采用 37 ℃培养细菌。

（三）适宜的酸碱度

大多数病原菌最适的酸碱度为 pH7.2～7.6，在此 pH 下，细菌的酶活性强，生长繁殖旺盛。个别细菌如霍乱弧菌在 pH8.4～9.2 的碱性条件下生长最好，结核分枝杆菌在 pH6.5～6.8 的条件下生长最适宜。

（四）适宜的气体环境

细菌生长繁殖需要的气体是氧和二氧化碳。根据细菌对氧的需求情况，可将细菌分为四类（表 1-2-1）。

表 1-2-1 　　　　　　　　　　**根据细菌对氧的需求分类**

细菌类型	定义	举例
专性需氧菌 （Obligate Aerobe）	具有完善的呼吸酶系统，需要分子氧作为受氢体以完成需氧呼吸，仅能在有氧环境下生长	结核分枝杆菌 假单胞菌属
微需氧菌 （Microaerophilic Bacterium）	在低氧压（5%～6%）生长最好，氧浓度>10%对其有抑制作用	弯曲菌属、螺杆菌属
兼性厌氧菌 （Facultative Anaerobe）	具有完善的酶系统，兼有需氧呼吸和无氧发酵两种功能，不论在有氧或无氧环境中都能生长，但以有氧时生长较好	大多数病原菌

（续表）

细菌类型	定义	举例
专性厌氧菌 （Obligate Anaerobe）	缺乏完善的呼吸酶系统，如缺乏过氧化氢酶、超氧化物歧化酶（SOD），只能在无氧环境中进行发酵。有游离氧存在时，不但不能利用分子氧，且还将受其毒害，甚至死亡	厌氧芽胞梭菌属、类杆菌属

三、细菌的生长繁殖方式和规律

（一）细菌个体的生长繁殖方式和规律

细菌一般以简单的二分裂方式进行无性繁殖。细菌每分裂一次叫做一代，所需时间称为代时。细菌在营养物质充足、条件适宜的情况下，其繁殖速度是相当快的。大多数细菌代时仅需 20～30 min；少数细菌繁殖较慢，如结核杆菌代时约 18～20 h，故结核病人标本培养需要较长时间。

（二）细菌群体的生长繁殖方式和规律

细菌繁殖速度极快，如按代时即按一个细菌分裂一代 20 min 计算，1 个细菌 1 h 后经 3 次分裂成 8 个，10 h 后 1 个细菌可达 10 亿个以上。但事实上，由于细菌繁殖过程中营养物质的逐渐耗竭，有害代谢产物的积累，细菌不可能无限制的高速增殖，而是呈现一定的规律。

将一定数量的细菌接种于定量的液体培养基中培养，间隔不同时间取样检查活菌数目，以培养时间为横坐标，活菌数的对数为纵坐标，可绘出一条反映细菌增殖规律的曲线，称为生长曲线（图 1-2-1）。

生长曲线可分为四个时期：

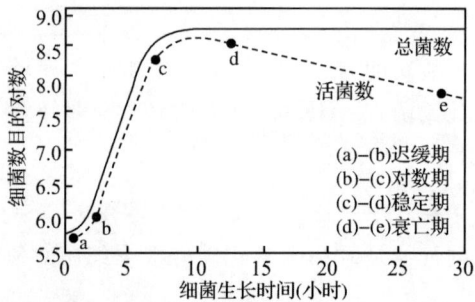

图 1-2-1 生长曲线

1. 迟缓期

迟缓期为细菌进入新环境的适应阶段，约 1～4 h。此期细菌体积增大，代谢活跃，但不分裂，主要是合成各种酶、辅酶和代谢产物，为后期的增殖准备必要的条件。

2. 对数期

对数期又称指数期，此期细菌快速增殖，在曲线图上，活菌数的对数直线上升至顶峰。对数期细菌的大小、形态、染色性、生理活性等都较典型，对抗生素等外界环境的作用也较为敏感，细菌的研究、鉴定等选用此期为佳。

3. 稳定期

由于培养基中营养物质的消耗，毒性代谢产物积聚，pH 值下降，使细菌的繁殖速度逐渐减慢，死亡数逐步上升，此时，细菌繁殖数与死亡数趋于平衡。此期细菌形态和生理特性易发生改变，也产生和积累了代谢产物，如外毒素、抗生素等，芽胞也在此期形成。

4. 衰亡期

细菌繁殖速度减慢或停止，死菌数迅速超过活菌数。此期细菌形态显著改变，菌体变形、肿胀或扭曲，有的菌体自溶，难以辨认，代谢活动趋于停滞。

第二节 | 细菌的人工培养

根据细菌的生长繁殖条件与规律，在体外对细菌进行人工培养，以研究各种细菌的生物学性状、生物制品的制备及各种细菌性疾病的诊断与治疗等。

一、培养基

(一)培养基的概念

培养基是人工配制的适合细菌生长繁殖的营养物质。pH 值一般为 7.2～7.6，少数细菌的培养基按生长要求偏酸或偏碱，培养基制成后必须经灭菌处理。

(二)培养基的分类

1. 按理化性状分类

培养基按其理化性状可分为液体、半固体和固体三大类。液体培养基可供细菌增菌及鉴定使用；在液体培养基中加入 0.2%～0.5% 的琼脂即成为半固体培养基，用于观察细菌的动力、鉴定菌种和短期保存细菌；如加入 2%～3% 的琼脂时，即为固体培养基，常用于细菌的分离、纯化和保存菌种等。

2. 按用途分类

按用途的不同可将培养基分为五类。

(1)基础培养基：含有一般细菌生长繁殖所需要的基本营养成分的培养基。最常用的是肉汤培养基和普通琼脂培养基，可供大多数细菌培养用，也是配置特殊培养基的基础。

(2)营养培养基：在基础培养基中加入葡萄糖、血液、血清、酵母浸液等营养物质，即成营养培养基。专供营养要求较高的或有特殊营养需求的细菌生长。如肺炎链球菌的生长需要含有血液、血清，结核分枝杆菌的生长需要加入鸡蛋、马铃薯、甘油等。最常用的营养培养基是血琼脂平板。

(3)选择培养基：在培养基中加入某种化学物质，使之抑制某些细菌生长，而有利于另一类细菌生长，从而将目的菌从混杂的标本中分离出来，这种培养基称为选择培养基。如 SS 琼脂培养基中含有胆盐、煌绿、枸橼酸，可抑制革兰阳性球菌和部分革兰阴性菌生长繁殖,而对沙门菌和志贺菌的生长没有影响,故常用于肠道致病菌的分离与培养。

(4)鉴别培养基:以培养和鉴别细菌为目的而配制的培养基称鉴别培养基。它是根据不同细菌分解糖和蛋白质的能力及代谢产物的不同来鉴别细菌。鉴别培养基主要用于微生物的快速分类鉴定,如糖发酵管、三糖铁培养基、伊红-美蓝琼脂等。

(5)厌氧培养基:专供培养厌氧菌的无氧环境的培养基称厌氧培养基,如疱肉培养基。专供厌氧菌的分离、培养和鉴别使用。

二、细菌在培养基中的生长现象

不同的细菌在不同培养基中的生长现象不同,观察生长现象可帮助鉴别细菌。

(一)细菌在液体培养基中的生长现象

1.混浊生长

大多数细菌在液体培养基中生长后呈均匀混浊状态,如葡萄球菌。

2.沉淀生长

少数链状的细菌或粗糙型细菌在液体培养基底部形成沉淀,培养液较清,如链球菌。

3.菌膜生长

专性需氧菌在液体培养基中生长时,为获得更多氧气,常浮在液体表面形成菌膜,如枯草杆菌。

(二)细菌在半固体培养基中的生长现象

因半固体培养基琼脂含量少,较软,有鞭毛的细菌在其中仍可自由游动,常用来检查细菌的动力。有鞭毛的细菌可沿穿刺线呈羽毛状或云雾状混浊生长,穿刺线模糊不清;无鞭毛细菌只能沿穿刺线呈明显的线状生长,周围培养基透明澄清。

(三)细菌在固体培养基中的生长现象

将标本或培养物划线接种在固体培养基的表面,因划线的分散作用,使许多原混杂的细菌在固体培养基表面上散开,称为分离培养。由单个细菌生长繁殖形成的肉眼可见的细菌集团,称为菌落(colony)。多个菌落融合成片,形成菌苔(mossy)。各种细菌在固体培养基上形成的菌落,其大小、形状、颜色、透明度、表面光滑或粗糙度、边缘整齐度及溶血情况各有差异,这些有助于识别和鉴定细菌(图1-2-2)。

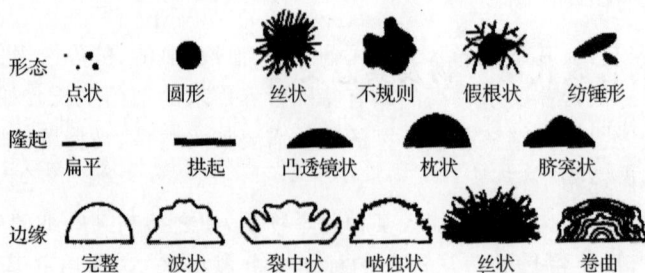

图1-2-2 细菌菌落形态

三、细菌人工培养的意义

（一）在医学中的应用

1.细菌的鉴定和研究

有关细菌形态、生理、遗传变异、致病性和耐药性等研究都离不开细菌的人工培养和菌种的保存等。

2.细菌性疾病的诊断和治疗

明确感染性疾病的病原菌，必须取病人有关标本进行细菌分离培养、鉴定和药物敏感试验，其结果可指导临床用药，也是诊断细菌性疾病最可靠的依据。

3.生物制品的制备

人工分离培养所得的纯种细菌及其代谢产物，可制成疫苗、类毒素、诊断用标准菌液，或经类毒素、纯种细菌免疫动物后制备抗毒素及诊断血清，用于传染性疾病的诊断、预防与治疗。

4.细菌学指标的检测

可通过定量培养计数等，对饮水、食品等的微生物学卫生指标进行检测。

（二）在工农业生产中的应用

利用细菌的培养和发酵，可提纯精制抗生素、维生素、氨基酸、醇类、酱油、味精等产品，细菌培养物还可生产酶制剂，用于石油脱蜡，处理废水、垃圾，制造菌肥和农药等。

（三）在基因工程中的应用

将带有外源性基因的重组 DNA 转给受体菌，使其在受体菌体内获得表达。细菌繁殖快，容易培养，基因表达产物易于提取纯化，故可降低成本。现在应用基因工程技术已成功地制备了胰岛素、干扰素、乙型肝炎疫苗等。

第三节 | 细菌的代谢产物

细菌的生长繁殖实际上是进行物质的分解与合成的新陈代谢的过程。通过分解代谢将复杂的营养物质降解为简单的化合物，同时获得能量；通过合成代谢将简单的小分子物质合成复杂的菌体成分和酶，同时消耗能量。在代谢过程中，细菌可产生许多在医学上有重要意义的代谢产物。

一、细菌的合成代谢产物及其意义

细菌在合成代谢过程中，除合成菌体自身成分外，尚可合成一些与医学有关的特殊产物。它们分泌至菌体外，或存在于菌体内，这些产物有的与致病有关，有的可用于鉴别细菌或防治疾病。

（一）毒素和侵袭性酶类

毒素是病原菌在代谢过程中产生的对机体有毒害作用的物质，包括外毒素（exotoxin)和内毒素(endotoxin)。外毒素是大多数革兰阳性菌和少数革兰阴性菌产生的,并能释放到菌体外的蛋白质;内毒素是革兰阴性菌细胞壁中的脂多糖,细菌死亡或崩解后可释出。

某些细菌可产生具有侵袭性的酶,能损伤机体组织,促使细菌的侵袭和扩散,或保护菌体不被吞噬细胞吞噬,是细菌重要的致病物质。如链球菌产生的透明质酸酶、金黄色葡萄球菌产生的血浆凝固酶等。

(二)热原质

热原质(pyrogen)是由大多数革兰阴性菌和少数革兰阳性菌合成的,极微量注入人或动物体内即可引起发热反应的物质,或称致热原。革兰阴性菌的热原质就是细胞壁中的脂多糖,即内毒素。革兰阳性菌的热原质是一种多糖,可导致输液反应。热原质耐高温,高压蒸气灭菌(121 ℃,20 min)不被破坏,玻璃器皿须在250 ℃高温干烤,才能破坏热原质。用吸附剂和特殊石棉滤板可除去液体中大部分热原质,蒸馏法效果最好。因此,在制备和使用注射药品过程中应严格遵守无菌操作,防止细菌污染。

(三)抗生素

抗生素(antibiotics)是某些微生物代谢过程中产生的一类能抑制或杀死其他微生物或肿瘤细胞的物质。多数由放线菌或真菌产生,少数由细菌产生。有些已能人工合成,目前已广泛用于临床。

(四)维生素

某些细菌能合成自身所需的维生素(vitamin),还能分泌至周围环境中。如人体肠道内的大肠埃希菌合成的维生素 B_6、维生素 B_{12} 和维生素 K,也可供人体吸收利用。

(五)色素

某些细菌能产生不同颜色的色素(pigment),有助于鉴别细菌。色素有脂溶性和水溶性两类,前者只存在于菌体,不扩散至含水的培养基或周围组织,如金黄色葡萄球菌产生的金黄色色素;水溶性色素能扩散至培养基等周围环境中,如铜绿假单胞菌产生的水溶性绿色色素,使培养基、脓汁呈绿色。

(六)细菌素

细菌素(bacteriocin)是某些细菌产生的仅对有亲缘关系的菌株有抗菌作用的蛋白质。由于细菌素的抗菌范围窄且具有型特异性,目前在治疗上价值不大,多用于细菌的分型鉴定和流行病学调查。

二、细菌的分解代谢产物及其意义

由于各种细菌所具有的酶不完全相同,因而对底物的分解能力不同,其代谢产物也不同。据此特点,利用生化反应来鉴定细菌的试验称为生化试验。

(一)糖发酵试验

因各种细菌对糖的分解能力不同,分解后代谢产物也不同,可根据其分解产物鉴别细菌。如大肠埃希菌能分解乳糖,伤寒杆菌与痢疾杆菌则不能,用此可加以区别。细菌分解糖产酸用符号"＋"表示；细菌分解糖产酸又产气,用符号"⊕"表示；细菌不能分解糖时用符号"－"表示。

（二）甲基红试验

细菌分解葡萄糖形成丙酮酸,丙酮酸脱羧后形成中性产物,甲基红指示剂呈橘黄色,为甲基红试验阴性；细菌分解葡萄糖产生丙酮酸,培养液呈酸性,pH<5.4,指示剂甲基红呈红色,称甲基红试验阳性。

（三）VP 试验

有些细菌能使丙酮酸脱羧生成乙酰甲基甲醇,进而在碱性溶液中被氧化成双乙酰,双乙酰在 α-萘酚和肌酸的催化下,生成红色化合物,为 VP 试验阳性。

（四）吲哚试验

有些细菌含有色氨酸酶,可分解培养基中的色氨酸产生无色吲哚,吲哚与对二甲基氨基苯甲醛作用,形成玫瑰吲哚而呈红色,为吲哚试验阳性。

（五）枸橼酸盐利用试验

有些细菌（如产气杆菌）能以利用枸橼酸钠为唯一碳源,在 pH 值 7.0 的培养基上,分解枸橼酸钠产生碳酸盐,使培养基由中性变为碱性,培养基中指示剂溴麝香草酚蓝（BTB）由浅绿色变为深蓝色,此为枸橼酸盐利用试验阳性。

（六）硫化氢试验

有些细菌能分解含硫氨基酸生成硫化氢,和培养基中的醋酸铅或硫酸亚铁可形成黑色的硫化铅或硫化亚铁沉淀,为硫化氢试验阳性。

▮ 学习小结 ▮

细菌的生长繁殖需要充足的营养,适宜的温度,合适的酸碱度和必要的气体环境。细菌以简单的二分裂无性繁殖,普通细菌 20～30 min 繁殖一代；细菌群体呈一定的增殖规律——生长曲线（迟缓期、对数期、稳定期、衰亡期）,其中对数期的细菌形态结构最典型,对外界环境刺激也最敏感。细菌代谢过程中能产生多种分解和合成代谢产物,在细菌的鉴定、生化反应及医学上有重要意义。

第三章

细菌的分布与消毒灭菌

[知识目标]

1. 掌握消毒、灭菌、无菌及无菌操作的概念。
2. 掌握常见物品的消毒灭菌方法。
3. 掌握正常菌群、条件致病菌及菌群失调的概念；熟悉菌群失调症的防治措施。
4. 熟悉化学消毒剂的作用机制、种类、性质、用途及影响因素。
5. 了解细菌在自然界和人体的分布。

[能力目标]

正确使用消毒灭菌方法、严格无菌操作，防止医院感染。

[素质目标]

树立牢固的生物安全意识。

美国病理学家协会每年会例行向参加质量控制考核的实验室提供考核盲样，进行资质评估。通常使用目前在人群中流行的流感病毒 A(H1N1)或者 A(H3N2)亚型作为考核盲样，2004 年 10 月美国病理学家协会委托公司错误地向全球 18 个国家和地区的 3748 个实验室发放了含流感病毒 A(H2N2)亚型的样品作为考核盲样。A(H2N2)流感病毒曾造成 1957 年全球流感大流行，估计导致全球 100 万人死亡，1968 年以后全世界无由流感病毒 A(H2N2)引起的流感病例发生，因此 1968 年以后出生的人群对 A(H2N2)流感病毒没有免疫力，所以从理论上讲，如果该病毒扩散到人群中，有可能再次导致全球流感大流行。2005 年 4 月 13 日，世界卫生组织呼吁有关实验室把这些流感病毒菌株样本全部销毁，以防止爆发大规模的流感。因此，生物安全不容忽视。

细菌种类繁多，分布广泛，与环境的关系极为密切。它们与外界环境及宿主一起构成相对平衡的生态体系，大多数细菌对人体是无害的，但有些细菌侵入人体或人体内微生态平衡失调时，可以引起疾病。因此，了解细菌在自然环境及正常人体的分布，认识微生态平衡与失调，对树立无菌观念、正确使用消毒灭菌方法、规范生物安全措施、合理使用抗生素、控制传染病、维护人类健康有十分重要的意义。

第一节 | 细菌的分布

细菌分布广泛，无论是陆地、水域、空气和动、植物以及人体的体表和与外界相通的腔道中都有细菌存在。

一、细菌在自然界的分布

(一)土壤中的细菌

在自然界,土壤是细菌良好的生活场所。因为土壤具有细菌生长、繁殖所需要的各种环境条件,所以土壤中的细菌不仅数量大,而且种类多,几乎各种已知的种类都有。地表和地下都有细菌,一般离地面 10～20 cm 的耕作层土壤中,细菌含量最多;土壤表层,由于阳光的照射和水分的减少,细菌的数量也较少。

土壤中的细菌大多数对人类有利,在自然界物质循环中起重要作用。但是,土壤中也有一些来自人和动物的分泌物、排泄物及尸体和生活垃圾中的病原菌。这些致病菌大多数在土壤中很快死亡,能形成芽胞的细菌,如破伤风梭菌、产气荚膜梭菌、炭疽芽胞杆菌等,形成芽胞后,可在土壤中存活几年或几十年。因此,被泥土污染的创伤,要注意防止芽胞菌感染。

(二)水域中的细菌

水也是细菌存在的天然环境,水中的细菌多来自土壤、空气、人畜排泄物、尸体及垃圾等。水中微生物种类及数量因水源不同而异。一般地面水比地下水细菌数量多,并易被病原菌污染。水中的病原菌如伤寒杆菌、痢疾杆菌、霍乱弧菌等主要来自人和动物的粪便及排泄物的污染。因此,保护水源,加强对水和粪便的管理以保证饮水卫生,在控制和消灭肠道传染病方面具有重要意义。

(三)空气中的细菌

空气中缺少细菌生长所需的营养和水分,并受日光照射,不适宜细菌的生长繁殖。但土壤、水体、各种腐烂的有机物及人和动植物身体上的细菌,都可随着气流的运动被携带到空气中去,尤其是人口稠密地区如医院病房、门诊等空气中细菌数量和种类显著增多。空气中的灰尘微粒和飞沫是空气微生物致病的主要媒介,常见的病原菌有金黄色葡萄球菌、乙型溶血性链球菌、结核分枝杆菌、肺炎链球菌等,可引起呼吸道传染病或伤口感染。此外,空气中的非病原菌,又常是培养基、生物制品、医药制剂的污染源。所以在外科手术、细菌接种、制备生物药剂及生物制品等工作中,应严格无菌操作,杜绝污染,防止疾病传播和术后感染。

二、细菌在正常人体的分布

正常人体的血液、肌肉、骨骼、内脏等部位是无菌的,但人体的皮肤体表及其与外界相通的口腔、鼻咽腔、外耳道、肠道以及泌尿生殖道等腔道中都存在着不同种类和数量的微生物(表 1-3-1)。

表 1-3-1	正常人体各部位常见菌群
部位	主要菌类
皮肤	葡萄球菌、类白喉杆菌、铜绿假单胞菌、丙酸杆菌、非致病性抗酸杆菌、白假丝酵母菌
口腔	葡萄球菌、甲型和丙型链球菌、肺炎球菌、奈瑟菌、类白喉棒状杆菌、乳杆菌、螺旋体、放线菌、白假丝酵母菌

（续表）

部位	主要菌类
鼻咽腔	葡萄球菌、甲型和丙型溶血性链球菌、肺炎球菌、奈瑟菌、类杆菌、梭杆菌、腺病毒、真菌
外耳道	葡萄球菌、类白喉杆菌、铜绿假单胞菌、非致病性抗酸杆菌
眼结膜	葡萄球菌、结膜干燥杆菌、类白喉杆菌
肠道	大肠埃希菌、变形杆菌、铜绿假单胞菌、葡萄球菌、肠链球菌、产气杆菌、破伤风梭菌、乳酸杆菌、类杆菌、双歧杆菌、白假丝酵母菌
泌尿生殖道	乳酸杆菌、大肠埃希菌、葡萄球菌、非致病性抗酸杆菌、类白喉棒状杆菌、白假丝酵母菌

三、正常菌群的概念及其生理意义

（一）正常菌群的概念

正常人体的体表及其与外界相通的腔道如口腔、鼻咽腔、外耳道、肠道、泌尿生殖道等黏膜上存在着不同种类和数量的细菌，在正常情况下，这些细菌对人体无害，称为正常菌群（normal flora）。

（二）正常菌群的生理意义

正常菌群不仅与人体保持平衡状态，而且菌群之间也相互制约，以维持相对的平衡。在这种状态下，正常菌群发挥其营养、生物拮抗、免疫、抗癌及抗衰老等生理作用。

四、微生态失调与条件致病菌

（一）微生态失调

微生态平衡是指正常微生物群与其宿主生态环境在长期进化过程中形成生理性组合的动态平衡。正常的微生物群之间及其与宿主之间的微生态平衡，在某些因素影响下，由生理性组合转变为病理性组合，导致宿主病理变化或患病称微生态失调。

（二）条件致病菌

寄居在人体一定部位的正常菌群，在正常情况下不致病，当机体抵抗力降低、寄居部位改变或菌群失调时则可致病。这种在特定条件下可引起疾病的正常菌群，称为条件致病菌或机会致病菌。条件致病菌的致病的条件包括：①细菌寄居部位的改变，如某些大肠埃希菌是肠道内的常见菌，当它们进入泌尿道，就会引起感染；②机体免疫功能低下，如大面积烧伤、慢性消耗性疾病、抗肿瘤药物的使用等原因常导致正常菌群引起内源性感染；③长期或大量应用广谱抗生素后导致的菌群失调。

第二节 消毒与灭菌

在医学实践中，常采用物理、化学及生物的方法，清除环境中的微生物，以切断传播途径，保护易感人群，从而控制或消灭传染病。

一、基本概念

(一)消毒(disinfection)

杀灭病原微生物的方法,称为消毒。通常用化学消毒法来达到消毒的作用。用于消毒的化学药品称消毒剂。常用浓度下的消毒剂,只对细菌繁殖体有效,杀灭芽胞则需提高消毒剂浓度和延长作用时间才能杀灭。

(二)灭菌(sterilization)

杀灭物体上所有微生物,包括细菌芽胞的方法,称为灭菌。

(三)无菌(asepsis)

物体上无活的微生物存在,称为无菌,是灭菌的结果。防止微生物进入机体或物体的操作技术,称为无菌操作。进行微生物学实验、外科手术、换药、注射时,均需严格遵守无菌操作规定。

(四)防腐(antisepsis)

防止或抑制微生物在物体中生长繁殖的方法,称为防腐。用于防腐的化学药品称防腐剂。同一种化学药品低浓度时称为防腐剂,高浓度时则称为消毒剂。

(五)卫生清理(sanitation)

将微生物污染了的物体表面还原为安全水平的处理过程。例如医院内的病房、病人使用过的用具、衣物等的卫生处理。

二、物理消毒灭菌法

物理消毒灭菌法是医学实践中常用的方法,主要有热力、紫外线和电离辐射、超声波及滤过除菌等。

(一)热力灭菌法

热力能破坏微生物的蛋白质和核酸,使蛋白质变性凝固,核酸解链崩裂,从而导致其死亡。

1. 干热灭菌法

(1)焚烧与烧灼:焚烧仅适用于废弃的被病原微生物污染的物品、垃圾、人及动物尸体等。烧灼适用于微生物实验室的接种环、金属器械、试管口、瓶口等的灭菌。

(2)干烤:使用干烤箱灭菌,一般需加热至 160～170 ℃维持 2 h,可达到灭菌的目的。干烤适用于玻璃器皿、瓷器、金属等耐高温物品的灭菌。

2. 湿热消毒灭菌法

(1)巴氏消毒法:巴氏消毒法是以较低温度杀灭液体中的病原菌或特定微生物,而不破坏被消毒物品的营养成分及香味的方法。加热 61.1～62.8 ℃ 30 min 或71.7 ℃ 15～30 s,常用于牛奶、酒类等不耐热食品的消毒。

(2)煮沸法:煮沸 100 ℃ 5～10 min,可杀死细菌繁殖体,常用于注射器、食具、刀剪等的消毒,杀灭芽胞则需要煮沸 1～3 h。

(3)流通蒸气法:用阿诺蒸锅或普通蒸笼,加热 100 ℃ 15～30 min,可杀灭细菌的繁殖体。若将消毒后的物品放入 37 ℃孵箱培养,使芽胞发育成繁殖体,次日再蒸一次,如此连续三次,可达到灭菌效果,这种方法称为间歇灭菌法。常用于不耐高温的物品,如糖类、血清和鸡蛋培养基等的灭菌。

(4)高压蒸气灭菌法:这是目前灭菌效果最好、应用最广的一种灭菌方法。使用高压蒸气灭菌器,蒸气压力达到 103.4 kPa 时,温度达 121.3 ℃,维持 15～30 min,可杀灭包括芽胞在内的所有微生物。此法常用于一般培养基、生理盐水、手术器械及敷料等耐潮湿和耐高温物品的灭菌。

(二)紫外线和电离辐射灭菌法

1. 日光与紫外线

日光消毒是最简单、经济的方法,将病人的被褥、衣服、书报等在日光下曝晒数小时,可杀死表面的大部分微生物。日光中杀菌的成分主要是紫外线。200～300 nm 波长的紫外线具有杀菌作用,其中以 265～266 nm 波长的紫外线杀菌力最强,此波长与细菌 DNA 吸收波峰一致。紫外线的杀菌原理是细菌 DNA 吸收紫外线后,一条链上相邻的两个胸腺嘧啶通过共价键结合形成二聚体,干扰了 DNA 的正常碱基配对,导致细菌死亡或变异。但紫外线穿透力弱,普通的玻璃、纸张等均能阻挡紫外线,故只适用于病房、手术室、无菌制剂室等的空气消毒或实验台面等物品的表面消毒。杀菌波长的紫外线对人体皮肤、眼睛有损伤作用,使用时应注意防护。

2. 电离辐射

电离辐射是指利用 X 射线、γ 射线和高速电子等电离辐射,进行灭菌。电离辐射可产生游离基,破坏 DNA,有较高的能量与穿透力,是一种适用于忌热物品的常温灭菌方法,又称之为"冷灭菌"。因此常用于大量一次性医用塑料制品的消毒,亦可用于中药成药和食品的消毒,而不破坏其化学成分和营养成分。电离辐射进行灭菌,在养殖业的饲料消毒灭菌和肉蛋成品的消毒灭菌应用日益广泛,已越来越受到各行业行业的重视。

(三)超声波灭菌法

超声波是不被人耳感受的高于 2000 Hz 的声波,其杀菌机制主要是它通过液体时发生空化作用,空化的强烈机械作用能有效地破坏和杀死某些细菌。此法主要用于粉碎细胞,以提取细胞组分或制备抗原等。

(四)滤过除菌灭菌法

滤过除菌灭菌法是用物理阻留的方法去除液体或气体中的细菌,以达到无菌的目的。滤菌器含有微细小孔,只允许液体或气体通过,而大于孔径的细菌等颗粒则不能通过。常用滤菌器有蔡氏滤器、玻璃滤器、薄膜滤器及高效颗粒空气滤器四种。主要用于不耐热的血清、抗毒素、抗生素、药液以及空气等的除菌。

三、化学消毒灭菌法

(一)常用消毒剂的种类和应用

由于消毒剂对细菌及人体都有毒性作用,故只能用于人体体表、医疗器械及周围环境等的消毒。常用消毒剂类别、名称、浓度与用途见表1-3-2。

表 1-3-2 常用消毒剂类别、名称、浓度与用途

消毒剂类别	名称	浓度/%	用途
重金属盐类	红汞	2	皮肤、黏膜、小创伤消毒
	硫柳汞	0.01～0.02	皮肤、手术部位消毒
氧化剂	高锰酸钾	0.01～0.1	皮肤、尿道、水果、蔬菜消毒
	过氧化氢	3～25	皮肤、黏膜、创伤消毒
	过氧乙酸	0.2～0.5	塑料、玻璃、地面、表面消毒
卤素类	碘液	2～2.5	皮肤消毒
醇类	乙醇	70～75	皮肤、体温计消毒
酚类	石炭酸	3～5	地面、家具、器皿表面和皮肤消毒
	来苏	2	皮肤消毒
表面活性剂	新洁尔灭	0.05～0.1	外科手术洗手、皮肤黏膜消毒，手术器械浸泡
酸碱类	生石灰	1:4～1:8	排泄物、地面消毒
染料	龙胆紫	2～4	表浅创伤消毒

(二)常用消毒剂的杀菌机制

(1)使菌体蛋白质变性或凝固,如醇类、高浓度的重金属盐类、酸碱类、醛类等。

(2)干扰或破坏细菌的酶系统和代谢,如氧化剂、低浓度重金属盐类使-SH 氧化成-S-S-,导致以-SH 为活性基的酶丧失活性。

(3)影响细菌细胞壁或细胞膜的通透性如表面活性剂、脂溶剂、低浓度酚类等,使细胞内容物溢出,细菌死亡。

(三)影响消毒剂灭菌效果的因素

1. 消毒剂的性质、浓度与作用时间

一般消毒剂的浓度愈高,作用时间愈长,消毒效果愈好。但醇类例外,如乙醇以70%～75%浓度的消毒效果最好。高浓度乙醇能使菌体表面蛋白质迅速变性凝固,影响乙醇进一步向菌内渗透,从而影响消毒效果。

2. 细菌的种类、数量与状态

不同细菌对消毒剂抵抗力不同。幼龄菌对消毒剂比较敏感;有荚膜细菌及芽胞对消毒剂抵抗力强;细菌数量越多需要消毒的时间就越长。

3. 环境中有机物的影响

环境中有机物的存在,如血清、脓汁、痰、粪便等,可阻碍消毒剂与细菌的接触,并与消毒剂发生反应,因而减弱消毒效果。

此外,消毒剂在消毒灭菌过程中的温度、湿度、酸碱度、穿透力、表面张力等因素,都对消毒灭菌的效果有一定影响。

第三节 生物安全

生物安全是生物性的传染媒介通过直接感染或间接破坏环境而导致对人类、动物

或者植物的真实或者潜在的危险。

一、实验室生物安全

实验室生物安全是指在实验室活动中防止发生病原体或毒素无意中暴露及意外释放的防护原则、技术以及实践。

世界卫生组织（WHO）于 2004 年正式发布《实验室生物安全手册》第 3 版,明确了微生物学操作规范,保护微生物资源的安全,确保其可用于临床、研究和流行病学等各项工作。

二、感染性微生物的危险度分级

WHO 根据感染性微生物的相对危害程度制定了危险度等级的划分标准（表 1-3-3),该危险度等级的划分仅适用于实验室工作。

表 1-3-3　　　　　　　　　　　　感染性微生物的危险度等级分类

危险等级	危害性
危险度 1 级（无或极低的个体和群体危险）	不太可能引起人或动物致病的微生物,如小白鼠白血病病毒
危险度 2 级（个体危险中等,群体危险低）	病原体能够对人或动物致病,但对实验室工作人员、社区、牲畜或环境不易导致严重危害。实验室暴露也许会引起严重感染,但对感染有效的预防和治疗措施,并且疾病传播的危险有限。如铜绿假单胞菌、肠道杆菌、肠道病毒等
危险度 3 级（个体危险高,群体危险低）	病原体通常能引起人或动物的严重疾病,但一般不会发生感染个体向其他个体的传播,并且对感染有有效的预防和治疗措施。如炭疽杆菌、HIV、布鲁菌、霍乱弧菌、鼠疫杆菌、立克次体等
危险度 4 级（个体和群体的危险均高）	病原体通常能引起人或动物的严重疾病,并且很容易发生个体之间的直接或间接传播,对感染一般没有有效的预防和治疗措施。如 Ebda 病毒、黄病毒等

三、生物安全水平分级与相对应的实验室要求

实验室伤害以及与工作有关的感染主要是由于人为失误、不良实验技术以及仪器使用不当造成的。应根据操作不同危险度等级微生物需要的实验室设计特点、建筑构造、防护设施、仪器、操作以及操作程序来决定实验室的生物安全水平。

实验室可以分为基础实验室一级生物安全水平、基础实验室二级生物安全水平、防护实验室三级生物安全水平和最高防护实验室四级生物安全水平（表 1-3-4）。在确定所从事特定工作的生物安全水平时,要考虑所使用的生物体（病原因子）、可利用的实验设施、实验室内从事安全工作所需要的仪器的操作和程序。

表 1-3-4　　　　　　　与危险度等级相对应的生物安全水平、操作和设施

危险度等级	生物安全水平	实验室类型	实验室操作	安全设施
1 级	基础实验室一级生物安全水平	基础的教学、研究	GMT	不需要;开放实验台

危险度等级	生物安全水平	实验室类型	实验室操作	安全设施
2级	基础实验室 二级生物安全水平	初级卫生服务； 诊断、研究	GMT 加防护服、生物危害标志	开放实验台,此外需 BSC 用于防护可能生成的气溶胶
3级	防护实验室 三级生物安全水平	特殊的诊断、研究	在二级生物安全防护水平上增加特殊防护服、进入制度、定向气流	BSC 和/或其他所有实验室工作所需要的基本设备
4级	最高防护实验室 四级生物安全水平	危险病原体研究	在三级生物安全防护水平上增加气锁入口、出口淋浴、污染物品的特殊处理	Ⅲ级 BSC 或 Ⅱ级 BSC 并穿着正压服、双开门高压灭菌器（穿过墙体）、经过滤的空气

BSC:生物安全柜;GMT:微生物学操作技术规范

▌ 学习小结 ▌

　　细菌种类繁多,分布广泛,正常人体的体表及其与外界相通的腔道黏膜上存在的细菌,在正常情况下对人体无害,称为正常菌群;在特殊条件下引起疾病的细菌,则称为条件致病菌。在医学实践中,常采用物理、化学及生物的方法,来进行消毒灭菌,以切断传播途径,保护易感人群,从而控制或消灭传染病。生物安全是生物性的传染媒介通过直接感染或间接破坏环境而导致对人类、动物或者植物的真实或者潜在的危险。实验室生物安全是指那些用以防止发生病原体或毒素无意中暴露及意外释放的防护原则、技术以及实践。

第四章

细菌的遗传与变异

[知识目标]

1.掌握细菌基因的转移与重组。

2.熟悉细菌的变异现象,以及细菌遗传性变异的物质基础。

3.了解细菌的变异在医学中的应用。

[能力目标]

具有对细菌的变异现象的认知能力。

[素质目标]

运用所学知识,树立控制和消灭传染病,保障人类健康的意识。

细菌个体微小,遗传物质较为简单,易于人工培养,繁殖速度快,容易识别和检出突变型,自 20 世纪 40 年代发现有类核的遗传物质以来,细菌就被用作研究生物遗传和变异规律的实验材料。近年来,对细菌染色体的全基因分析已成为研究生物体基因和结构的一项重要内容,1995 年完成了第一个细菌——流感嗜血杆菌全基因组测定,随后微生物的基因组序列测定进展很快,已完成的微生物基因组研究有 70 多项,还有 150 多种微生物的测序工作正在进行中,这些成果将给进一步研究生物体的遗传和变异带来新的突破。

细菌和其他生物一样具有遗传性和变异性。子代与亲代之间的生物学性状具有相似性,且代代相传,使其种属得以保存,这种现象称为遗传(heredity);在一定条件下,若子代与亲代之间以及子代与子代之间的生物学性状出现差异则称为变异(variation)。遗传使细菌的性状保持相对稳定,以维持其种属的繁衍;而变异可使细菌产生新变种,并使物种得以发展与进化。

细菌的变异分为遗传性变异和非遗传性变异。前者是细菌的基因结构发生了改变变异,产生的新性状可稳定地遗传给后代,故又称基因型变异;后者是细菌在一定的环境条件下产生的变异,其基因结构未发生改变,故又称为表型变异。基因型变异常发生于个别的细菌,不受环境因素的影响,变异发生后是不可逆的;相反,表型变异易受到环境因素的影响,故常发生于菌群中所有的细菌,而且当环境中的影响因素去除后,变异的性状又可复原,表型变异不能遗传给后代。

第一节 | 细菌的变异现象

一、形态与结构的变异

(一)细菌的L型变异

有许多细菌在青霉素、免疫血清、补体和溶菌酶等因素影响下,细胞壁损伤或合成受阻,形成细胞壁缺陷型细菌,这类细菌称为L型细菌。L型细菌,可呈多形性,革兰染色多为阴性,在含血清的高渗低琼脂培养基上能缓慢生长,形成中央厚四周薄的荷包蛋样的小菌落。

(二)荚膜变异

肺炎链球菌在机体内或在含有血清的培养基中初分离时可形成荚膜,致病性强,经传代培养后荚膜逐渐消失,致病性也随之减弱。

(三)芽胞变异

有芽胞的炭疽芽胞杆菌在42 ℃经10~20天培养后,可失去形成芽胞的能力,同时毒力也相应减弱。

(四)鞭毛变异

将有鞭毛的普通变形杆菌种在含1‰石炭酸的培养基上,细菌失去鞭毛,通常将失去鞭毛的变异称为H-O变异。此变异是可逆的,失去鞭毛的细菌在无石炭酸的培养基中培养又可长出鞭毛。

二、菌落变异

细菌的菌落主要有光滑型(smooth,S)和粗糙型(rough,R)两种。S型菌落表面光滑、湿润、边缘整齐。细菌经人工培养多次传代后菌落表面变为粗糙、干燥、边缘不整,即从光滑型变为粗糙型,称为S-R型变异(图1-4-1),此变异常见于肠道杆菌。S-R型变异往往伴有其他性状的改变,如毒力、抗原性和生化反应等。一般来说,S型菌的致病性强,故从标本中分离致病菌时应挑取S型菌落做纯培养,但也有少数细菌除外,如结核分枝杆菌和鼠疫耶尔森菌虽然是R型菌,但致病性比较强。

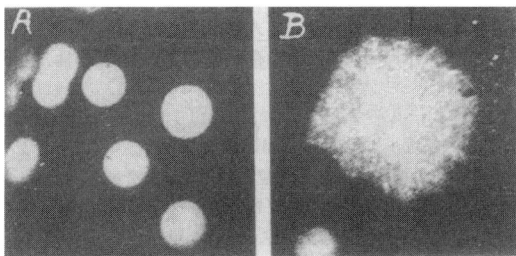

图1-4-1 细菌的光滑型与粗糙型菌落(A为光滑型;B为粗糙型)

三、毒力变异

细菌的毒力变异包括毒力的增强或减弱。如1908年Calmette和Guerin二人将有毒的牛型结核分枝杆菌接种在含有胆汁、甘油、马铃薯的培养基上,经过13年,连续传代培养230代,终于获得了一株毒力减弱但仍保持免疫原性的变异株,即卡介苗(BCG)。无毒力的白喉棒状杆菌常寄居在咽喉部,不致病,但当它感染了β-棒状杆菌噬菌体后变成溶原性细菌,则可获得产生白喉毒素的能力,引起白喉。

四、耐药性变异

耐药性变异是指细菌对某种抗菌药物由敏感变成耐药的变异。自抗生素广泛应用以来,耐药菌株逐年增多,如耐青霉素的金黄色葡萄球菌已达90%以上;耐青霉素的肺炎链球菌也达50%以上。有些细菌还表现为同时耐受多种抗菌药物,即多重耐药性(multiple resistance),甚至还有的细菌变异后产生对药物的依赖性,如痢疾志贺菌依赖链霉素株,离开链霉素则不能生长。这些耐药性变异给临床感染性疾病的治疗带来很大的困难。

第二节 | 细菌遗传性变异的物质基础

细菌的遗传物质是DNA,是以染色体和染色体外的遗传物质形式存在的。细菌变异的物质基础是菌体内的染色体和质粒DNA,还包括寄生在某些细菌体内的噬菌体。

一、染色体

染色体是细菌必需的遗传物质,由一条闭合环状DNA分子构成,紧密缠绕成较致密的不规则小体,该小体又称为拟核,控制细菌的代谢、繁殖、遗传和变异。

二、质粒

质粒DNA是细菌染色体外的遗传物质,通常以环状闭合的双链DNA分子存在于细胞质中。质粒基因可编码某些重要的生物学性状,如:①致育质粒或称F质粒具有编码性菌毛和介导细菌之间接合的能力。②耐药性质粒编码细菌对抗菌药物或重金属盐类的耐药性。③毒力质粒或Vi质粒编码毒力因子,如致病性大肠埃希菌产生的肠毒素,是由毒力质粒基因所编码。④细菌素质粒编码细菌素,如Col质粒编码大肠埃希菌产生大肠菌素。

质粒DNA的基本特征有:①质粒具有自我复制的能力,一个质粒是一个复制子。②质粒DNA所编码的基因产物赋予细菌某些性状,如致育性、耐药性、致病性等。③质粒并非细菌生命活动不可缺少的遗传物质,可自行丢失或经紫外线等理化因素处理后消除,随着质粒的丢失与消除,质粒所赋予细菌的性状亦随之消失,但细菌仍存活。④质粒具有转移性,可通过接合、转化或转导等方式在细菌间转移。⑤质粒可分为相容性与不相容性两种。几种不同的质粒同时共存于同一细菌内称相容性,有些质粒则不能相容。

三、转位因子

转位因子是存在于细菌染色体或质粒 DNA 分子上的一段特异性核苷酸序列片段,它可以从染色体或质粒的一个位置转移到另一个位置,或者在同一细胞的两个复制子之间转移,DNA 片段的这种运动过程称为转位。

四、噬菌体

噬菌体(bacteriophage)是感染细菌、真菌、放线菌、支原体等微生物的病毒。不具有独立的代谢酶系统,必须在活的宿主细胞内才能生长和繁殖;寄生于细菌的噬菌体具有严格的宿主细胞特异性,只寄居于易感宿主菌体内,因能使细菌裂解,故称为噬菌体。

(一)噬菌体的生物学性状

噬菌体广泛分布于自然界,个体微小,需用电子显微镜观察。其基本形态有蝌蚪形、微球形和细杆形三种,多数噬菌体为蝌蚪形。蝌蚪形噬菌体由头部和尾部两部分构成,头部为六棱柱体,由一薄层蛋白质衣壳包裹核酸组成。尾部与头部由尾须、尾领相连,其后是管状的尾髓与外被的尾鞘,终止于尾板,其上有吸附细菌表面的尾刺与尾丝(图 1-4-2)。噬菌体的化学组成主要是核酸和蛋白质,核酸是噬菌体的遗传物质。

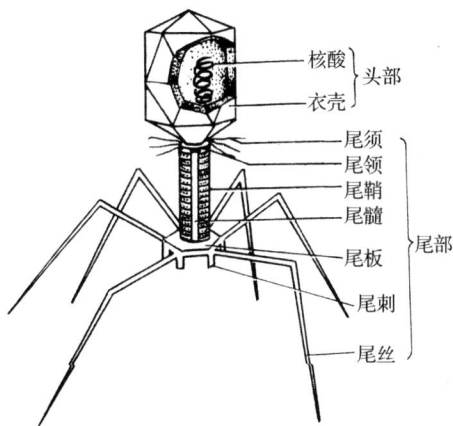

图 1-4-2 噬菌体结构模式图

噬菌体对理化因素的抵抗力比一般细菌繁殖体强,70 ℃ 30 min 仍不失活,并能在低温下长期保存活力。噬菌体对一般化学消毒剂的抵抗力也较细菌强,但对紫外线和 X 射线敏感。

(二)噬菌体与宿主菌的相互关系

1. 毒性噬菌体

噬菌体在宿主细胞内复制增殖,产生许多子代噬菌体,并最终使宿主菌裂解,出现这种结果的噬菌体被称为毒性噬菌体(virulent phage)。从吸附宿主菌到裂解释放子代噬菌体的整个过程,称为噬菌体的复制周期或溶菌周期。其具体过程为:噬菌体感染细菌时,通过尾刺和(或)尾丝蛋白吸附于敏感细菌相应受体上。两者接触后,噬菌体通过尾部含有的一种类似溶菌酶的物质,在细菌细胞壁上形成一小孔,然后借尾鞘收缩,将头部中核酸经尾髓注入菌体内,其蛋白质衣壳仍留在菌体外。噬菌体核酸进入菌体后,开始生物合成期,首先以噬菌体核酸为模板,大量复制子代核酸和子代蛋白衣壳,进而装配成完整的子代噬菌体。当子代噬菌体增殖到一定数量时(20~1000 个不等),可使细菌裂解,释放大量的成熟噬菌体,这些成熟的噬菌体又可去感染其他敏感细菌。

2. 温和噬菌体

噬菌体感染宿主菌后不立即增殖,而是将其核酸整合到宿主菌核酸中,随宿主菌核酸的复制而复制,并随细菌的分裂而传代,出现这种结果的噬菌体被称为温和噬菌体(temperate phage)或溶原性噬菌体(lysogenic phage)。温和噬菌体可以随宿主菌分裂传到子代细菌细胞中,这种随着细菌分裂而传代的状态称为溶原状态。整合在宿主菌核酸中的噬菌体基因组称为前噬菌体,带有前噬菌体的细菌称为溶原性细菌。

溶原性细菌这种溶原状态通常十分稳定,能经历许多代,但有时也会自发终止(发生率仅为 10^{-5}),即前噬菌体脱离宿主菌的染色体,并在宿主菌体内进行增殖,产生成熟噬菌体,导致细菌裂解。所以,温和噬菌体既有溶原周期又有溶菌周期,但一般温和噬菌体转变为毒性噬菌体需要一定的诱导条件,如紫外线、致癌剂和丝裂霉素等的作用。而毒性噬菌体只有溶菌周期(图 1-4-3)。

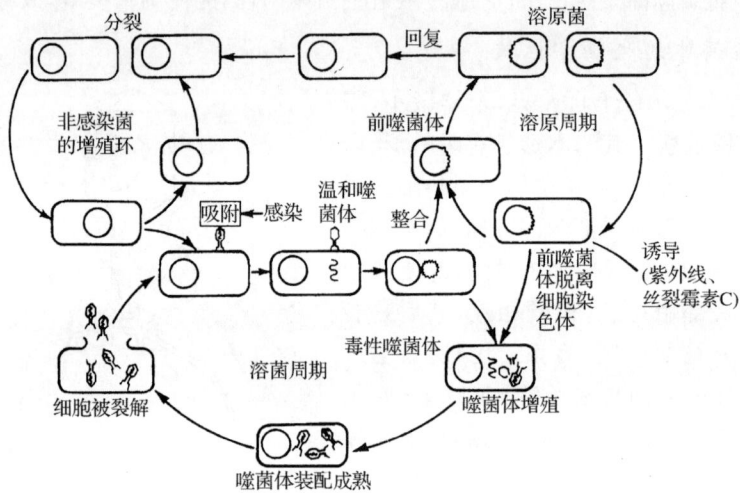

图 1-4-3　毒性噬菌体和温和噬菌体与宿主菌的相互关系示意图

第三节 | 细菌遗传性变异的发生机制

细菌的遗传性变异是由基因结构发生改变而引起的,主要是通过基因突变、DNA的修复、基因的转移与重组等来实现的。

一、基因突变与 DNA 的修复

(一)基因突变

突变(mutation)是指细菌遗传物质的结构发生突然而稳定的改变,导致细菌某些性状的遗传性变异。突变包括基因突变和染色体畸变。基因突变是指细菌 DNA 上核苷酸序列的改变仅为一个或几个碱基对的置换、插入或丢失而引起的突变,其涉及的变化范围很小,称为小突变或点突变(point mutation);若大段 DNA 的缺失、重复和倒位等,即较大范围内遗传物质结构的改变,称为大突变或染色体畸变(chromosome aberration)。

(二)DNA 的修复

细菌 DNA 损伤的修复和基因突变有着密切的联系,当 DNA 某一位置的结构发生改变时,并不意味着一定会产生突变,因为细菌细胞对已受损的 DNA 分子具有一系列的修复系统,能清除和纠正不正常的 DNA 分子结构,使损伤降到最小,这种修复机制对维持细胞生命极为重要。但损伤修复本身也会出现错误,如对损伤 DNA 片段进行切除修复时可能附带将正常 DNA 序列切掉,这些修复过程中都会发生错误修复而造成细菌的变异。

二、基因的转移与重组

外源性的遗传物质由供体菌转入某受体菌细胞内的过程称为基因转移(gene transfer)。转移的基因与受体菌 DNA 整合在一起称为重组(recombination)。提供外源性遗传物质的细菌称供体菌,外源性遗传物质包括供体菌染色体 DNA 片段、质粒 DNA 及噬菌体基因等。细菌基因转移和重组的方式有转化、接合、转导、溶原性转换等。

(一)转化

转化(transformation)是供体菌裂解游离的 DNA 片段被受体菌直接摄取并整合到受体菌的 DNA 中,使受体菌获得新的遗传性状的过程。

转化现象是 Griffith 在 1982 年研究肺炎链球菌时发现的。他用活的无荚膜的粗糙型肺炎链球菌(活ⅡR 型)注射小鼠后,小鼠存活;用活的有荚膜的光滑型肺炎链球菌(活ⅢS 型)注射小鼠,可致小鼠死亡,并从死鼠心血中分离出ⅢS 型菌;但将ⅢS 型菌加温杀死后再注射小鼠,小鼠存活;最后他用死的ⅢS 型与活的ⅡR 型混合注射小鼠,则小鼠死亡,而且从死鼠心血中分离到ⅢS 型菌,这表明活的ⅡR 型菌从死的ⅢS 型菌中获得了产生ⅢS 型菌荚膜的遗传物质,使活的ⅡR 型菌转化为ⅢS 型菌。1944 年 Avery 进一步研究,发现用活的ⅡR 型菌加上提取的ⅢS 型菌 DNA 片段注射小鼠,同样致小鼠死亡,且从死鼠中分离到ⅢS 型,试验证实引起转化的物质不是蛋白质而是 DNA(图 1-4-4)。

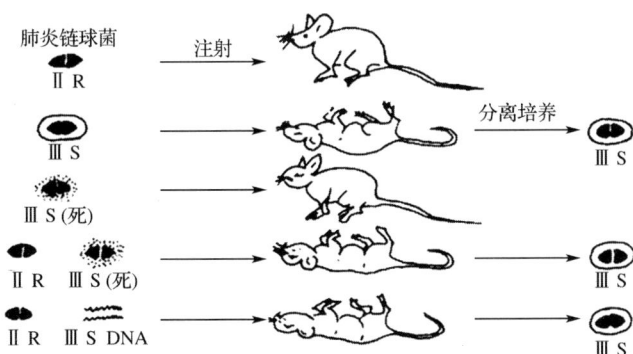

图 1-4-4 小鼠体内肺炎链球菌转化试验

(二)接合

通过供体菌与受体菌的直接接触,遗传物质自供体菌转移至受体菌,使后者获得前者的部分遗传性状的过程称为接合(conjugation)。能通过接合方式转移的质粒称为接合性质粒,主要包括 F 质粒、R 质粒、Col 质粒和毒力质粒等。

1.F 质粒的接合

带有 F 质粒的细菌可产生性菌毛,相当于雄性菌(F^+菌);无性菌毛的细菌相当于雌性菌(F^-菌)。当 F^+ 菌性菌毛末端与 F^- 菌表面受体接合时,性菌毛逐渐缩短使两菌之间靠近并形成通道,F^+ 菌的质粒 DNA 中的一条链断开并通过性菌毛通道进入 F^- 菌内。两菌细胞内的单股 DNA 链以滚环式进行复制,各自形成完整的 F 质粒。因此供体菌虽转移 F 质粒但并不失去,而受体菌获得 F 质粒后即长出性菌毛,成为 F^+ 菌(图 1-4-5)。

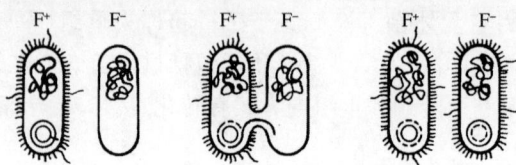

图 1-4-5 接合 F 质粒的转移与复制示意图

2.R 质粒的接合

细菌的耐药性与耐药性基因突变和 R 质粒的接合转移等有关。R 质粒由耐药传递因子(resistance transfer factor,RTF)和耐药决定因子(r 决定因子)两部分组成,这两部分可以单独存在,也可结合在一起,但单独存在时不能发生质粒的接合性传递。

耐药质粒赋予宿主菌耐药性机制主要有:①使细菌产生灭活抗生素的酶类;②使细菌改变药物作用的靶部位;③控制细菌细胞对药物的通透性。

(三)转导

转导(transduction)是以温和噬菌体为载体,将供体菌的一段 DNA 转移到受体菌内,使受体菌获得供菌体的部分遗传性状的过程。根据转导基因片段的性质范围可将转导分为以下两种。

1.普遍性转导(generalized transduction)

通过噬菌体将供体菌任何 DNA 片段转移至受体菌的转导现象,称为普遍性转导。当温和噬菌体终止其溶原状态后,前噬菌体脱离 DNA 在宿主菌体内大量复制增殖,在装配子代噬菌体时,偶然误将细菌 DNA 片断装入噬菌体衣壳蛋白中,形成转导噬菌体。当转导噬菌体感染新的宿主菌时,可将原宿主菌的 DNA 片段带入新宿主菌,使被感染的细菌获得供体菌的某种遗传性状。普遍性转导可发生两种结果:一种是供体菌 DNA 片段与受体菌染色体整合,随染色体复制而传代,称为完全转导(complete transduction);另一种是供体菌 DNA 片段游离在胞质中,不能与受体菌染色体整合,称为流产转导(abortive transduction)。

2.局限性转导(restricted transduction)或称特异性转导(specialized transduction)

通过噬菌体将供体菌少数特定的基因转移给受体菌的转导现象,称为局限性转导。当温和噬菌体终止溶原状态,脱离原宿主菌时,发生偏差脱离,将前噬菌体两端的细菌 DNA 片段包进噬菌体衣壳内,在感染新宿主菌时,带入原宿主菌的基因片段,使受体菌获得新的遗传性状。如 λ 噬菌体进入大肠埃希菌 K12 处于溶原期时,噬菌体 DNA 整合在大肠埃希菌染色体的特定部位,即在半乳糖基因(gal)和生物素基因(bio)之间。当噬菌体 DNA 从细菌染色体上分离,将有 10^{-6} 几率发生偏差分离,即噬菌体将其本身 DNA 上的一段留在细菌染色体上,却带走了细菌 DNA 上两侧的 gal 或 bio 基因。由于所转导的只限于供体菌 DNA 上个别的特定基因(如 gal 或 bio),故称局限性转导。

(四)溶原性转换

当噬菌体感染细菌时,噬菌体作为供体,宿主菌染色体中整合了噬菌体的 DNA 片段,而获得新的遗传性状称溶原性转换(lysogerlic conversion)。当宿主菌丢失这一噬菌体时,获得的新性状也同时消失。如 β-棒状杆菌噬菌体感染白喉棒状杆菌后,可使无毒性的白喉杆菌产生白喉外毒素的能力,但当产毒菌株一旦失去 β 噬菌体时,就不再产生毒素。

第四节 | 细菌的变异在医学中的应用

一、在疾病的预防、诊断和治疗中的应用

细菌的变异可发生在形态结构、生化反应、抗原性和毒力等方面,造成生物学性状不典型,常给细菌的鉴定工作带来困难。例如细菌失去细胞壁形成的 L 型细菌,用常规方法分离培养呈阴性,必须采用含血清的高渗培养基培养 L 型细菌;又如从伤寒患者体内分离到的伤寒沙门菌 10% 的菌株不产生鞭毛,检查时无动力,患者也不产生抗鞭毛(H)抗体,故进行血清学(肥达)试验时,不出现 H 凝集或 O 凝集效价很低,也影响正确的判断。所以在细菌的检验过程中,不但要熟悉细菌的典型特征,还要掌握各种病原菌的变异现象和规律,才能对细菌性感染做出正确的诊断。

在治疗方面,随着抗生素的广泛应用,临床分离的细菌中耐药株日益增多,更发现有对多种抗生素多重耐药的菌株,这些变异的后果给细菌性感染的治疗带来很大的困难,因此,对临床分离的致病菌,必须在细菌药物敏感试验的指导下正确选择用药。

在疾病预防方面,根据细菌毒力的变异,制备成各种减毒疫苗用于疾病的预防,如预防结核分枝杆菌感染的卡介苗就是用此方法制备的。目前运用细菌变异的原理,通过条件选择和基因工程技术来获得新的变异株,用于制备更理想的疫苗。

二、在致癌物质检测中的应用

细菌的基因突变可由诱发剂引起。凡能诱导细菌突变的物质也可诱发人体细胞的突变,因此这些物质都有可能是致癌物质。Ames 试验就是根据能导致细菌基因突变的物质均为可疑致癌物的原理设计出来的。采用几株鼠伤寒沙门菌的组氨酸营养缺陷型(his⁻)做试验菌,以被检测的可疑化学物质作诱变剂。试验发现 his⁻ 菌在组氨酸缺乏的培养基上不能生长,若发生突变成为 his⁺ 菌则能生长。比较含有被检物的试验平板与无被检物的对照平板,统计培养基上的菌落数,若被检物能诱导试验平板上的菌落增多,说明被检物有致癌的可能性。

三、在基因工程中的应用

基因工程是根据遗传变异中细菌可因基因转移和重组而获得新性状的原理设计的。基因工程的主要步骤是：①从供体细胞(细菌或其他生物细胞)的 DNA 上切取一段需要表达的基因，即所谓目的基因；②将目的基因结合在合适的载体(质粒或噬菌体)上；③通过载体将目的基因转移到工程菌(受体菌)内，随着细菌的大量繁殖表达出大量的目的基因产物。目前通过基因工程已能使工程菌大量生产胰岛素、干扰素等细胞因子和 rHBs 乙肝疫苗等生物制品，为疾病的防治作出重大的贡献。随着基因工程的迅速发展和广泛应用，不仅对生命科学的理论研究产生深远的影响，而且也为工农业生产和医、药学等实践领域，开创了一个广阔的应用前景。

学习小结

遗传是指子代与亲代之间生物学特征的相似性。变异是指子代与亲代之间生物学特征的差异。

细菌的变异现象包括形态与结构变异，如细菌 L 型变异、荚膜变异、芽胞变异和鞭毛变异；毒力变异；耐药性变异。细菌遗传变异的物质基础是细菌染色体和质粒 DNA、转位因子、噬菌体等。细菌的染色体是细菌必需的遗传物质，而质粒 DNA 是细菌染色体外的遗传物质。噬菌体是能感染细菌、真菌、放线菌、螺旋体等微生物的病毒，噬菌体根据感染宿主菌后可出现的结果不同分为毒性噬菌体和温和噬菌体。前者只有溶菌周期，后者既有溶原周期又有溶菌周期。

细菌的变异主要通过基因突变、基因转移与重组两种方式实现。突变是指细菌遗传物质的结构发生突然而稳定的改变，导致细菌某些性状的遗传性变异。突变包括基因突变和染色体畸变。转移是指外源性的遗传物质由供体菌转入某受体菌细胞内的过程。重组是指转移的基因与受体菌 DNA 整合在一起的过程。一般根据 DNA 片段的来源及交换方式等不同，将基因转移和重组分为转化、接合、转导、溶原性转换等。

细菌遗传变异在疾病的预防、诊断和治疗方面，在致癌物质检测方面以及在基因工程中都有广泛的应用。

第五章

细菌的致病性与感染

[知识目标]

　　1.掌握构成细菌毒力的物质基础,全身感染的临床常见类型;

　　2.熟悉细菌感染的来源、传播方式与途径;

　　3.了解细菌的黏附机制。

[能力目标]

　　学会初步判断细菌的致病物质,全身感染的类型。有一定的防止医院感染发生的能力。

[素质目标]

　　建立疾病防控意识,培养严肃认真、规范操作的工作作风。

　　1998年4月~5月,深圳某医院发生大规模手术后伤口感染事件,166个感染者分别在术后3~58天出现手术切口红肿、硬结、流脓等症状,伤口长时间不愈合。后经权威部门检测,判定感染病源体是罕见的龟分枝杆菌,同时发现该院错误地将1%的消毒原液稀释了20倍,令用于浸泡手术器械的消毒液失去作用,从而造成大规模的医源性感染。事件发生后,卫生部门组织国内外专家对患者实施了抗菌类药物治疗、手术切除病灶、中医治疗相结合的治疗方案,至1998年年底,大部分患者伤口闭合并出院,但是否"痊愈"尚无定论。长时间的药物治疗令许多患者留下脱发、内分泌紊乱、免疫力下降等后遗症。

　　在发达国家和发展中国家每100名住院患者中,分别有7名和10名以上患者受到医源性感染。据世界卫生组织统计,在重症监护室,医源性感染比例高达30%左右。

　　由此可见,有效预防和控制医院感染是医疗安全的重要保障。

第一节 | 细菌的致病性

　　细菌能引起疾病的性能称为细菌的致病性(pathogenicity)。细菌致病性的强弱程度称为细菌的毒力(virulence)。毒力的大小常用半数致死量(median lethal dose,LD50)或半数感染量(median infective dose,ID50)表示。即在一定条件下,使实验动物半数死亡或感染所需要的最小细菌数量或毒素剂量。细菌的致病性与其毒力,侵入机体的数量,以及侵入途径有着密切的关系。

一、细菌的毒力

构成细菌毒力的主要因素是侵袭力和毒素。

(一)侵袭力

侵袭力(Invasiness)是指细菌突破机体的防御机能,在体内定植、繁殖及蔓延、扩散的能力。构成侵袭力的主要物质有细菌的表面结构及侵袭性物质。

1. 菌体的表面结构

(1)黏附素:黏附素是细菌表面的蛋白质,一类由细菌菌毛分泌,另一类非菌毛产生,而是细菌的其他表面组分。如大肠埃希菌的 1 型菌毛、淋病奈瑟菌菌毛产生的是菌毛黏附素。金黄色葡萄球菌的脂磷壁酸(LTA)、A 群链球菌的 LTA-M 蛋白复合物等属非菌毛黏附素。不同的黏附素与宿主细胞表面的黏附素受体特异性结合,使细菌黏附于宿主细胞。

(2)荚膜:具有抗吞噬及抗体液中杀菌物质的作用,使致病菌能在宿主体内大量繁殖和扩散。例如:将无荚膜细菌注射到易感的动物体内,细菌易被吞噬而消除,有荚膜则引起病变,甚至死亡。此外,有些细菌表面有其他表面物质或类似荚膜物质。如链球菌的微荚膜(透明质酸荚膜)、M 蛋白;某些革兰阴性杆菌如沙门氏杆菌的 Vi 抗原和数种大肠杆菌的 K 抗原等位于细菌细胞壁外层的结构,它们的功能与荚膜相似。

2. 侵袭性物质

有些致病菌例如志贺菌、肠侵袭型大肠埃希菌能编码侵袭素(invasin),使这些细菌能入侵上皮细胞;福氏志贺菌产生的侵袭性蛋白,能使该菌向邻近细胞扩散;金黄色葡萄球菌产生的血浆凝固酶,能使血浆中的液态纤维蛋白原变成固态的纤维蛋白围绕在细菌表面,抵抗宿主吞噬细胞的吞噬作用;A 群链球菌产生的透明质酸酶、链激酶和链道酶,能降解细胞间质透明质酸、溶解纤维蛋白、液化脓液等中高黏度的 DNA 等,利于细菌在组织中扩散。这些侵袭性物质,一般不具有毒性,但在感染过程中可以协助致病菌抗吞噬或向四周扩散。

(二)毒素

细菌毒素(Toxin)按其来源、性质和作用等不同,可分为外毒素(exotoxin)和内毒素(endotoxin)两种。

1. 外毒素

外毒素通常是革兰阳性菌和某些革兰阴性菌在生长繁殖过程中产生并分泌到菌体外的毒性物质。根据外毒素对宿主细胞的亲和性及作用方式的不同,大致可分为细胞毒素、神经毒素和肠毒素三大类。多数外毒素由 A 和 B 两种亚单位组成。A 亚单位是外毒素活性部分,决定其毒性效应。B 亚单位无毒,能与宿主靶细胞表面的特殊受体结合,介导 A 亚单位进入靶细胞。

外毒素的特性有:①大多数外毒素的化学成分是蛋白质。②外毒素的稳定性较差,易因酸和加热等理化因素作用而破坏。③外毒素毒性作用强,如 1 mg 肉毒毒素纯品能杀死 2 亿只小鼠,其毒性比氰化钾强 1 万倍。④外毒素对组织器官有选择性毒害作用,引起特殊的病变。如破伤风梭菌产生的破伤风外毒素,阻断神经元之间抵制性冲动的传递,引起肌肉的痉挛和强直;霍乱弧菌产生的肠毒素作用到小肠黏膜,使黏膜细胞分泌功能加强,引起严重的呕吐和腹泻。⑤外毒素的抗原性较强,能刺激机体产生抗体,称抗毒素(antitoxin)。外毒素用0.3%～0.4%的甲醛作用后可以脱去毒性,但保持抗原性,成为类毒素(toxoid)。类毒素注入机体后,可刺激机体产生具有中和外毒素作用的抗毒素抗体。

2. 内毒素

内毒素存在于菌体内,是革兰阴性菌细胞壁的脂多糖成分,只有细菌裂解后才能释放。

内毒素的化学成分是脂多糖,由脂质A、非特异性核心多糖和特异性多糖三部分组成,脂质A是内毒素的主要毒性成分。内毒素性质比较稳定,耐热,加热100 ℃ 1 h不被破坏,必须加热160 ℃,经2～4 h或用强碱、强酸或强氧化剂煮沸30 min才被破坏。内毒素抗原性较弱,不能用甲醛脱毒制成类毒素,不能刺激机体产生具有中和内毒素活性的抗体。

内毒素对组织细胞的选择性不强,不同革兰阴性菌的内毒素,引起的毒性作用大致相同:①发热反应:极微量(1～5 ng/kg)内毒素就能引起人体发热反应。其机制是内毒素作用于巨噬细胞等,使之产生IL-1、IL-6和TNF-α这些具有内源性致热原(endogenous pyrogens)的细胞因子。细胞因子作用于宿主下丘脑体温调节中枢,促使体温升高发热。②白细胞反应:内毒素进入血流,使血液循环中的中性粒细胞迅速移动并黏附至毛细血管壁,循环中的白细胞总数骤减。1～2 h后,LPS诱生的中性粒细胞释放因子刺激骨髓释放大量中性粒细胞进入血流,使血流中白细胞数显著增加,且有左移现象。但伤寒感染时,白细胞总数一般不增加。③内毒素血症与内毒素休克:当血液中细菌或病灶内细菌释放大量内毒素入血时,可导致内毒素血症(endotoxemia)。内毒素作用于巨噬细胞、中性粒细胞、内皮细胞、血小板、补体系统、凝血系统等并诱生TNF-α、IL-1、IL-6、IL-8、组胺、5-羟色胺、前列腺素、激肽等生物活性物质,使小血管功能紊乱而造成微循环障碍,表现为微循环衰竭和低血压、组织器官毛细血管灌注不足、缺氧、酸中毒等。严重时则导致以微循环衰竭和低血压为特征的内毒素性休克。④弥漫性血管内凝血(Disseminated intravascular coagulation,DIC):高浓度内毒素活化凝血系统,微循环血栓大量形成,消耗凝血因子和血小板,导致继发性纤溶酶大量生成,进而产生出血倾向,造成DIC。DIC常引起广泛出血、多器官功能衰竭、微血管病性溶血及休克等症状。

外毒素与内毒素的主要区别见表1-5-1。

表1-5-1 　　　　　　　　　　**外毒素与内毒素的主要区别**

区别	外毒素	内毒素
来源	G⁺菌与部分G⁻菌分泌或崩解后释出	G⁻菌细胞壁组分,菌体裂解后释出
化学成分	蛋白质	脂多糖
稳定性	60～80 ℃,30 min被破坏	160 ℃,2～4 h被破坏
作用方式	与细胞的特异受体结合	刺激宿主细胞分泌细胞因子、血管活性物质
毒性作用	强,对组织器官有选择性毒害效应,引起特殊临床表现	较弱,各种细菌的毒性效应大致相同,引起发热、白细胞反应、微循环障碍、休克、DIC等

区别	外毒素	内毒素
抗原性	强,刺激机体产生抗毒素;甲醛处理可脱毒形成类毒素	弱,刺激机体产生的中和抗体作用弱;甲醛处理不能形成类毒素

二、细菌的侵入数量

细菌引起感染,除必须有一定毒力外,还必须有足够的数量。所需菌量的多少,一方面与致病菌毒力强弱有关,另一方面取决于宿主免疫力的高低。有些病原菌毒力极强,极少量的侵入即可引起机体发病,如鼠疫杆菌,有数个细菌侵入就可发生感染。而对大多数病原菌而言,需要一定的数量,才能引起感染,少量侵入,易被机体防御机能所清除。

三、细菌的侵入途径

有了一定的毒力物质和足够的数量,多数细菌还需要经过特定途径侵入宿主,并在特定部位定居繁殖,才能造成感染。如痢疾杆菌必须经口侵入,定居于结肠内,才能引起细菌性痢疾。而破伤风梭菌只有经伤口侵入且在厌氧条件下,在局部组织生长繁殖,产生外毒素,引起破伤风,若随食物吃下则不能引起感染。但有的细菌可通过多途径侵入机体,如结核分枝杆菌可通过呼吸道、消化道、皮肤创伤等多种途径侵入机体造成感染。各种致病菌都有其特定的侵入部位,这与致病菌需要特定的生长繁殖的微环境有关。

第二节 细菌感染的来源与类型

一、细菌感染的来源

细菌感染是指细菌等病原体与宿主防御机能相互作用并引起不同程度损伤的病理过程。根据病原体的来源不同,可将细菌感染分为内源性感染和外源性感染。根据发生感染的场所不同,可将细菌感染分为社会感染和医院感染。

（一）内源性感染（endogenous infection）

感染来自体内或体表的称为内源性感染,这类感染的致病菌大多是体内的正常菌群,少数是曾感染过而潜伏于体内的致病菌。如长期大量使用广谱抗生素,使菌群失调,或存在于体内的致病菌和条件致病菌在机体抵抗力下降时,活动或转移到其他正常组织和器官引起感染。

（二）外源性感染（exogenous infection）

感染来源于宿主体外的称外源性感染,传染源主要包括传染病患者、恢复期病人、健康带菌者,以及病畜、带菌动物、媒介昆虫等。

1. 患者

患者在疾病潜伏期一直到病后恢复期,都有可能将致病菌污染环境和(或)传播给他人。

2. 带菌者

带菌者指体内带有病原菌,但无临床症状的人,包括健康带菌者和恢复期带菌者。因其无临床症状,不易被察觉,故其危害性常甚于病人,被视为最危险的传染源。

3. 病畜和带菌动物

有些细菌是人畜共患病的致病菌,因而病畜或带菌动物的致病菌也可传播给人类。例如鼠疫耶尔森菌、炭疽杆菌、布鲁菌以及引起食物中毒的沙门菌等。

（三）医院感染

医院感染(hospital infection)又称医院内感染(nosocomial infection)或医院内获得性感染(hospital acquired infection),是指各类人群在医院内获得的感染。随着现代医学理论和技术的发展,医院感染问题日益突出,它不仅严重影响医疗质量,而且使病人的住院时间明显增加,医疗费用明显提高,增加患者的痛苦和医务人员工作量。

1. 医院感染概述

(1)医院感染的对象:包括住院病人、医院工作人员、门诊就诊病人、探视者和病人家属等,在住院期间发生的感染和在医院内获得出院后发生的感染,但不包括入院前已开始或者入院时已处于潜伏期的感染。由于门诊病人、探视者和病人家属在医院的时间短暂,获得感染的因素多而复杂,常难以确定感染是否来自医院,故实际上医院感染的对象主要是住院病人和医院工作人员。

(2)引起医院感染的主要原因:个体免疫力下降或免疫功能受损;侵入性诊疗机会增加,如动静脉插管、泌尿系导管、气管切开、气管插管、内窥镜等;重症监护病房所用器材本身构成感染的来源或媒介;大量抗生素的开发和滥用,使病人体内正常菌群失调,耐药菌株增加,致使病程延长,感染机会增多等;医院卫生设施、管理制度不完善等。

2. 医院感染的常见病原体

医院感染以细菌为最常见,其次为真菌、病毒、衣原体、支原体、原虫等。主要的感染部位有尿路、外科伤口、呼吸道、消化道和皮肤等,也可发生败血症。下呼吸道感染常见细菌为铜绿假单胞菌、表皮葡萄球菌,泌尿道感染常见细菌为大肠埃希菌、肠杆菌属,胃肠道为肠杆菌属、肠球菌属,手术切口感染常见细菌为大肠埃希菌、肠杆菌属、表皮葡萄球菌、铜绿假单胞菌,皮肤软组织感染常见细菌为金黄色葡萄球菌,菌血症为表皮葡萄球菌,烧伤部位感染常见细菌为铜绿假单胞菌等。

3. 医院感染的预防与控制

发生医院感染的原因虽然多种多样,但只要加强管理,采取行之有效的措施,将近2/3的医院感染是可预防的。

(1)改进医院建筑与布局:医院建筑布局合理与否对医院感染的预防至关重要。对传染病房、层流病房、手术室、重症监护室、观察室、探视接待室、供应室、洗衣房、厨房等,从预防感染角度来看,为防止细菌的扩散和疾病的蔓延,在设备与布局上都应有特殊的要求。

(2)医院感染的监测:医院感染监测的目的是通过监测取得第一手资料,从而发现问题,采取防治措施,并通过监测来评价各种措施的效果。监测的主要内容包括:环境污染监测、消毒灭菌效果监测、特殊病房监测(如烧伤、泌尿科病房、手术室、重症监护室等)、菌株抗药性监测、清洁卫生工作监测、传染源监测、规章制度执行监测等。

(3)严格消毒灭菌:依据《医院感染管理规范》严格监测消毒、灭菌效果,为医疗安全提供了有力的保障。要求医务人员严格执行各项无菌技术操作,严格消毒隔离制度,强化无菌操作意识。

(4)隔离预防:隔离预防是将传染病患者、带菌者及高度易感人群安置在指定地点,暂时避免与周围人群接触,从而切断传播途径,保护易感人群。

(5)采取合理的诊断治疗方法:尽量减少侵入性操作的次数与时间,合理应用抗生素。

总之,通过各项监测、控制、管理等有效的措施,掌握医院感染的实际情况,更好地进行控制管理,降低医院感染的发病率。

二、细菌感染的类型

感染的发生、发展和结局是宿主和致病菌相互作用的复杂过程。根据两者力量对比,感染类型可出现不感染、隐性感染(inapparent infection)、潜伏感染(latent infection)、显性感染(apparent infection)和带菌状态(carrier state)等五种类型。这几种类型并非一成不变,随着两方力量的增减,可以移行、转化或交替出现,呈动态变化。

(一)不感染

当机体免疫力强,或侵入的病原菌毒力弱或数量不足,或侵入的部位不适宜,病原菌则被机体的免疫系统消灭消除,不发生感染。

(二)隐性感染

当机体的免疫力较强,或侵入的病原菌毒力较弱、数量不多,感染后对机体损害较轻,不出现或出现不明显的临床症状,称为隐性感染,或称亚临床感染(subclinical infection)。在每次传染病流行中,隐性感染者一般约占人群的90%或更多。隐性感染后,机体常可获得足够的特异免疫力,能抗御相同致病菌的再次感染。结核、白喉、伤寒等常有隐性感染。

(三)潜伏感染

当机体与病原菌在相互作用过程中暂时处于平衡状态时,病原菌潜伏在病灶内或某些特殊组织中,一般不出现于血液、分泌物或排泄物中。一旦机体免疫力下降,潜伏的病原菌大量繁殖,疾病复发。例如结核分枝杆菌有潜伏感染。

(四)显性感染

当机体的免疫力较弱,或侵入的病原菌数量多、毒力强,以致机体的组织细胞受到不同程度的损害,生理功能也发生改变,并出现一系列的临床症状或体征时,称为显性感染,通称传染病。由于每一病例的宿主抗病能力和病原菌毒力等存在着差异,因此,显性感染又有不同模式。

1. 按病情缓急不同分类

(1)急性感染(acute infection):发病突然,病程较短,一般是数日至数周。病愈后,病原菌从宿主体内消失。如脑膜炎奈瑟菌、霍乱弧菌、肠产毒素型大肠埃希菌等引起的感染。

(2)慢性感染(chronic infection):发病缓慢,病程较长,常持续数月至数年。胞内菌往往引起慢性感染,如结核分枝杆菌、麻风分枝杆菌等引起的感染。

2. 按感染的部位不同分类

(1)局部感染(local infection):病原菌侵入机体后,局限在一定部位生长繁殖,引起局部病变的一种感染类型。如化脓性球菌所致的疖、痈等。

(2)全身感染(generalized infection;systemic infection):病原菌侵入机体后,病原菌或其毒性代谢产物向全身播散引起全身症状的一种感染类型。临床上常见的有下列几种情况:

①毒血症(toxemia):病原菌侵入机体后,在局部生长繁殖,病原菌不进入血液循环,但其产生的外毒素入血,损伤易感的组织和细胞,引起特殊的毒性症状,如白喉、破伤风等。

②内毒素血症(endotoxemia):革兰阴性菌侵入血流,并在其中大量繁殖,崩解后释放出大量内毒素,或病灶内革兰阴性菌大量死亡,释放内毒素入血致内毒素血症。

③菌血症(bacteremia):病原菌由局部侵入血流,但不在血流中生长繁殖,只是一过性或间断性通过血液循环到达体内适宜部位后再生长繁殖而致病,如伤寒早期的菌血症期。

④败血症(septicemia):病原菌侵入血流并在其中大量繁殖,产生毒性产物,引起全身性中毒症状,如高热、皮肤和黏膜瘀斑、肝脾肿大等。鼠疫耶氏菌、炭疽芽胞杆菌等可引起败血症。

⑤脓毒血症(pyemia):指化脓性细菌侵入血流在其中大量繁殖,并通过血液循环扩散至机体的其他组织或器官,产生新的化脓性病灶。如金黄色葡萄球菌引起的脓毒血症,常导致多发性肝脓肿、皮下脓肿和肾脓肿等。

(五)带菌状态

有时病原菌在显性或隐性感染后并未立即消失,而是在体内继续存留一段时间,与机体免疫力处于相对平衡状态,称为带菌状态,该宿主称为带菌者(carrier)。健康人(包括隐性感染者)体内带有病原菌,称健康带菌者,如在流行性脑脊髓膜炎或白喉的流行期间,不少健康人的鼻咽腔内可带有脑膜炎球菌或白喉杆菌。病愈之后,体内带有病原菌的人,称恢复期带菌者,如痢疾、伤寒、白喉恢复期带菌者都比较常见。带菌者经常会间歇排出病菌,成为重要的传染源。因此,及时发现带菌者并进行有效治疗,对控制和消灭传染病的流行具有重要意义。

学习小结

细菌能引起疾病的性能称为细菌的致病性,致病性的强弱程度用毒力来衡量。细菌的毒力由侵袭力和毒素构成,侵袭力是指细菌突破机体的防御机能,在体内定植、繁殖及蔓延、扩散的能力;毒素可分为外毒素和内毒素:外毒素由 G^+ 菌与部分 G^- 菌分泌或崩解后释出,毒性作用强,对组织器官有选择性毒害效应,引起特殊病变,抗原性强,刺激机体产生抗毒素,经甲醛处理可脱毒形成类毒素;内毒素由 G^- 菌细胞壁,菌体裂解后释出,毒性较弱,可导致发热、白细胞反应、微循环障碍、休克、DIC 等,抗原性弱,甲醛处理不能形成类毒素。细菌等病原体与宿主防御机能相互作用并引起不同程度损伤的病理过程称感染,可分为外源性感染、内源性感染和医院感染等。

思考题

一、名词解释

1. 微生物	2. 病原微生物	3. 免疫	4. 寄生虫
5. 质粒	6. L 型细菌	7. 荚膜	8. 鞭毛
9. 芽胞	10. 菌落	11. 热原质	12. 培养基
13. 消毒	14. 灭菌	15. 卫生清理	16. 无菌操作
17. 条件致病菌	18. 变异	19. L 型细菌	20. 毒性噬菌体
21. 接合	22. 转导	23. 侵袭力	24. 菌血症
25. 败血症	26. 隐性感染	27. 医院感染	

二、填空题

1. 细菌细胞壁共有的成分是_____,G^- 菌细胞壁特有的成分是_____。

2. 细菌的运动器官是_____,可传递遗传物质的菌毛是_____。

3. 临床上常以杀灭_____作为灭菌是否彻底的指标。

4. 细菌以_____方式进行无性繁殖,结核杆菌繁殖一代需_____。

5. 细菌生长繁殖的曲线可分为_____、_____、稳定期和衰退期。

6. 细菌在液体培养基中生长可形成_____、_____和_____生长现象。

7. 正常菌群的组成和数量发生明显改变时,可出现_____。

8. 紫外线杀菌力最强的波长是_____,杀菌机制是干扰细菌_____的合成。

9. 高压蒸气灭菌的压力为_____,温度可达_____℃,维持时间是_____。

10. 细菌菌落由光滑型变为粗糙型的变异称为_____变异。

11. 细菌遗传变异的物质基础是细菌的_____和_____。

12. 细菌的变异现象主要包括_____、_____、_____和_____。

13. 细菌基因转移和重组的方式有_____、_____、_____和_____等。

14. 温和噬菌体既有_____周期又有_____周期。

15. 细菌的毒力是由_____和_____决定的。

16. 内毒素是_____菌细胞壁中的_____成分。

17. 类毒素是由_____经甲醛处理制备所得,可刺激机体产生_____。

18. 内毒素的致病作用有_____、_____、_____、_____。

三、单项选择题:

1. 免疫稳定功能是( )。

A. 识别和清除体内损伤及衰老的细胞

B. 调节免疫应答

C. 抗感染免疫

D. 识别、杀伤与清除体内的突变细胞

E. 识别和排斥异物

2. 有完整细胞核的微生物是（　　　）。

A. 衣原体　　　B. 放线菌　　　C. 细菌　　　D. 真菌　　　E. 病毒

3. 下列组合正确的是（　　　）。

A. 伯内特——烟草花叶病病毒　　　B. 伊凡诺夫斯基——牛痘苗疫苗

C. 琴纳——固体培养基　　　D. 巴斯德——炭疽杆菌减毒

E. 郭霍——细胞系选择学说

4. 疟疾病原体属于（　　　）。

A. 医学原虫　　　B. 医学蠕虫　　　C. 医学节肢动物

D. 病原微生物　　　E. 医学线虫

5. 测量细菌大小的单位是（　　　）。

A. μm　　　B. nm　　　C. mm　　　D. cm　　　E. em

6. 青霉素和头孢霉素杀菌的机制是（　　　）。

A. 破坏磷壁酸　　　B. 裂解肽聚糖骨架

C. 损伤细胞膜　　　D. 抑制菌体蛋白质的合成

E. 抑制短肽侧链与五肽交连桥的连接

7. 下列关于细菌芽胞的叙述哪一项是错误的（　　　）。

A. 是某些细菌体内形成的圆形或卵圆形小体

B. 是能形成芽胞细菌的一种繁殖方式

C. 具有多层膜壳结构

D. 对理化因素抵抗力强

E. 芽胞是细菌的一种休眠状态

8. 能抵抗吞噬细胞吞噬作用的细菌结构是（　　　）。

A. 细胞壁　　　B. 荚膜　　　C. 芽胞　　　D. 鞭毛　　　E. 菌毛

9. 关于革兰氏染色操作步骤，下列哪项是错误的（　　　）。

A. 标本涂片干燥固定　　　B. 结晶紫初染　　　C. 碘液媒染

D. 75％酒精脱色　　　E. 稀释复红复染

10. 多数细菌繁殖一代所必需的时间是（　　　）。

A. 10～20 min　　　B. 20～30 min　　　C. 30～40 min

D. 1 h　　　E. 2 h

11. 研究细菌的生物学性状最好选用细菌群体生长繁殖的（　　　）。

A. 迟缓期　　　B. 对数期　　　C. 稳定期　　　D. 衰亡期　　　E. 以上都是

12. 细菌产生代谢产物最好的时期是（　　　）。

A. 迟缓期　　　B. 对数期　　　C. 稳定期　　　D. 衰退期　　　E. A+C

13. （　　　）不属于细菌合成代谢产物。

A. 热原质　　　B. 大肠菌素　　　C. 抗生素　　　D. 抗毒素　　　E. 维生素

14. 关于热原质的叙述哪一项是错误的（　　　）。

A. 大多由革兰阴性菌合成

B. 能引起人或动物机体的发热反应

C. 经高压蒸汽灭菌 102.97 kPa 20 min 可被破坏

D. 用吸附剂和特殊石棉滤器可除去大部分热原质

E. 玻璃器皿必须经 250 ℃高温干烤才能破坏热原质

15. 适宜于体温表消毒的方法是(　　)。

A. 煮沸　　　　B. 高压蒸气灭菌　　　　C. 75%酒精浸泡

D. 干烤　　　　E. 紫外线照射

16. 杀死芽胞最有效的方法是(　　)。

A. 巴氏消毒法　　　　B. 滤过除菌灭菌　　　　C. 高压蒸气灭菌

D. 75%酒精　　　　E. 煮沸法

17. 下列对紫外线的叙述,错误的是(　　)。

A. 干扰 DNA 的合成　　　　　　　　B. 穿透力弱

C. 对眼、皮肤黏膜有刺激作用

D. 常用于空气、物品表面消毒　　　　E. 穿透力强

18. 血清、抗生素、液体药品常用的除菌方法是(　　)。

A. 高压蒸气灭菌　　　　B. 紫外线照射　　　　C. 巴氏消毒

D. 超声波　　　　E. 滤过除菌

19. 常用于饮水、游泳池水消毒的消毒剂是(　　)。

A. 高锰酸钾　　　　B. 石炭酸　　　　C. 氯化物

D. 过氧乙酸　　　　E. 环氧乙烷

20. 一杂志的封面被污染,适宜的消毒方法是(　　)。

A. 高温干烤　　　　B. 高压蒸气灭菌　　　　C. 75%酒精浸泡

D. 紫外线照射　　　　E. 煮沸

21. 影响消毒剂消毒灭菌效果的因素是(　　)。

A. 性质与浓度　　　　B. 温度　　　　C. 细菌的性质

D. 环境中有机物　　　　E. 以上均正确

22. 用牛型结核分枝杆菌制成卡介苗属于细菌的(　　)变异。

A. 荚膜　　　B. 毒力　　　C. 菌落　　　D. 耐药性　　　E. 芽胞

23. S-R 变异是指(　　)。

A. 毒力变异　　　　B. 鞭毛变异　　　　C. 芽胞变异

D. 菌落变异　　　　E. 耐药性变异

24. 关于质粒的叙述,下述不正确的是(　　)。

A. 是细菌核质外的遗传物质　　　B. 能在胞浆中自行复制

C. 可以丢失　　　　　　　　　　D. 是细菌生命活动所必需的结构

E. 与某些细菌的耐药性有关

25. 介导细菌间接合的物质是(　　)。

A. 鞭毛　　　B. 普通菌毛　　　C. 性菌毛　　　D. 中介体　　　E. 核糖体

26. 编码耐药性的质粒是(　　)。

A.F质粒   B.R质粒   C.Vi质粒   D.Col质粒   E.A质粒

27.前噬菌体是指(   )。

A.毒性噬菌体   B.温和噬菌体   C.噬菌体的基因组

D.整合于宿主菌染色体的噬菌体基因组   E.噬菌体的蛋白质

28.溶原性细菌是指(   )。

A.带有毒性噬菌体的细菌   B.带有温和噬菌体的细菌

C.带有前噬菌体的细菌质粒上的基因

D.供体菌染色体上特定的基因   E.噬菌体的基因

29.转化是指(   )。

A.受菌通过温和噬菌体获得供菌DNA而出现新性状

B.细菌通过性菌毛相互沟通将遗传物质从供菌转移给受菌

C.前噬菌体DNA整合于细菌染色体导致细菌的基因型发生改变

D.供菌游离的DNA片段直接进入受菌,使受菌获得新的性状

E.细菌通过R质粒将遗传物质从供菌转移给受菌

30.转导是指(   )。

A.受菌通过温和噬菌体获得供菌DNA而出现新性状

B.细菌通过性菌毛相互沟通将遗传物质从供菌转移给受菌

C.前噬菌体DNA整合于细菌染色体导致细菌的基因型发生改变

D.供菌游离的DNA片段直接进入受菌,使受菌获得新的性状

E.细菌通过R质粒将遗传物质从供菌转移给受菌

31.局限性转导转移的基因主要是(   )。

A.供体菌染色体上任何一段基因   B.E.R质粒上的基因

C.F质粒上的基因   D.供体菌染色体上特定的基因

E.噬菌体的基因

32.与细菌致病性无关的结构是(   )。

A.英膜   B.菌毛   C.磷壁酸   D.脂多糖   E.异染颗粒

33.与细菌侵袭力无关的物质是(   )。

A.英膜   B.菌毛   C.芽胞   D.血浆凝固酶   E.透明质酸酶

34.内毒素的毒性成分是(   )。

A.脂蛋白   B.脂多糖   C.脂质A   D.核心多糖   E.特异性多糖

35.外毒素的特点之一是(   )。

A.多由革兰阴性菌产生   B.多为细菌裂解后释放

C.化学组成是脂多糖   D.可制备成类毒素

E.耐热

36.关于内毒素,下列叙述错误的是(   )。

A.来源于革兰阴性菌   B.其化学成分是脂多糖

C.性质稳定,耐热   D.菌体死亡裂解后释放出

E.能用甲醛脱毒制成类毒素

37.带菌者是指(   )。

A. 体内带有正常菌群者

B. 病原菌潜伏在体内,不向体外排菌者

C. 体内带有条件致病菌者

D. 感染后,临床症状消失,但体内病原菌未被彻底清除,又不断向体外排菌者

E. 感染后,临床症状明显,并可传染他人者

四、简答题

1. 简述免疫的三大功能及表现。

2. 简述微生物的种类及与人类的关系。

3. 简述人体寄生虫学的概念及组成。

4. 试比较革兰阳性菌与革兰阴性菌细胞壁的化学组成及结构。

5. 试述染兰氏染色的方法、步骤及意义。

6. 细菌的生长繁殖需要哪些条件?

7. 人工培养细菌的意义是什么?

8. 条件致病菌致病的条件有哪些?

9. 简述紫外线杀菌的作用机制和注意事项。

10. 细菌形态与结构的变异现象及意义有哪些?

11. 什么是基因转移?什么是基因重组?基因重组的主要方式有哪些?

12. 简述构成细菌侵袭力的物质基础。

13. 简述内毒素与外毒素的主要区别。

第二篇

免疫学基础

第六章
抗　原

〔**知识目标**〕

1. 掌握抗原的概念、抗原的特性。

2. 熟悉抗原的种类、医学上重要的抗原物质、抗原的特异性与交叉反应。

3. 了解影响抗原免疫原性的因素、超抗原的定义及特点。

〔**能力目标**〕

具有对各种抗原物质认知的能力。

〔**素质目标**〕

具备将抗原特性在免疫学诊断与防治中运用的理论基础。

1957 年，伯内特(Burnet)提出克隆选择学说，并获得 1960 年诺贝尔生理学或医学奖，该学说是免疫学的核心理论基础。该学说认为：(1)免疫细胞是随机形成的多样性的细胞克隆，每一克隆的细胞表达同一种特异性的受体；(2)当受抗原刺激，细胞表面的受体特异识别并结合抗原，致细胞活化，进行克隆扩增，产生大量后代细胞，合成特异性的抗体；(3)在胚胎期与自身物质结合的免疫细胞发生凋亡或形成禁忌细胞株；(4)出生后，禁忌细胞株活化，则可能导致自身免疫病的发生。

第一节　抗原的概念与分类

一、抗原的概念

抗原(antigen，Ag)是一类能刺激机体免疫系统使之产生特异性免疫应答，并能与相应的免疫应答产物(抗体和致敏淋巴细胞)在体内或体外发生特异性结合的物质，亦称免疫原(immunogen)。抗原具有两种特性：(1)免疫原性(immunogenicity)，即抗原能刺激特定的免疫细胞，使之活化、增殖、分化，最终产生免疫效应物质抗体或致敏淋巴细胞的特性；(2)免疫反应性(immunoreactivity)又称抗原性，即抗原能与诱生的抗体或效应淋巴细胞发生特异性结合，产生免疫反应的特性。

二、抗原的分类

(一)根据抗原的基本性能分类

1. 完全抗原(complete antigen)

完全抗原指既有免疫原性，又有免疫反应性的物质，如大多数蛋白质、细菌、病毒等。

2. 不完全抗原(incomplete antigen)

不完全抗原指只具有免疫反应性,无免疫原性的物质,亦称为半抗原(hapten)。不完全抗原与蛋白质载体结合后可有免疫原性,大多数多糖、类脂、某些药物均属不完全抗原。

(二)根据抗原激活 B 细胞是否需要 T 细胞协助分类

1. 胸腺依赖性抗原(thymus dependent antigen,TDAg)

胸腺依赖性抗原指需在 TH 细胞辅助下才能激活 B 细胞产生抗体的抗原。其引起免疫应答的特点为:(1)能引起体液免疫应答,也能引起细胞免疫应答;(2)产生的抗体以 IgG 为主,也可产生其他类别抗体;(3)可产生免疫记忆。绝大多数蛋白质抗原(如细胞、细菌、血清蛋白)属于此类。

2. 胸腺非依赖性抗原(thymus independent antigen,TIAg)

胸腺非依赖性抗原指不需 TH 细胞辅助,可直接刺激 B 细胞产生抗体的抗原。其引起免疫应答的特点为:(1)只引起体液免疫应答,不引起细胞免疫应答;(2)产生的抗体以 IgM 类为主;(3)无免疫记忆。细菌脂多糖、荚膜多糖、聚合鞭毛素等属此类。

(三)根据抗原的来源分类

1. 内源性抗原

内源性抗原指免疫效应细胞的靶细胞自身产生的抗原。如被病毒感染的细胞合成的病毒蛋白和肿瘤细胞内合成的蛋白等。它们与 MHC-I 类分子结合成复合物,表达于细胞表面并被提呈给 CD8$^+$ 的细胞毒 T 细胞。

2. 外源性抗原

外源性抗原指细胞外的抗原,这类抗原需被抗原呈递细胞(APC)摄取,并以 MHC-II 类分子结合成复合物的形式被提给 CD4$^+$TH 细胞的抗原。包括各类天然抗原如微生物、动植物蛋白,人工合成抗原等。

根据抗原的化学组成不同可分为蛋白质抗原、脂蛋白抗原、糖蛋白抗原、多糖和核蛋白抗原等;根据抗原获得方式可分为天然抗原、人工抗原和合成抗原;根据抗原与机体的亲缘关系可分为异种抗原、同种异型抗原和自身抗原等。

第二节 | 抗原的主要特性

一、异物性

异物是指化学结构与宿主自身成分相异或机体免疫细胞在胚胎期未接触过的物质。异物性是决定抗原免疫原性的核心条件。免疫应答就其本质而言,就是识别异物和排斥异物,所以激发免疫应答的抗原一般须是异物。正常情况下,机体的免疫系统具有精确识别"自己"和"非己"物质的能力。异物包括以下几类。

（一）异种抗原（xenoantigen）

异种抗原指来源于不同物种的抗原物质。如微生物、异种动物血清、植物花粉等对人体而言均属异种物质。抗原与机体之间的种系关系越远、组织结构差异越大，抗原性越强。例如鸭血清蛋白对鸡的抗原性较弱，而对家兔则是强抗原。

（二）同种异型抗原（alloantigen）

在同一种属的不同个体间，由于遗传基因不同而存在的不同抗原称为同种异型抗原。人类的红细胞、白细胞、血小板等组织细胞上均有同种异型抗原存在。

1. 红细胞抗原（血型抗原）

（1）ABO血型系统：根据人类红细胞表面A、B抗原的不同，可将血型分为A型、B型、AB型和O型。ABO血型不符的血液在体外混合可出现凝集现象，如输入人体内可引起溶血反应。临床输血前均要进行交叉配血（供血者红细胞加受者血清、受者红细胞加供血者血清），以防止错误输血引起严重的输血反应。

（2）Rh血型系统：1940年，Landsteiner和Wiener发现恒河猴的红细胞免疫家兔后得到的抗体可以与多数人的红细胞发生凝集，表明人类红细胞上有一种与恒河猴红细胞相同的抗原，命名为Rh抗原。根据红细胞表面Rh抗原的存在与否可将人类红细胞分为Rh阳性（Rh$^+$）和Rh阴性（Rh$^-$）两种。人类血清中不存在抗Rh的天然抗体，抗Rh抗体仅在接受免疫的情况下产生。例如，将Rh$^+$的血液输给Rh$^-$的受血者或Rh$^-$的母亲妊娠Rh$^+$胎儿，导致体内产生抗Rh抗体，如输入Rh$^+$红细胞或再次妊娠Rh$^+$胎儿时，则可能产生输血反应或新生儿溶血症。

2. 组织相容性抗原（人类白细胞抗原）

组织相容性抗原又称人类白细胞抗原（human leukocyte antigen，HLA），是指存在于白细胞、血小板和一切有核细胞表面的抗原，尤以淋巴细胞密度最高。除同卵孪生者外，个体间其抗原特异性一般都不相同。因此在同种异体间进行皮肤及器官移植时，可引起移植排斥反应。

（三）自身抗原（autoantigen）

正常情况下，机体自身的组织细胞无抗原性，但在病理或某些特殊情况下，自身组织也可成为自身抗原，引起自身免疫病。自身抗原形成常见于以下两种情况。

1. 自身物质变性

自身组织成分在感染、烧伤、电离辐射、化学药物等因素的作用下，发生改变，出现新的抗原表位，引起自身免疫应答，也称为被修饰的自身物质。

2. 隐蔽抗原释放

机体某些组织成分如脑组织、精子、甲状腺球蛋白、眼晶状体蛋白等，在正常情况下，由于与免疫系统相对隔绝，因此不能激发免疫应答；当相关部位被感染或发生外伤及手术后，这些成分可进入血液，即隐蔽自身物质被释放，暴露于免疫系统，引起自身免疫应答。

二、理化性状

(一)分子量大小

凡具有抗原性的物质,分子量较大,一般在 10.0 kD 以上,分子量小于 4.0 kD 者一般无抗原性。在有机物中,蛋白质的抗原性最强,某些复杂的多糖也具有抗原性。大分子物质抗原性较强的原因是:①分子量越大,其表面的化学基团(抗原决定簇)越多,而淋巴细胞要求有一定数量的抗原决定簇才能活化。②大分子的胶体物质,化学结构稳定,在体内不易降解清除,停留时间长,能使淋巴细胞得到持久刺激,有利于免疫应答的发生。大分子物质经降解成小分子后即降低或失去抗原性。分子量小于 4.0 kD 的物质并非绝对没有抗原性,如胰高血糖素分子量仅为 4.6 kD,仍具有一定的免疫原性。

(二)化学结构的复杂性

抗原物质表面必须有较复杂的化学结构。抗原表面若含有大量的芳香族氨基酸,尤其是酪氨酸时,抗原性较强;以直链氨基酸为主组成的蛋白质,抗原性较弱。例如明胶蛋白,分子量虽高达 100.0 kD,但由于其主要成分为直链氨基酸,在体内易被降解,故抗原性很弱,如在明胶分子中加入少量酪氨酸(2%)就可增强其抗原性。某些多糖抗原其抗原性由单糖的数目和类型决定。核酸的抗原性较弱,但与蛋白质载体连接后可具有抗原性。类脂一般无抗原性。

抗原性的强弱还与抗原分子的物理状态有关,一般聚合状态的颗粒性抗原比胶体状态的可溶性抗原免疫原性强,因此,可将抗原性弱的物质吸附于颗粒物质表面以增强其抗原性。

(三)分子结构和易接近性

抗原分子中一些特殊化学基团的立体构象是决定此分子是否能与相应淋巴细胞表面的抗原受体吻合,从而启动免疫应答的物质基础。当抗原表面分子构象发生轻微变化时,就可导致抗原性发生改变。

易接近性是指抗原表面这些特殊的化学基团与淋巴细胞表面相应的抗原受体相互接触的难易程度。易接近性的难易程度常与这些化学基团在抗原分子中分布的部位有关,如存在于抗原分子表面的化学基团易与淋巴细胞抗原受体结合,免疫原性强;若存在于抗原分子的内部,则不易与淋巴细胞表面的抗原受体接近,而不表现免疫原性。

决定某一物质是否具有免疫原性,除与上述条件有关外,还受机体的遗传、年龄、生理状态、个体差异等诸多因素的影响。此外,抗原进入机体的方式和途径也可影响抗原性的强弱程度。

三、特异性

特异性(specificity)是免疫应答中最重要的特点,也是免疫学诊断和免疫学防治的理论依据。抗原的特异性既表现在免疫原性上,也表现在免疫反应性上。前者是指抗原只能激活具有相应受体的淋巴细胞系,使之发生免疫应答,产生特异性抗体和致敏淋巴细胞;后者是指抗原只能与相应的抗体和致敏淋巴细胞特异性结合而发生免疫反应。

(一)抗原决定簇

1. 概念

抗原决定簇(antigenic determinant)存在于抗原分子表面,是决定抗原特异性的特殊化学基团,又称表位(epitope)。抗原通过抗原决定簇与相应淋巴细胞表面的抗原受体(BCR/TCR)结合,引起免疫应答。抗原决定簇的大小相当于相应抗体的抗原结合部位,一般由5～8个氨基酸残基、多糖残基或核苷酸组成。

一个抗原分子可具有一种或多种不同的抗原决定簇。位于分子表面的决定簇,易被相应的淋巴细胞识别,具有易接近性,可以启动免疫应答,称为功能性抗原决定簇。位于抗原分子内部的决定簇,一般情况下被包绕于分子内部,不能引起免疫应答,称为隐蔽的抗原决定簇。

若因受各种理化因素的作用而暴露出内部的决定簇即可使抗原结构发生变化,成为变性抗原。例如某些疫苗,可因理化因素使外部抗原决定簇消失,内部抗原决定簇暴露,致疫苗失效。

2. 重要的抗原决定簇

(1)T细胞决定簇和B细胞决定簇:免疫应答中供T细胞抗原受体(TCR)识别的决定簇称T细胞决定簇。多由10～20个氨基酸的小分子多肽组成。其特点有:①由序列相连的氨基酸残基构成,也称为线性表位;②一般不位于天然蛋白分子表面;③须由抗原呈递细胞加工处理为小分子,再与MHC分子结合,才能被TCR识别。

供B细胞抗原受体(BCR)或抗体识别的决定簇称B细胞决定簇。一般由4～6个氨基酸残基或糖基组成。其特点有:①一般由序列上相连或不相连,但在空间结构上相互邻近的氨基酸或多糖构成,也称为构象表位;②存在于天然抗原分子表面;③不需经抗原呈递细胞加工处理,即可直接被B细胞所识别。

(2)载体决定簇与半抗原决定簇:半抗原不能诱导机体产生抗体,只有将半抗原与载体蛋白结合后,才产生半抗原抗体,同时也产生载体蛋白抗体。在免疫应答中,载体不是单纯起运载半抗原的作用,也具有载体特异性。现进一步研究证明,B细胞识别半抗原,并提呈载体表位给TH细胞;TH细胞识别载体表位。故通过载体把特异的T-B细胞之间连接起来,T细胞才能激活B细胞,使B细胞分泌抗体。这就是载体效应。

3. 抗原-抗体反应的特异性

抗原-抗体反应的高度特异性能精确区分抗原物质间的微细差异,这种特异性是由抗原分子表面决定簇的化学组成、空间排列和立体构型决定的。用连接有不同化学基团的苯胺衍生物制备成复合抗原,将其分别免疫动物得到相应抗体后与上述抗原分别进行反应,结果证明各种复合抗原均只能与相应抗体发生特异性结合(表2-6-1),说明不同的化学基团决定了抗原-抗体反应的特异性。

(二)交叉反应

抗原(或抗体)除与相应的抗体(或抗原)发生特异性反应外,有时还会与其他抗体(或抗原)发生反应,这种现象称为交叉反应(cross reaction)。之所以会发生这种现象是因为有共同抗原决定簇的存在。

表 2-6-1　　　　　　　不同化学基团对抗原特异性的影响

抗血清	基团的位置 基团的组成　　反应	邻位 (NH_2, R)	间位 (NH_2, R)	对位 (NH_2, R)
抗 NH_2 血清 (SO_3H)	R——SO_3H	++	+++	±
	R——ASO_3H_2	−	+	−
	R——$COOH$	−	±	

一个抗原分子上可能只有一种抗原决定簇,称为单抗原;天然抗原表面常带有多种抗原决定簇,每种决定簇都能刺激机体产生一种特异性抗体,因此,复杂抗原能使机体产生多种抗体。例如一种细菌感染机体后可测到体内有鞭毛抗体、菌体抗体等多种成分的抗体。有时两种不同的微生物间可存在一种相同或相似的抗原决定簇,称为共同抗原(common antigen)。共同抗原可分为有亲缘关系生物间存在的类属抗原和无种属关系生物间存在的异嗜性抗原。如甲、乙两菌间有共同抗原存在,则由甲菌的某一抗原决定簇刺激机体产生的抗体,也可以和乙菌中相同的抗原决定簇结合,产生交叉反应。交叉反应也可在两种抗原决定簇构型相似的情况下发生,但由于两者之间并不完全吻合,故结合力较弱,为低亲和力。由于有共同抗原和交叉反应的存在,做血清学诊断时应予注意,以免造成误诊。

第三节 医学上重要的抗原

一、异种抗原

来自另一物种的抗原性物质称为异种抗原(xenoantigen)。通常异种抗原免疫性比较强,容易引起较强免疫应答。与医学有关的异种抗原主要有以下几类。

(一)病原微生物及其代谢产物

各种病原微生物如细菌、病毒、螺旋体等对机体均有较强的抗原性。微生物虽结构简单,但化学组成却相当复杂。各种微生物均含有多种不同的蛋白质及与蛋白质结合的多糖、类脂等,因此,微生物是一个含有多种抗原决定簇的天然抗原复合物。以细菌为例,就具有表面抗原、鞭毛抗原、菌毛抗原、菌体抗原等,这些抗原成分均可作为微生物鉴定、分型的依据。

细菌的代谢产物有些也为良好的抗原,细菌外毒素化学本质为蛋白质,具有很强的免疫原性,能刺激机体产生相应的抗体即抗毒素。外毒素经0.3%~0.4%甲醛处理后,可使其失去毒性而保留抗原性,称为类毒素。类毒素可刺激机体产生相应的抗毒素以中和外毒素的毒性作用,可作为人工自动免疫制剂,在预防相应疾病中起重要作用,例如白喉类毒素和破伤风类毒素等。

（二）动物免疫血清

用类毒素免疫动物（如马）后，动物血清中可产生大量的抗毒素，即动物免疫血清。临床上常用抗毒素作为相应疾病的特异性治疗及紧急预防。这种来源于动物血清的抗毒素，对人体具有双重作用：一方面可向机体提供特异性抗体（抗毒素），可中和细菌产生的相应外毒素，起防治疾病的作用；另一方面，对人而言又是异种蛋白质，可刺激机体产生抗动物血清的抗体，当机体再次接受此种动物血清时，有可能发生超敏反应。

（三）异嗜性抗原

异嗜性抗原（heterophile antigen）是一类与种属特异性无关，存在于不同种系生物间的共同抗原。异嗜性抗原首先由 Forssman 发现。他用豚鼠脏器悬液免疫家兔后获得抗体，发现此抗体除能与豚鼠脏器发生特异性凝集反应外，还能与绵羊红细胞发生交叉凝集反应，故异嗜性抗原又称为 Forssman 抗原。后来又陆续发现了多种异嗜性抗原：如溶血性链球菌的多糖抗原和蛋白质抗原与人体的心肌、心瓣膜或肾小球基底膜之间可有异嗜性抗原存在，当机体感染了溶血性链球菌并产生抗体后，可以与含有异嗜性抗原的上述组织结合，通过免疫反应造成机体的组织损伤，临床表现为风湿热或肾小球肾炎；大肠杆菌 O14 型的脂多糖与人体结肠黏膜间也有异嗜性抗原存在，这与溃疡性结肠炎的发病机制有关。

有些异嗜性抗原的存在可以协助疾病的诊断，例如引起斑疹伤寒的立克次体与某些变形杆菌之间的异嗜性抗原；EB 病毒所致的传染性单核细胞增多症患者血清中出现能凝集绵羊红细胞的异嗜性抗体等，这些疾病均可用异嗜性抗原所致的交叉凝集反应来协助诊断。

二、同种异型抗原

在同一种属的不同个体间，由于遗传基因不同而存在的不同抗原称为同种异型抗原。如红细胞抗原（血型抗原）、组织相容性抗原（人类白细胞抗原）等。

三、自身抗原

能引起自身免疫应答的自身成分称为自身抗原。如自身成分结构改变、隐蔽抗原暴露、自身免疫细胞功能异常时，自身成分可成为抗原物质，引起免疫应答，导致自身免疫病。

四、肿瘤抗原

肿瘤抗原是细胞在癌变过程中出现的具有抗原性的一些大分子物质的总称。肿瘤抗原分为肿瘤特异性抗原（tumor specific antigen，TSA）和肿瘤相关抗原（tumor associated antigen，TAA）两类。

TSA 是某种肿瘤细胞特有的抗原，在实验动物肿瘤中已经证实。近年来应用单克隆抗体技术已在黑色素瘤、结肠癌、乳腺癌等肿瘤细胞表面检测到肿瘤特异性抗原。

TAA 是非肿瘤细胞特有的，在正常细胞上也可存在的抗原，但在细胞癌变时，其含量明显增加，此类抗原只表现出量的变化而无严格的肿瘤特异性，胚胎抗原是其中的典型代表。胚胎抗原系指在胚胎发育阶段由胚胎细胞产生的正常成分,在胚胎发育后期减少,出生后逐渐消失或残留极微量,而细胞癌变时此类抗原重新合成。

1. 甲胎蛋白(alpha fetoprotein)

甲胎蛋白是胎儿肝细胞合成的一种糖蛋白,可抑制母体的免疫排斥。成年人几乎检测不到,肝细胞癌变时血清中大量存在。

2. 癌胚抗原(carcinoembryonic antigen,CEA)

癌胚抗原是一种与细胞膜疏松结合的抗原,容易脱落,如肠癌细胞产生的癌胚抗原。

另外,CA125 为卵巢癌相关抗原,CA199 为胰腺癌相关抗原,CA153 为乳腺癌相关抗原等。通过对肿瘤标志物的检测,有助于肿瘤性疾病的早期诊断。

五、超抗原

一般的多肽抗原称为常规抗原(conventional antigen),只被极少数具有抗原特异性受体的 T 细胞克隆识别并激活。近年发现某些抗原物质,只需极低浓度(1～10 ng/mL)即可激活大量 T 细胞克隆,产生极强的免疫应答效应,这类抗原称为超抗原(superantigen,SAg)。它对 T 细胞的激活方式有别于常规抗原与有丝分裂原(mitogen)。

超抗原多为一些微生物及其代谢产物,如金黄色葡萄球菌肠毒素(staphylococcal enterotoxin,SE),包括 SEA～E、毒性休克综合征毒素 1(toxic shock syndrome toxin-1,TSST-1)、链球菌致热外毒素、链球菌 M 蛋白、某些病毒蛋白等。

超抗原与普通抗原不同,主要特性是可以激活多克隆 T 细胞,极低浓度即可刺激 T 细胞增殖,不需要抗原呈递,无 MHC 限制性。超抗原可刺激 T 细胞释放大量的细胞因子如 IL-2、IFN、TNF、CSF 等,引起发热、多器官功能衰竭、休克甚至死亡。

超抗原参与机体的多种生理和病理效应,与许多毒素性疾病的发病机制、机体的抗肿瘤免疫及自身免疫病发生均有密切关系。

▌ 学习小结 ▌

抗原是指一种能刺激人体的免疫系统产生抗体或致敏淋巴细胞,并能与这些产物在体内或体外发生特异性反应的物质。抗原有两个基本特性:免疫原性及免疫反应性。根据不同的分类方法,抗原可分为完全抗原、半抗原,TD-Ag 和 TI-Ag。抗原的主要特性有异物性、一定的理化特性和特异性。医学上重要的抗原主要有异种抗原、异嗜性抗原、同种异型抗原、自身抗原、肿瘤抗原、超抗原。肿瘤抗原是近来癌症筛查的重要检测指标。

第七章

免疫球蛋白与抗体

[知识目标]

    1.掌握免疫球蛋白、抗体、单克隆抗体的概念。

    2.熟悉各类免疫球蛋白的特性及生物学功能。

    3.熟悉免疫球蛋白的结构、人工制备的抗体。

[能力目标]

    具有分析各种抗体特征、结构与功能的能力。

[素质目标]

    培养学生热爱科学、富于想象,关注抗体的研究动态及临床应用前景。

    最早发现抗体的科学家是德国科学家贝林(Behring)。1889年他发现感染白喉的动物血清中有中和细菌毒素的抗体,研制出治疗白喉的血清制剂,挽救了白喉患者的生命,获得1901年首届诺贝尔生理学或医学奖。1962年,英国的波特(Porter)教授和美国的埃德曼(Edelman),先后通过X线衍射技术与蛋白降解技术,成功分离出抗体的四条多肽链,创立了抗体结构"Y"形模型理论,人们才真正认识到抗体的结构与功能。这两位科学家因此分享了1972年诺贝尔生理学或医学奖。胎儿出生后,需要接种多种疫苗,使机体产生针对相应病原体的抗体,借此可预防疾病。

    抗体(antibody,Ab)是指B细胞识别抗原后活化、增殖分化为浆细胞,由浆细胞合成和分泌的能与相应抗原发生特异性结合的球蛋白。抗体主要存在于血清中,但也见于其他体液及外分泌液中,故将抗体介导的免疫称为体液免疫。

    1968年和1972年两次国际会议讨论决定,将具有抗体活性或化学结构与抗体相似的球蛋白统一命名为免疫球蛋白(immunoglobulin,Ig)。它包括抗体和多发性骨髓瘤、巨球蛋白血症等病人血清中未证实有抗体活性的异常球蛋白。免疫球蛋白是化学结构的概念,而抗体是生物学功能上的概念,所有抗体均是免疫球蛋白,但并非所有免疫球蛋白都具有抗体活性。免疫球蛋白又有分泌型(secreted Ig,sIg)和膜型(membrane Ig,mIg)两种类型。后者是B细胞膜上的抗原受体(BCR)。

第一节 | 免疫球蛋白的结构与类型

一、免疫球蛋白的基本结构

(一)四肽链结构

Ig 的基本结构是由二硫键连接的四条多肽链组成的呈 Y 字形的单体分子,也是 Ig 分子的基本单位。其中两条相同的分子量较大(分子量约 50 kD～75 kD)的长链称为重链(heavy chain,H 链),每条约有 450～550 个氨基酸残基,重链间有二硫键相连;两条相同的分子量较小(分子量约 25 kD)的短链称为轻链(light chain,L 链),每条约有 214 个氨基酸残基,并以二硫键与重链相连(图 2-7-1)。Ig 是糖蛋白,糖基联结在重链上。

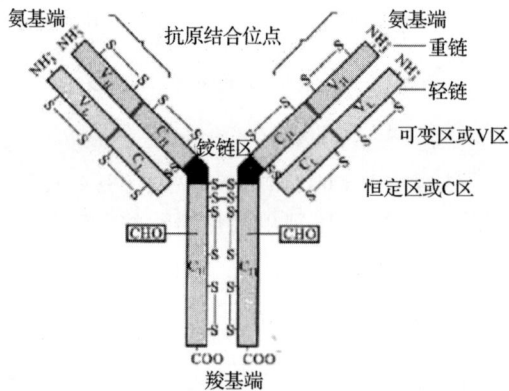

图 2-7-1 IgG 分子结构示意图

按 Ig 重链恒定区氨基酸种类和排列顺序的不同,可将重链分为五类,分别用希腊字母 γ、α、μ、δ、ε 表示,根据 Ig 所含的重链类别不同,Ig 相应地分为 IgG、IgA、IgM、IgD、及 IgE 五类。根据 Ig 的轻链恒定区氨基酸种类和排列顺序不同,轻链分为 κ 和 λ 两型。每个 Ig 分子上的两条轻链总是同型,而重链总是同类。人类血清中各类 Ig 所含 κ 和 λ 轻链的比例约为 2:1。

Ig 单体中每条多肽链两端游离的氨基或羧基的方向是一致的,分别命名为氨基端(N 端)和羧基端(C 端)。多肽链的氨基末端(N 端)L 链的 1/2、H 链的 1/4(γ、α、δ)或 1/5(μ、ε)区段的氨基酸组成及排列顺序随其识别抗原的不同而有很大不同,故称此区为可变区(variable region,V 区),用 VH 和 VL 表示,可特异性结合抗原。V 区以外的部分,即多肽链的羧基末端(C 端)L 链的 1/2 与 H 链的 3/4 或 4/5 区段,氨基酸的组成和排列比较恒定,此区称为恒定区(constant region,C 区),用 CH 和 CL 表示。抗体的特异性是由 H 链和 L 链可变区决定的。在可变区中,某些特定位置的氨基酸残基,显示更大的变异性,称此部位为高变区,或称互补性决定区(complementary determining region,CDR),是抗体和抗原表位互补结合的区域。可变区中的其他部分变化较小,称为骨架区(framework region,FR)。骨架区不与抗原分子结合,但对维持 CDR 区的空间构型起着重要的作用。一个单体 Ig 分子有两个抗原结合位点,故将单体抗体分子称为 2 价抗体。

（二）Ig 的其他结构

1. 连接链(joining chain,J 链)

连接链由浆细胞合成的酸性糖蛋白,以二硫键的形式共价结合到 Ig 的重链上,是连接两个或两个以上 Ig 单体的成分。IgM 由一条 J 链连接成五聚体,分泌型 IgA 由一条 J 链连接成双聚体(图 2-7-2)。

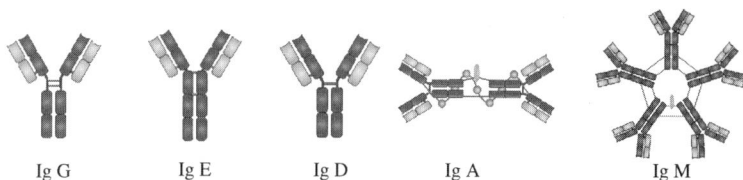

图 2-7-2 免疫球蛋白单体、双体和五聚体

2. 分泌片(secretory piece,SP)

分泌片是由黏膜上皮细胞合成与分泌的多肽,它以非共价键方式结合到已与 J 链连接的双聚体 IgA 分子上,形成分泌型 IgA(SIgA)。它介导 SIgA 向黏膜上皮外主动输送。SIgA 存在于多种分泌液和乳汁中,分泌片的功能是保护 SIgA 免受环境中蛋白酶的消化作用。

二、免疫球蛋白的功能区

Ig 的多肽链分子可折叠成几个由链内二硫键连接的球形结构。每个球形结构约由 110 个氨基酸组成,具有一定的功能,称为 Ig 功能区。

L 链有 VL 和 CL 两个功能区,IgG、IgA 和 IgD 的 H 链有四个功能区,分别为 VH、CH1、CH2、CH3,IgM 和 IgE 有五个功能区即多了一个 CH4。各功能区的功能:①VH 和 VL:是结合抗原的部位。它可与相应的抗原决定基在空间结构上形成精确的空间互补。②CH1 和 CL:具有部分同种异型的遗传标志。③CH2(IgG)和 CH3(IgM)是结合补体部位,母体的 IgG 可借助 CH2 通过胎盘。④IgG 的 CH3 可与吞噬细胞、B 细胞、NK 细胞表面的 IgGFc 受体(FcγR)结合;IgE 的 CH2 和 CH3 可与肥大细胞和嗜碱性粒细胞表面的 IgEFc 受体(FcεR I)结合,与 I 型超敏反应的发生有关。

铰链区在 H 链恒定区,位于 CH1 和 CH2 之间。该区含有较多的脯氨酸,富于弹性及伸展性,利于抗体与不同距离的抗原决定基结合,也易使补体结合点暴露,为补体活化创造条件。铰链区对木瓜蛋白酶、胃蛋白酶敏感。

三、免疫球蛋白的水解片段

用酶水解 Ig 分子,是研究 Ig 结构与功能的重要方法。

用木瓜蛋白酶水解 IgG,可在其重链铰链区二硫键近氨基端侧切断,使其裂解为两个相同的 Fab 段和一个 Fc 段。Fab 段即抗原结合片段(fragment antigen binding,Fab),它含有一条完整的轻链和重链 N 端的 1/2 部分,能与一个抗原决定基发生特异性结合,为单价。Fc 段即可结晶片段(fragment crystallizable,Fc),因在低温下可结晶命名。Fc 段含两条重链 C 端的 1/2 及重链间的二硫键,它不能与抗原结合,但保留 H 链免疫原性和相应功能区其他生物学活性,如活化补体及与细胞 Fc 受体结合能力。

用胃蛋白酶水解 IgG,可在其重链铰链区二硫键近羧基端侧切断,裂解为大小两个片段。大片段为具有双价抗体活性的片段,称为 F(ab')₂,能与抗原决定基发生特异性结合。小片段被继续水解成小分子肽,称为 pFc',不再具有任何生物学活性(图 2-7-3)。

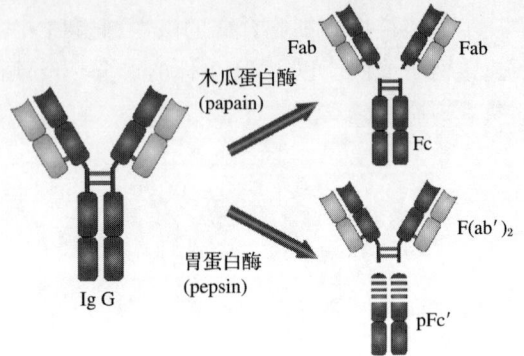

图 2-7-3　免疫球蛋白(IgG)酶解片断示意图

对 Ig 酶解片段的研究,不仅对阐明 Ig 分子结构和功能有重要意义,对制备免疫制剂和医疗实践也有实际意义。如马血清抗毒素经胃蛋白酶处理后,可除去大部分 Fc 段,降低超敏反应发生。

第二节　免疫球蛋白的生物学活性

Ig 的生物学活性是以其分子结构为基础的,是由 Ig 的各功能区特点所决定的。与抗原特异性结合由可变区完成,与抗原结合后激发的效应功能由恒定区完成。

一、结合抗原

识别和结合特异性抗原是抗体分子的主要功能,并由此发挥免疫反应。其特异性是由免疫球蛋白 V 区,特别是 CDR(HVR)的氨基酸组成和空间构型所决定的。CDR 与抗原表位的结构互补,在疏水作用力、静电引力、氢键以及范德华力的共同作用下两者发生结合。抗体的单个 Fab 段与单价抗原(或表位)的结合力称为亲和力(affinity)。整个免疫球蛋白分子与抗原之间的总结合力称为亲合力(avidity)。因此,五聚体的 IgM 由于具有 10 个抗原结合部位,其结合抗原的能力在初次免疫应答和早期免疫应答过程中具有重要作用。抗原抗体结合后,引起免疫球蛋白的 Fc 段变构,从而发挥相应的生物学效应,如调理作用、激活补体等。V 区本身可中和毒素,阻断病原入侵。

二、激活补体

当抗体(IgG1～IgG3 与 IgM)与相应抗原特异性结合后,抗体发生变构,CH 区上补体结合位点暴露,补体成分 C1q 与之结合,从而启动补体经典途径活化。聚合的 IgA 和 IgG4 可通过旁路途径激活补体系统。

三、与细胞表面 Fc 受体结合

Ig 可通过其 Fc 段与多种细胞表面的 Fc 受体结合。中性粒细胞、巨噬细胞、淋巴细胞、嗜碱性粒细胞、肥大细胞、血小板等都表达 Fc 受体。Ig 与这些细胞表面 Fc 受体结合,产生不同免疫效应。

(一)调理作用

调理作用(Opsonization)是指抗体如 IgG 的 Fc 段与 NK 细胞、中性粒细胞、巨噬细胞等细胞表面 Fc 受体(FcγR)结合,从而增强吞噬细胞的吞噬作用(图 2-7-4)。

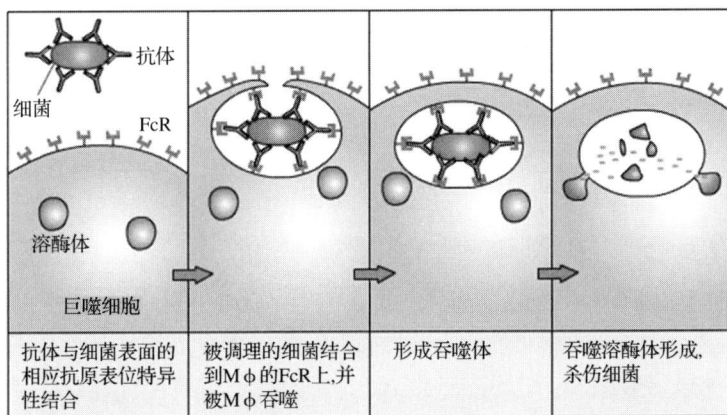

图 2-7-4 抗体的调理作用

(二)抗体依赖性细胞介导的细胞毒作用

抗体依赖性细胞介导的细胞毒作用(antibody dependent cell mediated cytotoxicity,ADCC)指具有杀伤活性的细胞如 NK 细胞通过其表面的 Fc 受体识别结合靶抗原,如病毒感染的细胞或肿瘤细胞上的抗体 Fc 段,直接杀伤靶抗原(图 2-7-5)。

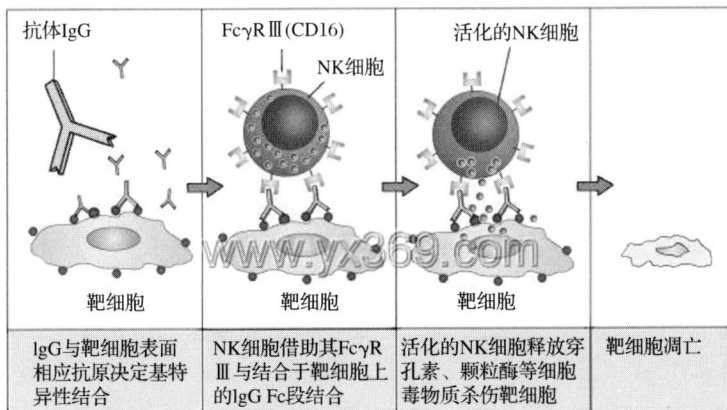

图 2-7-5 抗体依赖性细胞介导的细胞毒作用

（三）介导Ⅰ型超敏反应

IgE 抗体由于其 Fc 段结构特点，可在游离情况下与有相应受体（FcεR）的细胞（如嗜碱性粒细胞、肥大细胞）结合，称为亲细胞抗体。当相同变应原再次进入到致敏机体时，可与肥大细胞及嗜碱性粒细胞膜上特异性 IgE 结合，促使这些细胞合成和释放生物活性介质，引起Ⅰ型超敏反应。

第三节 各类免疫球蛋白的特征与功能

一、IgG

IgG 多以单体形式存在，有 IgG1、IgG2、IgG3 和 IgG4 四个亚类，出生后 3 个月婴儿开始合成 IgG，5 岁时达成人水平，IgG 是血清中 Ig 的主要成分，占血清 Ig 总量的 75%～80%，其中 IgG1 含量最多。IgG 半衰期最长，为 20～23 天。五类 Ig 中 IgG 是唯一能通过胎盘的抗体，对防止新生儿感染起重要作用。

IgG 是机体再次体液免疫应答产生的主要抗体，大多数抗菌、抗毒素和抗病毒的抗体属于 IgG。不少自身抗体，如抗核抗体、抗甲状腺球蛋白抗体也属于 IgG。IgG 还参与Ⅱ、Ⅲ型超敏反应的发生。

IgG 某些亚类（如 IgG1、IgG2、IgG3）可通过经典途径活化补体，发挥免疫效应。IgG 以其 Fc 段与吞噬细胞和 NK 细胞表面相应受体结合，发挥调理吞噬和 ADCC 效应。IgG 的 Fc 段还能同金黄色葡萄球菌表面成分 A 蛋白（SPA）结合，再与相应特异性抗原结合，出现凝集现象，即协同凝集试验，已广泛用于免疫学检验。

二、IgM

IgM 是分子量最大的 Ig，故又称巨球蛋白，IgM 在 B 细胞膜上为单体形式（mIgM），在血清中为由五个单体和一个 J 链组成的五聚体。J 链以二硫键与两个单体 C 末端相连，其他单体之间也是靠二硫键维系。IgM 占血清 Ig 总量的 10%。

IgM 因分子量大，不易透过血管壁，80% 主要存在于血液内，在防止发生菌血症方面起重要作用。IgM 缺乏者易患败血症。IgM 是个体发育中最早合成的 Ig，在胎儿晚期已能合成，但不能通过胎盘，如脐带血中出现高浓度 IgM 时，表示胚胎期有相应病原微生物如梅毒螺旋体、风疹或巨细胞病毒等引起的宫内感染。在抗原刺激下成人血液中最先出现的也是 IgM 类抗体，在机体早期免疫防护中占有重要地位。IgM 在体内半衰期为 5 天左右。因此，IgM 含量升高也说明机体近期有感染，可作为早期诊断依据。天然血型抗体为 IgM。

IgM 是高效能抗体，理论上抗原结合价应为 10 价，但与大分子抗原结合时，往往因空间位阻作用只表现为 5 价。其凝集作用和结合补体能力很强，故在促进溶菌、杀菌及凝集方面作用比 IgG 大，但中和毒素和中和病毒的作用低于 IgG。

三、IgA

IgA 分为血清型和分泌型。

血清型 IgA 主要存在于血清中,多为单体分子,占血清 Ig 总量的 10%～20%。分泌型 IgA 主要存在于外分泌液(初乳、唾液、泪液、胃肠液、支气管分泌液等)中,由 J 链连接的双体和分泌片组成。IgA 和 J 链主要由呼吸道、胃肠道及泌尿生殖道等处黏膜固有层中的浆细胞合成,在分泌出浆细胞之前两者已连接在一起,分泌片由黏膜上皮细胞合成,当 IgA 双体分泌出浆细胞经过黏膜上皮细胞时,与分泌片结合,形成完整的SIgA,随分泌液分布于黏膜表面。

分泌型 IgA 在婴儿出生半年左右形成,产妇可通过初乳将分泌型 IgA 传递给婴儿。分泌型 IgA 是机体黏膜防御感染的重要因素,其作用机制:①阻抑黏附。通过与相应的病原微生物如脊髓灰质炎病毒的结合,阻抑其吸附到易感细胞上;②中和毒素。如中和霍乱弧菌毒素和大肠埃希菌毒素等;③溶解细菌。可与溶菌酶、补体共同作用,引起细菌溶解;④免疫排除作用。对由食物摄入或空气吸入的某些抗原物质具有封闭作用,将它们隔离在黏膜表面,防止入血。新生儿分泌型 IgA 合成不足易患呼吸道或胃肠道感染。慢性支气管炎发作与分泌型 IgA 合成减少有关。

四、IgD

IgD 在血清中含量很低,约占总 Ig 的 1%。IgD 为单体,铰链区较长,对蛋白酶水解敏感,半衰期仅 3 天,在个体发育任何时期产生。血清中 IgD 功能尚不清楚,但 IgD 在 B 细胞膜上出现,是 B 细胞成熟的标志。不成熟 B 细胞只表达 mIgM。成熟 B 细胞可同时表达 mIgM 和 mIgD,对抗原刺激出现免疫应答。成熟 B 细胞活化后或变成记忆 B 细胞时,mIgD 和 mIgM 逐渐消失。

五、IgE

IgE 是正常人血清中含量最低的 Ig,仅占 Ig 总量的 0.002%,在个体发育中合成较晚,为单体。IgE 可通过 Fc 段与嗜碱性粒细胞和肥大细胞膜上 FcεR I 结合,引起 I 型超敏反应,故称亲细胞抗体。寄生虫感染或过敏反应发生时,局部外分泌液和血清中 IgE 水平都明显升高。

人各类 Ig 的理化和免疫学性质比较见表 2-7-1。

表 2-7-1　　　　　人各类 Ig 的理化和免疫学性质比较

特性	IgG	IgM	IgA	IgD	IgE
重链	γ	μ	α	δ	ε
主要存在形式	单体	单体、五聚体	单体、双体	单体	单体
分子量(kD)	150	970	160,400	184	188
血清含量(mg/mL)	6～16	1.5	0.5～3	0.03	5×10^{-5}
占血清 Ig 总量(%)	75～80	10	10～20	<1	<0.002
血管内分布(%)	50	80	50	75	50

（续表）

特性	IgG	IgM	IgA	IgD	IgE
外分泌液中	－	±	＋	－	＋
半衰期（天）	20～21	10	6	3	2
开始合成时间	生后3个月	胚胎后期	生后4～6个月	任何时间	较晚
通过胎盘	＋	－	－	－	－
与肥大细胞结合	－	－	－	－	＋＋＋

第四节 人工制备抗体的类型

一、多克隆抗体

用一种天然抗原免疫动物，由于抗原物质具有多种抗原决定簇，故可刺激多个 B 细胞克隆产生针对多种抗原决定簇的不同抗体，分泌到血清或其他体液中。这种血清实际上是含有多种抗体的混合物，这种用体内免疫法所获得的免疫血清为多克隆抗体，如抗毒素、抗病毒血清等。

二、单克隆抗体

单克隆抗体（monoclonal antibody，McAb）是由 B 淋巴杂交瘤细胞产生的识别抗原分子上一种抗原决定簇的抗体。

这种抗体是由一个 B 细胞克隆产生的，因此称为单克隆抗体。1975 年 Kohler 和 Milstein 首创了杂交瘤细胞技术和单克隆抗体技术，即用抗原免疫小鼠的脾细胞（富含 B 细胞）与小鼠的骨髓瘤细胞融合而形成杂交瘤细胞。这种杂交瘤细胞既保存了肿瘤细胞在体外无限制繁殖的特性，又继承了 B 细胞能合成和分泌特异性抗体的能力。经特殊的选择培养基培养，将融合成功的杂交瘤细胞选择出来进行单个培养，可通过体外培养或通过接种小鼠腹腔内，使之大量扩增，即克隆化，从培养上清液或从腹水中获得单克隆抗体。单克隆抗体特异性强、性质纯、效价高，已广泛应用于生命科学各个领域。

用单克隆抗体可检测各种抗原（各类病原微生物、肿瘤表面抗原、受体、激素、神经递质及细胞因子等）。单克隆抗体可与抗癌药物、毒素或核素偶联，制备成导向药物用于肿瘤治疗，称为生物导弹疗法；在抑制器官移植排斥反应和治疗自身免疫病中单克隆抗体也得到广泛应用。

三、基因工程抗体

临床应用的 McAb 均为鼠源性，对人是异种抗原，反复使用可引起超敏反应，限制了 McAb 在体内的应用。随着 DNA 重组技术的发展，20 世纪 80 年代科学家们开始了基因工程抗体（genetic engineering antibody）的研究。基因工程抗体是某些鼠源性抗体的氨基酸序列，被人抗体的部分氨基酸序列替代，但保留其结合抗原的特异性部位。基因工程抗体的研制与发展，为新一代抗体的制备与应用展示了广阔的前景。

四、噬菌体抗体

噬菌体抗体库技术是近年发展起来的一项新的基因工程抗体技术。它是将体外克隆的抗体基因片段插入噬菌体载体,转染工程细菌进行表达,然后用抗原筛选即可获得特异的单克隆噬菌体抗体。利用这一技术可以得到完全人源性的抗体,在 HIV 等病毒感染和肿瘤的诊断与治疗方面有其独特的优越性。

⊩ 学 习 小 结 ⊪

抗体是机体接受抗原刺激后,由 B 细胞分化为浆细胞所产生的可与相应抗原发生特异性结合反应的免疫球蛋白。免疫球蛋白有五种类型,即 IgG、IgM、IgA、IgD、IgE。免疫球蛋白有四条肽链(两条轻链,两条重链)、两个端(氨基端和羧基端)、两个区(可变区和恒定区)等。免疫球蛋白可用木瓜蛋白酶和胃蛋白酶水解;免疫球蛋白的功能有特异性结合抗原;激活补体;与细胞表面 Fc 受体结合发挥调理作用、ADCC 效应及介导 I 型超敏反应等。

单克隆抗体是由杂交瘤细胞接受抗原刺激后,产生的只针对相应抗原决定簇的高度单一性抗体,在生物学和医学领域有着极大的应用价值。

第八章

补体系统

病原生物学及免疫学

[知识目标]

1.掌握补体的概念。

2.熟悉补体的生物学功能。

3.了解补体系统的组成、活化途径。

[能力目标]

1.具有分析补体激活途径的能力。

2.具有综合分析补体与临床疾病发生发展相关的能力。

[素质目标]

运用补体活化流程图,培养学生善于学习,钻研业务的精神。

1824 年,英国生理学家布伦道(Blundell)最先将输血运用到临床。但在大量输血的临床实践中发现,有的患者在接受输血后,很快恢复健康;有的会突然出现发冷发热、头痛胸闷、呼吸紧迫和心脏衰竭等症状,甚至死亡。1900 年,奥地利维也纳大学病理学助教兰德施泰纳(Kar Landsteiner)发现 ABO 血型,并获得 1930 年诺贝尔生理学或医学奖,并被誉为“血型之父”。ABO 血型不合引起的输血反应,主要是因为激活了补体。

第一节 补体系统的概念与组成

补体(complement,C)是存在于正常人和脊椎动物血清、组织液及细胞表面的经活化后具有酶活性的一组蛋白质。由于这类蛋白能辅助特异性抗体介导的溶菌、溶细胞作用,故称为补体。补体并非单一成分,是由 30 余种可溶性蛋白与膜结合蛋白组成的多分子系统,故称为补体系统。补体系统广泛参与机体的抗感染免疫,调节免疫应答;在某些情况下也可介导炎症反应,导致组织损伤。

一、补体系统的组成

根据各成分的生物学功能,补体系统可分为三类。

(一)补体系统的固有成分

存在于体液中,主要参与补体的激活过程,包括以下几种:①参与经典激活途径的成分:C1~C9。②参与甘露聚糖结合凝集素(mannan-binding lectin,MBL)激活途径的成分:MBL、丝氨酸蛋白酶、C2~C9。③参与旁路激活途径的成分:P 因子、D 因子、B

因子、C3、C5～C9。

（二）补体调节蛋白

以可溶性或膜结合形式存在，有多种，参与补体激活的调控，包括备解素（Properdin，P因子）、C1抑制物、I因子（C3b灭活因子）、H因子（C3b灭活促进因子）、C4结合蛋白等。

（三）补体受体（CR）

存在于细胞膜上，介导补体活性片段或调节蛋白发挥生物学效应，包括CR1～5、C3aR、C2aR、C4aR等。

二、补体系统的命名

补体系统的命名一般有以下规律：将参与经典激活途径的固有成分以符号"C"表示，按其被发现的先后顺序分别称为C1、C2、C3……C9，其中C1又含有3个亚单位，分别称为C1q、C1r、C1s；补体系统其他成分以大写英文字母表示，如B因子、D因子、P因子、I因子和H因子等；补体系统调节蛋白多以功能命名，如C1抑制物、C4结合蛋白（C4bp）、促衰变因子（DAF）等；补体活化后的裂解片段在其符号后加小写字母，大片段加b，小片段加a，如C3b与C3a；补体成分被激活时，具有酶活性的成分或复合物，在其符号上加一横线表示，如$\overline{C3bBb}$、$\overline{C4b2b}$等；被激活后的成分在其符号前加i表示，如iC3b。

三、补体成分的理化特性

补体各成分大多为肝细胞合成，少量由单核-巨噬细胞和肠黏膜上皮细胞等合成。其化学成分均为糖蛋白，多数为β球蛋白，少数为α或γ球蛋白。约占血清球蛋白总量的10%。在血清中以C3含量最高，D因子含量最少。补体性质很不稳定，对许多理化因素敏感，其中某些补体固有成分（如C1、C2、C5、C8等）对热敏感，56 ℃ 30 min即可灭活。室温下补体活性亦可减弱甚至消失，在0～10 ℃仅能保持3～4天。故检测补体必须用新鲜血清，若保存应在-20 ℃以下。许多理化因素如机械震荡、紫外线照射、强酸、强碱、乙醇及蛋白酶，均可使补体失活。

第二节 补体系统的激活与调节

一、补体系统的激活

补体系统的激活是在某些激活物的作用下，各补体成分按一定顺序，以连锁反应方式进行的。当前一成分被活化，即具备了裂解下一成分的活性使补体分子依次活化（称级联反应）而产生各种生物学效应。补体系统的激活有3条途径：①从C1q开始激活的途径称为经典激活途径或传统激活途径；②从C3开始激活的途径称为旁路激活途径或替代激活途径；③由MBL结合至细菌启动激活的途径称为MBL途径。

（一）经典激活途径

抗原抗体复合物是该途径的主要激活物质。参与经典激活途径的补体成分包括 C1～C9，整个活化过程可分为识别、活化和膜攻击 3 个阶段。

1. 识别阶段

识别阶段即 C1 识别免疫复合物被活化后形成 C1 酯酶的阶段。C1 是由一个 C1q 分子、两个 C1r 和两个 C1s 分子组成的复合物。当抗体（IgG 或 IgM）与抗原特异结合后，抗体分子发生变构，其 Fc 段上的补体结合点 CH2 暴露，C1q 能识别并与之结合，导致 C1q 构象改变，进而激活 C1r，活化的 C1r 促使 C1s 活化，最后形成具有丝氨酸蛋白酶活性的 $\overline{C1s}$，即 C1 酯酶。每个 C1q 分子必须同时与两个以上 IgG 分子 Fc 段结合形成桥联，才能使 C1 活化。由于 IgM 分子是五聚体，故 1 个 IgM 分子与抗原结合，即可使 C1 活化。C1 酯酶的天然作用底物是 C4 和 C2。

2. 活化阶段

活化阶段即 C3 转化酶和 C5 转化酶的形成阶段。$\overline{C1s}$ 能使 C4 裂解成 C4a 与 C4b 两个片段，C4a 游离在血清等体液中，C4b 与靶细胞膜结合，在 Mg^{2+} 存在下，$\overline{C1s}$ 与 C4b 又将 C2 裂解成 C2a 与 C2b，C2a 游离到体液中，C4b 与 C2b 在靶细胞膜表面结合形成 $\overline{C4b2b}$ 复合物，即 C3 转化酶。

C3 在 C3 转化酶作用下被裂解成 C3a 与 C3b 两个片段。C3a 游离，具有趋化作用和过敏毒素作用。C3b 则与靶细胞膜上的 $\overline{C4b2b}$ 结合，形成 $\overline{C4b2b3b}$ 复合物，即 C5 转化酶（图 2-8-1）。

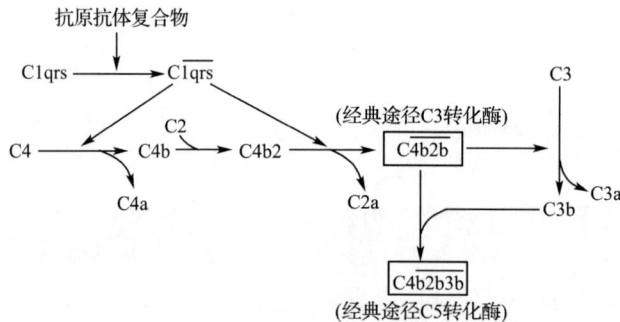

图 2-8-1　补体经典激活途径活化阶段

3. 膜攻击阶段

膜攻击阶段是形成攻膜复合物（membrane attack complex，MAC）导致靶细胞溶解的阶段。C5 在 C5 转化酶的作用下裂解成 C5a 与 C5b 两个片段。C5a 游离，具有趋化作用和过敏毒素作用。C5b 与靶细胞膜结合，并与 C6、C7 形成 $\overline{C5b67}$ 复合物。$\overline{C5b67}$ 复合物能与 C8、C9 结合形成 $\overline{C5b6789}$ 大分子攻膜复合物（MAC），MAC 贯穿整个靶细胞膜形成跨膜孔道，导致细胞膜通透性改变，电解质从细胞内逸出，水分子大量进入，最终使靶细胞膨胀破裂而溶解。

（二）旁路激活途径

旁路激活途径亦称替代途径。细菌脂多糖、肽聚糖、酵母多糖等激活物，在 B 因子、D

因子、P 因子参与下,越过了 C1、C4、C2,直接激活 C3,然后完成 C5～C9 的活化过程。

1. C3 转化酶(C̄3bBb̄)的形成

在生理条件下,血清中的 C3 能缓慢地自发水解产生少量 C3b,游离在液相中。血清中 D 因子将 B 因子裂解成 Ba 和 Bb 两个片段。Bb 能与 C3b 结合形成 C̄3bBb̄复合物,即旁路途径的 C3 转化酶。C̄3bBb̄能裂解 C3,产生低水平 C3b。C3b 与 C̄3bBb̄易被血清中 I 因子和 H 因子灭活。因此在生理条件下,I 因子和 H 因子控制着血清中的 C3b、C̄3bBb̄,使之保持在低水平,避免 C3 大量裂解和后续补体的激活。这种状况对于正常生理具有重要意义。当细菌脂多糖等激活物存在时,C3b 和 C̄3bBb̄结合在其表面受到保护而不被 I 因子和 H 因子迅速灭活,使 C̄3bBb̄能稳定。如果 C̄3bBb̄能与血清中 P 因子结合形成 C̄3bBbp̄,则会更稳定。

2. C5 转化酶(C̄3bBb3b̄)和攻膜复合物形成

稳定状态的 C3 转化酶 C̄3bBb̄裂解更多的 C3,产生大量的 C3b,新产生的 C3b 可与 C̄3bBb̄形成 C̄3bBb3b̄,即旁路途径的 C5 转化酶。C5 转化酶一旦形成,则能使 C5 裂解成 C5a 和 C5b,其后续激活过程及效应与经典途径相同,即进入 C5～C9 激活阶段,形成 MAC,使靶物溶解。

3. 旁路途径放大机制

旁路途径激活过程是补体系统效应重要的放大机制(图 2-8-2)。在激活物的存在下,C̄3bBb̄不断地裂解 C3,产生更多的 C3b,产生的 C3b 又在 B 因子参加下形成更多的 C̄3bBb̄,继而进一步使 C3 裂解产生 C3b。C3b 既是 C3 转化酶的组成成分,又是 C3 转化酶的作用产物,由此形成了旁路途径的反馈性放大机制。由于经典途径产生的 C3b 也可以触发旁路途径,故旁路途径 C3 转化酶对经典途径的补体激活也是一种放大机制。

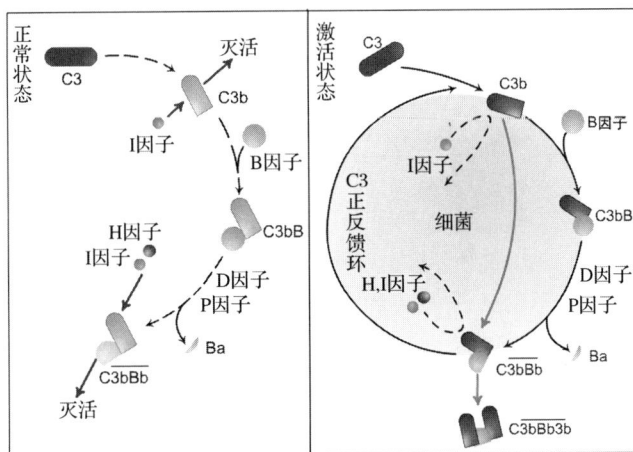

图 2-8-2　补体旁路途径激活过程

(三)MBL 途径

MBL 途径是在病原微生物感染早期,肝细胞合成和分泌急性期蛋白,如甘露聚糖结合凝集素,该蛋白首先与病原体甘露糖残基结合,然后再与丝氨酸蛋白酶结合,形成

MBL 相关的丝氨酸蛋白酶（MBL-associated serine protease，MASP）。MASP 的生物学活性与活化的 $\overline{C1s}$ 相似，可水解 C4 和 C2 分子，继而形成 C3 转化酶，然后依次激活补体的其他成分。补体的这种激活途径称为 MBL 途径。MBL 途径与经典途径的激活过程相类似，其差别在于 MBL 途径激活开始于急性期蛋白与病原体结合，而不是抗原抗体复合物的形成（图 2-8-3）。

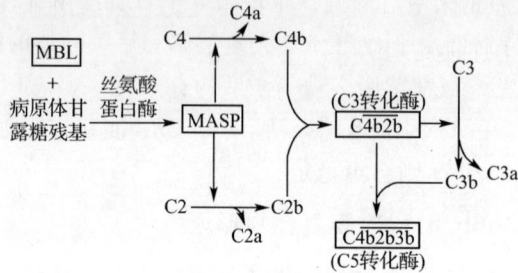

图 2-8-3　补体激活 MBL 途径

（四）补体三条激活途径比较

补体三条激活途径有共同之处，都以 C3 活化为中心。同时它们又有各自的特点（表 2-8-1），经典激活途径的激活物是抗原抗体复合物，故主要在感染后期或疾病的持续过程中发挥作用；旁路激活途径与 MBL 途径的活化无需特异性抗体参与，故在感染早期有重要意义（图 2-8-4）。

表 2-8-1　　　　　　　　　三条激活途径的主要不同点

比较项目	经典激活途径	旁路激活途径	MBL 途径
激活物质	抗原抗体复合物	酵母多糖、脂多糖等	MBL，C 反应蛋白
参与的补体成分	C1～C9	C3、C5～C9、P、B、D 因子	C2-C9(MBL)、C1-C9(C 反应蛋白)
C3 转化酶	$\overline{C4b2b}$	$\overline{C3bBb}$	$\overline{C4b2b}$
C5 转化酶	$\overline{C4b2b3b}$	$\overline{C3bnBb}$	$\overline{C4b2b3b}$
功能	参与特异性免疫，在感染的中晚期发挥重要作用	参与非特异性免疫，在感染早期发挥重要作用	参与非特异性免疫，在感染早期发挥重要作用

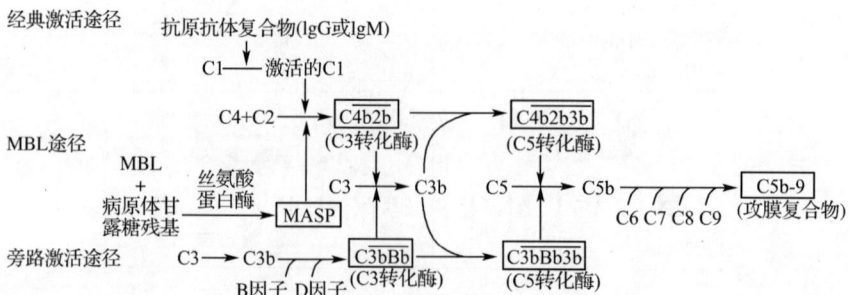

图 2-8-4　补体三条激活途径过程

二、补体系统的调节

补体系统的激活是一种高度有序、快速放大的级联反应。补体系统激活后可发挥广泛的生物学效应,对机体既有保护作用,又有损伤作用。正常情况下,补体的激活及其末端效应均受适度的调控,以阻止补体过度活化,减少组织损伤。补体的调控可通过补体成分的自身衰变和补体调节因子来实现。

（一）补体成分的自身衰变

补体的活化成分很不稳定,极易衰变失活,这是补体活化过程中一种重要的自我调控机制。补体片段 C3b、C4b、C5b 及 C3 转化酶、C5 转化酶均易衰变失去活性,从而限制了后续补体成分发生连锁反应。

（二）补体调节因子

体液中或细胞膜上存在多种补体调节因子（C1 抑制物、C4 结合蛋白、促衰变因子等）,在不同环节上调控补体激活的级联反应,使补体的激活有效且适度。这些调节因子主要通过抑制补体激活途径中心环节 C3 的活化及抑制攻膜复合体的形成进行调控,以防止补体活化过程中对宿主自身正常细胞的损伤（表 2-8-2）。

表 2-8-2 补体调节因子

种类	分布	作用的靶分子	功能
C1 抑制物	血清	C1r、C1s	抑制 C1r、C1s 与无活性 C1 结合
C4 结合蛋白	血清	C4b	竞争性抑制 C4b 与 C2b 结合
H 因子	血清	C3b	加速 C3bBb 衰变,辅助 I 因子介导的 C3b 裂解
I 因子	血清	C3b、C4B	裂解 C3 和灭活 C3b、C4b
CR1（CD35）	多数血细胞、肥大细胞	C3b、C4b、iC3b	加速 C3 转化酶解离 辅助 I 因子介导的 C3b、C4b 降解
膜辅助因子（MCP,CD46）	血细胞（除红细胞）、上皮细胞、成纤维细胞	C3b、C4b	辅助 I 因子介导的 C3b、C4b 降解
促衰变因子（DAF）	多数血细胞	C4b2b、C3bBb	加速 C3 转化酶降解
同源限制因子（HRF,C8bp）	红细胞、淋巴细胞、单核细胞、血小板、中性粒细胞	C8、C9	干扰 C8 与 C9 结合
膜反应性溶解抑制物（MIRL,CD59）	红细胞、淋巴细胞、单核细胞、血小板、中性粒细胞	C7、C8	阻碍 C7、C8 与 C56 结合,从而抑制 MAC 的形成

第三节 补体系统的生物学作用

在补体系统激活过程中,可产生多种补体成分的复合物和游离的补体裂解片断,具有以下生物学作用。

一、溶菌、溶细胞作用

补体系统激活后能溶解多种靶细胞,包括红细胞、白细胞、血小板、细菌、支原体、具有包膜的病毒和某些肿瘤细胞等。在经典激活途径中,靶细胞由特异性抗体选择;在旁路激活途径中,靶细胞由其表面化学组成决定。例如,革兰阳性菌对补体溶解的敏感性明显低于革兰阴性菌,可能是由于此类细菌细胞壁缺少脂质双层的外膜、无补体受体所致。这种溶解靶细胞的作用,可由抗体协助完成,也可由补体单独产生。补体系统的溶解活性是机体抗感染机制之一。如果靶细胞是自身细胞,则可损伤自身组织,临床上所见的因药物或血型不符的输血引起的免疫性溶血,就是补体溶解红细胞所致。

二、调理作用

补体促进吞噬细胞吞噬能力的作用称为补体的调理作用(opsonization)。如 C3b 的氨基端可与靶细胞结合,羧基端可与带有 C3b 受体的吞噬细胞结合。这样,C3b 在靶细胞(或免疫复合物)和吞噬细胞间作为桥梁使两者连接起来,从而促进吞噬作用。补体成分 C3b、C4b、iC3b 均有调理作用,这种调理作用在机体的抗感染过程中具有重要意义。

三、免疫黏附与清除免疫复合物

免疫黏附(immune adherence)是指抗原抗体复合物激活补体后,可通过 C3b 黏附于具有 CR1(C3bR、C4bR)的红细胞、血小板或某些淋巴细胞上,形成较大的聚合物,易被吞噬细胞吞噬和清除。免疫黏附在抗感染免疫和免疫病理过程中具有重要意义。

补体成分的存在,可减少免疫复合物的产生,并能使已生成的复合物溶解,避免因免疫复合物过度生成和沉积所造成的组织损伤。已经证实,C3b 可嵌入免疫复合物的网格结构,与 Ig 分子结合,致使抗体与抗原之间的亲和力降低,复合物中的一部分抗原与抗体分离,导致复合物变小,易于排出和降解。此外,免疫复合物可通过 C3b 介导的免疫黏附作用结合于红细胞上,随血液进入肝和脾脏,被吞噬细胞吞噬和清除。循环中的红细胞数量大,受体丰富,因此是清除免疫复合物的主要参与者。

四、炎症介质作用

(一)激肽样作用

C2 裂解所产生的小分子片段 C2a 具有激肽样作用,能增加血管通透性,引起炎症性充血,故称为补体激肽。遗传性血管神经性水肿症即因先天缺乏 C1INH,血中 C2a 增高而导致水肿。

(二)过敏毒素作用

C3a、C4a、C5a 均具有过敏毒素作用,可使肥大细胞、嗜碱性粒细胞释放组胺、白三烯及前列腺素等介质,有增加毛细血管通透性,引起血管扩张、平滑肌痉挛、局部水肿等作用。它们的过敏毒素作用可被抗组胺药物所阻断。

(三)趋化作用

C3a、C5a 和 C 567 有趋化因子的活性,能吸引中性粒细胞和单核-巨噬细胞等向炎症部位聚集,发挥吞噬作用,增强炎症反应。

五、免疫调节作用

补体对免疫应答的多个环节发挥作用,如 C3 可参与捕获、固定抗原,使抗原易被抗原提呈细胞处理与提呈;C3b 可与 B 细胞表面 CR1 结合,促进 B 细胞增殖分化为浆细胞;CR2(CD21)能结合 C3d、iC3d 和 C3dg,促进 B 细胞活化;杀伤细胞结合 C3b 后可增强对靶细胞的 ADCC 作用(表 2-8-3)。

表 2-8-3 补体成分及其裂解产物的生物活性

补体成分或裂解产物	生物活性	作用机制
C1—C9	溶菌、溶细胞	嵌入细胞膜的磷脂双层结构中,使细胞膜穿孔,细胞内容物渗漏
C3b、C4b、iC3b	调理作用	与细菌或细胞结合,使之易于被吞噬细胞吞噬
C3b、CR1	免疫黏附	与免疫复合物结合后黏附于红细胞或血小板,使免疫复合物易被吞噬
C2a	补体、激肽	增强血管通透性
C3a、C4a、C5a	过敏毒素	与肥大细胞或嗜碱性粒细胞结合,释放组胺等介质,使毛细血管扩张
C3a、C5a、$\overline{C567}$	趋化因子	借其梯度浓度吸引中性粒细胞及单核巨噬细胞

┃ 学 习 小 结 ┃

补体是存在于正常人和脊椎动物血清、组织液及细胞膜表面的经活化后具有酶活性的一组蛋白质。补体系统的组成可分为固有成分、补体调节蛋白和补体受体三类。补体通过经典激活途径、旁路激活途径和 MBL 途径激活,三条激活途径的激活物各有不同,其激活过程呈级联酶促反应。三条激活途径通路的共同末端是形成攻膜复合物,具有溶菌溶细胞作用;补体活化过程中产生的小分子裂解片段具有广泛的生物学效应,具有调理作用、免疫黏附与清除免疫复合物作用,但也可导致炎症反应。补体的活化和抑制通过多种补体调节分子严格控制。

第九章

人类主要组织相容性复合体及其分子

[知识目标]

1.掌握 MHC、HLA 的概念。

2.熟悉 HLA 的分布、功能。

3.了解 HLA 复合体的基因组成、遗传特征、HLA 与临床医学的关系。

[能力目标]

具有分析 HLA 与疾病发生、亲子鉴定及在法医学方面应用的能力。

[素质目标]

培养热爱科学、尊重科学、理智地运用科学成果的情感和态度,形成关心社会的意识。

经过半个多世纪的发展和完善,器官移植技术已经成为成熟的治疗技术,挽救了无数肿瘤患者和器官衰竭患者的生命。排斥反应是器官移植术后面临的最大问题。

1965 年,美国学者贝纳塞拉夫(Baruj Benacerraf)、斯奈尔(George D. Snell)和法国学者多塞(Jean Dausset)等三位科学家,因先后发现了组织相容性抗原和决定这些抗原的基因而共同分享了 1980 年诺贝尔生理学或医学奖。组织相容性抗原的发现对免疫学、法医学和遗传学等学科的发展具有重大意义。

第一节 | 人类主要组织相容性复合体

自体组织或器官进行移植,常可正常存活,异体组织或器官移植时则会因供体与受体间组织或器官不相容而出现排斥反应。组织相容性(histocompatibility)是指器官或组织移植时供者与受者相互接受的程度。相容则不排斥,不相容则出现排斥。这是由个体细胞表面抗原的特异性差异所决定的,这种代表个体组织特异性的抗原,称为组织相容性抗原(histocompatibility antigen)或者移植抗原。其中能引起强烈而迅速排斥反应的抗原称主要组织相容性抗原(major histocompatibility antigen,MHA)。在排斥反应中起次要作用,引起较弱排斥反应的抗原为次要组织相容性抗原。编码主要组织相容性抗原的一组紧密联锁的基因群称为主要组织相容性复合体(major histocompatibility complex,MHC),存在于细胞核内。

不同动物的 MHC 及编码抗原的命名不同,人类的主要组织相容性抗原因首先在外周血白细胞表面发现,故称为人类白细胞抗原(human leucocyte antigen,HLA)。编码 HLA 抗原的基因群又称为 HLA 复合体。

一、MLA 的基因结构

HLA 复合体位于第 6 号染色体短臂 6p21.31,DNA 片段长度约 4 分摩(centimorgan)或 3600 kb,占人体整个基因组的 1/3000。结构十分复杂,表现为多基因性和多态性。迄今,HLA 复合体共鉴定出 224 个基因座位,其中有产物表达的功能性基因有 128 个。这些基因按其产物的功能分为三类,即经典 HLA 基因、免疫功能相关基因和免疫无关基因。所谓经典 HLA 基因是指其编码的产物直接参与抗原提呈并决定组织相容性。另外,习惯上将 HLA 复合体分为三个区,HLA-Ⅰ、HLA-Ⅱ 和 HLA-Ⅲ类基因(图 2-9-1)。

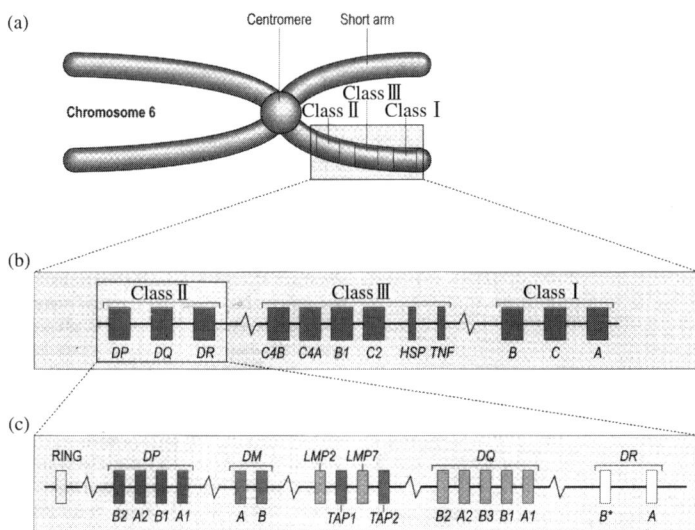

图 2-9-1　人类主要组织相容性复合体基因结构

(一)HLA-Ⅰ类基因

位于 HLA 复合体远离着丝点的一端,该区存在数十个Ⅰ类基因座位,主要包括经典的 B、C、A 三个基因座位及一些新定的非经典基因座位。其产物称为 MHC-Ⅰ类分子。

(二)HLA-Ⅱ类基因

位于 HLA 复合体近着丝点一端,包括数十个基因座位。HLA-DP、HLA-DQ 和 HLA-DR 属经典Ⅱ类基因,编码产物称为 MHC-Ⅱ类分子。

(三)HLA-Ⅲ类基因

位于 HLA-Ⅰ类与 HLA-Ⅱ类基因之间,主要包括编码补体成分(C2,C4,B 因子)、抗原加工提呈相关分子及炎症分子(肿瘤坏死因子、热休克蛋白)等免疫分子的基因。

二、HLA 的遗传特征

(一)单倍型遗传

1. 表型

表型指血清学方法或细胞学方法检测出某个个体的 HLA 抗原特异性型别。

2. 单元型

单元型为 HLA 基因在一条染色体上的组合。

3. 基因型

基因型为 HLA 基因在体细胞两条染色体上的组合。

HLA 复合体是一组紧密连锁的基因群,这些连锁在一条染色体上的等位基因很少发生同源染色体交换,从而构成一个单元型,作为一个完整的遗传单位由亲代传给子代。子代的基因型有父母双方各一个单元型组成;亲代和子代之间有一个单元型是相同的。同胞间,HLA 基因型完全相同的概率为 25%,完全不相同的概率也为 25%,一个单元型相同的概率为 50%(图 2-9-2)。

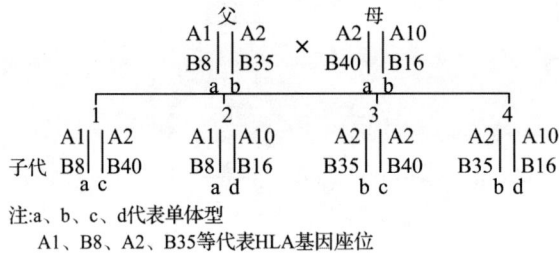

注:a、b、c、d代表单体型
A1、B8、A2、B35等代表HLA基因座位

图 2-9-2　HLA 单体型遗传示意图

(二)高度多态性

多态性是指群体中 HLA 各基因座位等位基因及其产物在数量上的多样性。HLA 基因具有高度多态性,整个 HLA 基因复合体已检出具有 2324 个等位基因。

(三)共显性遗传

共显性是指有些常染色体上的等位基因没有显性和隐性的区别,在杂交过程中均可同时表达产生相应基因产物的遗传方式。HLA 复合体中每一个等位基因均为共显性,从而大大增加了人群中 HLA 表型的多样性。因此,除了同卵双生外,无关个体间 HLA 型别完全相同的可能性极小。

(四)连锁不平衡

理论上讲,HLA-A、B、C 和基因区的任何一个基因在组合过程中,其相互组合的频率应一样高,但事实上,这种组合频率总是高于或低于预计值。如 HLA-A1 与 B8 的基因频率分别为 10% 和 16%;二者组合的理论值是 1.6%,而实际上,A1 与 B8 同时出现的频率为 8.8%,远远高于 1.6%,这种现象称为连锁不平衡,HLA 复合物中存在着显著的连锁不平衡。基因连续不平衡的机理仍不清楚,也许在进化过程中,具有选择优势。

第二节 | HLA 的分子结构、分布与功能

一、HLA 的分子结构

(一)HLA-Ⅰ类分子

HLA-Ⅰ类分子均由两条肽链组成,一条由 HLA 基因编码的 α 链(44 kD),另一条为第 15 号染色体上非 HLA 基因编码的 β 链(12 kD),即 β2 微球蛋白。HLA-Ⅰ类分子可分四个区(图 2-9-31)。

1. 肽结合区

为 α 链的氨基端,伸出细胞外,由两个相似的各包括 90 个氨基酸残基的片段组成,分别称 α1 和 α2,是与内源性抗原肽结合的肽结合的部位。

2. 免疫球蛋白样区

α3 片段,与 Ig 有同源性,为 T 细胞表面 CD8 分子的结合部位。β 链与 α3 区结合,对维持Ⅰ类分子天然构象的稳定性及其表达有重要意义。

3. 跨膜区

由 25 个氨基酸残基组成,形成螺旋状穿过胞膜的脂质双层,并将Ⅰ类分子锚定在膜上。

4. 胞内区

α 链的羧基端,含 30 个氨基酸,位于胞浆中。性质高度保守。参与调节Ⅰ类分子与其他膜蛋白或细胞骨架成分间的相互作用,也与细胞内外信号传递有关。

(二)HLA-Ⅱ类分子

HLA-Ⅱ类分子由 α(35 kD)、β(28 kD)两条链组成异二聚体。两条链的基本结构相似,氨基端在胞外,羧基端在胞内。两条链均由 HLA 基因编码,且均具多态性。结构与Ⅰ类分子类似(图 2-9-3)。

1. 肽结合区

两条链的胞外部位分为各含 90 个氨基酸的片段,分别称为 α1、α2、β1、β2。肽结合区由 α1 和 β1 片段组成,是与外源性抗原肽结合的部位。

2. 免疫球蛋白样区

由 α2 和 β2 片段组成,属于 Ig 超家族。是 CD4 分子与Ⅱ类分子结合的部位,也是Ⅱ类分子的非多态区域。

3. 跨膜区

跨膜区含 25 个氨基酸残基,将整条多肽链固定在胞膜上。

4. 胞内区

胞内区含 10~15 个氨基酸,参与跨膜信号的传递。

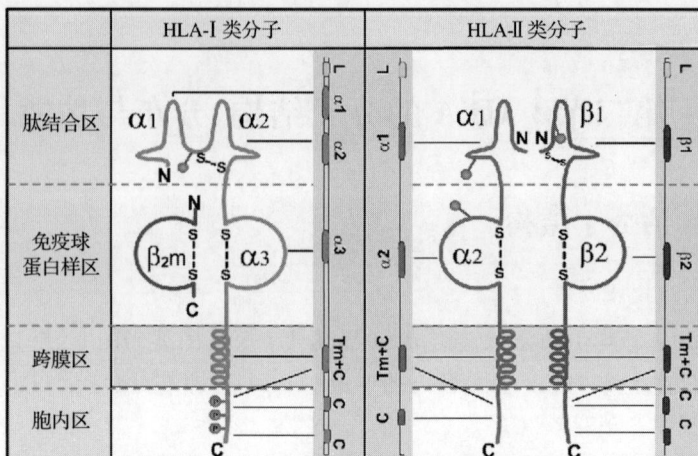

图 2-9-3　HLA-Ⅰ类、Ⅱ类分子的结构

二、HLA 的分布

1. HLA-Ⅰ类分子

广泛分布于各种有核细胞表面,包括血小板、网织红细胞。成熟的红细胞一般不表达 HLA 抗原。淋巴细胞表面Ⅰ类分子密度最大,其次为肾、肝及心脏,密度最低的是肌肉和神经组织。

2. HLA-Ⅱ类分子

不如Ⅰ类分子分布广泛,主要分布于抗原提呈细胞(如单核-巨噬细胞、B 细胞、树突状细胞)及活化的 T 细胞。

3. HLA-Ⅲ类分子

主要是一些存在于血清及其他体液中的可溶性分子。包括补体成分(如 C2、C4、B 因子)、肿瘤坏死因子(TNF)、热休克蛋白(HSP)等。

三、HLA 的功能

HLA 是免疫学领域研究的热点。HLA 分子是参与免疫应答和免疫调节的关键分子。HLA 分子诸多生物学功能中,最重要的是参与对抗原的加工、处理与提呈。

(一)参与抗原加工和提呈

在免疫应答中,HLA-Ⅰ类分子和Ⅱ类分子分别参与对内源性和外源性抗原的处理与提呈。内源性抗原肽与靶细胞内 HLA-Ⅰ类分子结合,形成内源性抗原肽-HLA-Ⅰ类分子复合物,表达于靶细胞表面,提呈给 CD8[+] T 细胞。外源性抗原肽与 APC 内 HLA-Ⅱ类分子结合,形成外源性抗原肽-HLA-Ⅱ类分子复合物,表达于 APC 表面,提呈给 CD4[+] T 细胞。

(二)约束免疫细胞间的相互作用

T 细胞抗原受体(T cell receptor,TCR)识别靶细胞或抗原呈递细胞表面的抗原肽的同时,还须识别与之结合成复合物的 MHC 分子,此现象称为 MHC 限制性。具体表现为 CD8$^+$T 细胞在识别抗原肽同时,需识别 HLA-Ⅰ类分子;CD4$^+$T 细胞在识别抗原肽同时,需识别 HLA-Ⅱ类分子。

(三)参与 T 细胞分化及自身耐受的建立

T 细胞必须在胸腺中经过阳性选择和阴性选择才能发育为成熟的 T 细胞,HLA 分子参与这两种选择。

1. 阳性选择

CD4$^+$CD8$^+$双阳性 T 细胞与胸腺上皮表面 MHCⅡ类或Ⅰ类分子结合,才能继续分化为只表达 CD4$^+$或 CD8$^+$的单阳细胞,此为阳性选择,T 细胞通过阳性选择获得 MHC 限制性。

2. 阴性选择

经阳性选择的 T 细胞与 APC 表面的自身抗原肽-MHC 分子复合物结合,被激活后发生凋亡或失能;未与自身抗原肽-MHC 分子复合物结合的单阳 T 细胞才能继续发育为成熟的 T 细胞,此为阴性选择。T 细胞通过阴性选择获得对自身抗原的耐受性。

(四)参与免疫调节

除参与抗原提呈、约束免疫细胞间的相互作用外,可控制免疫应答的发生及强度,在多个方面参与了免疫调节。

第三节 | HLA 与疾病

一、HLA 与移植排斥反应

器官移植后,移植物存活的程度主要取决于供受之间的 HLA 型别是否相符。由于 HLA 的遗传特征的高度多态性,所以人群中 HLA 表型极为复杂,除了同卵双生外,无关个体间 HLA 型别完全相同的可能性极小,因此异体组织移植时,则引起移植排斥反应,HLAⅠ/Ⅱ类抗原是引起移植排斥反应的主要抗原。

在肾移植中,各位点配合的重要性为 DR、B、A。移植物存活率的顺序分别是:同卵双胞胎＞同胞＞亲属＞无亲缘关系的个体。建立扩大骨髓库和脐血库,可扩大在无亲缘人群个体间寻找合适供体的配型范围,提高适配率。

二、HLA 抗原表达异常与疾病

HLA 表达异常即细胞表面 HLA 分子质与量的异常,可参与疾病发生。

(一)HLA-Ⅰ类抗原表达异常

许多恶性肿瘤细胞表面 HLA-Ⅰ类分子表达减弱或缺失,以致不能有效激活 CD8$^+$Tc 细胞,使肿瘤细胞容易逃脱免疫监视。近年还发现,某些病毒(如 HIV)感染的宿主细胞 HLA-Ⅰ类分子的表达也降低。可能也是病毒逃避机体免疫攻击的机制之一。

（二）HLA-Ⅱ类抗原表达异常

器官特异性自身免疫疾病的靶细胞可异常表达 HLA-Ⅱ类抗原。诸如 Graves 病患者的甲状腺上皮细胞、原发性胆管肝硬化患者的胆管上皮细胞、Ⅰ型糖尿病患者的胰岛 β 细胞等均可发现 HLA-Ⅱ抗原异常表达。将自身抗原提呈给免疫细胞，从而出现异常的自身免疫应答，导致自身免疫病。

三、HLA 与疾病的关联

HLA 基因是第一个被发现与疾病有明确关联的遗传系统，迄今，已有 50 余种疾病被认为与 HLA 关联，大部分为自身免疫病。如强直性脊柱炎患者 90% 以上携带有 HLA-B27 抗原，而正常人群携带率仅约 9%。有 HLA-DR4 基因者易患类风湿关节炎。

四、HLA 与输血

多次接受输血的患者体内可产生抗 HLA 的抗体，从而发生因白细胞或血小板破坏而引起的输血反应。因此，对多次接受输血的患者应尽量选择 HLA 相同的供者。

五、HLA 与法医学

由于 HLA 具有高度多态性，在无关个体之间 HLA 型别完全相同的概率极低，故 HLA 型别被看做是伴随个体终身的特异性遗传标记。可进行个体识别，也是亲子鉴定的重要手段。

▌学习小结▐

不同个体间进行组织器官移植，往往会发生排斥反应，主要是因为不同个体间有核细胞表面抗原的主要组织相容性抗原特异性不同。主要组织相容性复合体（MHC）是编码主要组织相容性抗原的一组紧密连锁的基因群。人的 MHC 又称为 HLA 复合体。HLA 作为抗原时，称人类白细胞抗原，是 HLA 复合体编码的产物。

HLA 复合体分为Ⅰ、Ⅱ、Ⅲ类基因区。Ⅰ类基因区编码产生 HLA-Ⅰ类分子，其分布在几乎所有有核细胞表面，主要功能是提呈内源性抗原肽给 CD8$^+$ T 细胞。Ⅱ类基因区编码 HLA-Ⅱ类分子，主要分布在 APC（树突细胞、巨噬细胞、B 细胞）及激活的 T 细胞表面，功能是提呈外源性抗原肽，激活 CD4$^+$ T 细胞。以上作用受 MHC 的限制。Ⅲ类基因区编码某些补体成分和细胞因子并具有相应的功能。

HLA 诊断分为血清学分型法、细胞学分型法及 20 世纪 80 年代起建立的 DNA 分型法。HLA 和临床医学存在广泛的联系。HLA 分型为器官移植前的供受对选择和开展亲子鉴定提供有效的手段。HLA 几乎和所有自身免疫病均有不同程度的关联，进一步的研究有利于阐明这些疾病的发病机制。

第十章
免疫系统

〔知识目标〕

1. 掌握免疫系统的组成、功能以及细胞因子的概念。
2. 熟悉 T、B 细胞表面标志、免疫学功能及细胞因子的生物学作用。
3. 熟悉免疫细胞的主要种类、特点和功能。
4. 了解白细胞分化抗原、黏附分子的概念。

〔能力目标〕

具有分析免疫系统在人体免疫功能方面发挥作用的能力。

〔素质目标〕

树立生物体的整体观念,认识生命调节活动的严谨性。

1957 年,柯里克(Glick)在研究抗体产生机制时,发现切除小鸡富含淋巴细胞的腔上囊组织时,可导致鸡抗体产生缺陷。随后,他将此类淋巴细胞命名为 B 细胞。现在大多数免疫学家认为人类的类似腔上囊组织就在骨髓。1961 年,米勒(Miller)在研究细胞免疫的发生机制时,发现当切除小鼠胸腺后,小鼠外周血淋巴细胞数量急骤减少,免疫功能明显下降。他将依赖胸腺发育的淋巴细胞称为 T 细胞。从此,免疫学家揭开了人类免疫系统神秘的面纱。人类生活在一个病原生物无处不在的大环境中而安然无恙,就是因为我们的免疫系统无时无刻不在守护着我们的健康。

免疫系统(immune system)由免疫器官、免疫细胞和细胞分子组成,是机体执行免疫功能、发生免疫应答的物质基础。

第一节 | 免疫器官

免疫器官分为中枢免疫器官和外周免疫器官,二者通过血液循环及淋巴循环相互联系。

一、中枢免疫器官

中枢免疫器官(central immune organ)是免疫细胞发生、分化和成熟的场所,人类和其他哺乳动物的中枢免疫器官包括骨髓、胸腺。鸟类的腔上囊相当于哺乳动物的骨髓。

(一)骨髓

骨髓(bone marrow)是 B 细胞发生、分化、成熟的场所。

骨髓是人体的造血器官,各种血细胞包括免疫细胞都是从骨髓的造血干细胞发育而来的。造血干细胞经过增殖分化为髓系干细胞和淋巴系干细胞。髓系干细胞进一步分化成熟为红细胞、血小板、粒细胞、单核细胞、树突状细胞等;淋巴系干细胞发育为各种淋巴细胞的前体细胞。部分淋巴细胞的前体细胞在骨髓内继续分化成熟为 B 细胞和自然杀伤(natural killer,NK)细胞。部分淋巴细胞的前体细胞随血流到达胸腺,继续分化发育。

由于骨髓是人体重要的造血器官和免疫器官,骨髓功能缺陷时不仅会严重影响机体的造血功能,而且将导致细胞免疫和体液免疫缺陷。

骨髓也是发生再次应答,产生抗体的主要部位。抗原再次进入机体后,外周免疫器官可快速应答,但产生抗体的持续时间短,而骨髓可缓慢、持久地大量产生抗体,是抗体产生的主要来源。

(二)胸腺

胸腺(thymus)是 T 细胞发生、分化、成熟的场所。胸腺位于胸骨后、心脏上方。胸腺出现于胚胎第 9 周,新生儿胸腺重 15～20 g,青春期可达 30～40 g。青春期后开始萎缩退化,老年期多被脂肪组织取代,功能衰退。胸腺上皮细胞能产生多种细胞因子和胸腺素等,提供 T 细胞分化成熟的微环境。在胸腺微环境作用下,来自骨髓的 T 前体细胞经过分化发育,最终成为成熟 T 细胞。摘除胸腺的小鼠体内,无 T 细胞生成,并且可出现严重的细胞免疫缺陷和总体免疫功能降低。此外,胸腺还可以支持其他免疫细胞生长分化,调节机体免疫平衡,维持自身免疫稳定性。

二、外周免疫器官

外周免疫器官包括淋巴结、脾和黏膜相关淋巴组织等,是免疫细胞定居和免疫应答发生的场所。

(一)淋巴结

1.淋巴结的结构及细胞组成

淋巴结(lymph node)位于淋巴管行进途中,遍布于全身,呈豆形,淋巴结内主要有 T 细胞、B 细胞、巨噬细胞和树突状细胞。浅表部位如颌下、锁骨上窝、腋窝、腹股沟等处当淋巴结肿大时容易扪及。

淋巴结的表面有结缔组织被膜,实质分皮质区和髓质区。皮质区又分为浅皮质区和深皮质区。靠近被膜下为浅皮质区,是 B 细胞定居的场所,称非胸腺依赖区。浅皮质区与髓质之间的区域为深皮质区,又称副皮质区,为 T 细胞定居的场所,称胸腺依赖区。髓质区由髓索和髓窦组成。髓索含大量致密的淋巴细胞,主要为 B 细胞和浆细胞,也含部分 T 细胞及巨噬细胞。髓窦内富含巨噬细胞,有较强的滤过作用。淋巴结中的 T 细胞约占 75%,B 细胞约占 25%。淋巴结中富含各种类型的免疫细胞,利于捕捉抗原、传递抗原信息及免疫细胞活化增殖,是发生免疫应答的重要部位。

2.淋巴结的功能

(1)滤过和净化作用。淋巴结是淋巴液的有效滤器,通过淋巴窦内吞噬细胞的吞噬作用以及体液抗体等免疫分子的作用,可以杀伤病原微生物,清除异物,从而起到净化淋巴液,防止病原体扩散的作用。

(2)免疫应答场所。淋巴结中富含各种类型的免疫细胞,利于捕捉抗原、传递抗原信息和细胞活化增殖。B 细胞受刺激活化后,高速分化增殖,生成大量的浆细胞形成生发中心;T 细胞也可在淋巴结内分化增殖为致敏淋巴细胞。不管发生哪类免疫应答,都会引起局部淋巴结肿大。

(3)参与淋巴细胞再循环。淋巴细胞周而复始地从血液进入外周淋巴组织,再通过淋巴管道回到血液中的过程,称为淋巴细胞再循环。淋巴循环汇集于胸导管,再入上腔静脉,进入血液循环。血液循环中的淋巴细胞及各类免疫细胞在毛细血管后微静脉处,穿越高内皮细胞微静脉(high-walled endothelium of the post-capillary venues,HEV),进入淋巴组织及淋巴器官,再由此入淋巴循环。从而使淋巴循环和血液循环互相沟通,免疫细胞得以畅流全身。

淋巴细胞的再循环,使淋巴细胞能在体内各淋巴组织及器官处合理分布,带有特异性抗原受体的 T 细胞和 B 细胞不断在体内各处巡游,增加了与抗原和抗原递呈细胞接触的机会。这些细胞接触相应的抗原后立即进入淋巴组织发生增殖反应,产生初次或再次免疫应答;并动员淋巴细胞至病原体入侵处,将抗原活化的淋巴细胞引流入局部淋巴组织及器官,同时完成 T、B、APC 细胞间协同的免疫应答作用,产生效应淋巴细胞,定向并相对集中地迁移定位于炎症部位,发挥免疫作用。

(二)脾

1.脾的组织结构

脾是体内形体最大的淋巴器官,结构类似淋巴结。脾的表面有结缔组织被膜,实质比较柔脆,分为白髓和红髓。白髓是淋巴细胞聚集之处,沿中央小动脉呈鞘状分布,富含 T 细胞,相当于淋巴结的副质区。白髓中还有淋巴小结,是 B 细胞居留之处,受抗原刺激后可出现生发中心。脾中 T 细胞约占总淋巴细胞数的 35%～50%,B 细胞约占 50%～65%。红髓位于白髓周围,可分为脾索和血窦。脾索为网状结缔组织形成的条索状分支结构;血窦为迂曲的血管,其分支吻合成网。红髓与白髓之间的区域称为边缘区,中央小动脉分支由此进入,是再循环淋巴细胞入脾之处。与淋巴结不同,脾没有输入淋巴管,只有一条平时关闭的输出淋巴管与中央动脉并行,发生免疫应答时淋巴细胞由此进入再循环池。

2.脾的功能

①是 T 细胞、B 细胞定居的场所;②是免疫应答的场所;③过滤血液;④合成某些生物活性物质,如补体(C5 和 C8 等)和备解素等重要的免疫效应分子。

(三)黏膜相关淋巴组织

在各种腔道黏膜下有大量的淋巴组织聚集,称为黏膜相关淋巴组织(MALT)。其中最重要的是胃肠道黏膜相关淋巴组织(GALT)和呼吸道黏膜相关淋巴组织(BALT)。GALT 包括阑尾、肠集合淋巴结和大量的弥散淋巴组织;BALT 包括咽部的扁桃体和弥散的淋巴组织,构成呼吸道和消化道入口处的防御机构。除了消化道和呼吸道外,乳腺、泪腺、唾液腺以及泌尿生殖道等黏膜也存在弥散的 MALT。

与淋巴结和脾不同,黏膜相关淋巴组织没有包膜,不构成独立的器官,通过广泛的直接表面接触和体液因子与外界联系;MALT 中的 B 细胞多为 IgA 产生细胞,受抗原刺激后直接将 SIgA 分泌到附近黏膜,发挥局部免疫作用;黏膜靠一种特殊的机制吸引循环中的淋巴细胞,MALT 中的淋巴细胞也可输入到淋巴细胞再循环池,某一局部的免疫应答效果可以普及到全身的黏膜。

第二节 | 免疫细胞

免疫细胞泛指所有参与免疫应答或与免疫应答有关的细胞及其前体,主要包括造血干细胞、淋巴细胞、单核-巨噬细胞、抗原提呈细胞、粒细胞、肥大细胞和红细胞等。免疫细胞在免疫应答过程中相互协作、相互制约,共同完成对抗原物质的识别、应答和清除,从而维持机体内环境的稳定。

一、细胞表面分子

免疫细胞间相互识别的物质基础是细胞表面功能分子,统称为细胞表面标志,包括细胞表面的多种抗原、受体和其他分子。

(一)白细胞分化抗原

白细胞分化抗原(leukocyte differentiation antigen,LDA)是免疫细胞在分化为不同谱系和不同阶段以及活化过程中出现或消失的细胞表面标志。1986 年世界卫生组织命名委员会建议应用簇分化抗原(cluster of differentiation antigen,CD Ag)系列来统一命名白细胞分化抗原。把来自不同实验室的单克隆抗体所识别的同一分化抗原归为一个分化群。

CD 分子是鉴定细胞种类、分化阶段和功能状态的重要标志。目前 CD 分子的编号已从 CD1 命名至 CD339。

(二)细胞间黏附分子

细胞间黏附分子(cell adhesion molecules,CAM)是众多介导细胞间或细胞与细胞外基质间相互接触和结合分子的统称。黏附分子以受体-配体结合的形式发挥作用,使细胞与细胞间、细胞与基质间或细胞-基质-细胞间发生黏附和识别、活化及信号传导,是免疫应答等一系列重要生理和病理过程的分子基础。

黏附分子与 CD 分子是从不同角度进行命名的。黏附分子是以黏附功能来归类,CD 分子是用单克隆抗体识别、归类和命名,范围十分广泛,其中也包括了黏附分子组,因此大部分黏附分子已有 CD 编号,但也有部分黏附分子尚无 CD 编号。

二、淋巴细胞

淋巴细胞(lymphocyte)占外周血白细胞总数的 20%～45%,是构成免疫细胞的主要细胞群体。淋巴细胞主要包括 T 细胞、B 细胞、自然杀伤细胞等,T 细胞和 B 细胞还可以进一步分为若干亚群。

(一)T 细胞

T 细胞是胸腺依赖性淋巴细胞(thymus dependent lymphocyte)的简称。淋巴细胞的前体细胞进入胸腺，经一系列分化过程，发育为成熟 T 细胞，定居于外周免疫器官并参与淋巴细胞再循环。T 细胞在外周血中占淋巴细胞总数的 $65\%\sim80\%$，T 细胞在完成免疫应答的同时也参与免疫调节。

1. 细胞亚群及功能

T 细胞分类有多种方法，根据所处的活化阶段，可将 T 细胞分为初始 T 细胞、效应 T 细胞、记忆 T 细胞；根据表达 T 细胞抗原识别受体（TCR）的类型，可将 T 细胞分为 $TCR\alpha\beta^+$ T 细胞和 $TCR\gamma\delta^+$ T 细胞，分别简称 $\alpha\beta$T 细胞和 $\gamma\delta$T 细胞；根据其免疫效应功能，可将 T 细胞分为辅助性 T 细胞（helper T cell，TH）、细胞毒 T 细胞（cytotoxic T lymphocytes，CTL 或 Tc）、调节性 T 细胞；根据是否表达 CD4 或 CD8 分子，T 细胞可分为 $CD4^+$ T 细胞和 $CD8^+$ T 细胞。

（1）$CD4^+$ T 细胞：$CD4^+$ T 细胞是一群辅助性 T 细胞（TH），初始 $CD4^+$ T 细胞受抗原刺激后首先分化为 TH0 细胞。TH0 细胞继续分化为 3 种 TH 细胞亚群，即 TH1 细胞、TH2 细胞、TH3 细胞。

TH1 细胞主要介导细胞免疫。当 TH1 细胞与抗原接触后，可通过释放 IL-2、IFN-γ、TNF-β 等因子，引起炎症反应或迟发型超敏反应，故又称为迟发型超敏性 T 细胞（delayed-type hypersensitivity Tcell，TDTH）；TH2 细胞参与体液免疫，TH2 细胞表达 CD40L，与 B 细胞上的 CD40 结合，是 B 细胞活化的协刺激信号；TH3 细胞分泌的转化因子-β（TGF-β）可抑制 TH1 细胞介导的免疫应答和免疫炎症反应。部分活化的 T 细胞可分化成为长寿的记忆性 T 细胞（Tm），参与再次免疫应答。

（2）$CD8^+$ T 细胞：$CD8^+$ 细胞主要是细胞毒 T 细胞（cytotoxic T cell，CTL 或 Tc）CTL 可特异性直接杀伤靶细胞，主要通过两种机制发挥细胞毒作用：一是分泌穿孔素、颗粒酶等物质直接杀伤靶细胞；二是通过 Fas/FasL 途径诱导靶细胞凋亡。Fas 是自杀相关因子（factor of associated suicide），也称为死亡受体。CTL 在杀伤靶细胞的过程中自身不受伤害，可连续杀伤多个靶细胞。

2. T 细胞表面分子

T 细胞发育的不同阶段，细胞表面所表达的不同糖蛋白分子，与 T 细胞功能有关，也可作为鉴别 T 细胞及其活性状态的表面标志。

（1）T 细胞抗原受体（T cell antigen receptor，TCR）：TCR 是 T 细胞特异性识别抗原的受体，也是所有 T 细胞的特征性表面标志。在 T 细胞表面，TCR 分子是由两条糖蛋白链（$\alpha\beta$ 或 $\gamma\delta$）以二硫键连接组成的异二聚体，TCR 与 CD3 分子构成复合体。CD3 分子表达于所有成熟 T 细胞表面，是由 γ、δ、ε、ζ、η 五种肽链以非共价键相连组成复合分子。该复合体中，TCR 可特异性识别抗原提呈细胞或靶细胞表面的 MHC-抗原肽复合物，CD3 则可将 TCR 双识别的第一信号传递至 T 细胞内，引起细胞活化、增殖。

（2）CD4 和 CD8 分子：成熟的 T 细胞只能表达 CD4 或 CD8 分子，CD4 是 MHC-Ⅱ类分子的受体，CD8 是 MHC-Ⅰ类分子的受体。其主要功能是辅助 TCR 识别抗原和参与 T 细胞活化信号的转导，所以 CD4 和 CD8 分子又称 T 细胞辅助受体。同时使 T 细胞识别抗原分别具有自身 MHC-Ⅱ类和 MHC-Ⅰ类限制性。

CD4 分子也是 HIV 壳膜蛋白 gp120 受体，与 CD4 分子结合是 HIV 侵入并感染 $CD4^+$ T 细胞的机制之一，可导致获得性免疫缺陷综合征（AIDS）。

(3)协同刺激分子:是提供 T 细胞活化第二信号的辅助分子,主要包括 CD28 和 CD40 配体。CD28 是协同刺激分子 B7 的受体。CD28 与 B7 结合产生的协同刺激信号在 T 细胞活化中发挥重要作用。B7 分子包括 B7.1(CD80)和 B7.2(CD86),表达于专职 APC 上。CD40 配体(CD40L,CD154)表达在活化的 CD4$^+$ T 细胞表面,能与 B 细胞表面的 CD40 结合,传递细胞活化的第二信号,促进 T、B 细胞的活化,并诱导记忆性 B 细胞分化。

(4)CD2 分子(LFA-2):又称绵羊红细胞(sheep red blood cell,SRBC)受体,其配体主要是 CD58。在体外若将 SRBC 与 T 细胞混合,SRBC 将围绕于 T 细胞周围呈花环状,称为 E 花环试验。正常人外周血淋巴细胞 E 花环形成率约为 $60\%\sim80\%$,临床上常用此试验检测病人外周血中的 T 细胞数,以判断机体的细胞免疫功能。

(5)细胞因子受体(cytokine receptor,CKR):多种细胞因子可作用于 T 细胞,这是由于 T 细胞表面可表达多种 CKR,包括 IL-1R、IL-2R、IL-4R、IL-6R 及 IL-7R 等。其中 IL-2R 由 α 及 β 链组成,IL-2R 的 α 链即 CD25,又称为活化的 T 细胞抗原,是 T 细胞活化的重要标志。

(6)丝裂原受体(mitogen receptor,MR):丝裂原(motigen)亦称有丝分裂原,可与淋巴细胞表面相应受体结合,使细胞发生有丝分裂、增殖。常见的有植物血凝素(PHA)、刀豆蛋白 A(ConA)等。临床上可以利用 PHA 或 ConA 刺激外周血淋巴细胞,观察 T 细胞增殖的程度,称为淋巴细胞转化试验,是一种细胞免疫功能的体外检测方法。T 细胞上有 PHA-R、ConA-R 及美洲商陆(PWM)-R。

(二)B 细胞

人类 B 细胞的全称是骨髓依赖性淋巴细胞,因在骨髓中分化成熟,故用骨髓(bone marrow)英文单词的第一个字母 B 命名。B 细胞定居于外周免疫器官并参与淋巴细胞再循环,在外周血中约占淋巴细胞总数的 $8\%\sim15\%$。其主要功能是在抗原刺激后分化为浆细胞产生抗体,此外 B 细胞还具有产生多种细胞因子、提呈抗原和免疫调节等功能。

1. B 细胞亚群及功能

根据 B 细胞表面 CD5 表达与否,可将 B 细胞分为 B1 细胞和 B2 细胞。在个体发育中表达 CD5 的 B1 细胞出现较早,参与非特异性免疫;B2 细胞 CD5 阴性,为成熟的 B 细胞,即通常所指的 B 细胞,在体内出现较晚,参与特异性免疫。

2. B 细胞表面分子

(1)B 细胞抗原受体(B cell antigen receptor,BCR):BCR 是镶嵌于 B 细胞膜类脂质中的能识别和结合抗原的膜免疫球蛋白(SmIg),通常和两个传递抗原刺激信号的 Igα(CD79a)/Igβ(CD79b)异源二聚体组成一个 BCR 复合物。SmIg 肽键结构与 Ig 相同,为单体 SmIgM 和 SmIgD。SmIg 是 B 细胞的特异性表面标志。仅表达 SmIgM 者为未成熟 B 细胞;同时表达 SmIgM 和 SmIgD 者为成熟 B 细胞。SmIg 的功能是作为 B 细胞表面的抗原受体,可与相应抗原特异性结合。多价抗原与 SmIg 结合后,SmIg 借抗原交联,是活化 B 细胞的条件之一。

(2)协同刺激分子:是提供 B 细胞活化第二信号的辅助分子,主要包括 CD40。

CD40 表达于成熟 B 细胞。CD40 配体(CD40L,CD154)表达于活化的 CD$_4^+$ T 细胞表面。抗原与 B 细胞的 BCR 结合传递第一信号至 B 细胞内,CD40 与 CD40L 结合,传递细胞活化的第二信号,促进 B 细胞的应答,并诱导记忆性 B 细胞分化。B 细胞受抗原刺激后表达 CD27,与 T 细胞表面 CD70 相互作用,促进 B 细胞分化为浆细胞。

(3)IgGFc 受体(FcγR):多数 B 细胞表面均表达 FcγR,可以与 IgG 的 Fc 段结合。若血流中 Ag-IgG 复合物与 B 细胞 FcγR 结合,则抑制了 SmIg 的交联,使 B 细胞不能被激活。因而 FcγR 的存在,对 B 细胞起到抑制作用。抗体的反馈调节机制也主要通过 FcγR 来实现。

(4)补体受体(CR):CR 表达于成熟 B 细胞表面,CR1 可与 C3b 和 C4b 结合,促进 B 细胞的活化。另外 CR2 即 CD21 是 EB 病毒受体,与 EB 病毒选择性感染 B 细胞有关。

(5)丝裂原受体(MR)。主要有 LPS 受体。B 细胞的丝裂原主要是脂多糖(LPS),B 细胞受丝裂原刺激后活化、增殖、分化。

(6)细胞因子受体(CKR)。B 细胞表面有多种细胞因子(如 IL-1、IL-2、IL-4 和 IFN-γ 等)受体,与不同细胞因子结合可以产生相应的生物学活性。

(三)自然杀伤细胞

自然杀伤细胞(natural killer cells,NK)主要分布于外周血和脾,在淋巴结和其他组织中也有少量存在。其主要活性是杀伤肿瘤细胞和病毒感染细胞。与 CTL 不同,这种杀伤不需要识别靶细胞上的抗原,也不需要识别靶细胞上的 MHC 分子,所以称为自然杀伤。因此可以在靶细胞暴露的早期即行使杀伤功能。

NK 细胞表面有 IgG 的 Fc 受体,在肿瘤细胞或病毒与特异性 IgG 结合的条件下也可通过表面 FcR 与 IgG 的 Fc 段结合,这种以 IgG 作为"桥梁"活化 NK 细胞,介导 NK 细胞对靶细胞的杀伤作用称抗体依赖性细胞介导的细胞毒作用(antibody dependent cell-me-diated cytotoxicity ADCC)。此外,NK 细胞活化后,还可以分泌 IFN-γ、IL-2 和 TNF 等细胞因子发挥免疫调节作用。

NK 细胞的杀伤活性也可以通过某些细胞因子的诱导而显著加强。这样的细胞称为细胞因子激活的杀伤细胞(lymphokine activated killer cell,LAK cell)。当 NK 细胞及部分 CTL 在体外培训时,在高剂量 IL-2 诱导下,成为具有广谱杀瘤作用的 LAK 细胞,一般认为,IL-2/LAK 是一类颇具潜力的重要肿瘤过继免疫疗法制剂。

三、抗原提呈细胞

抗原提呈细胞(antigen presenting cell,APC)是指能摄取、加工、处理抗原,并将抗原信息提呈给特异性淋巴细胞的一类免疫细胞。通常所说的 APC 主要指单核-巨噬细胞、树突状细胞和 B 细胞,这些细胞能表达 MHC-II 类分子,即所谓的"专职"抗原提呈细胞。某些细胞通常不表达 MHC-II 类分子,无抗原提呈能力,当受到某种因素刺激才可表达 MHC-II 类分子,并能提呈抗原,称为"非专职"抗原提呈细胞,如内皮细胞、上皮细胞、激活的 T 细胞等。病毒感染的细胞、肿瘤细胞也有抗原提呈作用。

在免疫应答过程中,T 淋巴细胞只能特异性识别抗原提呈细胞或靶细胞表面的

MHC-抗原肽复合物,不能识别游离的蛋白质抗原。APC 与淋巴细胞之间膜蛋白的结合是淋巴细胞活化、增殖、发挥效应的始动因素。

(一)单核吞噬细胞系统

单核吞噬细胞系统(mononuclear phagocyte system,MPS)主要是指血液中的单核细胞(monocyte,MC)及组织中的巨噬细胞(macrophage,MΦ)。

1. 单核吞噬细胞的表面标志

单核细胞从血管内移出并分布到全身各组织中,发育成熟为巨噬细胞。巨噬细胞在不同器官组织中有不同的名称,如在淋巴结、脾脏、胸腔、腹腔中的称巨噬细胞,结缔组织中的称组织细胞,肺组织中的称尘细胞,肝脏组织中的称枯否细胞,脑组织中的称小胶质细胞,骨组织中的称破骨细胞。

巨噬细胞可表达 MHC-Ⅰ类分子和 MHC-Ⅱ类分子及多种受体,如细胞因子受体、IgGFc 受体、补体受体、白介素受体等,但无特异性抗原识别受体。这些受体与巨噬细胞吞噬、识别抗原等多种功能有关。巨噬细胞对玻璃和塑料表面有很强的黏附力,因此又称黏附细胞,借助此可将单核-巨噬细胞与淋巴细胞分离。

2. 单核巨噬细胞的功能

(1)吞噬杀伤作用:能吞噬及杀灭血流及组织中的病原微生物及衰老、损伤、癌变的细胞。是非特异性免疫防御的重要免疫细胞。吞噬作用可以通过 IgG 或补体的调理作用而增强。也可通过 ADCC 方式杀伤细胞内寄生的微生物及肿瘤细胞。

(2)提呈抗原作用:抗原被 MΦ 吞噬后,在胞内酶的作用下消化降解为小分子肽与胞内 MHC-Ⅱ类抗原结合,形成 MHC-抗原肽复合物并表达 MΦ 膜上,进而与 T 细胞表面 TCR 结合,激活 T 细胞,启动特异性免疫应答。

(3)调节免疫作用:MΦ 能产生多种免疫分子,如白介素(IL-1、IL-2、IL-8、IL-10、IL-12 等),α、β 干扰素,C1~9、B、D、H、I 等补体系统分子,溶菌酶和胶原酶等一些胞内酶类,参与免疫调节。

(二)树突状细胞

树突状细胞(dendritic cell,DC)是一类形态不规则的非单核吞噬细胞系统细胞,因其成熟时伸出许多树突样或伪足样突起而得名。DC 广泛分布于脑外的全身各脏器,仅占人外周血单个核细胞的 1% 以下。根据 DC 的来源,可将 DC 分为髓系来源的 DC 及淋巴系来源的 DC 两大类,这两大类 DC 均起源于体内的多能造血干细胞,前者与单核、粒细胞有共同的祖细胞;而后者与 T 细胞、NK 细胞有共同的前体细胞。大多数 DC 来源于骨髓,由骨髓进入外周血,再分布到全身各组织。根据 DC 分布部位不同或分化程度不同而有不同的名称:位于表皮和胃肠上皮组织中的 DC 称为朗格罕细胞;心、肺、肝、肾等器官结缔组织中的 DC 称为间质树突状细胞;外周免疫器官胸腺依赖区和胸腺髓质区的 DC 称为并指树突状细胞;外周免疫器官淋巴滤泡区的 DC 称为滤泡树突状细胞;淋巴液中的 DC 称为隐蔽细胞。其中朗格罕细胞和间质 DC 属于未成熟 DC,当受抗原或炎症介质等刺激后可发育分化为成熟 DC。

DC 是体内功能最强的抗原提呈细胞,与巨噬细胞和 B 细胞的抗原提呈比较,DC 最大的特点是能够显著刺激初始 T 细胞增殖,而巨噬细胞和 B 细胞仅能刺激已活化的或记忆性 T 细胞,因此 DC 是 T 细胞免疫应答的起始者,在诱导免疫应答中地位独特。DC 还能诱导免疫耐受、调节机体的免疫应答,对研究肿瘤、移植排斥、感染、自身免疫性疾病发生机制和防治均有重要意义。

四、其他免疫相关细胞

除淋巴细胞和单核细胞外,血液中的中性粒细胞、嗜酸性粒细胞和嗜碱性粒细胞,组织中的肥大细胞也不同程度地参与免疫应答,同时也参与炎症反应及超敏反应;红细胞具有免疫黏附作用,可增强吞噬细胞对病毒、细菌等微生物的吞噬。

第三节 细胞因子

细胞因子(cytokines,CK)是由机体多种细胞分泌的、通过结合细胞表面相应受体而发挥生物学作用的小分子蛋白质或小分子多肽的统称。主要由免疫细胞产生,也可由非免疫细胞如血管内皮细胞、成纤维细胞、基质细胞等产生。

CK 种类繁多,不同来源或功能名称各异,如由淋巴细胞产生的 CK 称淋巴因子;由单核吞噬细胞产生的 CK 称为单核因子;由可刺激骨髓干细胞分化成熟的 CK 称集落因子。常见的 CK 分为白介素、干扰素、肿瘤坏死因子、集落刺激因子、生长因子和趋化因子等六类,具有多种生物学活性,在非特异性免疫应答和特异性免疫应答中均发挥重要作用。

一、细胞因子的共同特性

CK 有别于其他免疫分子,具有许多共性。

(一)多源性

一种 CK 可由多种细胞产生,一种细胞也可产生多种 CK,而且诱导 CK 产生的因素也多种多样。

(二)多效性

每种 CK 的生物学活性都不是单一的,各种 CK 都是通过其特异性受体发挥作用的,但同样的受体可分布在不同类型的细胞上,因此可介导不同的生物学活性。

(三)高效性

CK 具有微量高效的特点,在 $10^{-15} \sim 10^{-10}$ mol/L 时即可发挥作用,是其他免疫分子远不能及的。

(四)速效性

CK 并非预先合成储存于细胞内,但经激活后其基因的转录、分子合成与释放非常迅速。

(五)自分泌与旁分泌性

多数 CK 以自分泌和旁分泌形式发挥效应,即主要作用于产生细胞本身或邻近细胞,多在局部发挥效应。一定条件下,有些 CK 在高浓度时也作用于远端靶细胞,称为内分泌效应。

（六）瞬时性

CK 的合成十分短暂，极易降解，具有合成的自限性。

（七）重叠性

几种不同的 CK 作用于同一种靶细胞产生相同或相似的生物学效应。

（八）拮抗与协同效应

一种 CK 可抑制或强化其他 CK 的功能。

二、主要的细胞因子及作用

（一）白介素

白介素（interleukin，IL）最初是指由白细胞产生又在白细胞间发挥作用的细胞因子，虽然后来发现白介素可由其他细胞产生，也作用于其他细胞，但这一名称仍被广泛使用至今。目前已发现了 29 种白介素，分别被命名为 IL-1～IL-29。IL 主要由 T 细胞、B 细胞、单核细胞、巨噬细胞产生，其次为自然杀伤细胞、骨髓网状细胞、内皮细胞及成纤维细胞产生。IL-1～IL-18（IL-10 除外），对多种免疫细胞有激活、趋化、诱生及加强免疫效应的作用。IL-10 则是 IL 中仅有的具有免疫抑制作用的因子，能够抑制活化的 TH 细胞产生 IL-2、IFN 等细胞因子，从而抑制免疫应答的进行。

（二）干扰素

干扰素（interferon，IFN）是由多种细胞产生的具有广泛的抗病毒、抗肿瘤和免疫调节作用的可溶性糖蛋白。干扰素为最先发现的细胞因子，因其具有干扰病毒感染和复制的能力而称为干扰素。根据来源和理化性质的不同，可将干扰素分为 α、β 和 γ 三种类型。IFN-α、IFN-β 主要由白细胞、成纤维细胞及病毒感染细胞产生，称为 I 型干扰素；IFN-γ 主要由活化 T 细胞和 NK 细胞产生，称为 II 型干扰素。I 型干扰素的抗病毒作用较强，而 II 型干扰素具有较强的抑制肿瘤细胞增殖和免疫调节作用。

（三）肿瘤坏死因子

肿瘤坏死因子（tumor necrosis factor，TNF）是一类能使肿瘤发生出血坏死的物质。从 1975 年发现至今已有 18 个成员。肿瘤坏死因子主要由活化的单核-巨噬细胞产生，抗原刺激的 T 细胞、活化的 NK 细胞和肥大细胞也可分泌。TNF 具有抗瘤、抑瘤，抗病毒及诱生免疫细胞的作用。

（四）集落刺激因子

集落刺激因子（colony stimulating factor，CSF）是指能够选择性刺激多能造血干细胞分化成某一特定谱系细胞的细胞因子。CSF 主要包括粒细胞集落刺激因子（G-CSF）、粒细胞－巨噬细胞集落刺激因子（GM-CSF）、多克隆集落刺激因子（IL-3）、单核-巨噬细胞集落刺激因子（M-CSF）、干细胞因子（SCF）、红细胞生成素（EPO）等。

（五）生长因子

生长因子（growth factor，GF）是具有刺激细胞生长作用的细胞因子，如转化生长因子-β(TGF-β)、表皮生长因子(EGF)、血管内皮生长因子(VEGF)、成纤维细胞生长因子(FGF)、神经生长因子(NGF)等。

(六)趋化性细胞因子

趋化性细胞因子(chemokine)主要由白细胞与造血微环境中的基质细胞分泌,可结合在内皮细胞的表面,主要功能是吸引中性粒细胞、单核细胞、淋巴细胞、嗜酸性细胞和嗜碱性细胞等到抗原所在部位,以清除抗原。

三、细胞因子的生物学作用

细胞因子的生物学活性有:①抗感染、抗肿瘤作用;②调节特异性免疫反应;③促进血管生成及刺激造血等多种活性;④参与炎症反应。因此细胞因子在感染性疾病、肿瘤、移植物排斥、血细胞减少症、超敏反应、自身免疫性疾病的治疗等方面有广泛的临床应用前景。

▌学习小结▐

免疫器官、免疫细胞和免疫分子共同组成免疫系统。人类的中枢免疫器官包括骨髓和胸腺。外周免疫器官有淋巴结、脾脏及黏膜相关的淋巴组织。

成熟 T 细胞可分为 CD4$^+$ 和 CD8$^+$ 两大类。其主要功能是:参与细胞免疫、辅助体液免疫。B 细胞是由骨髓祖 B 细胞直接在骨髓微环境作用下分化成熟的,其主要功能是参与体液免疫。单核-巨噬细胞是重要的免疫细胞,其主要功能是直接吞噬杀伤病原生物和肿瘤细胞;参与提呈抗原并启动免疫应答;分泌生物活性介质参与免疫调节等。单核-巨噬细胞还具有非特异性识别和清除体内自身衰老细胞的作用。重要的细胞因子有 IL、IFN、TNF、GF 等。

第十一章

免疫应答

[知识目标]

　　1.掌握免疫应答、体液免疫、细胞免疫的概念。

　　2.掌握免疫应答的基本过程及抗体产生的一般规律。

　　3.了解细胞免疫、淋巴因子、免疫耐受等概念。

[能力目标]

　　具有对体液免疫及细胞免疫两个过程的认知能力。

[素质目标]

　　树立正确的免疫观,关注特异性免疫与人类生活的密切联系。

　　患儿,男,10岁,参加夏令营活动时,右足不慎底被刺伤,因伤口小,未作任何处理。3天后伤口有轻度肿痛,第5天半夜开始发高烧、无抽搐,右侧腹股沟疼痛,行走不便,未进行治疗,第6天就诊入院。体格检查发现右足底伤口及右侧腹股沟皮肤红肿,触之微热,腹股沟淋巴结肿大。临床诊断:右足底外伤性感染并发右腹股沟淋巴结炎及菌血症。从免疫学的角度考虑,患儿右足底被刺伤后,局部感染,为什么右侧腹股沟淋巴结会出现肿大、疼痛及高热? 这是因为患儿右足底被刺伤,导致外来病原微生入侵,机体免疫系统可识别这种"非己"抗原物质,发生了免疫应答。淋巴结是外周免疫器官,是免疫应答发生的场所,故淋巴结会肿大。在免疫应答的过程中,某些免疫分子如细胞因子具有致热及致痛的作用,故患儿表现疼痛和发热。

　　抗原是诱导机体发生免疫应答的动因,而免疫系统则是产生免疫应答的物质基础。那么,免疫系统在抗原的刺激下,机体是如何发生免疫反应的呢?

　　免疫应答(immune response)指机体接受抗原刺激后,免疫细胞对抗原分子的识别,自身的活化、增殖、分化,产生免疫效应的过程。但在某些情况下,免疫应答也可对机体造成损伤,引起超敏反应或其他免疫性疾病,此种免疫应答为病理性免疫应答。免疫应答可分为固有性免疫应答和适应性免疫应答两大类。

第一节 固有性免疫应答

　　固有性免疫应答,又称非特异性免疫或天然免疫应答。是生物体在漫长进化过程中逐渐形成的一系列防御机制。其特征为:①无特异性,作用广泛;②先天具备;③初次与抗原接触即能发挥效应,但无记忆性;④可稳定遗传;⑤同一物种的正常个体间差异不大。非特异性免疫是机体的第一道免疫防线,也是特异性免疫的基础。

固有免疫系统包括:组织屏障(皮肤和黏膜系统、血脑屏障、血胎屏障);固有免疫细胞(吞噬细胞、杀伤细胞、树突状细胞等);固有免疫分子(补体、细胞因子、酶类物质等)。

一、组织屏障

(一)皮肤和黏膜系统

皮肤黏膜是机体第一道防线,包括:皮肤黏膜的机械阻挡作用和附属物(如纤毛)的清除作用;皮肤黏膜分泌物(如汗腺分泌的乳酸、胃黏膜分泌的胃酸等)的杀菌作用;体表和与外界相通的腔道中寄居的正常微生物丛对入侵微生物的拮抗作用等。

(二)血脑屏障

血脑屏障是指脑毛细血管阻止某些物质由血液进入脑组织的结构。由介于血循环与脑实质间的软脑膜、脉络丛的脑毛细血管壁和包于壁外的胶质膜所组成,这种结构可使脑组织少受甚至不受循环血液中有害物质的损害,能阻挡病原生物和其他大分子物质由血循环进入脑组织和脑室,从而保持脑组织内环境的基本稳定,对维持中枢神经系统正常生理状态具有重要的生物学意义。血脑屏障随个体发育而逐渐成熟,婴幼儿容易发生脑脊髓膜炎和脑炎,就是血脑屏障发育不完善的缘故。

(三)血胎屏障

血胎屏障是由母体子宫内膜的基蜕膜和胎儿绒毛膜滋养层细胞共同组成。此屏障既不妨碍母子间的物质交换,又能防止母体内的病原微生物入侵胎儿,从而使胎儿免受感染。血胎屏障与妊娠期有关。在妊娠头3个月内,该屏障尚未发育完善。此时若母体患风疹等病毒性感染,则病原体可通过胎盘进入胎儿体内,常可造成胎儿畸形、流产或死亡。

二、固有免疫细胞

固有免疫细胞主要包括:吞噬细胞、树突状细胞、NK细胞、中性粒细胞、嗜酸性粒细胞、嗜碱性粒细胞和肥大细胞等。此章重点介绍吞噬细胞及NK细胞

(一)吞噬细胞(phagocytes)

1. 吞噬细胞种类及分布

吞噬细胞主要包括单核吞噬细胞和中性粒细胞两大类。一类是小吞噬细胞,主要是外周血中的中性粒细胞;另一类是大吞噬细胞即单核吞噬细胞系统,包括末梢血液中的单核细胞和淋巴结、脾、肝、肺以及浆膜腔内的巨噬细胞、神经系统内的小胶质细胞等。血中的单核细胞和多种器官、组织中的巨噬细胞,两者构成单核吞噬细胞系统。

2. 吞噬的过程

当病原体穿透皮肤或黏膜到达体内组织后,吞噬细胞首先从毛细血管中逸出,聚集到病原体所在部位。多数情况下,病原体被吞噬杀灭。若未被杀死,则经淋巴管到附近淋巴结,在淋巴结内的吞噬细胞进一步把它们消灭。淋巴结的这种过滤作用在人体免疫防御能力上占有重要地位,一般只有毒力强、数量多的病原体才有可能不被完全阻挡而侵入血流及其他脏器。但是在血液、肝、脾或骨髓等处的吞噬细胞会对病原体继续进

行吞噬杀灭。

以病原菌为例,吞噬细胞吞噬、杀菌过程分为三个阶段,即吞噬细胞和病菌接触、吞入病菌、杀死和破坏病原菌。吞噬细胞内含有溶酶体,其中的溶菌酶、髓过氧化物酶、乳铁蛋白、防御素、活性氧物质、活性氮物质等能杀死病菌,而蛋白酶、多糖酶、核酸酶、脂酶等则可将菌体降解。最后不能消化的菌体残渣,将被排到吞噬细胞外。细菌被吞噬在吞噬细胞内形成吞噬体;溶酶体与吞噬体融合成吞噬溶酶体;溶酶体中多种杀菌物质和水解酶将细菌杀死并消化;菌体残渣被排出细胞外。

3. 吞噬后的结果

(1)完全吞噬:病原菌被吞噬后,在吞噬溶酶体中被杀灭和消化,未消化的残渣被排出胞外,此为完全吞噬。例如化脓性球菌被吞噬后一般 5～10 min 内死亡,30～60 min 内被消化。

(2)不完全吞噬:有些病原菌,如结核杆菌、布氏杆菌、伤寒杆菌,在机体免疫力缺陷或低下时,只被吞噬而不被杀灭,称为不完全吞噬。

不完全吞噬可使病原菌在吞噬细胞内得到保护,免受体液中特异性抗体、非特异性抗菌物质和抗菌药物的杀伤作用;有的病原菌甚至可在吞噬细胞内生长繁殖,导致吞噬细胞的死亡或随游走的吞噬细胞而扩散到其他部位。

(二)自然杀伤细胞(natural killer,NK)

NK 细胞是不表达特异性抗原识别受体,不同于 T、B 淋巴细胞的一类淋巴样细胞。其不须抗原预先致敏,就能直接杀伤某些肿瘤细胞和病毒感染的靶细胞。因此在机体抗肿瘤和早期抗病毒或胞内寄生菌的免疫过程中起重要作用。

三、固有免疫分子

在血液、淋巴液等体液中含有多种抑菌、杀菌及加强吞噬的物质,主要包括补体、溶菌酶、干扰素、防御素、乙型溶素等。

(一)补体系统

补体是参与固有免疫应答最重要的一类免疫效应分子,具有潜在的免疫活性,激活后能产生溶菌、溶解病毒等一系列生物学活性。

(二)溶菌酶

溶菌酶(lysozyme)又称胞壁质酶(muramidase)是一种能水解致病菌中黏多糖的碱性酶。广泛存在于血清、唾液、泪液、乳汁、胃肠和呼吸道分泌液及吞噬细胞溶酶体颗粒中。溶菌酶能分解 G^+ 细胞壁中的肽聚糖,导致细胞崩解。G^- 菌的肽聚糖外还有脂多糖和脂蛋白包裹,故对溶菌酶不敏感,但在特异性抗体和补体存在下,溶菌酶可破坏脂多糖和脂蛋白,也可使 G^- 菌裂解死亡。

(三)干扰素

干扰素(interferon,IFN)是一组具有多种功能的活性蛋白质(主要是糖蛋白),是一种由单核细胞和淋巴细胞产生的细胞因子。具有抗病毒、抗肿瘤、调节免疫功能等作用。

IFN 是一种广谱抗病毒剂,并不直接杀伤或抑制病毒,而主要是通过细胞表面受体作用使细胞产生抗病毒蛋白,从而抑制病毒,如乙肝病毒的复制;同时还可增强 NK 细胞、巨噬细胞和 T 淋巴细胞的活力,从而起到免疫调节作用,并增强抗病毒能力。

(四)防御素

防御素(defensins)是一组耐蛋白酶的、富含精氨酸的小分子多肽,对细菌、真菌和某些有包膜病毒具有直接杀伤作用,人和哺乳动物体内的防御素为阳离子多肽,由中性粒细胞和小肠细胞产生。通过静电作用,使病原体膜屏障破坏、通透性增加,导致病原体死亡;诱导病原体产生自溶酶,干扰 DNA 和蛋白质合成;致炎和趋化作用,增强吞噬细胞对病原体的吞噬杀伤和清除。

(五)乙型溶素

一种对热稳定的碱性多肽,由凝聚状态的血小板释放,故血清中浓度显著高于血浆中水平。可作用于 G^+ 菌细胞膜,产生非酶性破坏效应,但对 G^- 菌无效。

第二节 | 特异性免疫应答

一、特异性免疫应答概述

(一)概念

特异性免疫应答指体内抗原特异性 T/B 淋巴细胞受到抗原刺激后,自身活化、增殖并分化为效应细胞,进而产生一系列生物学效应的过程,又称获得性免疫应答或适应性免疫应答。

(二)类型

根据所参与的免疫活性细胞种类的不同,特异性免疫应答可分为 T 细胞介导的细胞免疫应答和 B 细胞介导的体液免疫应答两类。

根据抗原性质、剂量、进入机体途径以及机体反应性等因素的不同,特异性免疫应答又可分正免疫应答和负免疫应答两类。抗原特异性淋巴细胞受抗原刺激后被诱导活化,产生效应分子(如抗体、细胞因子)和效应细胞(如 Tc 细胞),出现排异效应,此过程称正免疫应答。正免疫应答可以针对异己成分,也可以针对自身成分或改变的自身成分。后者称自身免疫,引起组织损伤的则称自身免疫病。负免疫应答是 T、B 细胞受抗原刺激后不发生增殖、分化,不出现免疫效应的过程,也称为免疫耐受。

(三)基本过程

1. 识别活化阶段

识别活化阶段是指抗原提呈细胞加工处理、提呈抗原和抗原特异性 T/B 细胞识别抗原后在细胞间黏附分子协同作用下,启动活化的阶段,又称抗原识别阶段。

2. 增殖分化阶段

增殖分化阶段是指抗原特异性 T/B 淋巴细胞接受相应抗原刺激后,在细胞间共刺激分子和细胞因子协同作用下,活化、增殖、分化为免疫效应细胞的阶段。

3. 效应阶段

效应阶段是浆细胞分泌抗体和效应 T 细胞释放细胞因子和细胞毒性介质,并在固有免疫细胞和分子参与下产生免疫效应的阶段。

(四)主要特点

1. 排异性

机体的免疫系统能识别"自身"和"非己",即抗原特异性 T/B 淋巴细胞通常对自身正常组织细胞产生天然免疫耐受,对非己抗原产生免疫排斥反应。

2. 特异性

特异性即机体接受某种抗原刺激后,只能产生对该种抗原特异性的免疫应答,相应的免疫应答产物(抗体和效应 T 细胞)只能对该种抗原和表达此种抗原的靶细胞产生作用,而不能对其他抗原产生反应。

3. 记忆性

记忆性即在抗原特异性 T、B 淋巴细胞增殖分化阶段,有部分 T、B 淋巴细胞中途停止分化,成为静息状态的免疫记忆细胞。当机体再次接触相同抗原时,免疫记忆细胞可迅速增殖分化为免疫效应细胞,产生相应体液和/或细胞免疫效应。

4. MHC 限制性

T 细胞抗原受体(TCR)在识别 APC 或靶细胞上抗原肽的同时,还需识别与抗原肽形成复合物的 MHC 分子。这一现象称为 MHC 限制性。

5. 自限性

由抗原诱发的免疫应答不会无限度地长期延续不止,而是随着时间延长逐渐减弱直至最后消失,从而表现为一定的自限性。

二、B 细胞介导的体液免疫应答

B 细胞介导的体液免疫应答指在抗原刺激下,B 细胞活化、增殖、分化为浆细胞,并合成分泌抗体,发挥特异性免疫效应的过程。由于抗体主要存在于体液中,故将抗体参与的免疫称为体液免疫(humoral immunity)。体液免疫应答包括 B 细胞对外源性 TD 抗原的免疫应答和 B 细胞对 TI 抗原的免疫应答。

(一)外源性 TD 抗原诱导的体液免疫应答

外源性 TD 抗原诱导的体液免疫应答过程,包括抗原的处理与呈递,TH 细胞的活化,B 细胞的活化,抗体的产生几个阶段。

1. 外源性 TD 抗原的处理与呈递

(1)外源性抗原经吞噬或吞饮作用,被 APC 摄入胞内形成吞噬体;(2)吞噬体与溶酶体融合形成吞噬溶酶体,又称内体;(3)抗原在吞噬溶酶体内酸性环境中被蛋白水解酶降解为小分子多肽,其中具有免疫原性的称为抗原肽;(4)内质网中合成的 MHC-Ⅱ类分子进入高尔基体,由分泌小泡携带与吞噬溶酶体融合,使抗原肽与小泡内 MHC-Ⅱ类分子结合形成抗原肽-MHCⅡ类分子复合物;(5)该复合物表达于 APC 表面,可被相应 CD4$^+$T 细胞识别结合。

2. TH 细胞活化

TH 细胞活化需要两个信号:(1)抗原信号:APC 上 Ag 肽-MHCⅡ类分子与 TH 细胞上 TCR-CD4 分子结合。其中 TCR 特异性识别抗原肽,CD4 分子与 MHCⅡ类分子免疫球蛋白样区结合。(2)协同刺激信号:即 APC 与 TH 细胞上相应的黏附分子结合。即 CD4$^+$T 细胞表面的黏附分子如 CD28、淋巴细胞功能相关抗原 2(LFA-2)、LFA-1 等,分别与抗原呈递细胞表面的相应黏附分子 B7(CD80)、LFA-3(CD58)、细胞间黏附分子 1(ICAM-1)等结合,其中最重要的一对是 APC 上 CD80(B7 分子)与 TH 表面的 CD28 分子结合。在双信号的刺激下,TH 细胞活化。活化的 TH 细胞在一些细胞因子的作用下,如 IL-12,IL-4 等因子的作用下,继续分化成 TH1 和 TH2 细胞。其中 TH1 细胞是细胞免疫的效应细胞,TH2 辅助 B 细胞活化(图 2-11-1)。

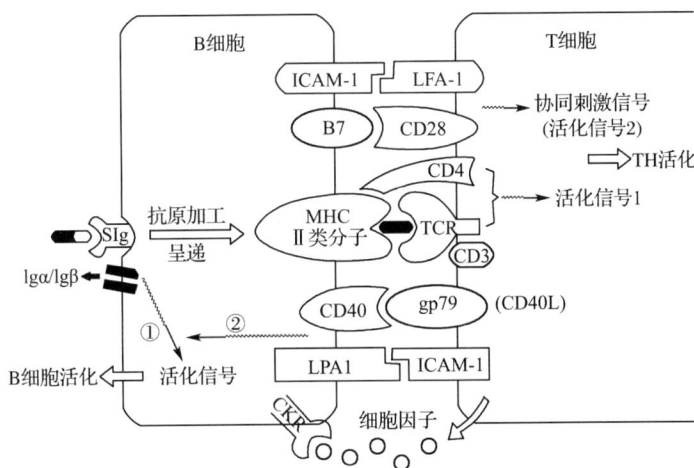

图 2-11-1　B 细胞与 TH 细胞相互作用示意图

3. B 细胞的活化

B 细胞的活化也需要两个信号:①抗原信号:BCR 识别外源性 TD 抗原。②协同刺激信号:最重要的一对是 TH 细胞表面的 CD40L 与 B 细胞表面的 CD40 分子结合。在两个信号的作用下,B 细胞活化。

4. 抗体的产生

一部分活化的 B 细胞增殖为浆细胞,浆细胞产生抗体。一部分活化的 B 细胞停止分化,成为记忆性 B 细胞,参与再次免疫应答。

(二)TI 抗原诱导的体液免疫应答

根据抗原分子构型不同,可将 TI 抗原分为两型,即 TI-1 和 TI-2,它们以不同机制激活 B 细胞。TI-1 抗原如细菌脂多糖和聚合鞭毛素等,具有两种不同的分子结构,一种是 TI 抗原的特异性抗原决定簇,另一种是 B 细胞有丝分裂原。目前认为 TI-1 抗原对 B 细胞的激活需要两种信号,即 B 细胞通过表面抗原受体与 TI-1 抗原表面特异性抗原决定簇交联结合产生第一信号;通过表面有丝分裂原受体与 TI-1 抗原分子表面相应有丝分裂原结合产生第二信号,此即 B 细胞活化的双信号学说。

TI-2 抗原如荚膜多糖和 D-氨基酸聚合物等,其结构特点是表面具有众多重复排列的相同的抗原决定簇,而不具备 B 细胞有丝分裂原。该种 TI 抗原呈线性排列,在体内不易降解,可通过与 B 细胞表面特异性抗原识别受体交联结合的作用方式刺激 B 细胞活化,此即 B 细胞活化的单信号学说,亦称受体交联学说。

与 TD 抗原相比,TI 抗原刺激机体产生的体液免疫应答具有下列两个特点:①TI 抗原能直接刺激 B 细胞活化,不需要 APC 加工处理,不需要 TH 细胞的辅助;②在免疫应答的过程中不产生记忆 B 细胞,因此,TI 抗原激发的体液免疫应答没有再次应答。

(三)抗体产生的一般规律

抗原诱导机体产生的抗体经淋巴液和血液输送到全身。血液中抗体的浓度随免疫应答时间的持续情况而增减。当第一次接受抗原刺激时,机体发生初次应答(primary response);再次接受相同抗原刺激时,机体产生再次应答(secondary response),或称回忆反应(图 2-11-2)。

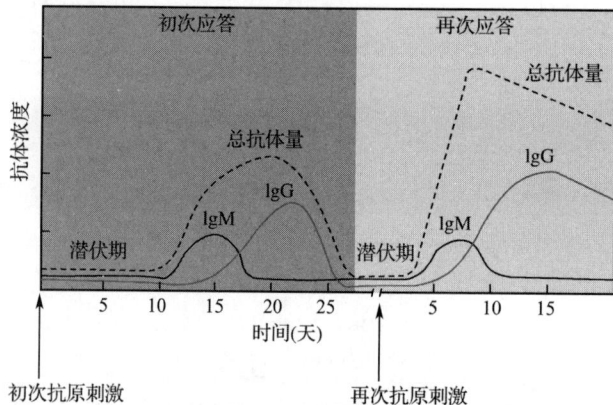

图 2-11-2　初次与再次免疫应答示意图

1. 初次应答

某种抗原首次进入机体,需经过一定的潜伏期(一般为 1~2 周)才在血液中出现特异性抗体,2~3 周达到高峰,潜伏期长短与抗原性质有关。初次应答特点:①潜伏期长,抗原刺激后约 1~2 周血清中才能出现抗体;②抗体含量低;③产生的抗体类型主要为 IgM,在体内维持时间短;④为低亲和力抗体。

2. 再次应答

相同抗原再次进入机体后,免疫系统可迅速、高效地产生特异性应答。再次应答的细胞学基础是在初次应答的过程中形成了记忆 B 细胞,由于记忆 B 细胞经历了增殖、突变、选择等,与抗原有较高亲和力,其特点是:①潜伏期短,一般 1~3 天血液中即出现抗体;②产生的抗体滴度高;③产生的抗体类型主要为 IgG,在体内持续时间长;④为高亲和力抗体。

初次应答和再次应答产生的抗体类型均为先产生 IgM,维持时间短。当 IgM 水平下降时,才开始出现 IgG。当 IgG 达高峰时,IgM 基本消失。

掌握抗体产生的一般规律,在医学实践中具有重要的指导作用。疫苗接种或制备免疫血清,应采用再次或多次加强免疫,以产生高滴度、高亲和力的抗体,获得良好的免疫效果;在免疫应答中,IgM 产生早,消失快,因此,临床上检测特异性 IgM 作为病原微生物早期感染的诊断指标;在检测特异性抗体的量作为某种病原微生物感染的辅助诊断时,要在疾病的早期和恢复期抽取病人的双份血液标本作抗体检查,一般抗体滴度增长 4 倍有诊断意义。

(四)体液免疫的生物学效应

体液免疫通过浆细胞产生抗体发挥多种生物学效应。体液免疫的生物学效应即抗体的生物学效应,也是免疫球蛋白的生物学效应。

1.中和作用

抗病毒的中和抗体与相应病毒结合,可阻止病毒吸附易感细胞,中和其感染性;抗毒素的抗体与相应外毒素结合,能中和外毒素的毒性作用;SIgA 在黏膜局部阻止细菌、病毒的侵入。

2.调理作用

抗体可以促进吞噬细胞的吞噬作用(IgGFc 调理,补体调理)。

3.ADCC 效应

抗体可促进 NK 细胞等杀伤肿瘤细胞及被病毒感染的靶细胞。

4.活化补体

抗原抗体复合物形成,可通过经典途径激活补体,发挥溶菌、溶细胞作用。

5.免疫损伤

IgE 类抗体可介导Ⅰ型超敏反应,IgM 与 IgG 与Ⅱ、Ⅲ型超敏反应有关。

三、T 细胞介导的细胞免疫应答

T 细胞介导的免疫应答也称细胞免疫(cellular immuneresponse)是指在抗原刺激下,T 细胞转化成为效应 T 细胞(致敏 TH1 细胞和致敏 Tc 细胞)发挥特异性免疫效应的过程。该免疫应答由 TD 抗原诱发。

T 细胞介导的免疫应答分为两类,一类由 $CD4^+$ TH 细胞介导,另一类由 $CD8^+$ Tc 细胞介导。

(一)TH1 细胞介导的细胞免疫应答

TH1 细胞主要针对外源性 TD 抗原发生细胞免疫,其过程包括抗原的识别与呈递、TH 细胞的活化增殖与分化及 TH1 细胞发挥细胞免疫效应三个阶段。前两阶段与外源性 TD 抗原诱导体液免疫相同,第三阶段是活化的 TH 细胞分化为 TH1 细胞,释放 IL-2、TNF 及 IFN 等细胞因子,发挥细胞免疫效应。

1.TH1 细胞对巨噬细胞的作用

(1)激活巨噬细胞

(2)诱生并募集巨噬细胞

2. TH1 细胞对淋巴细胞的作用

Th1 细胞产生 IL-2 等细胞因子,可促进 TH1 细胞、CTL 等增殖,放大免疫效应。

3. TH1 细胞对中性粒细胞的作用

TH1 产生 TNF-α 和淋巴毒素,可活化中性粒细胞,促进其杀伤病原体。

TH1 细胞介导的细胞免疫效应,是活化并吸引巨噬细胞、中性粒细胞、淋巴细胞向炎症部位聚集。当机体免疫功能正常时,可清除抗原性异物,称为细胞免疫效应;如果反应过于强烈,则造成组织损伤,即可发生第Ⅳ型超敏反应。

(二)CD8$^+$T 细胞介导的免疫应答

CD8$^+$T 细胞(CTL)主要针对内源性 TD 抗原,如病毒感染的细胞、肿瘤细胞。其过程包括内源性 TD 抗原的处理与呈递、CTL 的活化及 CTL 发挥细胞免疫效应三个阶段。

1. 内源性 TD 抗原的识别与呈递

内源性抗原是指细胞自身合成的抗原,如肿瘤抗原和病毒蛋白抗原等。(1)内源性抗原在细胞内生成后,可被存在于胞质中的蛋白酶体,即小分子聚合多肽体(LMP)降解成小分子多肽;(2)小分子多肽与热休克蛋白 70/90 在胞质内结合后,经抗原肽转运体(TAP)转运到内质网中,通过加工修饰成为能与 MHC-Ⅰ类分子结合的抗原肽;(3)抗原肽与内质网中合成的 MHC-Ⅰ类分子结合,形成抗原肽-MHC-Ⅰ类分子;(4)抗原肽-MHC-Ⅰ类分子通过高尔基体再通过分泌小泡将其运送到 APC 表面,供相应 CD8$^+$T 细胞识别结合。

2. CTL 的活化

CTL 的活化需要两个信号。(1)抗原信号:靶细胞上 Ag 肽-MHCⅠ类分子与 CTL 细胞上 TCR-CD8 分子结合。其中 TCR 特异性识别抗原肽,CD8 分子与 MHCⅠ类分子免疫球蛋白样区结合。(2)协同刺激信号:即靶细胞与 CTL 细胞上相应的黏附分子结合,其中最重要的一对是靶细胞上 CD80(B7 分子)与 CTL 表面的 CD28 分子结合。在两个信号的作用下,CTL 活化。

3. CTL 发挥细胞免疫效应

CTL 杀伤靶细胞的过程分为效-靶细胞结合阶段和致死性打击溶解阶段。在效-靶细胞结合阶段,CD8$^+$CTL 细胞表面 TCR/CD3 复合物与靶细胞表面抗原肽-MHC-Ⅰ类分子复合物紧密结合,并在多种协同刺激因子参与下,通过复杂的识别、黏附、信息传递等过程,触发 CD8$^+$CTL 活化并释放溶细胞物质。在致死性打击溶解阶段,CD8$^+$CTL 通过分泌几种毒性物质(穿孔素、颗粒酶和 Fas 配体/Fas 系统)使靶细胞溶解破坏或发生细胞凋亡。

(1)穿孔素

CTL 活化后,穿孔素从颗粒中释放出来,插入靶细胞膜并发生多聚化,形成管状的多聚穿孔素。大量的水分子通过管状的多聚穿孔素进入靶细胞内,使其发生渗透性溶解。

(2)颗粒酶

颗粒酶是存在于 CTL 细胞胞质颗粒中的一类丝氨酸酯酶,具有核苷酸酶的活性,可引发靶细胞的凋亡。

（3）Fas 抗原与 FasL 结合介导的细胞凋亡

活化的 CTL 细胞表面高表达 Fas 配体（FasL），与靶细胞表面 Fas 分子结合后可引起靶细胞的凋亡。Fas 是自杀相关因子（factor associated suicide，Fas），也称为死亡受体。

（4）TNF：CTL 分泌 TNF，导致靶细胞凋亡。

（三）细胞免疫的生物学效应

1. 抗感染作用

细胞免疫主要针对胞内寄生菌（如结核杆菌、麻风杆菌、沙门氏杆菌等）、病毒、真菌及某些寄生虫感染。在未经特异性免疫的机体内，对胞内寄生菌多形成不完全吞噬，经免疫后若单独依靠体液免疫难以排除胞内菌，主要通过细胞免疫发挥作用。

2. 抗肿瘤作用

CTL 细胞可直接杀伤带有相应抗原的肿瘤细胞，该过程受 MHC-Ⅰ类分子的限制；细胞免疫过程中产生的某些细胞因子（如 TNF、IFN 等）在抗肿瘤免疫中具有一定的作用。

3. 介导免疫损伤、参与移植排斥反应

TH1 及 CTL 亦可导致迟发型超敏反应、移植排斥反应及某些自身免疫性疾病。

第三节 ｜ 免疫耐受

一、免疫耐受的概念

免疫耐受（immunologic tolerance）是指机体免疫系统接受某种抗原作用后产生的特异性免疫无应答状态。

免疫耐受是对抗原特异性应答的 T 细胞与 B 细胞，在某种抗原刺激下，不能被激活，不能产生特异性免疫效应细胞及特异性抗体，从而不能执行正免疫应答的现象。与免疫缺陷或免疫抑制截然不同，免疫缺陷和免疫抑制是指机体对任何抗原均不反应或反应减弱的非特异性免疫无应答状态。对某种抗原产生耐受的个体，再次接受同一抗原刺激后，不能产生用常规方法可检测到的特异性体液或细胞免疫应答，但对其他抗原仍具有正常的免疫应答能力。

引起免疫耐受的抗原称为耐受原。由自身抗原诱导产生的免疫耐受称为天然耐受（natural tolerance）或自身耐受（self tolerance）；由外来抗原诱导产生的免疫耐受称为获得性耐受（acquired tolerance）或人工诱导的免疫耐受。正常免疫耐受机制的建立对维持机体自身稳定具有重要意义。

二、研究免疫耐受的意义

免疫耐受的研究不论在理论上还是在医学实践中均有重要意义。机体如何识别"自身"和"非己"是免疫学理论的核心问题之一，克隆选择学说认为，在胚胎期能够识别自身抗原成分的自身反应性细胞克隆已被清除，是形成自身耐受的重要因素。

免疫耐受的诱导、维持和破坏与许多临床疾病的发生、发展和转归有关。因此目前人们正在研究通过诱导和维持免疫耐受的方法来防治超敏反应、自身免疫性疾病和器官移植排斥反应；而对某些传染性疾病和肿瘤等，则可通过解除免疫耐受，激发免疫应答来促进病原体的清除和肿瘤的控制。

▌学习小结▐

免疫应答是指免疫系统接受抗原刺激后，T、B 淋巴细胞活化、增殖、分化，以致产生一系列生物学效应的全过程。包括抗原识别阶段、淋巴细胞活化阶段和效应阶段。其结果在一般情况下对机体是有利的，有时对机体会造成损伤。

机体的特异性免疫包括 B 细胞介导的体液免疫和 T 细胞介导的细胞免疫。两者的区别如下。

(1)细胞免疫：T 细胞受到抗原刺激后，分化、增殖、转化为致敏 T 细胞(也叫效应 T 细胞)，当相同抗原再次进入机体的细胞中时，致敏 T 细胞(效应 T 细胞)对抗原的直接杀伤作用及致敏 T 细胞所释放的细胞因子的协同杀伤作用，统称为细胞免疫。在抗感染免疫中，细胞免疫主要参与对胞内寄生的病原微生物的免疫应答及对肿瘤细胞的免疫应答，参与迟发型超敏反应和自身免疫病的形成，参与移植排斥反应及对体液免疫的调节。也可以说，在抗感染免疫中，细胞免疫既是抗感染免疫的主要力量，参与免疫防护；又是导致免疫病理的重要因素。

(2)体液免疫：负责体液免疫的细胞是 B 细胞。体液免疫的抗原多为相对分子质量在 10 000 以上的蛋白质和多糖大分子，病毒颗粒和细菌表面都带有不同的抗原，所以都能引起体液免疫。抗原和 BCR 的种类都非常多，在体液免疫中 B 淋巴细胞的 BCR 直接与抗原结合。一种 B 淋巴细胞表面只有一种 BCR。一种抗原侵入体内，只有带有与这种抗原互补的 BCR 的 B 淋巴细胞才能与之结合，只有得到选择刺激的 B 淋巴细胞克隆才能得到扩增。

第十二章

超敏反应

[知识目标]

1.掌握超敏反应的概念、类型及各型发生的机制。

2.熟悉四型超敏反应的常见疾病。

3.掌握Ⅰ型超敏反应的防治原则

[能力目标]

具有对各型超敏反应发生机制的辨识能力。

[素质目标]

培养学生团结协作的精神,具有反应敏捷、技术精准的职业素质。

1902 年法国生理学家里歇(Richet)在研究海葵毒素时,用毒素稀释液给狗注射,数周后给幸免于难活下来的狗再次注射了极少量相同的毒素,狗全部死亡,里歇通过反复试验,认为这种反应是机体对抗原性物质敏感性增强的结果,是免疫过度的表现。他把这种严重的反应叫做过敏反应,也叫做过敏性休克,他认识到免疫不仅是对机体的保护作用,也会使机体产生病理反应甚至死亡。1911 年出版的《过敏性反应》一书中解释了他的发现。里歇的研究突破了传统观念,极大地推动了免疫学的发展。鉴于他在过敏反应方面的突出贡献,他获得了 1913 年的诺贝尔生理学或医学奖。

超敏反应(hypersensitivity)又称过敏反应(anaphylaxis)或变态反应(allergy)。是指机体对某些抗原初次应答后,再次接受同一抗原刺激时,发生的一种以机体生理功能紊乱或组织细胞损伤为主的特异性免疫应答。

能引发超敏反应的抗原称作变应原或过敏原。变应原种类繁多,可以是完全抗原,也可以是半抗原。在接触变应原的人群中只有少数个体会发生超敏反应,这些人被称为过敏体质。

根据超敏反应发生机理和临床特点不同,超敏反应分四型:Ⅰ型超敏反应,即速发型超敏反应;Ⅱ型超敏反应,即细胞毒型或细胞溶解型超敏反应;Ⅲ型超敏反应,即免疫复合物型超敏反应;Ⅳ型超敏反应,即迟发型超敏反应。

第一节 | Ⅰ型超敏反应

Ⅰ型超敏反应是指已致敏的机体再次接触相同抗原后在数分钟内所发生的超敏反应,故又称速发型超敏反应,是临床上最常见的一类超敏反应。其主要特点是:①发生快,消退亦快;②参与反应的抗体主要为 IgE,补体不参与;③以机体生理功能紊乱为主,一般不发生组织细胞损伤;④具有明显个体差异和遗传倾向。

一、参与Ⅰ型超敏反应的主要成分

(一)变应原

变应原(allergens)是指能够选择性地激活 CD4$^+$ TH2 细胞,诱导产生特异性 IgE 类抗体,引起超敏反应的抗原性物质。引起Ⅰ型超敏反应的抗原种类繁多,如花粉、真菌孢子、粉尘、尘螨、皮屑、羽毛、鱼、虾、贝、蛋、奶、食品添加剂、化工制剂、肠道寄生虫及某些药物等。这些变应原可以通过呼吸道、消化道或接触等多种途径进入机体。

(二)抗体

参与Ⅰ型超敏反应的抗体主要是 IgE 类抗体,因由变应原诱导产生,又称为变应素(allergins)。正常人血清中 IgE 含量极低,超敏患者体内特异性 IgE 含量异常增高。IgE 主要在鼻咽、扁桃体、气管、支气管和胃肠道等处的黏膜下固有层淋巴组织中产生,这些部位也是变应原易于侵入和超敏反应常见的发生部位。IgE 为亲细胞抗体,能通过 Fc 段与肥大细胞和嗜碱性粒细胞表面 IgEFc 受体(FcεR)结合(图 2-12-1),而使机体处于致敏状态。IL-4 在诱导 B 细胞产生特异性 IgE 过程中至关重要。

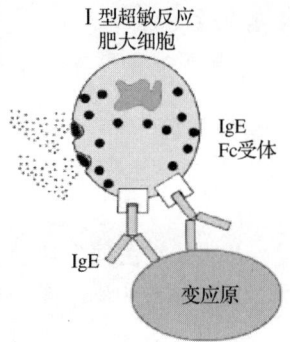

图 2-12-1　变应原、IgE 和肥大细胞

(三)细胞

参与Ⅰ型超敏反应的细胞主要是肥大细胞、嗜酸性粒细胞、嗜碱性粒细胞。肥大细胞和嗜碱性粒细胞表面具有高亲和性 IgEFc 受体,能与 IgEFc 段牢固结合,被变应原激活后,释放的多种生物活性介质(组织胺、白三烯、血小板活化因子、缓激肽等)引起超敏反应;嗜酸性粒细胞在Ⅰ型超敏反应中具有负反馈调节作用。在Ⅰ型超敏反应发生过程中,肥大细胞和嗜碱性粒细胞脱颗粒,可释放嗜酸性粒细胞趋化因子(eosinophill chemotactic factor of anaphylaxis,ECF-A),引起嗜酸性粒细胞局部聚集。嗜酸性粒细胞通过释放组织胺酶灭活组织胺,释放芳基硫酸酯酶灭活血小板活化因子,同时也可直接吞噬和破坏肥大细胞和嗜碱性粒细胞脱出的颗粒,从而下调Ⅰ型超敏反应。

二、发生过程和发病机制

根据Ⅰ型超敏反应的发生过程,可分致敏、发敏和效应三个阶段(图 2-12-2)。

(一)致敏阶段

变应原进入体内后刺激机体产生 IgE 类抗体,IgE 通过 Fc 段与肥大细胞和嗜碱性粒细胞表面的 IgE Fc 受体结合,使机体处于致敏状态。在此阶段形成的结合有 IgE 的肥大细胞和嗜碱性粒细胞称为致敏细胞,机体受变应原刺激后两周即可致敏,此状态一般可持续数月、数年或更长时间,在此期间如不再接触同种变应原,致敏状态可逐渐消失。

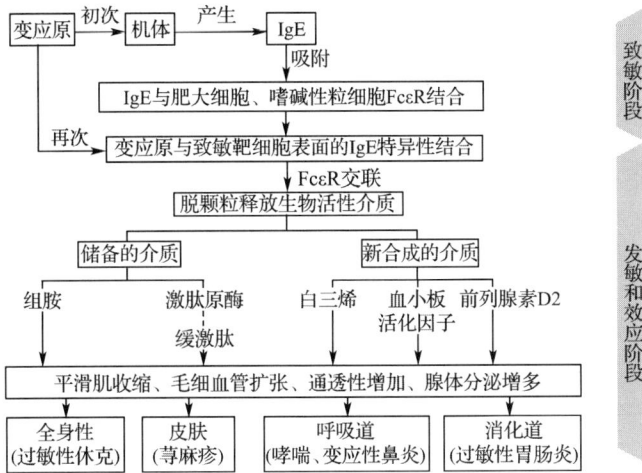

图 2-12-2　Ⅰ型超敏反应发生机制示意图

(二)发敏阶段

发敏阶段指相同的变应原再次进入机体,与致敏细胞上的 IgE 特异性结合使之脱颗粒,释放和合成活性介质的阶段。一般多价变应原与致敏细胞上的两个或两个以上相邻 IgE 结合,使细胞表面的 IgEFc 受体(FcεR)发生交联,进而引起细胞内一系列活化反应,导致靶细胞脱颗粒,释放颗粒内储备介质(如组胺、激肽原酶等),并能新合成一些活性介质(如白三烯、前列腺素和血 D2 小板活化因子等)。除此而外,过敏毒素(C3a、C4a、C5a)、蜂毒、蛇毒、抗 IgE 抗体及吗啡、可待因等也可直接引起肥大细胞脱颗粒。

(三)效应阶段

效应阶段指生物活性介质与效应器官上相应受体结合后,引起局部或全身病理变化的阶段。生物活性介质有两大类。

1. 颗粒内预先形成储备的介质及其作用

(1)组织胺:是引起即刻相反应的主要介质,其主要作用是:使小静脉和毛细血管扩张、通透性增强;刺激支气管、胃肠道、子宫、膀胱等处平滑肌收缩;促进黏膜腺体分泌增强。

(2)缓激肽:主要作用是刺激平滑肌收缩,使支气管痉挛;使毛细血管扩张,通透性增强;吸引嗜酸、嗜中性粒细胞等向局部趋化。

2. 细胞内新合成的介质及其作用

(1)白三烯(LTs):是引起晚期相反应的主要介质,使支气管平滑肌强烈而持久的收缩;使毛细血管扩张、通透性增强;促进黏膜腺体分泌增强。

(2)前列腺素 D2(PGD2):主要作用是刺激支气管平滑肌收缩,使血管扩张、通透性增加。

(3)血小板活化因子(PAF):参与晚期相反应,可凝聚和活化血小板,使之释放组织胺、5-羟色胺等血管活性胺类物质,增强和扩大Ⅰ型超敏反应。

(4)细胞因子:如 IL-4 和 IL-13,促进 B 细胞发生 IgE 类别转换;IL-3、IL-5 和 GM-CSF 可促进嗜酸性粒细胞生成和活化。

Ⅰ型超敏反应引起的病理变化可分早期相反应和晚期相反应两种类型。早期相反应发生于接触变应原后数秒钟内,可持续数小时,主要由组织胺引起;晚期相反应一般发生在与变应原接触后 6～12 小时内,可持续数天,主要由 LTs 和 PGD2 所致,PAF 及嗜酸性粒细胞释放的活性介质也起一定作用。

三、临床常见疾病

(一)全身过敏性反应

过敏性休克是最严重的一种 I 型超敏反应性疾病,主要由药物或注射异种血清引起。可于再次接触相同变应原后数分钟之内发生,患者出现胸闷、气急、呼吸困难、面色苍白、出冷汗、手足发凉、脉搏细速、血压下降甚至意识障碍或昏迷等全身症状,如不及时抢救,患者可于数分钟之内死亡。

1. 药物过敏性休克

以青霉素引发最为常见。此外头孢菌素、链霉素、普鲁卡因、有机碘等也可引起。青霉素属半抗原,本身无免疫原性,不能刺激机体产生抗体,但其降解产物青霉烯酸等可与人体内的组织蛋白质结合形成青霉烯酸蛋白后,进而刺激机体产生 IgE 抗体,使之致敏。当机体再次接触青霉烯酸共价结合的蛋白时,即可通过交联结合靶细胞表面特异性 IgE 分子而触发过敏反应,重者可发生过敏性休克甚至死亡。青霉素制剂在弱碱性溶液中易形成青霉烯酸,因此使用青霉素时应新鲜配制,放置后不可使用。值得注意的是,临床少数人在初次注射青霉素时也可发生过敏性休克,这可能与曾吸入过空气中青霉菌孢子,或曾经使用过被青霉素污染的注射器等医疗器械而使机体已处于致敏状态有关。

2. 血清过敏性休克

血清过敏性休克又称血清过敏症或再次血清病。常发生于既往曾用过动物免疫血清,机体已处于致敏状态,后来再次接受同种动物免疫血清的个体。临床上使用破伤风抗毒素或白喉抗毒素进行治疗或紧急预防时,可出现此种反应,重者可在短时间内死亡。也可因动物免疫血清的再次注射引发。

(二)呼吸道过敏反应

常因吸入花粉、尘螨、真菌孢子和动物皮屑等变应原引起,临床上最常见疾病有过敏性鼻炎或支气管哮喘。

(三)消化道过敏反应

少数人常因食入鱼、虾、蟹、贝、蛋、奶等食物后发生过敏性胃肠炎,出现恶心、呕吐、腹痛和腹泻等症状,严重者可出现过敏性休克。

(四)皮肤过敏反应

因变应原(药物、食物、肠道寄生虫、油漆及寒冷刺激等)的食入、吸入或接触引起。患者出现皮疹、剧烈瘙痒等症。临床常见疾病有荨麻疹、湿疹和血管神经性水肿。

四、防治原则

I 型超敏反应的防治原则是:寻找变应原,避免再接触;切断或干扰超敏反应发生过程中某些环节,以终止后续反应的进行。

(一)寻找变应原,避免再接触

查明变应原,避免与之接触是预防Ⅰ型超敏反应发生最有效的方法。

1. 询问病史和过敏史

通过询问个人过敏史及家族过敏史,查明变应原,避免与之接触。

2. 皮肤试验

皮肤试验是临床检测变应原最常采用的方法。通常是将容易引起过敏反应的药物、生物制品或其他可疑变应原稀释后(青霉素 $10 \sim 50 U/mL$、抗毒素血清 $1:100$、尘螨 $1:100000$、花粉 $1:10000$),在受试者前臂内测作皮内注射,$15 \sim 20$ 分钟观察结果。若局部皮肤出现红晕、风团直径 $>1 cm$ 为皮试阳性。在使用青霉素、链霉素、抗毒素血清、普鲁卡因、有机碘等易引起超敏反应的药物时,必须做皮肤试验,检查过敏,阳性者禁止使用。

(二)脱敏疗法和减敏疗法

在生活实际中,某些变应原虽能被检出,但难以再次避免接触,临床上常采用脱敏疗法或减敏疗法防治Ⅰ型超敏反应的发生。

1. 脱敏治疗

在使用抗毒素血清治疗某些外毒素引起的疾病时,如遇抗毒素皮试阳性者,可采用小剂量、短间隔($20 \sim 30$ 分钟)、连续多次注射抗毒素的方法进行脱敏,然后再大量注射进行治疗,不致发生超敏反应。脱敏注射的原理:小剂量变应原进入机体,仅与少数致敏细胞上的 IgE 结合,脱颗粒后释放活性介质较少,不足以引起临床反应,而少量的介质可被体液中的介质灭活物质迅速破坏。短时间内,经多次注射变应原,体内致敏细胞逐渐脱敏,直至机体致敏状态被解除,此时再注射大量抗毒素不会发生过敏反应。但这种脱敏是暂时的,经一定时间后,机体又可重建致敏状态。

2. 减敏疗法

对某些已查明但日常生活中又不可能完全避免再接触的变应原。如花粉、尘螨等,可将其制成脱敏剂,采用小剂量、长间隔(1 周左右)、多次皮下注射的方法进行减敏治疗,可防止疾病复发。减敏注射的原理:反复多次皮下注射变应原,诱导机体产生大量特异性 IgG 类抗体,该类抗体与再次进入机体的相应变应原结合,可阻止其与致敏细胞上的 IgE 结合,从而阻断超敏反应的进行。故这种抗体又被称为封闭抗体(blocking antibody)。

(三)药物治疗

使用某些药物干扰或切断超敏反应发生过程中的某些环节对防治Ⅰ型超敏反应性疾病具有重要的应用价值。

1. 抑制生物活性介质合成和释放的药物

①阿司匹林:为环氧合酶抑制剂,可阻断花生四烯酸经环氧合酶作用生成 PGD2(前列腺素 D2)。②色苷酸二钠:可稳定细胞膜,阻止致敏细胞脱颗粒,减少活性介质的

释放。③肾上腺素、异丙肾上腺素、麻黄碱及前列腺素 E 等：能激活腺苷酸环化酶，增加 CAMP（环磷酸腺苷）的生成，阻止 CAMP 的降解，此两类药物均能提高细胞内 CAMP 水平，抑制致敏细胞脱颗粒、释放活性介质。

2. 生物活性介质拮抗药

苯海拉明、氯苯那敏、异丙嗪等组胺受体竞争剂，可通过与组胺竞争结合效应器官上的组胺 H1 受体，发挥抗组胺作用；阿司匹林对缓激肽有拮抗作用；多根皮苷酊磷酸盐为白三烯的拮抗剂。

3. 改善效应器官反应性的药物

肾上腺素能使小动脉、毛细血管收缩，降低血管通透性，常用于抢救过敏性休克，此外还具有使支气管舒张，解除支气管平滑肌痉挛的作用。葡萄糖酸钙、氯化钙、维生素 C 等，除具有解痉，降低血管通透性作用外，也可减轻皮肤和黏膜的炎症反应。

第二节 | Ⅱ型超敏反应

Ⅱ型超敏反应是由抗体与靶细胞表面相应抗原结合后，在补体、吞噬细胞和 NK 细胞参与作用下，导致靶细胞溶解或破坏，故又称细胞溶解型或细胞毒型超敏反应。其主要特点是：①参与抗体主要为 IgG 和 IgM；②抗原抗体主要在靶细胞上结合；③需要补体、吞噬细胞和 NK 细胞参与；④结果造成靶细胞破坏。

一、发生机制

（一）靶细胞及其表面抗原

正常组织细胞、改变的自身组织细胞和被抗原结合修饰的自身组织细胞，均可成为Ⅱ型超敏反应中被攻击杀伤的靶细胞。靶细胞表面的抗原主要包括：①正常存在于血细胞表面的同种异型抗原，如 ABO 血型抗原、Rh 抗原和 HLA 抗原；②外源性抗原与正常组织细胞之间具有的共同抗原，如链球菌胞壁多糖抗原与心脏瓣膜之间的共同抗原；③感染和理化因素所致改变的自身抗原；④结合在自身组织细胞表面的药物抗原表位或抗原-抗体复合物。

（二）抗体、补体和效应细胞的作用

参与Ⅱ型超敏反应的抗体主要是 IgG 和 IgM 类抗体。该类抗体具有补体 C1q 结合点，与靶细胞表面抗原结合后，可通过激活补体传统途径或通过补体裂解产物 C3b 介导的调理作用，使靶细胞溶解破坏。此外，IgG 抗体与靶细胞特异性结合后，还可通过其 Fc 段与效应细胞（巨噬细胞、中性粒细胞和 NK 细胞）表面相应受体的结合，对靶细胞产生调理吞噬和 ADCC 作用（图 2-12-3），使之溶解破坏。抗细胞表面受体的自身抗体与相应受体结合，可导致细胞功能紊乱，表现为受体介导对靶细胞的刺激或抑制作用。（图 2-12-4）

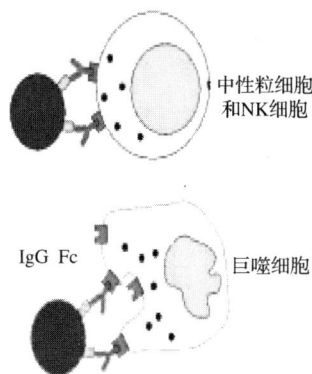

图 2-12-3 调理吞噬和 ADCC 作用

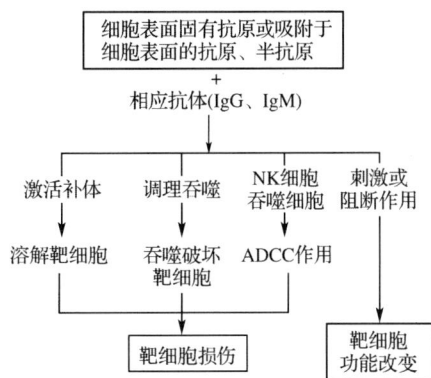

图 2-12-4 受体介导对靶细胞的刺激或抑制作用

二、临床常见疾病

(一)输血反应

多发生于 ABO 血型不符的输血。如将 A 型供血者的血误输给 B 型受血者,由于 A 型血红细胞表面有 A 抗原,受者血清中有天然抗 A 抗体,两者结合后激活补体可使红细胞溶解破坏引起溶血反应,出现溶血、血红蛋白尿等现象。

(二)新生儿溶血症

当母体血型为 Rh^-,胎儿血型为 Rh^+ 时,由于母亲流产或分娩等原因造成出血,胎儿 Rh^+ 红细胞进入母体内,刺激母体产生抗 Rh 抗体(IgG)。如果母亲再次妊娠,胎儿血型仍为 Rh^+,母体内的抗 Rh 抗体可通过胎盘进入胎儿体内,则与胎儿的 Rh^+ 红细胞结合,激活补体,导致胎儿红细胞溶解,引起新生儿溶血症,严重者可致流产或死胎。如给 Rh^- 初产妇在娩出 Rh^+ 胎儿后 72 h 内注射足量抗 Rh 免疫球蛋白,可有效地预防再次妊娠时新生儿溶血症的发生。其作用机制是 Rh 抗体与母体内少量的 Rh^+ 红细胞结合,并及时将其清除,阻止母体 Rh 抗体的形成。母子间 ABO 血型不符引起的新生儿溶血症在我国并不少见,多发生于母亲为 O 型,胎儿为 A 型、B 型或 AB 型。进入母体的少量胎儿红细胞能诱生 IgG 类抗体,虽能通过胎盘进入胎儿血流,但血清及其他组织中存在的 A、B 型抗原物质能吸附抗体,使抗体不致全部作用于胎儿红细胞,而母体天然血型抗体属 IgM 类,不能通过胎盘,故此型新生儿溶血症的发生率虽高,但症状较轻,至今尚无有效的预防措施。

(三)药物引起的血细胞减少症

某些药物(青霉素、磺胺、安替比林、奎尼丁和非那西叮等)进入机体后与血细胞膜蛋白结合或血浆蛋白结合,表现出免疫原性,刺激机体产生相应抗体,并与已附着于血细胞膜上的抗原结合,引起该血细胞破坏。临床上可表现为溶血性贫血、粒细胞减少症或血小板减少性紫癜。

(四)自身免疫性溶血性贫血

服用甲基多巴类药物或某些病毒如流感病毒、EB 病毒感染后,能使红细胞膜表面成分发生改变,从而刺激机体产生抗红细胞自身抗体。这种抗体与自身改变的红细胞特异性结合,可引起自身免疫性溶血性贫血。

（五）甲状腺功能亢进

又称 Graves 病，是一种特殊的Ⅱ型超敏反应。该病患者体内可产生一种能与甲状腺细胞表面甲状腺刺激素（tyroid stimulating hermone，TSH）受体的自身抗体。该种抗体与甲状腺细胞表面 TSH 受体结合，可刺激甲状腺细胞合成分泌甲状腺素，引起甲状腺功能亢进，而不是使甲状腺细胞破坏。因此此类超敏反应又称抗体刺激型超敏反应。

（六）链球菌感染后肾小球肾炎和风湿性心肌炎

某些乙型溶血性链球菌 M 蛋白与人肾小球基底膜有共同抗原成分，当链球菌感染机体后，刺激机体产生的抗链球菌抗体，能与肾小球基底膜结合发生交叉反应，导致肾小球基底膜损伤，引起肾小球肾炎。此类肾炎称为抗基底膜型肾小球肾炎或肾毒性肾炎，约占肾小球肾炎的 15% 左右。A 族链球菌蛋白质抗原与心肌细胞有共同抗原，链球菌感染后产生的抗体可与心肌细胞发生交叉反应，引起风湿性心肌炎。

（七）肺—肾综合征

肺—肾综合征又称 Goodpasture 综合征，此病可能的机制是病毒（如 A2 型流感病毒）感染或吸入某些有机溶剂造成肺组织损伤，诱导机体产生抗肺基底膜的自身抗体，由于肺泡基底膜和肾小球基底膜有共同抗原成分，因此该抗体也能和肾小球基底膜发生反应，造成肾小球的损伤。临床表现为咯血、贫血及进行性肾衰竭。

第三节 Ⅲ型超敏反应

Ⅲ型超敏反应是抗原与抗体在血液中结合形成中等大小可溶性复合物（Immune complex，IC），沉积于血管基底膜或组织间隙，通过激活补体后引起的免疫损伤，又被称为免疫复合物型或血管炎型超敏反应。此型特点是：①病变由中等大小可溶性免疫复合物在毛细血管基底膜沉积引起；②有补体、抗体、中性粒细胞参与反应；③表现为以局部充血、水肿、坏死和中性粒细胞浸润为主的血管炎性反应和组织损伤。

一、发病机制

中等大小的可溶性免疫复合物在局部沉积后，激活补体，产生过敏毒素和趋化因子，从而引起嗜中性粒细胞趋化浸润，吞入免疫复合物、释放溶酶体酶；血小板聚集，形成微血栓并释放血管活性胺。导致局部充血、渗出、水肿、缺血甚至出血及组织坏死等病理反应。

（一）影响免疫复合物沉积的因素

1. 循环免疫复合物的大小

因很小的免疫复合物容易从肾排出，或在血液中循环，不易发生沉积，大的免疫复合物易被单个核吞噬细胞吞噬和清除。一般而言分子量约 100 万左右的中等大小的可溶性免疫复合物易于沉积在组织中。

2.机体清除免疫复合物的能力

循环免疫复合物的清除由单核吞噬细胞系统以及结合补体蛋白质的功能的完整性所决定。

3.抗原和抗体的理化特性

复合物中的抗原如带正电荷,那么这种复合物就很容易与肾小球基底膜上带负电荷的成分相结合,沉积在基底膜上。

4.解剖和血流动力学因素

这些因素对于决定免疫复合物的沉积位置是很重要的。肾小球和滑膜中的毛细血管是在高流体静压下通过毛细血管壁而超过滤的,因此它们成为复合物最常沉积的部位之一。

5.炎症介质的作用

免疫复合物与炎症细胞结合并刺激它们在局部分泌细胞因子和血管活性胺等介质,使血管通透性增加。同时由于内皮细胞之间的间距增大而增加了免疫复合物在血管壁的沉积,结果放大了组织损伤,使病情加重。

(二)免疫复合物的致病机制

免疫复合物不直接造成组织损伤,而是通过以下方式引起免疫损伤:①激活补体产生趋化因子 C3a、C5a、C567,吸引中性粒细胞向免疫复合物沉积部位聚集,中性粒细胞在吞噬免疫复合物的同时,释放溶酶体酶造成沉积部位血管和周围组织的损伤;②激活补体产生的 C3a、C4a、C5a 使肥大细胞、嗜碱粒细胞脱颗粒,释放组胺等炎性介质,导致血管通透性增加,加重局部炎症反应,并促使免疫复合物进一步沉积;③免疫复合物、C3a、C5a、C3b 促使血小板在局部聚集、活化,激活凝血系统形成微血栓,导致局部组织缺血、出血和坏死。(图 2-12-5)

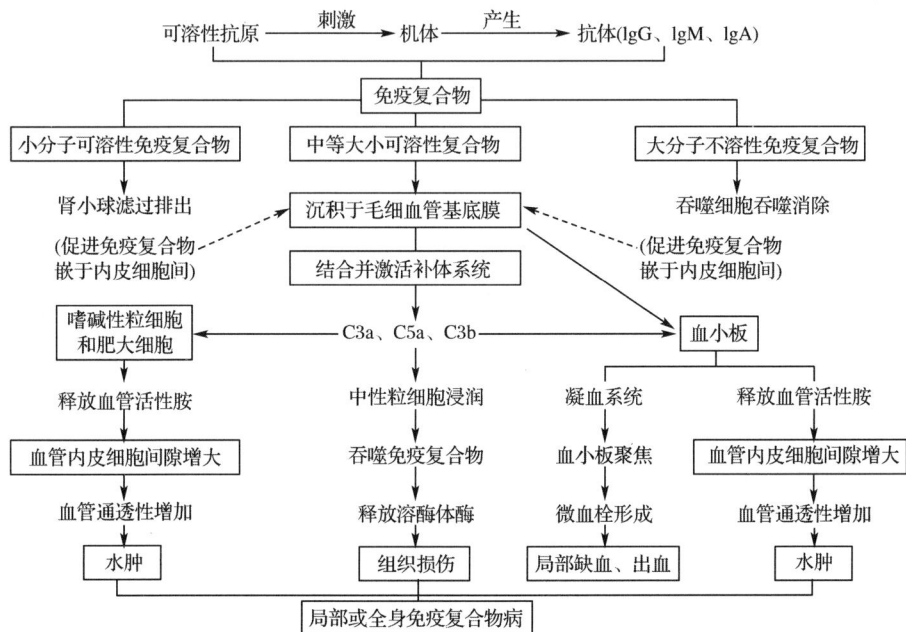

图 2-12-5 Ⅲ型超敏反应发生机制图

二、临床常见的疾病

（一）Arthus 反应

此病症在抗原注射时发生，机体多次注射相同抗原时，由于抗原不断向血管内渗透，血液中抗体由血管壁向外扩散，在血管的基底膜上便会出现抗原抗体复合物，激活补体，使血管基底膜细胞破裂，最终导致坏死性血管炎甚至溃疡。表现为注射部位红肿、出血和坏死等强烈的炎症反应，3～6小时的反应达高峰，红肿程度随注射次数增加而加重，注射5～6次后，局部出现缺血性坏死，反应可自行消退或痊愈，此即称为 Arthus 现象。临床上给患者反复在同一部位注射胰岛素、狂犬疫苗也可出现类似现象。

（二）血清病

通常发生于初次大剂量注射含抗毒素（马血清）7～14天后，患者出现发热、皮疹、淋巴结肿大、关节疼痛、蛋白尿等症状。发病原因是由于注入的异种蛋白剂量比较大，刺激机体产生相应抗体后，抗体与尚未完全排出的抗原结合，形成中等大小的免疫复合物所致。血清病为一过性反应，一旦停止使用抗毒素血清，症状就可自行消失。

（三）急性肾小球肾炎

以 A 族链球菌感染后引起的急性肾小球肾炎最多见，多发生于链球菌感染后2～3周，这是由于链球菌抗原与相应抗体形成免疫复合物，沉积于肾小球基底膜引起炎症损伤所致。此病在其他病原微生物如葡萄球菌、肺炎链球菌、某些病毒或疟原虫等感染后也可发生。

（四）系统性红斑狼疮（systemic lupus erythematosus，SLE）

本病病因复杂，据认为与多种因素有关，目前尚不清楚。病人体内常出现多种自身抗体，如抗核抗体（乃抗各种核酸和核蛋白抗体的总称）。自身抗体与自身成分结合成免疫复合物，反复沉积在全身多处血管基底膜，导致组织损伤，表现为全身多器官病变，如皮肤红斑、关节炎、肾小球肾炎和多部位的血管炎。

（五）类风湿性关节炎（rheumatoid arthritis，RA）

类风湿性关节炎发病的机制可能是在病毒或支原体持续感染的情况下，机体 IgG 类抗体发生变性，继而刺激机体产生抗变性 IgG 的 IgM 类自身抗体，即类风湿因子（rheumatoid factor，RF）。RF 与变性 IgG 结合成 IC，沉积在关节滑膜毛细血管壁上，引起炎症损伤，造成关节炎。

（六）过敏休克样反应

应用青霉素治疗梅毒或钩端螺旋体病时，偶可发生类似过敏休克的症状，称为赫氏（Hexheimer）反应。这可能是由于病原体在短时间内被大量破坏，释放出大量抗原物质，在血流中与已经产生的相应抗体形成免疫复合物，激活补体系统产生出较多的过敏毒素（C3a、C4a、C5a）作用于肥大细胞、嗜碱性粒细胞，释放生物活性介质组胺等所致。

第四节 Ⅳ型超敏反应

Ⅳ型超敏反应是由效应 T 细胞介导的以单核细胞浸润为主的炎症反应,通常在机体再次接触相同抗原后 24～72 小时发生,故又称为细胞介导型或迟发型超敏反应(delayed type hypersensitivity,DTH)。其主要特点:①发生较慢,常遗留组织损伤;②由 T 细胞介导,抗体和补体不参与反应;③引起以单核细胞浸润为主的炎症反应;④个体差异不明显。

一、发生机制

Ⅳ型超敏反应的发生机制与细胞免疫应答的机制相同,当反应对机体产生保护作用时称为细胞免疫;当对机体造成明显的组织损伤,产生不利影响时称为Ⅳ型超敏反应。(图 2-12-6)

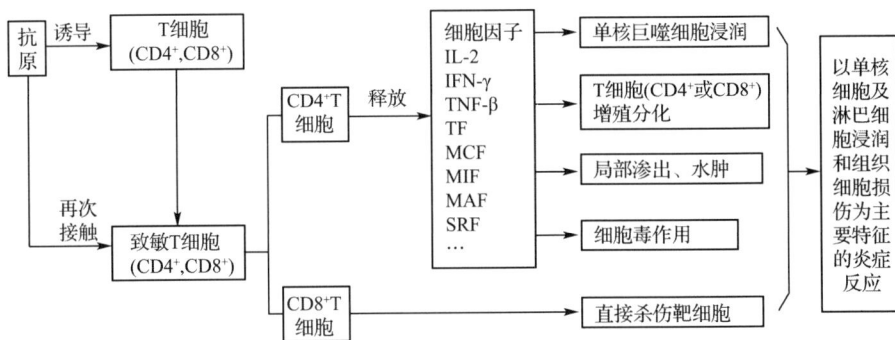

图 2-12-6　Ⅳ型超敏反应发生机制图

(一)T 细胞致敏阶段

抗原进入体内经 APC 加工处理后,以抗原肽-MHC-Ⅱ类或Ⅰ类分子复合物的形式提呈给具有相应抗原识别受体的 TH 细胞和 Tc 细胞,使之活化、增殖、分化、成熟为效应 T 细胞,即炎性 T 细胞(TH1 细胞)和致敏 Tc 细胞。此阶段需 1～2 周。引起Ⅳ型超敏反应的抗原主要包括胞内寄生菌、胞内病毒、寄生虫、真菌、细胞抗原(肿瘤细胞、移植细胞)等。参与本型超敏反应的 T 细胞包括 CD4$^+$ 和 CD8$^+$ 的两个亚群。

(二)致敏 T 细胞产生效应阶段

当致敏 T 细胞再次与抗原呈递细胞(APC)或靶细胞表面相应抗原接触时,Th1 细胞释放 TNF-β、IFN-γ、和 IL2 等细胞因子,激活巨噬细胞和 NK 细胞,引起单核细胞浸润为主的炎症反应。致敏 Tc 细胞则通过释放穿孔素和颗粒酶,直接破坏抗原特异性的靶细胞,引起组织坏死。(详见免疫应答)。

二、临床常见疾病

(一)传染性超敏反应

机体对细胞内感染的病原体(如胞内寄生菌、病毒、某些寄生虫和真菌等)感染机体后，可诱导巨噬细胞活化和 T 细胞产生免疫应答，释放细胞因子等作用于内皮细胞和白细胞，一方面促进白细胞集聚到感染部位发挥作用，另一方面也诱导内皮细胞分泌血小板源性的生长因子，刺激成纤维细胞增生和胶原合成，形成纤维化病变和肉芽肿，导致组织受损和疤痕形成，影响器官的功能。临床上由感染诱发的Ⅳ型超敏反应性组织损伤，可见于结核病形成的肺空洞、干酪样坏死和全身毒血症，麻风患者的皮肤肉芽肿等均与 T 细胞大量释放淋巴因子导致 MΦ 大量聚集而产生病理变化有关。麻疹的皮疹、单纯疱疹的皮肤损伤也是因广泛的病毒感染引起 T 细胞活化，介导Ⅳ型超敏反应有关。另外，念珠菌病、皮肤丝状菌病、球孢子病等真菌感染以及血吸虫病等，也已证明有Ⅳ型超敏反应存在引起的病理变化。

(二)接触性皮炎

某些个体在皮肤接触某些化学物质如药物、化妆品、染料、油漆、塑料、农药等时，这些小分子半抗原与皮肤角质细胞表面的蛋白结合形成新的完全抗原，刺激 T 细胞分泌细胞因子(如 IFNγ)，发生迟发型超敏反应。一般在再次接触相同抗原后数小时或数天内，局部皮肤出现红肿、硬结、水泡等病变，48～96 小时达到高峰，重者可出现剥脱性皮炎。

(三)移植排斥反应

引起移植排斥反应的主要是组织相容性抗原(HLA)。在人类进行同种异体(除同卵双生者)细胞、器官或组织移植时，如果供受者双方 HLA 不完全相同，会发生排斥反应，最终导致移植物坏死脱落，称为移植排斥反应。为减轻或延缓移植排斥反应，通常在移植术后需大剂量、长期使用免疫抑制剂。

超敏反应的发生非常复杂，理论而言，超敏反应可以分为Ⅰ、Ⅱ、Ⅲ、Ⅳ型，但在临床表现上并非如此界限分明，往往同一抗原在不同机体可引起不同的反应，而某些相似的临床表现也可由不同机制所引起，所以临床实践中，遇到的免疫性疾病往往不是单一型表现，而是以某一型损伤为主的混合型表现，故应结合临床病例的具体病情进行综合分析判断。

‖ 学习小结 ‖

超敏反应性疾病的发生机制十分复杂，具备以下特点：

(1)Ⅰ、Ⅱ、Ⅲ型超敏反应发生比较快，可由抗体介导，并通过血清中的抗体被动转移给正常人。

①Ⅰ型必须有结合肥大细胞及嗜碱细胞的 IgE 参与。

②Ⅱ型必须有靶细胞表面抗原结合的 IgG、IgM 参与。

③Ⅲ型必须有 IgG 或 IgM 与抗原形成一定大小的免疫复合物，且沉积之后致病；

④Ⅳ型超敏反应是由 T 细胞介导。

(2)补体参与Ⅱ、Ⅲ型超敏反应，但必须依赖补体才能致病的只有Ⅲ型超敏反应。

(3)同一变应原在不同的个体或同一个体可引起不同型的超敏反应，在同一个体，可能同时存在两种或两种以上的超敏反应，同一疾病也可由不同型超敏反应参与。

第十三章 临床免疫

[知识目标]

1. 掌握自身免疫和自身免疫病的概念、诱因和发生机理。
2. 掌握免疫缺陷病、肿瘤免疫、移植免疫的概念及发生机理。
3. 熟悉常见的自身免疫病、免疫缺陷病。
4. 自身免疫病的免疫学诊断、治疗原则。

[能力目标]

从生理性自身免疫现象过渡到病理性，了解常见自身免疫病及发生机理。

[素质目标]

关注临床免疫所面临的问题，探讨科学、技术与社会的关系。

1954年，美国外科医生约瑟夫·默里（Joseph Murray）和他的团队在同卵孪生兄弟间成功进行了世界首例同种异体肾脏移植，经多年的努力，他使用免疫抑制剂硫唑嘌呤进行的免疫排斥机制的研究处于国际领先水平。1990年，他由于在"人体器官和细胞移植的研究"的贡献而获得诺贝尔生理学或医学奖。我国著名医学专家吴阶平教授于1960年进行了首例器官移植——肾移植。此后几十年，中国器官移植在肾、肝、心、肺、脾、胰岛、睾丸、骨髓、干细胞等临床器官、组织移植的种类、数量及移植成功率上，都已接近国际先进水平。当今，随着对人类免疫机能研究的不断深入及医疗技术的不断提高，临床免疫的研究已经成为维护人类健康的一个新的领域。

第一节 自身免疫病

自身免疫性疾病（autoimmune disease，AID）是指机体对自身抗原发生免疫反应而导致自身组织损害所引起的疾病，存在于所有的个体。健康个体的正常免疫调节功能会将自身耐受和自身免疫协调在一个合理水平上。当某种原因使自身免疫应答过分强烈时，也会导致相应的自身组织器官损伤或功能障碍，这种病理状态就称为自身免疫病。自身免疫病具有以下特点：

（1）患者血液中可以检出高滴度的自身抗体和（或）与自身免疫组织成分起反应的致敏淋巴细胞。

（2）患者组织器官的病理特征为免疫炎症，并且损伤的范围与自身抗体或致敏淋巴细胞所针对的抗原分布相对应。

（3）用相同抗原在某些实验动物中可复制出相似的疾病模型，并能通过自身抗体或相应致敏淋巴细胞使疾病在同系动物间转移。

（4）多数病因不明，常呈自发性或特发性，有些与病毒感染或服用某类药物有关。发病的性别和年龄倾向为女性多于男性，老年多于青少年。

（5）病程一般较长，多呈反复发作和慢性迁延的过程，病情的严重程度与自身免疫应答呈平行关系。

（6）有遗传倾向，但多非单一基因作用的结果；HLA 基因在某些自身免疫病中有肯定的作用。

（7）多数患者血清中可查到抗核抗体，易伴发于免疫缺陷病或恶性肿瘤。

一、自身免疫病的分类

目前自身免疫病尚无统一的分类标准，可以按照不同方法来进行分类。常用的方法有两种：①按发病原因可分原发性和继发性自身免疫病；②按自身抗原分布范围可分器官特异性和非器官特异性两大类（表 2-13-1）。

表 2-13-1　　　　　常见自身免疫病的自身抗原

类别	病名	自身抗原
非器官特异性	系统性红斑狼疮	胞核成分（DNA,DNP,RNP,Sm）
	类风湿性关节炎	变性 IgG，类风湿相关的核抗原
	混合性结缔组织病	细胞核（RNP）
	干燥综合征	红细胞，血小板，细胞核（SS-A,SS-B）
器官特异性	桥本甲状腺炎	甲状腺球蛋白、微粒体
	甲状腺机能亢进症	甲状腺细胞表面 TSH 受体
	Addison 病	肾上腺皮质细胞
	萎缩性胃炎	胃壁细胞
	溃疡性结肠炎	结肠上皮细胞
	原发性胆汁性肝硬化	胆小管细胞、线粒体
	自身免疫性溶血性贫血	红细胞
	特发性血小板减少性紫癜	血小板
	Ⅰ型糖尿病	胰岛细胞
	重症肌无力	乙酰胆碱受体

二、自身免疫病的致病机制及典型疾病

（一）自身免疫病的致病机制

许多自身免疫病的起始原因和发病机制尚不清楚。但不论何种原因使机体产生了针对自身的抗原和抗体或致敏淋巴细胞时，都可以通过各种途径导致免疫炎症，使机体发生组织损伤或功能异常，表现出相应的临床症状。

1.隐蔽抗原释放

机体有些组织成分由于解剖位置的特殊性，正常情况下终生不与免疫系统接触，称为隐蔽抗原。例如眼晶状体、葡萄膜和精子等都是隐蔽抗原。机体不能建立对这些组织的免疫耐受性。出生后由于感染或外伤等原因，隐蔽抗原释放出来，与免疫系统接触便能诱导相应的自身免疫应答，导致自身免疫病发生。例如交感性眼炎等。

2.自身组织改变

一些理化因素(例如 X 线照射或服用某些药物)或生物学因素(例如受病毒感染)可直接引起组织抗原变性或改变细胞代谢过程的基因表达,从而改变自身抗原的性质,诱导自身应答,导致自身免疫病。例如自身免疫性溶血性贫血和特发性血小板减少性过敏性紫癜等。

3.共同抗原诱导

某些外源性抗原(例如微生物)与人体某些组织有类似的抗原结构,这些抗原进入人体后诱发的免疫应答可以针对相应的组织发生反应。例如 A 群 β 溶血性链球菌与人的心肌间质或肾小球基底膜有共同抗原,所以在链球菌感染后容易发生风湿性心脏病或肾小球肾炎。

4.先天易感性遗传因素

对自身免疫病的发生也起一定的作用。例如某些带有特殊 HLA 抗原的人群容易发生自身免疫病。

5.多克隆 B 细胞活化

有许多外源性或内源性的 B 细胞活化剂(例如细菌脂多糖、淋巴因子、抗 Ig 抗体等)可以直接作用于 B 细胞,使多克隆 B 细胞活化,包括针对自身抗原的 B 细胞也活化,绕过了 T 细胞的控制而产生自身免疫应答。

6.免疫调节失常

正常情况下,免疫功能处在一个调节网络的控制之下,当调节作用失控或抑制细胞缺陷时,可以使禁忌克隆的细胞复活,重新获得了对自身抗原的应答能力,就有可能发生自身免疫性疾病。所以在免疫缺陷病或恶性肿瘤时易伴发自身免疫病。

(二)临床常见疾病

1.系统性红斑狼疮(systemiclupserythematosus,SLE)

系统性红斑狼疮是最常见的自身免疫病之一,是病变累及多器官、多系统的炎症性结缔组织病,多发于青年女性。其临床症状比较复杂,可出现发热、皮疹、关节痛、肾损害、心血管病变(包括心包炎、心肌炎和脉管炎)、胸膜炎、精神症状、胃肠症状、贫血等;疾病常呈渐进性。免疫学检查可见 IgG、IgA 和 IgM 增高,尤以 IgG 显著;血清中出现多种自身抗体(主要是抗核抗体系列)和免疫复合物,活动期补体水平下降。常见的免疫学异常为病人血清中出现抗核抗体(antinuclear antibody,ANA),亦称抗核因子(antinuclear foctor,ANF),是抗各种核酸和核蛋白抗体的总称。ANA 作用于各种正常细胞核的成分,故一般无组织特异性,亦无种属特异性,也可出现于胸水、腹水和尿中。

2.类风湿性关节炎(rhumatoidarthritis,RA)

类风湿性关节炎是一种以关节病变为主的全身性结缔组织炎症,多发于青壮年,女性多于男性。本病的特征是关节及周围组织呈对称性、多发性损害,部分病例可有心、肺及血管受累。免疫学检查可见血清及滑膜液中出现类风湿因子(rhiumatoidfactor,RF),血清 IgG、IgA 和 IgM 水平升高。RF 主要属 IgM,是诊断类风湿性关节炎的重要参考指标,但特异性不高,其他结缔组织病中亦常出现此种自身抗体。RA 最常见的病变在关节。

3. 重症肌无力(myasthenia gravis,MA)

重症肌无力是神经肌肉系疾病,由于自身抗体与神经肌肉接头处的乙酰胆碱受体(AchR)结合,对此受体起封闭和破坏作用。由于此种受体的大量破坏,而使神经的冲动不传至肌肉,主要临床表现为肢体肌软弱无力,故属抗受体病。

4. 甲状腺机能亢进症(thyrotoxicosis)

甲状腺机能亢进症又称 Grave 氏病。本病亦属抗受体病,自身抗体吸附于甲状腺上皮细胞表面,对甲状腺分泌功能起促进作用,故这种抗体称为长效甲状腺刺激因子(long acting thyroid stimulator,LATS),其特点如下:①针对甲状腺上皮细胞表面 TSH 受体;②属 IgG,存在于病人血清中,亦存在于甲状腺组织中;③能通过胎盘,病妇的新生婴儿有轻度甲状腺机能亢进症状,持续数周方逐渐消退。

三、自身免疫病的治疗原则

自身免疫病的治疗尚缺乏理想的方法。通常进行对症治疗,也可通过调节免疫应答的各个环节,阻断疾病进程。抗炎药物、免疫抑制剂、皮质激素等联合使用,是目前常用的方案。血浆置换法对缓解因免疫复合物沉积引起的重症 AID(如 SLE、严重血管炎)有一定疗效。T 细胞疫苗近来受到重视,目前尚处于试验阶段。此外,尚有特异性抗体治疗,细胞因子治疗,口服抗原激发耐受疗法等。一般器官特异性自身免疫病预后较好,而非器官特异性自身免疫病病变广泛,预后不良。

第二节 免疫缺陷病

一、免疫缺陷病的分类与特征

免疫缺陷病(immunodeficiency diseases,IDD)是一组由于免疫系统发育不全或遭受损害所致的免疫功能缺陷引起的疾病。根据发病原因分两种类型:①原发性免疫缺陷病(primary immunodeficiency disease,PIDD),又称先天性免疫缺陷病,与遗传有关,多发生在婴幼儿。②继发性免疫缺陷病(secondary immunodeficiency disease,SIDD),又称获得性免疫缺陷病,发生在任何年龄,多因感染,尤其是由直接侵犯免疫系统的感染、恶性肿瘤、应用免疫抑制剂、放疗和化疗等原因引起。根据主要累及的免疫成分不同,可分体液免疫缺陷、细胞免疫缺陷、联合免疫缺陷、吞噬细胞缺陷和补体缺陷等。IDD 具有以下基本特征:

(一)对病原体易感性增高

对各种感染的易感性增加是免疫缺陷最主要、最常见和最严重的表现和后果。感染常反复发作,难以治愈,也是患者致死的主要原因。患者年龄越小,感染频率越高,病情也越重。感染部位以呼吸道最常见。感染性质主要取决于免疫缺陷的类型,如体液免疫、吞噬细胞和补体缺陷时的感染主要由化脓性细菌如葡萄球菌、链球菌和肺炎双球菌等引起。临床表现为气管炎、肺炎、中耳炎、化脓性脑膜炎等。而细胞免疫缺陷时的感染主要由病毒、真菌、胞内菌和原虫等引起。

（二）易患恶性肿瘤

原发性免疫缺陷尤以 T 细胞免疫缺陷者恶性肿瘤的发病率比同龄正常人群高 100～300 倍，以白血病和淋巴系统肿瘤等居多。

（三）易伴发自身免疫病

原发性免疫缺陷者有高度伴发自身免疫病的倾向，正常人群自身免疫病的发病率约 0.001%～0.01%，而免疫缺陷者可高达 14%，以 SLE、类风湿性关节炎和恶性贫血等较多见。

（四）累及多个系统及症状的多变性

在临床和病理表现上，免疫缺陷是高度异质性的，不同免疫缺陷由免疫系统不同组分缺陷引起，因此症状各异，而且同样疾病不同患者表现也可不同。免疫缺陷时可累及呼吸系统、消化系统、造血系统、内分泌系统、骨关节系统、神经系统和皮肤黏膜等，并出现相应功能障碍的症状。

（五）遗传倾向

多数原发性免疫缺陷病有遗传倾向性，约 1/3 为常染色体遗传，1/5 为性染色体隐性遗传，15 岁以下原发性免疫缺陷病患者 80% 以上为男性。

（六）发病年龄

约 50% 以上原发性免疫缺陷从婴幼儿开始发现，如 DiGeorge 综合征出生后 24～48 小时发病，严重联合免疫缺陷病出生 6 个月内发病，性联低丙球蛋白血症始于生后 6～8 个月。年龄越小病情越重，治疗难度也较大。

二、原发性免疫缺陷病

该类免疫缺陷病是免疫系统先天性发育不全所致，根据所累及的免疫细胞或组分可以分为特异性免疫缺陷（如 B 细胞或 T 细胞缺陷、两者联合缺陷等）和非特异性免疫缺陷（补体系统或中性粒细胞缺陷）。临床常见原发性免疫缺陷病见表 2-13-2。

表 2-13-2　　　　　　　　　　　原发性免疫缺陷病

分类	代表性疾病	占原发性免疫缺陷病百分比（%）
特异性免疫缺陷		
B 细胞缺陷	性联低丙球蛋白血症、选择性免疫球蛋白亚类缺陷病、性联高 IgM 血症、免疫球蛋白重链缺失等	50～75
T 细胞缺陷	先天性胸腺发育不全、T 细胞膜分子表达缺陷等	5～10
B 和 T 细胞缺陷	严重联合免疫缺陷、共济失调毛细胞血管扩张症、Wiskott-Aldrich 综合征等	10～25
非特异性免疫缺陷		
吞噬细胞缺陷	慢性肉芽肿病、白细胞黏附缺陷、6-磷酸葡萄糖脱氢酶缺陷、髓过氧化物酶缺陷	1～2
补体系统缺陷	补体 1～9 任一组分的缺陷、C1 抑制物缺乏、D 或 H 或 1 因子缺乏、补体受体缺陷	<1

（一）抗体缺陷病

抗体缺陷病是 B 细胞发育和（或）功能异常所致，约占原发性免疫缺陷病的 50％～75％，其中以各类免疫球蛋白均缺少的性联低丙球蛋白血症和某一类 Ig 选择性缺陷最为常见。

（二）T 细胞缺陷病

因胚胎期胸腺发育不全致使 T 细胞数目减少或功能障碍所致，占原发性免疫缺陷病的 5％～10％。如 DiGeorge 综合征。

（三）T 和 B 细胞联合免疫缺陷病

因 T 和 B 细胞发育异常引起体液和细胞免疫均缺陷，占原发性免疫缺陷病的 10％～25％。其中因骨髓造血干细胞缺损所致的严重联合免疫缺陷病最为典型。

（四）吞噬细胞缺陷病

因中性粒细胞、单核细胞或巨噬细胞吞噬功能障碍引起，相对发病率约 1％～2％。吞噬功能至少包括吞噬细胞黏附于血管内皮、通过组织移行至炎症部位、吞噬已调理的颗粒和在胞内杀死摄入的微生物四个步骤。慢性肉芽肿病是由于吞噬细胞缺乏能杀灭所吞微生物的酶所致。

（五）补体系统缺陷病

补体是人血清中一组具有重要非特异性免疫功能的蛋白质，由 9 个成分组成。临床上可见与各种单一补体组分缺陷、补体抑制物缺陷、补体活化中某些因子缺陷及补体受体缺陷有关的病症。

三、继发性免疫缺陷病

继发性免疫缺陷病是后天因素造成，在发生其他疾病（如慢性感染）基础上、放射线照射、免疫抑制剂长期使用及营养障碍所引起的免疫系统暂时或持久的损害，所导致的免疫功能低下。继发性免疫缺陷病可以是细胞免疫缺陷，也可以是体液免疫缺陷，或两者同时发生。发病原因很多很复杂，除人类免疫缺陷病毒（human immunodeficiency virus，HIV）所致的 AIDS 外，营养不良、肿瘤和感染是引起继发性免疫缺陷的三大因素。

（一）感染

许多病毒、细菌、真菌及原虫感染常可引起机体免疫功能低下。如麻疹病毒、风疹病毒、巨细胞病毒、严重的结核杆菌或麻风杆菌感染均可引起患者 T 细胞功能下降。尤以 HIV 引发的 AIDS 最为严重。

（二）蛋白质丧失、消耗过量或合成不足

患慢性肾小球炎、肾病综合征、急性及慢性消化道疾病及大面积烧伤或烫伤时，蛋白质包括免疫球蛋白大量丧失；患慢性消耗性疾病时蛋白质消耗增加；消化道吸收不良和营养不足时，蛋白质合成不足，上述各种原因均可使免疫球蛋白减少，体液免疫功能减弱。

（三）恶性肿瘤

患恶性肿瘤特别是淋巴组织的恶性肿瘤常可进行性地抑制患者的免疫功能。在广泛转移的癌症患者中常出现明显的细胞免疫与体液免疫功能低下。

（四）长期使用免疫抑制剂、细胞毒药物和某些抗生素

大剂量肾上腺皮质激素可导致免疫功能全面抑制。抗肿瘤药物（叶酸拮抗剂和烷化剂）可同时抑制 T 细胞和 B 细胞的分化成熟，从而抑制免疫功能。某些抗生素如氯霉素能抑制抗体生成和 T 细胞、B 细胞对有丝分裂原的增殖反应。

（五）放射线损伤

放射线治疗是恶性肿瘤及抑制同种组织器官移植排斥的有效手段。而大多数淋巴细胞对 γ 射线十分敏感。大剂量的放射性损伤可造成永久性的免疫缺陷。

四、免疫缺陷病的治疗原则

治疗的关键在于早期确认和识别免疫缺陷及其类型。治疗的原则是控制感染和纠正缺陷。如骨髓移植、输入 Ig 或免疫细胞，以及纠正缺陷的病因疗法。

第三节 | 肿瘤免疫

肿瘤免疫（tumor immunology）是研究肿瘤抗原、机体免疫功能与肿瘤发生发展和转归的相互关系，机体对肿瘤免疫应答和肿瘤细胞逃逸免疫效应的机制及肿瘤的免疫诊断和免疫防治的科学。

一、肿瘤的免疫应答

在实验动物中，肿瘤抗原能引起多种免疫应答抵抗肿瘤的生长，循环抗体能对游离状态的肿瘤细胞发生作用，细胞免疫则对实体肿瘤细胞发生作用。免疫缺陷（尤其是细胞免疫缺陷）患者的肿瘤发病率远远高于正常人，接受器官移植的病人，因使用免疫抑制剂，降低了机体的免疫功能，发生恶性肿瘤的机会也会增多，其中以上皮癌、淋巴瘤和白血病多见。机体产生对肿瘤细胞的免疫应答可通过细胞免疫、体液免疫及细胞因子等抑制肿瘤细胞的生长。

二、肿瘤的免疫逃逸

尽管机体内具有一系列的免疫监视机制，但仍难以阻止肿瘤的发生和发展，因为肿瘤细胞也可通过多种机制逃避机体的免疫攻击。主要涉及肿瘤和机体两方面因素。

（一）与肿瘤细胞有关的因素

①肿瘤抗原减少或丢失，因此无法诱导机体产生肿瘤免疫应答；②肿瘤细胞表面的 MHC-Ⅰ类分子表达减少或缺如，使 CTL 不能识别肿瘤细胞表面的抗原，难以发挥抗肿瘤效应；③肿瘤细胞导致的免疫抑制，肿瘤细胞可分泌 TGF-β、IL-10 等细胞因子，抑

制机体的抗肿瘤免疫应答。

（二）与机体有关的因素

宿主免疫功能低下或处于免疫耐受状态或者宿主的抗原提呈细胞的功能低下或缺陷等，均可导致肿瘤细胞逃避宿主免疫系统的攻击。

三、肿瘤的免疫诊断和免疫治疗

（一）肿瘤的免疫诊断

通过生化和免疫学技术检测肿瘤标志，以辅助肿瘤的诊断。常见的肿瘤标志包括肿瘤抗原、激素、癌基因及其表达蛋白等。

（二）肿瘤的免疫治疗

应用免疫学原理和技术治疗肿瘤的方法称为免疫疗法。①主动免疫疗法。激发和增强宿主抗肿瘤免疫应答的治疗方法。主动免疫疗法分为特异性和非特异性两类，前者利用肿瘤特异性抗原（例如瘤苗），后者利用能非特异性刺激免疫系统的物质（例如卡介苗）。主动免疫疗法适用于具有免疫应答能力的宿主和/或具有免疫原性的肿瘤。②被动免疫疗法。通过给宿主输注能直接杀伤肿瘤的效应细胞和/或抗体的偶联物以治疗肿瘤的疗法。当治疗因子为细胞时，称为过继性免疫疗法。被动免疫疗法不依赖宿主的免疫功能状态。

（三）肿瘤的预防

对已知多种高发的肿瘤与病原体（HPV，HBV，EBV 等），制备其相关的疫苗或用免疫干预方式降低肿瘤的发生和发展。

第四节 | 移植免疫

用正常的细胞、组织或器官替换受损伤或失去功能的组织或器官的方法称为移植。移植的组织或器官称移植物（graft），提供移植物的个体，称供者（donor），接受移植物的个体，称受者（recipient）。移植免疫（transplant antion immunity）就是研究受者接受异种或同种异体移植物后产生的免疫应答和由此引起的移植排斥反应（transplant antion rejection），以及延长移植物存活的措施和原理等问题。

研究移植免疫的主要目的是了解移植排斥反应发生的机制，以预防和控制排斥反应的发生，使移植物能在受体内长期存活。

一、移植的类型

根据移植物的来源和供、受者遗传背景不同，可将移植分为四种类型。

（一）自体移植（autograft）

自体移植是将自体的组织移植到自体的另一部位，此种移植若无感染都能成功。

（二）同基因移植(syngenic graft)

同基因移植是遗传基因型完全相同或基本相同的个体间的移植。例如同卵双生之间的移植,或纯系动物间的移植。此种移植一般也都可成功。

（三）同种异体移植(allograft)

同种异体移植是同种中具有不同遗传基因型的不同个体间的移植。临床移植大多属此类型,常出现排斥反应。

（四）异种移植(xenograft)

异种移植是不同种属间的移植,其基因型完全不同,例如把动物的脏器移植给人。此类移植目前多数不能成功。

二、移植排斥反应的类型

移植排斥反应包括宿主抗移植物反应(host versus graft reaction,HVGR)和移植物抗宿主反应(graft versus host reaction,GVHR)两大类。前者见于一般实质器官移植,后者主要发生于骨髓移植或其他免疫细胞移植。

（一）宿主抗移植物反应

受者对供者组织器官产生的排斥反应称为宿主抗移植物反应。根据移植物与宿主的组织相容程度,以及受者的免疫状态,移植排斥反应主要表现为几种不同的类型。

1. 超急排斥反应(hyper acute rejection)

此反应在移植物与受体的血管接通后的数分钟至 24 小时内即可发生。目前认为,此种排斥主要由于 ABO 血型抗体或抗Ⅰ类主要组织相容性抗原的抗体引起。其发生机制是受者体内预存的抗供者组织的抗体与供者移植物的血管内皮细胞抗原和血细胞抗原形成的抗原抗体复合物沉积在血管壁,引起局部的Ⅲ型超敏反应。受者反复多次接受输血,妊娠或既往曾做过某种同种移植,其体内就有可能存在这类抗体。在肾移植中,这种抗体可结合到移植肾的血管内皮细胞上,通过激活补体直接破坏靶细胞,或通过补体活化过程中产生的多种补体裂解片段,导致血小板聚集,中性粒细胞浸润并使凝血系统激活,最终导致严重的局部缺血及移植物坏死。此外,在受者血液中还可含有抗供者白细胞、血小板的抗体,这种抗体常由于受者曾接受过输血、器官移植或多次妊娠而产生。超急排斥一旦发生,无有效治疗方法,终将导致移植失败。因此可通过供者与受者的 ABO 血型配合试验和交叉细胞毒试验确定是否适合移植来避免超急排斥反应的发生。

2. 急性排斥反应(acute rejection)

这是同种移植中最常见的排斥反应类型。发生原因是由于术后数日,移植物抗原从血管内皮释出,刺激受者的淋巴组织,引起免疫应答,从而发生对移植物的排斥。细胞免疫应答是急性移植排斥的主要原因,CD4$^+$ TH1 细胞和 CTL 细胞是主要的效应细胞。即使进行移植前 HLA 配型及免疫抑制药物的应用,仍有 $30\% \sim 50\%$ 的移植受者会发生急性排斥。此反应在移植后最初几周较多见,一旦发生,进展很快,病情也较严重。若经及时适当的免疫抑制剂治疗,大多可缓解。

3. 慢性排斥反应(chronic rejection)

一般在器官移植数周、数月甚至数年后发生,呈缓慢进行性。其发生原因有人认为是次要组织相容性抗原不一致引起的,主要病理特征是移植器官的毛细血管床内皮细胞增生,使动脉腔狭窄,并逐渐纤维化。慢性免疫性炎症是导致上述组织病理变化的主要原因。目前对慢性排斥尚无理想的治疗措施。

4. 加速排斥反应

由于再次免疫应答引起的排斥反应,即在第二次移植同一供者的组织后1~2天发生的加速排斥现象。这是因为受者针对初次接受的组织已经形成免疫应答,当再次移植同一供者的组织时,迅速发生免疫排斥反应,以致使移植物加速坏死。

(二)移植物抗宿主反应

移植物中的免疫活性细胞针对宿主体内组织相容性抗原发生免疫应答,其结果使宿主受损,称为移植物抗宿主反应。GVHR的发生需要特定条件:①宿主免疫系统缺乏或丧失排斥移植物的功能;②移植物中含有足量的能识别宿主组织相容性抗原的免疫活性细胞;③宿主具有移植物所缺少的组织相容性抗原。GVHR主要见于对原发性或继发性免疫缺陷病人采用骨髓移植或反复大量输血治疗时。GVHR主要见于骨髓移植后,是影响骨髓移植成功的首要因素,也可见于胸腺、小肠和肝移植以及免疫缺陷个体接受大量输血时。主要引起皮肤、肝脏和肠道等多器官上皮细胞坏死,临床表现为皮疹、黄疸、腹泻等,严重者皮肤和肠黏膜剥落,导致死亡;慢性GVHR引起一个或多个器官纤维化和萎缩,导致器官功能进行性丧失。为确保骨髓移植术成功,术前须进行严格的HLA配型,或预先清除供者骨髓中成熟的T细胞。

三、移植免疫的防治

器官移植术成功在很大程度上取决于移植排斥反应的防治,其主要原理是合理的组织配型、抑制受者免疫应答、诱导移植耐受以及加强移植后的免疫监测等。

(一)组织配型及交叉配合试验(cross matching)

组织配型是指器官移植中检验供受者之间移植抗原是否相配的一系列措施,主要包括ABO血型配合和HLA配型。ABO血型配合可防止超急性排斥反应。在HLA配型,Ⅰ、Ⅱ类抗原匹配数越多移植后存活时间越长。HLA Ⅱ类抗原的检测,近年来采用PCR的方法直接检测HLA-DR、DQ、DP等位抗原可以更仔细的提供分子组织分型。同时还要检测受者血清中有无抗供者MHC抗原或E-M抗原的抗体,结果阴性才能移植,否则有发生超急性排斥反应的危险。

(二)免疫抑制疗法

由于HLA具有高度多态性,同种移植后的排斥反应一般难以避免。因此移植的成功还有赖于合理的免疫抑制治疗,其已成为防治排斥反应的常规方法。

1. 免疫抑制剂

(1)抗体

抗CD3单抗或抗T细胞表面抗原或胸腺细胞多克隆抗体,在补体和吞噬细胞的参与下,溶解和清除 T 细胞。在同种异体骨髓移植前,处理供者骨髓细胞,清除成熟的 T 细胞,对防止 GVHR 非常必要。近来也用于防止肾移植急性排斥反应和逆转急性排斥反应。另外用抗 IL-2R P55 亚单位的抗体,阻止 IL-2 与 IL-2R 结合,从而抑制了 T 细胞的活化,但并不溶解和消除 T 细胞。由于所用抗体均系动物来源,可使受者致敏。同时初次使用抗 CD3,开始也可引起 T 细胞活化释放 IL-2、TNF 和 IFN 等细胞因子,引起寒战,发热、重者可出现支气管痉挛,甚至肺水肿。

(2)免疫抑制药物

①化学类免疫抑制药:糖皮质激素、环孢素 A(cyclosporinA,CsA)、FK506、环磷酰胺、硫唑嘌呤、FTY-720 等,是目前临床上得到最广泛应用的一大类免疫抑制药。糖皮质激素具有抗炎作用,可抑制活化巨噬细胞、降低 MHC 分子表达、逆转 IFNγ 对巨噬细胞和移植组织的作用。CsA 是土壤微生物产生的真菌性大环内酯,具有强免疫抑制效应。CsA 的作用机制主要是:直接或间接抑制 Th 细胞产生淋巴因子(尤其是 IL-2),并抑制活化的 T 细胞表达 IL-2 受体。FK506 和雷帕霉素也属大环内酯类免疫抑制药;FK506 以类似 CsA 的机制抑制 Th 细胞产生淋巴因子;雷帕霉素可干扰 IL-2 的胞内信号转导,从而抑制 IL-2 依赖的淋巴细胞活化。硫唑嘌呤是抗增殖药物,可插入分化细胞的 DNA,阻止淋巴细胞增殖。新一代免疫抑制剂 FTY-720 可减少外周血淋巴细胞,抑制 T 细胞早期活化反应。

上述药物可单独使用,通常需高剂量,可对机体产生毒副作用。由于不同药物可分别干扰排斥反应的不同环节,故联合应用可能彼此协同,且可降低每种药物剂量。

②生物制剂:目前已用于临床的主要是某些抗免疫细胞膜抗原的抗体,如抗淋巴细胞球蛋白(ALG);抗胸腺细胞球蛋白(ATG);抗 CD3、CD4、CD8 单抗;抗高亲和力 ID-2R 单抗;抗 TCR 单抗;抗黏附分子(1CAM-1、LAF-1)抗体等。这些抗体通过与相应膜抗原结合,借助补体依赖的细胞毒作用,分别清除体内 T 细胞或胸腺细胞。某些细胞因子与毒素组成的融合蛋白、抗细胞因子抗体、某些黏附分子与免疫球蛋白组成的融合蛋白(如 CFLA-4-Ig)等也具有抗排斥作用。

③中草药类免疫抑制剂:某些中草药具有明显免疫调节或免疫抑制作用。国内文献已报道,雷公藤、冬虫夏草等可用于器官移植后排斥反应的治疗。最近发现,中药落新妇苷可有效抑制活化 T 细胞,具有抗移植排斥反应的应用前景。

2.清除预存抗体

移植前进行血浆置换,可除去受者血液内预存的特异性抗体,以防止超急性排斥反应。

3.其他免疫抑制方法

临床应用脾切除、放射照射移植物或受者淋巴结、血浆置换、血浆淋巴细胞置换等技术防治排斥反应,均取得一定疗效。在骨髓移植中,为使受者完全丧失对骨髓移植物的免疫应答能力,术前常使用大剂量放射线照射或化学药物,以摧毁患者自身的造血组织。

(三)移植后的免疫监视

临床上移植后的免疫监测极为重要。对排斥反应进行早期和鉴别诊断,对于及时采取防治措施(选择免疫抑制剂的种类、剂量和疗程等)具有重要指导意义。

目前已建立多种免疫监测实验方法,但须结合多项指标及临床表现进行综合分析。临床上常用的免疫学检测指标包括:①淋巴细胞亚群百分比和功能测定;②免疫分子水平测定(如血清中细胞因子、抗体、补体、可溶性 HLA 分子水平,细胞表面黏附分子、细胞因子受体表达水平等)。

必须指出,上述指标均有一定参考价值,但都存在特异性不强、灵敏度不高等问题。如何建立一套能指导临床器官移植的免疫学监测方法,是有待深入研究的重要课题。

▌ 学 习 小 结 ▐

当某种原因使自身免疫应答过分强烈时,也会导致相应的自身组织器官损伤或功能障碍,这种病理状态就称为自身免疫病。自身免疫应具备以下三个特点:①患者血液中可以检出高滴度的自身抗体和(或)与自身免疫组织成分起反应的致敏淋巴细胞。②患者组织器官的病理特征为免疫炎症,并且损伤的范围与自身抗体或致敏淋巴细胞所针对的抗原分布相对应。③用相同抗原在某些实验动物中可复制出相似的疾病模型,并能通过自身抗体或相应致敏淋巴细胞使疾病在同系动物间转移。

机体的抗肿瘤免疫机制十分复杂,包括体液免疫和细胞免疫,其中以细胞免疫发挥主要作用。

移植免疫是指接受来自另一个体的器官或组织的动物体对移植物引起的免疫反应。这种反应具有特异记忆,此记忆可通过将淋巴细胞输到另一个体而传递,在各个体,其细胞膜表面都存在着个体特异的组织相合性抗原,自身的淋巴细胞(T 细胞)只对自身抗原不发生免疫反应(免疫耐受性),淋巴细胞对非自身抗原则行免疫性进攻,因此来自其他个体的移植物就发生脱落。根据移植排斥反应的时间、强度、病理学特点及机制,可分为超急性、急性及慢性排斥反应。

第十四章

免疫学应用

[知识目标]

1.掌握抗原或抗体反应的原理和应用;免疫标记技术的原理及应用;免疫预防的概念,免疫预防的常用制剂。

2.熟悉免疫增强药物及免疫增强疗法,免疫抑制剂及免疫抑制疗法,生物应答调节剂与免疫治疗;疫苗的应用。

3.了解其他抗原抗体检测方法及应用;分子生物学技术在免疫学诊断中的应用,新型疫苗的发展及研究。

[能力目标]

掌握抗原或抗体反应的原理及应用;免疫标记技术的原理及应用;掌握免疫治疗学的分类及区别。

[素质目标]

具备将免疫学诊断及防治知识在传染病预防中运用的理论基础。

免疫细胞治疗技术是继手术、放疗和化疗之外的第四大肿瘤治疗方法,通过采集肿瘤患者少量静脉血,在 GMP(good manufacturing practice,良好作业规范)细胞实验室分离出单个核细胞(PBMC),并添加一系列细胞因子进行诱导,使免疫细胞能识别肿瘤细胞,同时数量增殖 1000 倍以上,杀瘤能力成倍上升,然后将具有抗肿瘤效应的活性免疫细胞,以输液的方式回输到病人体内,直接定向杀灭肿瘤细胞。

2011 年,三位免疫细胞科学家霍夫曼(Hoffmann)、博伊特勒(Beuler)和斯坦曼(Steinman)因在此领域的长期研究和巨大贡献,荣获 2011 年诺贝尔生理学或医学奖。

免疫学应用包括免疫学防治和免疫学诊断。免疫学防治就是利用天然的和人工制备的各种制剂,预防和治疗人类各种疾病,达到协助机体维护健康的目的;免疫学诊断则是利用免疫学研究建立和不断发展的技术,了解机体和免疫状况,为疾病的诊断和防治服务。

第一节 | 免疫学诊断

免疫学诊断是运用体液免疫及细胞免疫具有的特异性的特点,通过对未知抗原、抗体、细胞因子、补体及免疫细胞等相关物质进行定性、定量检测或功能检测,为诊断疾病、分析机体的免疫功能状态及判断疾病的预后和转归提供依据。

一、抗原或抗体的检测

在一定条件下,抗原与相应抗体在体外特异性结合,出现肉眼可见的凝集、沉淀、补体结合等多种反应,称为抗原抗体反应。抗原抗体反应具有高度特异性,因此,可用已知抗原检测未知抗体,也可用已知抗体检测未知抗原。由于抗体主要存在于血清中,故体外抗原抗体反应亦称为血清学反应。

（一）抗原抗体反应的特点

1. 特异性和交叉反应

抗原抗体的结合具有高度的特异性(specificity)。特异性指抗原与抗体结合的专一性,其分子基础是抗原表位与抗体高变区空间构型互补。交叉反应(cross reaction)指两种不同的抗原分子具有相同或相似的表位,则能与彼此的抗体发生交叉反应。

2. 可见性

抗原抗体结合能否出现肉眼可见的反应,取决于抗原抗体的比例是否合适,若比例合适,二者结合后可形成大分子复合物,肉眼可以见到。若抗原或抗体任何一方过剩时,虽也能结合,但形成的复合物小,肉眼很难看到。为了使抗原抗体结合后出现肉眼可见的结合现象,试验时必须根据抗原的物理性状,对抗原或抗体进行一定比例的稀释。

3. 可逆性

可逆性指抗原抗体为分子表面的非共价结合,形成的复合物不牢固,一定条件下可解离为游离抗原和抗体,解离后的抗原、抗体仍可保持原有的性质。亲和力越高,结合越牢固,不易解离。

（二）影响抗原抗体反应的因素

在抗原抗体反应的过程中,有许多因素可影响反应结果。

1. 抗原和抗体浓度、比例

抗原和抗体浓度、比例对抗原抗体反应影响最大,是决定性因素。

2. 电解质

抗原与抗体特异性结合后,其亲水性减弱,分子表面所带的电荷易受电解质影响而失去,复合物间的排斥力下降,导致第一阶段已形成的可溶性结合物能进一步联结,出现明显的凝集或沉淀现象。实验中常用0.85%的NaCl溶液作为稀释液,以提供适当浓度的电解质。

3. 温度

适当的温度可增加抗原与抗体分子碰撞的机会,加速结合物体积的增大,一般而言温度越高,形成可见反应的速度越快,但过高则会使抗原或抗体变性失活,影响实验结果。一般在37℃下进行试验,但也有些抗原抗体在4℃下进行反应较好。

4. 酸碱度

pH过高或过低都将直接影响抗原或抗体的理化性质。例如,当pH降至3.0左右时,因接近细菌抗原的等电点,细菌表面蛋白或其他基团所带的电荷消失,其相互间的排斥力丧失而导致非特异性酸凝集,影响试验的可靠性。

(三)常见的抗原抗体反应类型

1. 凝集反应(agglutination)

凝集反应指颗粒性抗原(细菌、细胞、偶联抗原的乳胶颗粒)与相应抗体或可溶性抗原(亦可用抗体)吸附于与免疫无关的载体形成致敏颗粒(免疫微球)与相应的抗体(或抗原),在有适量电解质存在下,形成肉眼可见的凝集现象(图 2-14-1)。

(1)直接凝集反应(direct agglutination):直接凝集是颗粒性抗原(细菌、红细胞)与相应抗体结合产生的凝集反应。主要有玻片法、试管法及微量凝集法。玻片法为定性试验,方法简便快速,常用已知抗体检测未知抗原,应用于菌种鉴定、分型及人红细胞ABO血型测定等;试管法通常为半定量试验,常用已知抗原检测待检血清中有无相应抗体及其相对含量,以帮助临床诊断和分析病情。如诊断伤寒或副伤寒的肥达实验(Widal test);布鲁菌病的瑞特氏实验(Wrig test)及斑疹伤寒及恙虫病的外装二实验(Weil felix test)等。

(2)间接凝集反应(indirect passive agglutination):间接凝集是可溶性抗原或抗体包被在红细胞或乳胶颗粒载体表面后,与相应抗体或抗原作用出现的凝集。采用红细胞为载体的间接凝集称为间接血凝。采用乳胶颗粒为载体的凝集称为乳胶凝集。以包被抗原检测抗体的间接凝集称为正向间接凝集。以包被抗体检测抗原的间接凝集称为反向间接凝集。本试验主要用于某些传染病如钩端螺旋体抗原和原发性肝癌的早期诊断;检测乙型肝炎表面抗原和甲胎蛋白等。

(3)间接凝集抑制试验(indirect agglutination inhibition test):将可溶性抗原与相应抗体预先混合并充分作用后,再加入抗原致敏的载体,此时因抗体已被可溶性抗原结合,阻断了抗体与致敏载体上的抗原结合,不再出现凝集现象,称为间接凝集抑制试验。如临床常用的免疫妊娠试验(immune pregnancy test)。若以红细胞作为载体则称为间接血凝抑制试验。

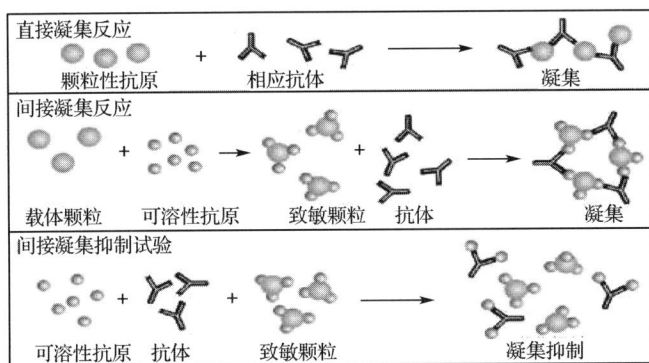

图 2-14-1 凝集试验示意图

2. 沉淀反应(precipitation)

可溶性抗原与相应抗体在有适量电解质存在下,出现肉眼可见的沉淀现象,称为沉淀反应。目前应用最多的沉淀反应是单向琼脂扩散、双向琼脂扩散、对流免疫电泳、免疫电泳。

(1)单向琼脂扩散(simple agar diffusion):简称单扩,将特异性抗体与熔化的琼脂混合均匀,使抗体均匀分布于琼脂,然后浇制成琼脂板,再按一定要求打孔并加入抗原,使抗原向孔周自由扩散,与板中的抗体形成沉淀圈。本法为定量试验,沉淀圈的直径与抗原浓度成正比。此法常用于人或动物血清免疫球蛋白和补体成分的测定。

(2)双向琼脂扩散(double agar diffusion):简称双扩,先制备琼脂板,再按要求打孔并分别加入抗原和抗体,使两者同时在琼脂板上扩散,若两者对应且比例合适,则在抗原和抗体两孔之间形成白色沉淀线。一对相应的抗原抗体只形成一条沉淀线,因此可根据沉淀线的数目推断待测抗原液中有多少种抗原成分;根据沉淀线的吻合、相切或交叉形状,可鉴定两种抗原是完全相同、部分相同还是完全不同(图2-14-2)。本法常用于定性测定抗原抗体,亦可用于判断免疫血清的效价。

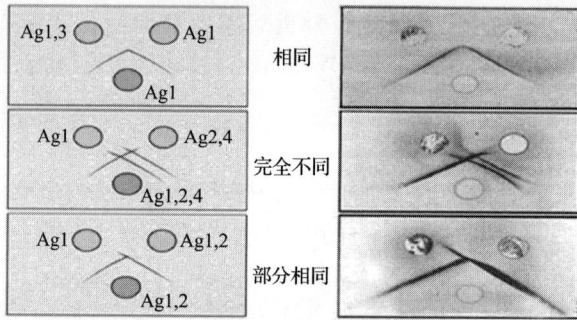

图2-14-2　双向琼脂扩散试验

(3)对流免疫电泳:将两端各打一排孔的琼脂板置于电泳槽中,在阴极一侧的孔中加抗原,阳极一侧的孔中加抗体,通电使抗原抗体分子运动,当二者相对应时,可于一定时间后在两排孔之间形成沉淀线。对流电泳是电场作用下的双向免疫扩散。

(4)免疫电泳:先将待测抗原样品做琼脂糖凝胶电泳,使不同的组分依电泳速度不同而分散开。然后在样品泳道一侧的适当距离处挖一和泳道平行的直线沟槽。于槽内加入已知抗体(一种或多种)。让抗原和抗体进行双向免疫扩散,在泳道和槽的中间形成沉淀线。此法可用于免疫球蛋白缺乏或增多疾病的诊断和鉴别诊断。

3. 免疫标记技术

免疫标记技术是用荧光素标记的抗体或抗原分子检测相对应的抗原或抗体分子的技术。常用的标记物有酶、荧光素、放射性同位素、胶体金及电子致密物质等。这种抗原或抗体标记上显示物所进行的特异性反应称为免疫标记技术(immunolabelling technique)。免疫标记不仅大大提高了试验敏感性,若与光镜或电镜技术相结合,还能对组织或细胞内的待测物质作精确定位,从而为基础与临床医学研究及诊断提供方便。

(1)酶联免疫吸附试验(enzyme linked immunosorbent assay,ELISA):该法是目前应用最广泛的,特异性强,敏感性高,既可检测抗体,又能测定可溶性抗原。ELISA常采用的酶为辣根过氧化物酶(hosradish peroxidase,HRP),其底物是二氨基苯胺(DAB),底物被分解则呈棕褐色,可目测或借助酶标仪比色。

(2)免疫胶体金标记技术(immunologic colloidal gold signature,ICS):胶体金是分散相粒子的金溶液,经凝聚法制成的金溶胶颗粒表面带有较多电荷,能吸附抗体形成金标记的抗体。

二、免疫细胞及其功能检测

（一）免疫细胞数量检测

1. T 细胞数量检测

（1）E 玫瑰花环形成试验（erythrocyte rosesette test）：用于 T 细胞的鉴定和检测。人外周血 T 细胞表面具有绵羊红细胞（SRBC）受体，称为 E 受体。将 SRBC 与人外周血淋巴细胞按一定比例混合，在 4 ℃ 条件下放置 1 小时以上，可形成以 T 细胞为中心，四周环绕 SRBC 的花环样的细胞集团，故名 E 玫瑰花环形成试验。

（2）T 细胞单克隆抗体对 T 细胞及其亚群的鉴定和检测：通常采用免疫荧光间接法进行测定，即取外周血淋巴细胞分别用小鼠抗人 CD3、CD4、CD8McAb（第一抗体，IgG）作用，再加入荧光素标记的兔抗小鼠屯 IgG 抗体（第二抗体）进行间接免疫荧光染色，然后用荧光显微镜观察结果。

2. B 细胞数量检测

膜免疫球蛋白（SmIg）是 B 细胞表面特有的标志，它是 B 细胞识别抗原的受体面抗原。通过对该种标志的检测，可对 B 细胞进行鉴定和检测。通常采用免疫荧光直接法进行测定。

（二）免疫细胞功能检测

1. T 细胞功能检测

（1）淋巴细胞转化试验：使淋巴细胞由小淋巴细胞转变成体积较大、代谢旺盛且能分裂的淋巴母细胞的试验。根据其转化程度和转化率，可测定细胞免疫功能状态。

（2）淋巴细胞参与的细胞毒性试验：该试验是测定致敏 CTL 杀伤溶解相应靶细胞能力的一种体外试验。具体方法有同位素释放法、酶释放法、集落抑制试验、单个细胞细胞毒试验等。

2. B 细胞功能检测

（1）B 淋巴细胞转化试验：将人淋巴细胞和金黄葡萄球菌（B 淋巴细胞分裂原）一起培养，以 3H-胸腺嘧啶参入试验可测定发生 B 淋巴细胞发生转化的程度。细菌脂多糖是小鼠的 B 细胞分裂原。

（2）抗体生成细胞的测定：常用溶血空斑试验。抗体生成细胞分泌的 Ig 与绵羊红细胞（SRBC）表面的抗原结合，在补体参与下出现溶血反应。方法是将吸附有已知抗原的 SRBC、待检的 B 细胞、补体及适量琼脂糖液混合，倾注平皿，温育 1～3 h 后，肉眼可见分散的溶血空斑，每一空斑中央含一个抗体形成细胞，空斑数目即为抗体形成细胞数。

第二节 免疫学预防

免疫学预防是指通过人工免疫使人增强或获得对某种病原体或细胞（如肿瘤细胞）特异性抵抗力的方法。即机体受某些病原微生物感染后，可产生特异性的抗体或效应

T细胞,获得对该病原微生物的免疫力。根据免疫的这一原理,可用人工免疫的方法使机体获得免疫力,达到预防疾病的目的,依据输入机体的物质不同,人工免疫分为人工主动免疫和人工被动免疫(表 2-14-1)。人工主动免疫多用于传染性疾病的预防,而人工被动免疫多用于传染病及免疫相关性疾病的治疗或紧急预防。

表 2-14-1 特异性免疫获得方式

区别点	人工主动免疫	人工被动免疫
接种/输入的物质	抗原(疫苗、类毒素)	抗体、活化的淋巴细胞、细胞因子
免疫产生的时间	慢,1~4 周	快,立即
免疫维持的时间	较长,半年至数年	较短,2~3 周
主要用途	疾病的预防	疾病的治疗或紧急预防

(一)人工主动免疫

人工主动免疫是通过接种疫苗使机体产生特异性免疫力(如对某种病原体的免疫力)的方法。用于人工主动免疫的、含有具有抗原性物质的生物制品被称为疫苗。目前常用的生物学制品有以下几种。

1. 灭活疫苗

灭活疫苗(inactivated vaccine)是选用免疫原性强的病原微生物,经人工大量培养后,用物理或化学方法将其灭活后制成的疫苗。由于灭活疫苗已使病原微生物失去活性,因此亦称死疫苗。这种疫苗已失去毒力,但仍保持其免疫原性。常用的有伤寒、百日咳、钩端螺旋体、斑疹伤寒、乙型脑炎等疫苗。死疫苗进入人体后不能生长繁殖,对人体刺激时间短,要获得强而持久的免疫力,需要多次重复注射。为减少注射次数,可将不同种类的死疫苗适当混合,组成联合疫苗。如伤寒、副伤寒甲、乙混合的三联疫苗等。死疫苗易保存,保存的时间也较长,一般可保存一年左右。

2. 减毒活疫苗

活疫苗是用减毒或无毒的病原微生物制成。将细菌或病毒在人工条件下促使其变异,失去致病性但保留免疫原性和繁衍能力和剩余毒力,接种后在人体内有生长繁殖能力,类似一次轻型的自然感染,激发机体对病原的持久免疫力,但又不会导致人发病,因此又称减毒活疫苗,常用的减毒活疫苗有卡介苗,甲型肝炎、麻疹病毒、脊髓灰质炎病毒疫苗等。活疫苗用量较小,免疫持续时间较长,因此免疫效果优于死疫苗。由于疫苗是将病原体经过灭活或减毒等方法制备而成,所以任何人在接种疫苗后都有可能出现接种反应。但发生反应的比例是很小的,在及时进行医学治疗后均可康复。严重的异常反应非常罕见。死疫苗和活疫苗的比较见表 2-14-2。

表 2-14-2 死疫苗和活疫苗的比较

区别点	死疫苗	活疫苗
制剂特点	死,强毒株	活,无毒或弱毒株
接种量及次数	较大,2~3 次	较小,1 次
保存及有效期	易保存,1 年	不易保存,4 ℃数周
免疫效果	较差,维持数月至 2 年	较好,维持数 3~5 年甚至更长

3. 类毒素疫苗

类毒素疫苗是采用细菌类毒素制成的疫苗。类毒素是经甲醛处理的、失去毒性但保留免疫原性的细菌外毒素。接种类毒素可诱生机体产生相应外毒素的抗体。这种抗体被称为抗毒素。抗毒素可中和外毒素的毒性。常用制剂有破伤风类毒素和白喉类毒素等。

4. 亚单位疫苗

亚单位疫苗是采用病原体能引起保护性免疫应答的成分制成的疫苗,例如,采用从乙型肝炎患者血浆中提取的乙型肝炎病毒表面抗原制成的乙型肝炎疫苗;采用从细菌提取的多糖成分制备的脑膜炎球菌、肺炎球菌、b 型流感杆菌的多糖疫苗。

5. 基因工程疫苗

基因工程疫苗是采用重组 DNA 技术和细菌发酵或细胞培养技术生产的蛋白多肽类疫苗。如将乙型肝炎病毒表面抗原基因克隆入表达载体,再将此表达载体转入细菌或真核细胞,然后培养的细菌或细胞生产乙型肝炎病毒表面抗原,这种乙型肝炎病毒表面抗原就是一种基因工程疫苗。

6. 合成疫苗

诱导机体产生保护性免疫的人工合成的抗原肽结合于载体上,再加入佐剂制成的疫苗称为合成疫苗。氨基酸序列一旦合成即可大量生产,无需进行微生物的培养、无回复突变的危险性、无血缘疫苗潜在传染的可能性。

7. DNA 疫苗

DNA 疫苗是携带能引起保护性免疫反应的抗原基因的真核细胞表达质粒。这种质粒在直接接种机体后,可自能引起保护性免疫反应的抗原基因表达出相应的蛋白多肽,后者可刺激机体的免疫系统发生免疫应答。

(二)人工被动免疫

人工被动免疫是采用人工方法给机体注射含特异性抗体的免疫血清等生物制品,以达到治疗或预防感染性疾病或其他疾病的方法。其特点是产生作用快,输入后立即发生作用。但由于该免疫力非自身免疫系统产生,易被清除,故免疫作用维持时间较短,一般只有 2～3 周。主要用于治疗和应急预防。常用的生物学制品有以下几种。

1. 抗毒素

用从病原微生物获得的类毒素多次接种实验动物(常用的是马),待这些动物产生大量对抗该类毒素的抗体后,把动物的血作为原料,从血清中提取出抗体,这种抗体叫做抗毒素。如白喉抗毒素、破伤风和肉毒抗毒素等。故使用这种异种抗毒素时应做皮肤试验,防止 I 型超敏反应的发生。

2. 抗菌血清

一些人类还没有取得致病毒素的病原微生物,特别是病毒,可以直接将微生物接种实验动物,当动物获得免疫力后,把含有抗体的血清精制后制成产品。例如抗狂犬病的血清和抗乙型脑炎的血清等。

3.丙种球蛋白

从胎盘球蛋白提取的丙种球蛋白,称为胎盘丙种球蛋白,从健康成人血清中提取的丙种球蛋白称为人血清丙种球蛋白。胎盘丙种球蛋白或人血清丙种球蛋白主要用于麻疹、甲型肝炎、脊髓灰质炎等毒素性疾病的紧急预防。因为这类制剂不是专门制备出来针对某一特定病原体的特异抗体,所以它们的免疫效果不如专门的特异免疫球蛋白抗体制品。

4.免疫调节剂

这是一大类能够增强、促进和调节免疫功能的生物制品。免疫调节剂对于免疫功能健全的生物作用并不大,但是对于肿瘤患者、艾滋病患者和某些处于免疫功能较弱的个体却有较好的治疗效果。其中包括转移因子、白细胞介素、胸腺素、干扰素等。

(三)计划免疫

计划免疫是根据某些传染病的发生规律,将有关疫苗,按科学的免疫程序,有计划地给人群接种,使人体获得对这些传染病的免疫力,从而达到控制、消灭传染源的目的。儿童计划免疫程序见表2-14-3。

表 2-14-3   儿童计划免疫程序

年龄	接种疫苗	年龄	接种疫苗
出生	卡介苗、乙肝疫苗	5个月	百白破三联疫苗
1个月	乙肝疫苗	6个月	乙肝疫苗、流脑疫苗
2个月	三价脊髓灰质炎糖丸疫苗	8个月	麻疹疫苗
3个月	三价脊髓灰质炎糖丸疫苗、百白破三联疫苗	1岁半~2岁	百白破三联疫苗
		4岁	三价脊髓灰质炎糖丸疫苗
		7岁	卡介苗、精制白破二联疫苗、麻疹疫苗
4个月	三价脊髓灰质炎糖丸疫苗、百白破三联疫苗	12岁	卡介苗(农村)

第三节 | 免疫学治疗

免疫学治疗是指针对免疫能力低下或亢进的机体用免疫增强剂或免疫抑制剂、抗体或细胞因子等治疗相关疾病的方法。

一、以抗体和细胞为基础的免疫治疗

给机体输入抗体(抗毒素或抗病毒抗体)和具有免疫效应的免疫细胞,可用于中和毒素与病毒。

二、以细胞因子为基础的免疫治疗

细胞因子制剂是近年来研制的新型免疫治疗剂。已用于感染性疾病、肿瘤、移植排斥、超敏反应及自身免疫性疾病等治疗。目前用于临床的细胞因子制剂主要有以下几种。

（一）IFN

具有抗病毒、抗肿瘤和免疫调节等作用。

（二）TNF

可直接杀伤某些肿瘤细胞或使其生长受到抑制,能活化 NK 细胞和巨噬细胞,间接发挥杀伤或抑制肿瘤作用,能损伤血管内皮细胞,促进血栓形成,致使肿瘤细胞坏死。

（三）IL-2

具有免疫调节作用。

三、以免疫增强剂与免疫抑制剂进行的免疫治疗

免疫增强剂与免疫抑制剂是指非特异性增强或抑制免疫功能的一类制剂。免疫增强剂一般用于治疗传染病、肿瘤等免疫功能低下的疾病;免疫抑制剂用于移植排斥反应、自身免疫病和超敏反应等。

学习小结

特异性免疫的获得方式有自然免疫和人工免疫两种。自然免疫主要指机体感染病原体后建立的特异性免疫,也包括胎儿或新生儿经胎盘或乳汁从母体获得抗体。人工免疫则是人为地使机体获得特异性免疫,包括人工主动免疫和人工被动免疫。用人工免疫的方法可使机体获得特异性免疫,常用的制剂是疫苗和抗体制剂。常规疫苗包括灭活疫苗、减毒活疫苗和类毒素。减毒活疫苗一般可引起体液免疫和细胞免疫,甚至诱发黏膜免疫,效果显著优于灭活疫苗。计划免疫能充分发挥疫苗的效果,有效控制传染病的流行。近年来发展的新型疫苗有结合疫苗、合成肽疫苗以及重组抗原疫苗、重组载体疫苗、DNA 疫苗等基因工程疫苗。未来疫苗的首要任务仍是抗传染,也广泛应用于非传染病领域;除用于预防外,还可用于治疗。

思考题

一、名词解释

1. 抗原　　2. 抗原决定簇　　3. 异嗜性抗原　　4. AFP
5. 超抗原（SAg）　6. 抗体　　7. 免疫球蛋白　　8. Fab 段
9. 单克隆抗体　10. 补体系统　11. 补体调理作用　12. 级联反应
13. 免疫黏附　14. 组织相容性　15. MHC　　16. HLA
17. MHC 限制性　18. 移植抗原　19. ADCC 效应　20. CD 抗原
21. IFN.　　22. TNF　　23. 细胞因子　　24. NK 细胞
27. APC　　28. 免疫应答　29. 免疫耐受　30. 体液免疫
31. 细胞免疫　32. 脱敏疗法　33. 减敏疗法　34. 超敏反应
35. 免疫缺陷病　36. 自身免疫病　37. 移植免疫　38. 免疫治疗
39. 人工主动免疫　40. 人工被动免疫　41. 免疫预防

二、填空题

1.半抗原具有_____性,而无_____性,半抗原与_____结合后成为完全抗原,具有_____性。

2.抗原具有两个基本特性,即_____和_____。

3.人类重要的血型抗原有_____和_____。

4.交叉反应的出现是由于_____的存在。

5.动物来源的抗毒素对外毒素来说是_____,对人而言是_____。

6.木瓜蛋白酶将IgG水解为_____段和_____。胃蛋白酶将IgG重链间二硫键近羧基端切断,获得_____和小分子肽链碎片_____。

7.Ig分子与抗原结合的功能区是_____和_____。

8.机体最先产生的Ig是_____,血清中含量最多的是_____,婴儿从初乳中得到的是_____,能通过胎盘的是_____,与Ⅰ型变态反应有关的是_____。

9.B细胞膜上有_____和_____,称为膜表面Ig,是B细胞的抗原受体,肥大细胞膜上具有Fc受体。

10.人工制备的抗体类型有_____、_____、_____、_____。

11.补体各组分中,血清中含量最高的是_____,C1含有三种亚单位,即_____、_____、_____,其中_____起识别单位的作用。

12.补体经典途径激活中,参与的抗体类型有_____、_____。旁路途径激活的中心环节是_____的活化,激活过程中有_____因子、_____因子、_____因子参与。

13.补体经典激活途径中,C3转化酶是指_____,C5转化酶是指_____。旁路活化途径的C3转化酶是_____,C5转化酶是_____。

14.能使补体灭活而不使抗体灭活的温度是_____作用_____min。

15.补体各成分的调节因子存在的意义是_____和_____。

16.组织相容性抗原是一个复杂的抗原系统,在异体中能迅速引起强烈排斥反应的为_____。

17.HLA存在于各种_____膜上,以_____膜上密度最大。

18.HLA复合体的遗传特征是_____、_____、_____。

19.HLAⅠ类抗原分布在_____细胞表面,HLAⅡ类抗原主要表达于_____和_____。

20.HLAⅡ类分子的_____区是与抗原结合的部位,_____区是与TH细胞表面CD4分子结合的部位。

21.B细胞的SmIg既是_____又是_____。

22.TNF的生物学作用包括_____、_____、_____、_____。

23.T细胞表面的主要受体有_____、_____、_____。

24.B细胞表面的主要受体有_____、_____、_____、_____。

25.单核吞噬细胞系统是指血液中的_____及组织中的_____。它们的作用是_____、_____、_____、_____。

26. CD4 是_____分子的受体,CD8 是_____分子的受体。CD28 分子的配体是_____。

27. 专职抗原提呈细胞主要有_____、_____和_____。

28. 细胞因子作用特点主要有_____、_____、_____、_____。

29. 免疫应答可分为_____和_____两大类。

30. 固有免疫系统由_____、_____、_____组成。

31. 免疫应答的基本过程可分为_____、_____、_____三个阶段。

32. 抗体产生具有_____和_____的规律。

33. 体液免疫的生物学效应有_____、_____、_____。

34. 细胞免疫的生物学效应有_____、_____、_____。

35. Ⅰ型超敏反应的发生过程,可分_____、_____和_____三个阶段。

36. Ⅳ型超敏反应的常见疾病有_____、_____、_____。

37. 免疫缺陷病的基本特征有_____、_____、_____、_____、_____。

38. 抗原抗体反应具有_____、_____、_____的特点。

三、选择题(单选或多选)

1. 下列物质中抗原性最强的是(　　)。

A. 脂多糖　　　B. 多糖　　　　C. 类脂　　　D. 蛋白质　　　E. 多肽

2. 类毒素(　　)。

A. 有抗原性和毒性　　　　　　　　　B. 没有抗原性而有毒性

C. 有抗原性而没有毒性　　　　　　　D. 没有抗原性也没有毒性

E. 无免疫原性有免疫反应性

3. 抗原必须是大分子物质是因为大分子物质(　　)。

A. 表面的抗原决定簇多　　　　　　　B. 化学结构较稳定

C. 在体内停留的时间长　　　　　　　D. 能刺激和调节抗体的形成

E. 以上都对

4. 自身抗原的出现是由于(　　)。

A. 隐蔽自身抗原的释放

B. 自身成分受理化、生物因素的影响,结构改变

C. 禁忌细胞复活,产生对自身组织的免疫反应

D. 免疫细胞功能异常　　　　　　　　E. 以上都对

5. 免疫学中的"非己物质"不包括(　　)。

A. 异种物质　　B. 同种异体物质　　　C. 结构发生改变的自身物质

D. 胚胎期机体免疫细胞未接触过的自身物质

E. 胚胎期机体免疫细胞接触过的自身物质

6. 兄弟姐妹间进行器官移植时,引起受体排斥反应的物质属于(　　)。

A.异种抗原   B.同种异体抗原   C.自身抗原

D.异嗜性抗原   E.超抗原

7. TD-Ag(   )。

A.是指在胸腺中加工处理的抗原   B.可直接激活 B 细胞产生抗体

C.不能诱导产生免疫记忆   D.只能诱导产生 IgM 抗体

E.能引起细胞免疫应答和(或)体液免疫应答

8.将外毒素转变为类毒素(   )。

A.可增强毒素的免疫原性   B.可降低毒素的免疫原性

C.可增强毒素的毒性   D.可脱去毒素的毒性保留抗原性

E.可改变毒素的特异性

9.肿瘤相关性抗原是指(   )。

A.某一肿瘤细胞所特有的抗原   B.肿瘤细胞不表达的抗原

C.正常细胞不表达的抗原

D.肿瘤细胞高表达,某些正常细胞也可以少量表达的抗原

E.肿瘤细胞与正常细胞都可以高表达的抗原

10.癌胚抗原(   )。

A.只存在于某种肿瘤细胞表面   B.可以用作肿瘤的特异性诊断标志

C.在所有肿瘤中均可查到   D.结合在细胞表面,不易脱落

E.对宿主无免疫原性(   )。

11.人类 IgG 合成开始于出生后(   )。

A.2～3 周   B.3 个月   C.4 个月   D.6 个月   E.2 岁

12.大多数免疫原给多种动物接种后,首先检出的抗体是(   )。

A.IgG   B.IgA   C.IgM   D.IgE   E.IgD

13.抗体分子与抗原结合的部分是(   )。

A.Fc 段   B.Fab   C.铰链区   D.H 链的 C 区

E.L 链的 C 区

14.抗体的特异性是由(   )。

A.重链和轻链决定的   B.重链可变区决定的

C.轻链易变区决定的   D.重链和轻链的可变区决定的

E.重链和轻链的恒定区决定的

15.机体黏膜抗感染的主要抗体是(   )。

A.IgG   B.SIgA   C.IgM   D.IgE   E.IgD

16.天然的血型抗体为(   )。

A.IgG   B.IgA   C.IgM   D.IgD   E.IgE

17.脐血中出现抗风疹病毒的何种 Ig,则表示子宫内感染(   )。

A.IgG   B.IgA   C.IgM   D.IgD   E.IgE

18.IgE 的主要特点为(   )。

A.血清中含量极微   B.生物进化过程中产生最晚

C. 为亲细胞抗体　　　　　　　　D. 与肥大和嗜碱性细胞有高度亲和力

E. 以上都对

19. 有关补体的特性不正确的是（　　）。

A. 约占血清球蛋白的10%　　　　　　B. 化学成分是糖蛋白

C. 电泳泳动部位多在γ球蛋白区　　　　D. 其作用无特异性

E. 对多种理化因素敏感

20. 能激活补体经典途径的是（　　）。

A. IgG1　　　　B. IgG2　　　　C. IgG3　　　　D. IgM　　　　E. 以上都是

21. 具有趋化作用的补体成分是（　　）。

A. C2a　　　　B. C2b　　　　C. C3b　　　　D. C5b　　　　E. C5b67

22. 作为膜攻击单位补体成分的是（　　）。

A. C1-9　　　　B. C3a　　　　C. C5b6789　　　D. C4b2b　　　E. C3b

23. 具有刺激肥大细胞脱颗粒,释放组织胺的补体成分是（　　）。

A. C3a　　　　B. C3b　　　　C. C5b　　　　D. C4b　　　　E. C2b

24. 补体裂解片段中具有激肽样作用的是（　　）。

A. C1q　　　　B. C2a　　　　C. C3a　　　　D. C4a　　　　E. C5a

25. 具有过敏毒素作用的补体成分是（　　）。

A. C3a、C4b　　　　　B. C3a、C5b　　　　　C. C3a、C4a、C5a

D. C3a、C5b67　　　　E. C3b、C4b

26. 补体系统的调节因子有（　　）。

A. C1抑制物　　　　B. C4结合蛋白　　　　C. 过敏毒素灭活因子

D. S蛋白　　　　　E. 以上都是

27. 可激活补体旁路途径的物质是（　　）。

A. 酵母多糖　　　　B. 细菌的脂多糖　　　　C. 肽聚糖

D. 凝聚的IgA　　　E. 以上都对

28. 关于MBL途径下列不正确的选项是（　　）。

A. MBL是肝细胞合成与分泌的急性期蛋白

B. MASP与活化的C1s有相同的活性

C. MBL可与细菌的甘露糖残基结合

D. C反应蛋白也可与C1q结合使之活化

E. MASP不能水解C4和C2

29. 无HLA的细胞是（　　）。

A. B细胞　　　　B. T细胞　　　　C. 巨噬细胞　　　D. 红细胞　　　　E. 精子细胞

30. 关于HLA（　　）是错误的。

A. 存在于各种有核细胞表面　　　　　　B. 分布在血清中

C. 在自身体内不参与免疫应答　　　　　D. 是同种异型抗原

E. 决定着组织移植是否成功

31. HLA的检测用于（　　）。

A.器官移植　　　　　B.研究人类学　　　　　C.同种异体输血

D.研究 HLA 与人类疾病的关系　　　　　E.以上都可以

32.HLA-Ⅱ类抗原表达异常可表现为(　　)。

A.自身免疫病　　　　B.免疫缺陷病　　　　C.肿瘤

D.感染　　　　　E.以上均可

33.MHC-Ⅰ类分子的配体是(　　)。

A.CD8　　　B.CD4　　　C.CD18　　　D.CD1　　　E.CD28

34.某些肿瘤细胞表面,HLA 哪种抗原表达降低(　　)。

A.HLAⅠ类抗原　　　B.HLAⅡ类抗原　　　C.HLAⅢ类抗原

D.A+B　　　　　E.A+B+C

35.90％以上的强直性脊柱炎患者下列哪种 HLA 抗原阳性(　　)。

A.HLA-DR3　　　B.HLA-B8　　　C.HLA-B27

D.HLA-B7　　　E.HLA-A5

36.关于人类主要组织相容性复合体的基因下列哪项不正确(　　)。

A.存在第 6 对染色体　　B.紧密连锁　　　C.共显性

D.多态性　　　　E.所有基因位于同一条染色体上

37.CD3 分布在下列哪种细胞上(　　)。

A.LAK 细胞　　　　B.NK 细胞　　　　C.B 细胞

D.所有 T 细胞　　　E.MΦ

38.T 细胞占外周血占淋巴细胞总数的(　　)。

A.10％~20％　　　B.30％~50％　　　C.65％~80％

D.20％~30％　　　E.90％以上

39 具有 IgGFc 受体的一组细胞是(　　)。

A.B 细胞、NK 细胞、LAK 细胞　　　　　B.T 细胞、红细胞、B 细胞

C.中性粒细胞、NK 细胞、巨噬细胞、B 细胞

D.NK 细胞、TH、红细胞　　　　　E.B 细胞、Tc

40.关于 NK 细胞的特性(　　)是错误的。

A.产生于骨髓　　　B.有 IgG 的 Fc 受体　　　C.杀伤作用具有特异性

D.可分泌细胞因子　　　E.干扰素促进其活性

41.与绵羊红细胞结合,形成玫瑰花环的细胞是(　　)。

A.T 细胞　　　B.B 细胞　　　C.单核巨噬细胞

D.中性粒细胞　　　　E.肥大细胞

42.B 细胞不具有的功能是(　　)。

A.抗原提呈功能　　　　B.分化为浆细胞产生抗体

C.分泌细胞因子的功能　　　D.免疫记忆功能

E.直接杀伤靶细胞

43.免疫细胞包括(　　)。

A.淋巴细胞　　B.粒细胞　　　C.巨噬细胞　　　D.红细胞　　　E.以上都是

44.巨噬细胞的免疫功能有(　　)。

A. 非特异性地吞噬抗原异物　　　　　B. 产生干扰素

C. 参与免疫调节　　　　D. 提呈抗原　　　E. 以上都是

45. 下列不属于 B 细胞表面标志分子的是（　　　）。

A. SmIg　　　B. FcγR　　　C. CR　　　　D. 促分裂原受体　　　E. CD3

46. 具有特异性杀伤作用的细胞是（　　　）。

A. NK 细胞　　B. Tc 细胞　　C. LAK 细胞　　D. 巨噬细胞　　E. 中性粒细胞

47. 再次应答时抗体产生的特点是（　　　）

A. IgM 抗体显著升高　　　　　　　　B. 产生快，维持时间长

C. 潜伏期长　　　D. 浓度低　　　E. 亲和力低

48. TCR 对抗原的识别特点是（　　　）。

A. 需要 APC 摄取、处理抗原　　　　B. 识别抗原肽-MHC 分子复合物

C. 识别的是线性决定基　　　　　　D. 具有 MHC 限制性

E. 不能识别游离的抗原分子

49. T 细胞表面参与第一信号产生的分子包括（　　　）。

A. TCR　　　B. CD4　　　C. CD8　　　D. CD3　　　E. CD28

50. Tc 细胞杀伤靶细胞的机制是（　　　）。

A. ADCC　　　B. 分泌 TNF　　C. 释放穿孔素

D. 颗粒酶介导的细胞凋亡　　　　　E. Fas/FasL 介导的细胞凋亡

51. 效应 Tc 细胞的作用特点是（　　　）。

A. 有抗原特异性　　　　　　　　　B. 受 MHC-Ⅱ类分子限制

C. 可以通过释放 TNF-β 杀伤靶细胞

D. 可以通过 ADCC 作用杀伤靶细胞

E. 可以通过释放穿孔素杀伤靶细胞

52. 特异性细胞免疫的特点为（　　　）。

A. 由 T 淋巴细胞介导　　　　　　　B. 由 TI 抗原引起

C. 发挥作用慢　　　　　　　　　　D. 需要淋巴因子参与

E. 有迟发型超敏反应和细胞毒效应等形式

53. Tc 细胞活化的双信号来自（　　　）。

A. TCR 识别抗原肽-MHCI 类分子复合物

B. TCR 识别抗原肽-MHCⅡ类分子

C. TCR 识别抗原肽-MHCⅢ类分子复合物

D. CD28 与 B7 结合

E. SmIg 与抗原肽结合

54. 参与特异性细胞免疫的细胞有（　　　）。

A. APC　　　B. Tc　　　C. TDTH　　　D. Th　　　E. Ts

55. 关于免疫耐受描述错误的是（　　　）。

A. 具有免疫特异性，只对特定抗原不应答

B. 一般情况下不影响适应性免疫应答整体功能

C. 不同于免疫缺陷

D. 不同于药物引起的对免疫系统的普遍抑制

E. 只能在中枢免疫器官内发生

56. 免疫耐受是(　　)。

A. 机体对任何抗原都不发生免疫反应的状态

B. 机体对改变的自身成分不发生免疫反应的状态

C. 机体对自身成分不发生免疫反应的状态

D. 机体对某种抗原不发生免疫反应的状态

E. 机体对超抗原不发生免疫反应的状态

57. 属于Ⅲ型超敏反应的疾病是(　　)。

A. 血清过敏性休克　　　B. 接触性皮炎　　　C. 类风湿性关节炎

D. 新生儿溶血症　　　E. 急性荨麻疹

58. 再次应答时抗体产生的特点是(　　)。

A. IgM 抗体显著升高　　　　　　　B. 产生快,维持时间长

C. 潜伏期长　　　D. 浓度低　　　E. 亲和力低

59. 没有抗体参与的超敏反应属于(　　)。

A. Ⅰ型　　　B. Ⅱ型　　　C. Ⅲ型　　　D. Ⅳ型　　　E. A+D

60. 与Ⅰ型超敏反应有关的是(　　)。

A. IgG 型抗体　　　B. IgM 型抗体　　　C. IgE 型抗体

D. 致敏淋巴细胞　　　E. IgA 型抗体

61. 已被马血清(如注射用破伤风抗毒素)致敏者,如需再次应用抗毒血清时可能发生(　　)。

A. 过敏性休克　　　B. 血清病　　　C. 类风湿关节炎

D. 接触性皮炎　　　E. 溶血症

62. 假若一名小孩被蜂叮咬 1 分钟后发生休克,则其过敏反应是属于(　　)类型。

A. Ⅰ型超敏反应　　　B. Ⅱ型超敏反应　　　C. Ⅲ型超敏反应

D. Ⅳ型超敏反应　　　E. 以上均有

63. 下列(　　)是器官特异性自身免疫病。

A. 系统性红斑狼疮　　　B. 类风湿关节炎　　　C. 重症肌无力

D. 胆囊炎　　　E. 支气管哮喘

64. 血清中检出高效价抗核抗体多见于(　　)。

A. 多发性骨髓瘤　　　　B. 系统性红斑狼疮

C. 自身免疫性溶血性贫血　　　D. 甲状腺肿大　　　E. 重症肌无力

65. 刺激机体产生类风湿因子的抗原是(　　)。

A. 变性 IgG　　　B. 变性 IgM　　　C. 变性 IgA

D. 变性 IgE　　　E. 变性 IgD

66. 临床上检测抗核抗体常用的方法是(　　)。

A. 直接免疫荧光法　　　B. 间接免疫荧光法　　　C. ELISA

D. 放射免疫　　　E. 沉淀反应

67. 引起自身免疫性肾小球肾炎的抗原主要是(　　)。

A. 链球菌 M 蛋白　　　B. SPA　　　　　C. 肺炎球菌荚膜多糖

D. PPD　　　　　　　E. LPS

68. 属自身免疫病的是（　　）。

A 艾滋病　　　B. 白血病　　　C. 多发性骨髓瘤

D. 乙型脑炎　　　　　　　E. 胰岛素依赖型糖尿病

69. 可作为 SLE 特异性标志的自身抗体是（　　）。

A. 抗 ssDNA 抗体　　　　　B. 抗 dsDNA 抗体　　　C. ANA

D. 抗 dsDNA 和抗 Sm 抗体　　　E. 抗 DNP 抗体

70. 自身免疫病是由于下列哪项免疫功能损害所致（　　）。

A. 抗原呈递　　　B. 免疫防御　　　C. 免疫监视

D. 免疫自稳　　　E. 免疫调节

71. 自身免疫病的组织损伤机制是（　　）。

A. Ⅰ、Ⅱ、Ⅲ型超敏反应　　　　　　B. Ⅱ、Ⅲ、Ⅳ型超敏反应

C. Ⅲ、Ⅳ型超敏反应　　　　　　　　D. Ⅰ、Ⅱ、Ⅳ型超敏反应

E. Ⅱ、Ⅲ型超敏反应

72. 破伤风紧急特异预防用（　　）。

A. 抗生素　　　　　B. 细菌素　　　　　C. 破伤风类毒素

D. 破伤风抗毒素　　　E. 干扰素

73. 隐性感染后获得的免疫属于（　　）。

A . 过继免疫　　　　B. 人工主动免疫　　　C. 人工被动免疫

D. 自然主动免疫　　　E. 自然被动免疫

四、问答题

1. 异嗜性抗原在医学上有什么意义？

2. 什么是 TD-Ag？什么是 TI-Ag？它们引起免疫应答有何特点？

3. 简述免疫球蛋白的基本结构。

4. 简述五类免疫球蛋白的主要生物学功能。

5. 比较补体经典途径和旁路途径激活的特点。

6. 简述补体的生物学功能。

7. 异体组织移植时，为什么会发生排斥反应？

8. 简述 HLA 的功能。

9. 细胞因子的分类及生物学活性有哪些？

10. 简述 Tc、NK、LAK 细胞各自的杀伤作用特点。

11. TH1 细胞与 TH2 细胞各分泌哪些细胞因子？其主要作用是什么？

12. 简述初次应答与再次应答时抗体产生的规律。

13. 简述免疫应答的基本过程和类型。

14. 青霉素引起的过敏性休克和吸入性花粉引起的支气管哮喘属于哪一型超敏反应？其发生机制如何？简述其防治方法和原理。

15. 试比较两种血型不符引起的新生儿溶血症的发生机制、特点和临床预防措施。

16. 简述自身免疫病的基本特征同，自身免疫与自身免疫病的概念。临床上常见的

自身免疫病有哪些？试举几例。

17.简述移植免疫的防治原则。

18.能够发挥抗肿瘤作用的免疫细胞主要有哪些？其作用机制如何？

19.简述人工自动免疫和人工被动免疫,两者有何不同。

20.简述死疫苗与活疫苗的特点有何不同。

21.举出几种常用的人工自动免疫和人工被动免疫生物制品的名称,并简述其用途。

第三篇

细菌学各论

第十五章
病原性球菌

[知识目标]

1.掌握各种病原性球菌致病物质、所致疾病及免疫性,SPA 的概念及意义。

2.熟悉各种病原性球菌形态、结构、染色、分类及感染途径;淋病奈瑟菌感染的防治原则。

3.了解各种病原性球菌的培养及抵抗力、微生物学检查方法及防治原则。

[能力目标]

具备理论联系实际,利用所学知识预防病原性疾病的能力。

[素质目标]

具有护士特有的缜密思维及强烈的疾病防控意识。

2012 年 12 月,某小学 50 余名小学生在学校早餐后,相继出现恶心、呕吐、腹痛、腹泻等急性胃肠炎症状到医院求诊。经当地卫生部门调查,这些孩子都曾在学校食堂进食牛肉面。最终确诊为金黄色葡萄球菌肠毒素所致的集体食物中毒。

球菌是细菌中的一大类。对人类有致病性的病原性球菌(Pathogeniccoccus)主要引起化脓性炎症,又称为化脓性球菌(Pyogeniccoccus)。根据革兰染色不同分为两类:革兰阳性球菌主要包括葡萄球菌、链球菌、肺炎链球菌等;革兰阴性球菌包括脑膜炎奈瑟菌和淋病奈瑟菌等。

第一节 | 葡萄球菌属

葡萄球菌属(Staphylococcus)广泛分布于自然界和人体体表及与外界相通的腔道中。大多数为正常菌群,少数为致病菌。有些人的皮肤和鼻咽部可带有致病菌株。一般人鼻咽部带菌率为 20%～30%;医院工作人员中带菌率高达 80%～85%,是医源性感染的重要来源。葡萄球菌是最常见的化脓性球菌,也是临床上常见的致病菌之一。

一、生物学性状

（一）形态与染色

葡萄球菌呈球形或稍椭圆形,直径约 $1.0~\mu m$,排列成葡萄状(图 3-15-1);葡萄球菌无鞭毛,无芽胞,除少数菌株外一般不形成荚膜。易被常用的碱性染料着色,革兰染色阳性,其衰老、死亡或被白细胞吞噬后,以及耐药的某些菌株可被染成革兰阴性。

（二）培养特性与生化反应

营养要求不高,在普通培养基上生长良好,需氧或兼性厌氧,最适生长温度为 37 ℃,最适 PH 为 7.4。在琼脂平板上形成圆形、光滑、不透明的菌落。因菌种不同可出现金黄色、白色、柠檬色脂溶性色素。在血琼脂平板上多数致病性菌株能产生透明溶血环。触酶试验阳性,能缓慢发酵葡萄糖、麦芽糖和蔗糖,产酸不产气。致病菌株能分解甘露醇。

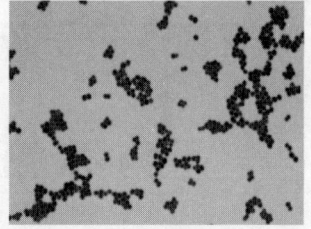

图 3-15-1　葡萄球菌

（三）抗原结构

葡萄球菌有 30 多种抗原,其中两种抗原与医学关系较大。

1. 葡萄球菌 A 蛋白（SPA）

存在于细菌细胞壁的一种表面蛋白,90% 以上的金黄色葡萄球菌有此抗原。可与人及多种哺乳动物血清中的 lgG 的 Fc 段非特异性结合,通过与吞噬细胞竞争结合 lg-GFc 段,有效降低抗体介导的调理作用,从而具有抗吞噬作用;而 IgG 与 SPA 非特异性结合后,其 Fab 段仍能与相应抗原特异性结合,因此,SPA 可作为一种诊断试剂用于协同凝集试验,快速检出多种微生物抗原;SPA 与 IgG 结合的复合物还有促进细胞分裂、引起超敏反应和损伤血小板等多种生物学活性。

2. 多糖抗原

多糖抗原指具有型特异性的半抗原,是细胞壁中核糖醇磷壁酸,检测其刺激机体产生的相应抗体,可用于金黄色葡萄球菌感染的诊断和判断预后。

（四）分类

根据生化反应和产生色素不同将葡萄球菌分为金黄色葡萄球菌、表皮葡萄球菌和腐生葡萄球菌三种。金黄色葡萄球菌多为致病菌,表皮葡萄球菌偶尔致病,腐生葡萄球菌一般不致病。此外,根据是否产生凝固酶可将葡萄球菌分为血浆凝固酶阳性和血浆凝固酶阴性两大类,过去认为凝固酶阳性菌株具有致病性,阴性菌株不致病,近年来发现后者也可致病(表 3-15-1)。

表 3-15-1　　　　三种葡萄球菌的主要生物学性状

性状	金黄色葡萄球菌	表皮葡萄球菌	腐生葡萄球菌
血浆凝固酶	+	-	-
色素	金黄色	白色	白色或柠檬色
A 蛋白	+	-	-
分解甘露醇	+	-	-
耐热核酸酶	+	-	-
溶血素	+	-	-
致病性	强	弱或无	无

（五）抵抗力

葡萄球菌的抵抗力强于其他无芽胞菌。在干燥的脓汁、痰液中可存活 2～3 个月。加热 80 ℃ 30 min 才被杀死。在 2% 石炭酸中 15 min 或 1% 的升汞中 10 min 可死亡;

对碱性染料敏感，1∶100000 的龙胆紫溶液能抑制其生长；对青霉素、红霉素、庆大霉素及磺胺敏感，近年来广泛应用抗生素，耐药菌株逐年增多。目前，金黄色葡萄球菌对青霉素 G 耐药株高达 90％以上。

二、致病性与免疫性

（一）致病物质

金黄色葡萄球菌可产生侵袭性酶与多种毒素。

1. 血浆凝固酶

血浆凝固酶是能使含有枸橼酸钠或肝素抗凝剂的人或兔血浆发生凝固的酶类物质，常作为鉴别葡萄球菌有无致病性的重要标志。凝固酶有两种：一种是分泌至菌体外的，称为游离凝固酶。作用类似凝血酶原物质，可被人或兔血浆中的协同因子激活变成凝血酶样物质后，使液态的纤维蛋白原变成固态的纤维蛋白，从而使血浆凝固。另一种凝固酶结合于菌体表面并不释放，称为结合凝固酶，能与纤维蛋白原结合，使纤维蛋白原变为纤维蛋白而引起细菌凝集。凝固酶与葡萄球菌的毒力关系密切：它可使血浆中的纤维蛋白沉积于菌体表面，阻碍体内吞噬细胞的吞噬和杀灭，同时凝固酶集聚在菌体四周，亦能保护病菌不受血清中杀菌物质的作用。葡萄球菌引起的感染易于局限化和形成血栓，与凝固酶的生成有关。凝固酶具有免疫原性，刺激机体产生的抗体对凝固酶阳性的细菌感染有一定的保护作用。慢性感染患者血清可有凝固酶抗体的存在。

2. 葡萄球菌溶血素

多数致病性葡萄球菌可产生溶血素。按抗原性不同，至少有 α、β、γ、δ、ε 五种，对人类有致病作用的主要是 α 溶血素。它是一种"攻击因子"，化学成分为蛋白质，不耐热，如将 α 溶血素注入动物皮内，能引起皮肤坏死，如静脉注射，则导致动物迅速死亡。α 溶血素还能使小血管收缩，导致局部缺血和坏死，并能引起平滑肌痉挛。α 溶血素是一种外毒素，具有良好的抗原性，经甲醛处理可制成类毒素。

3. 杀白细胞素

多数致病菌株都能产生杀白细胞素，能杀死多种动物白细胞，引起中性粒细胞和巨噬细胞损伤和死亡。此毒素产生的抗体能阻止葡萄球菌感染的复发。

4. 肠毒素

从临床分离的金黄色葡萄球菌，约 1/2 产生肠毒素，已鉴定的有 9 个血清型。肠毒素是一种对热稳定的蛋白质，经 100 ℃煮沸 30 分钟仍保存部分活性，能抵抗胃液中蛋白酶的水解作用。误食污染肠毒素的食物后，引起呕吐，并产生急性胃肠炎症状，引起食物中毒。

5. 表皮剥脱毒素

表皮剥脱毒素也称表皮溶解毒素（Epidermolytictoxin），它能分离皮肤表层细胞，使表皮与真皮脱离，引起烫伤样皮肤综合征。

6. 毒性休克综合征毒素-1(TSST-1)

可引起发热，增强毛细血管通透性，引起器官功能紊乱而导致休克。

（二）所致疾病

1. 侵袭性疾病

（1）皮肤软组织感染：主要有疖、痈、毛囊炎、脓疱疮、甲沟炎、睑腺炎、蜂窝组织炎、伤口化脓等。其特点是化脓灶多为局限性，且与周围组织界限明显，脓汁黄而黏稠。

（2）内脏器官感染：如肺炎、脓胸、中耳炎、脑膜炎、心包炎、心内膜炎等。

（3）全身感染：由于外力挤压疖、痈或过早切开未成熟脓肿，细菌经淋巴或血流向全身扩散，引起败血症；或转移到肝、肾、肺等器官，引起多发性脓肿，即脓毒血症。

2. 毒素性疾病

（1）食物中毒：进食含肠毒素污染的食物后1～6 h即可出现症状，如恶心、呕吐、腹痛、腹泻，严重者虚脱或休克。大多数病人于1～2日内恢复。

（2）假膜性肠炎：正常人有少量金黄色葡萄球菌寄居于肠道，当优势菌如脆弱类杆菌、大肠杆菌等因抗菌药物的应用而被抑制或杀灭后，耐药的金黄色葡萄球菌就乘机繁殖而产生肠毒素，引起以腹泻为主的临床症状。其本质是一种菌群失调性肠炎，特点是肠黏膜被一层炎性假膜所覆盖，该假膜由炎性渗出物、肠黏膜坏死块和细菌组成。

（3）烫伤样皮肤综合征：由金黄色葡萄球菌产生的表皮剥脱毒素引起，多见于新生儿和免疫功能低下的成人，开始有红斑，1～2天表皮起皱，继而形成水疱，至表皮脱落。

（4）毒性休克综合征：由 TSST-1 引起，主要表现为高热、低血压、猩红热样皮疹伴脱屑，严重时可出现休克。

（三）免疫性

人类对葡萄球菌感染具有一定的天然免疫力。只有当皮肤、黏膜损伤后，或机体免疫力降低时，才易引起感染。患病后所获免疫力不强，易再次感染。

三、微生物学检测

不同病例采取不同标本，如脓汁、血液、可疑食物、呕吐物及粪便等。

（一）直接涂片镜检

取标本涂片，革兰染色后镜检，根据细菌形态，排列和染色性可作出初步诊断。

（二）分离培养与鉴定

脓汁标本接种于血琼脂平板，血液标本先经肉汤培养基增菌，再接种血液琼脂平板，37 ℃孵育18小时，观察其菌落特征，并涂片染色镜检，然后做必要的鉴定试验。

（三）葡萄球菌肠毒素检查

取可疑食物或呕吐物接种肉汤培养基中，孵育后取滤液注射于幼猫腹腔，注射后4小时内发生呕吐、腹泻、体温升高或死亡提示有肠毒素存在的可能。

四、防治原则

注意个人卫生，及时消毒处理皮肤黏膜创伤防止感染，严格无菌操作，防止医源性感染；加强对食堂和饮食行业的卫生监督。目前，葡萄球菌耐药菌株日益增多，因此，必须根据药物敏感试验结果选用抗菌药物。对反复发病的疖病患者,可试用自身菌苗疗法,有一定的疗效。

第二节 | 链球菌属

链球菌(Streptococcus)是化脓性球菌的另一类常见细菌,广泛存在于自然界和人体鼻咽部、胃肠道等处,大多为正常菌群,少数为致病性链球菌,致病性链球菌主要有 A 族链球菌和肺炎链球菌,引起化脓性感染、毒素性疾病、超敏反应性疾病及肺炎等。

一、链球菌

(一)生物学性状

1. 形态与染色

链球菌呈球形或卵圆形,直径 $0.6 \sim 1.0~\mu m$,呈链状排列,长短不一。无芽胞,无鞭毛(图 3-15-2),多数链球菌株在培养早期(2～4 h)可见到透明质酸形成的荚膜,随时间延长而逐渐消失。革兰染色阳性,衰老、死亡或被吞噬细胞吞噬后可呈革兰阴性。

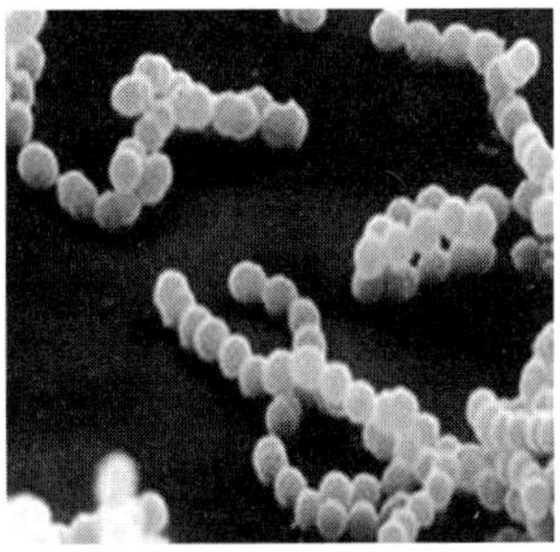

图 3-15-2 链球菌

2. 培养特性与生化反应

需氧或兼性厌氧。营养要求较高,在含血液、血清、葡萄糖的培养基中生长良好,在血清肉汤中形成长链,呈絮状沉淀沉于管底,在血琼脂平板上形成灰白、光滑、圆形透明或半透明的小菌落,不同菌株有不同溶血现象。链球菌能分解葡萄糖,产酸不产气。一般不分解菊糖、不被胆汁溶解,这两种特性可用来鉴别甲型溶血性链球菌和肺炎链球菌。

3. 抗原结构与分类

(1)抗原构造分类

①核蛋白抗原:或称 P 抗原,无特异性,各种链球菌均相同。

②多糖抗原:或称 C 抗原,是细菌壁的组成成分。分为 A～V 20 个血清群,对人致病的 90％属于 A 群。

③蛋白质抗原:或称表面抗原。具有型特异性,位于 C 抗原外层。A 群链球菌有 M、R、T、S 等四种不同性质的蛋白质抗原,与致病有关的是 M 蛋白。

(2)分类

根据血平板上溶血现象不同,可将链球菌分为三类。

①甲型溶血性链球菌(α-Hemolyticstreptococcus):菌落周围有 1～2 mm 宽的草绿溶血环,称甲型溶血或 α 溶血。这类链球菌亦称草绿色链球菌(Streptococcus viridans),为条件致病菌。

②乙型溶血性链球菌(β-Hemolyticstreptococcus):菌落周围形成一个 2～4 mm 宽、界限分明、完全透明的溶血环,称乙型溶血或 β 溶血。这类细菌又称溶血性链球菌(Streptoccushemolyticus),致病力强,引起多种疾病。

③丙型链球菌(γ-Streptococcus):不产生溶血素,菌落周围无溶血环,一般不致病,常存在于乳类和粪便中。

4.抵抗力

不强,60 ℃ 30 min 即被杀死,对一般消毒剂敏感,在干燥尘埃中可存活数月。对青霉素、红霉素、磺胺药等均敏感,极少发现耐青霉素的菌株。

(二)致疾性与免疫性

1.致病物质

A 族链球菌有较强的侵袭力,可产生多种酶和外毒素。

(1)致热外毒素

致热外毒素曾称红疹毒素或猩红热毒素是人类猩红热的主要致病物质,为蛋白质。对机体具有致热作用和细胞毒作用,引起发热和皮疹。具有抗原性,产生的抗体能中和该毒素的活性。

(2)链球菌溶血素

链球菌溶血素由乙型溶血性链球菌产生。根据对氧的稳定性分为两类:

链球菌溶血素 O(SLO)为含-SH 的蛋白质,对氧敏感,遇氧时-SH 即被氧化为-S-S-基,暂时失去溶血能力。溶血素 O 能破坏白细胞和血小板。抗原性强,85%～90%链球菌感染患者于感染后 2～3 周到病愈后数月至一年内可检出 SLO 抗体,风湿热尤其是活动期患者该抗体显著升高。因此,临床上测定 SLO 抗体含量,可作为链球菌新近感染指标之一及其风湿活动性的辅助诊断。

链球菌溶血素 S(SLS)是一种小分子的糖肽,无抗原性。对氧稳定。血平板所见透明溶血是由 SLS 所引起,能破坏白细胞、血小板和多种组织细胞。

(3)M 蛋白

M 蛋白是 A 群链球菌细胞壁中的蛋白质组分,具有抗吞噬作用。M 蛋白与心肌及肾小球基底膜有共同抗原,可发生交叉反应。M 蛋白有抗原性,刺激机体产生型特异性抗体,并与相应抗体形成免疫复合物可引起急性肾小球肾炎、风湿热等疾病。

(4)透明质酸酶

透明质酸酶又称为扩散因子,能分解细胞间质的透明质酸,使细菌易在组织中扩散。

(5)链激酶(SK)

链激酶又称链球菌溶纤维蛋白酶,能使血浆中的溶纤维蛋白酶原转化为溶纤维蛋白酶,溶解血块或阻止血浆凝固,有利于细菌在组织中的扩散。

(6)链道酶(SD)

链道酶亦称链球菌 DNA 酶,能分解黏稠脓液中具有高度黏性的 DNA,使脓汁稀薄,促进细菌扩散。

2.所致疾病

链球菌引起人类多种疾病,其中 90%以上是由 A 群链球菌引起,疾病分为化脓性、中毒性和超敏反应疾病三类。

(1)化脓性感染

由皮肤伤口侵入,引起皮肤及皮下组织炎症,如脓疱疮、痈,蜂窝组织炎、丹毒等。

炎症病灶与正常组织界限不清,脓汁稀薄带血性,有明显扩散倾向。可沿淋巴管或血液扩张,引起淋巴管炎、淋巴结炎和败血症;还可引起扁桃体炎、咽峡炎,鼻窦炎、中耳炎、脑膜炎、产褥热。

(2)猩红热

由产生致热外毒素的 A 群链球菌所致的小儿急性呼吸道传染病,临床特征为咽炎、发热、全身弥漫性皮疹和疹退后的明显脱屑。少数患者因超敏反应出现心、肾损伤。

(3)超敏反应疾病

主要是风湿热和急性肾小球肾炎。

①风湿热:可由 A 族链球菌的多种型别引起,临床表现以关节炎、心肌炎为主,可能是 M 蛋白与心肌有共同抗原而引起的Ⅱ型及Ⅲ型超敏反应所致。

②急性肾小球肾炎:由于 M 蛋白所产生的相应抗体形成的免疫复物沉积于肾小球基底膜,造成基底膜损伤,属于第Ⅲ型超敏反应。此外,链球菌某些菌株与肾小球基底膜有共同抗原,引起Ⅱ型超敏反应,导致肾小球基底膜损伤。

(4)其他链球菌感染

①甲型链球菌:是人类口腔和上呼吸道的正常菌群,在拔牙或摘除扁桃体时,若心脏瓣膜已有缺陷或损伤,本菌可乘机进入血流,到达损伤部位繁殖,引起亚急性细菌性心内膜炎。

②B 群链球菌:当机体免疫功能低下时,可引起新生儿肺炎、脑膜炎、败血症等,死亡率极高。

③D 群链球菌:是皮肤、肠道、呼吸道正常菌群,免疫功能低下时,可致泌尿生殖道、肠道的感染及败血症。

3.免疫性

链球菌感染后,可产生特异性免疫,主要是 M 蛋白的抗体(lgG),由于链球菌抗原型别多,各型之间无交叉免疫。猩红热病后仅可对同型菌产生较为牢固的免疫力。

(三)微生物学检测

1.直接涂片镜检

取脓汁涂片,革兰染色,镜检,发现革兰阳性呈链状排列的球菌,就可以初步诊断。

2.分离培养

用血琼脂平板分离培养链球菌。对败血症患者,应先在葡萄糖肉汤中增菌后再在血平板上分离培养。可根据形态、染色性、菌落特点、溶血性等进行鉴定。

3.抗链球菌溶血素 O 试验(ASO)

简称抗 O 试验。是检测患者血清中抗链 O 抗体,如效价在 1∶400 以上,结合临床,可用于风湿热的辅助诊断。

(四)防治原则

链球菌主要通过飞沫传染,应对病人和带菌者及时治疗,以减少传染源。对急性咽喉炎和扁桃体炎患者,尤其是儿童,须治疗彻底,防止超敏反应疾病的发生。对 A 群链球菌感染者的治疗首选青霉素 G。

二、肺炎链球菌

肺炎链球菌（Streptococcus pneumoniae）简称肺炎球菌（pneumococcus）。常寄居于人类呼吸道，多数不致病，仅少数引起大叶性肺炎、中耳炎、鼻窦炎等疾病。

（一）生物学性状

1. 形态与染色

本菌呈矛头状，尖端向外，成对排列，在痰或脓汁中可见短链排列，革兰染色阳性。无鞭毛和芽胞，有毒菌株在机体内形成较厚的荚膜，经特殊染色可见。（图 3-15-3）

2. 培养特性和生化反应

营养要求较高，兼性厌氧，在含有血清或血液的培养基中才能生长，血平板上菌落周围有草绿色溶血环，因细菌产

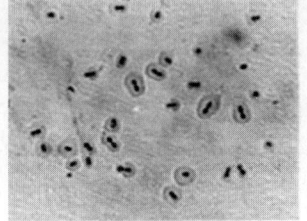

图 3-15-3　肺炎链球菌

生自溶酶，菌体溶解，菌落中央下陷呈"脐形"。在血清肉汤中培养呈混浊生长，培养稍长也可因细菌自溶而使培养液渐变澄清。自溶酶可被胆汁或胆盐激活加速细菌溶解，故可用胆汁溶菌试验与甲型链球菌相区别，菊糖发酵试验阳性。

3. 抗原结构与分型

本菌主要有两种抗原：荚膜多糖抗原和 C 多糖。荚膜多糖抗原是一种可溶性物质，存在于细菌荚膜中，根据免疫原性不同可分为 90 个血清型。C 多糖存在于细胞壁中，可与血清中 C 反应蛋白（CRP）结合而激活补体，增强吞噬细胞对细菌的吞噬作用。CRP 在急性炎症患者中含量剧增，故可用 C 多糖测定 CRP，辅助诊断活动性风湿热等疾病.

（二）致病性与免疫性

本菌主要的致病物质是荚膜，荚膜有抗吞噬作用，一旦失去荚膜，细菌毒力减弱或消失。此外，本菌产生神经氨酸酶、溶血素 O 和紫癜形成因子等物质参与致病。

肺炎链球菌在正常人的口腔及鼻咽部寄生，一般不致病，当机体免疫力低下时，引起大叶性肺炎，并可继发胸膜炎、脓胸，也可引起中耳炎，脑膜炎和败血症等。

病后可获得较牢固的型特异性免疫，主要是产生荚膜多糖型特异抗体，通过调理作用，增强吞噬细胞吞噬功能。

（三）微生物学检测

1. 直接涂片染色镜检

取痰、脓液或脑脊液沉淀物直接涂片染色镜检，如发现典型的革兰阳性、有荚膜的双球菌，可初步诊断。

2. 分离培养与鉴定

将标本接种于血琼脂分离培养，发现有草绿色溶血环的可疑菌落，再作菊糖发酵试验和胆汁溶菌试验，与甲型溶血性链球菌相鉴别。

（四）防治原则

目前，国外用荚膜多糖制备的多糖疫苗进行特异性预防有较好效果。肺炎链球菌感染主要采用青霉素等进行治疗。

第三节 奈瑟菌属

奈瑟菌属(Neisseria)是一群革兰染色阴性双球菌,无芽胞,无鞭毛,有菌毛。对人致病的主要有脑膜炎奈瑟菌和淋病奈瑟菌。

一、脑膜炎奈瑟菌

脑膜炎奈瑟菌(N. meningitidis)俗称脑膜炎球菌,可引起流行性脑脊髓膜炎(流脑)。

(一)生物学性状

1. 形态与染色

革兰阴性双球菌,呈肾形,凹面相对。在患者脑脊液中,多位于中性粒细胞内,形态典型,新分离菌株大多有荚膜和菌毛(图3-15-4)。

2. 培养特性与生化反应

营养要求较高,必须在含血液或血清的培养基上才能生长。专性需氧,在 $5\% \sim 10\%$ CO_2 条件下生长良好。在巧克力色培养基上形成似露滴状菌落,细菌培养超过 48 h 易裂解自溶。

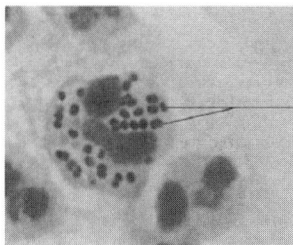

图 3-15-4 脑膜炎奈瑟菌

3. 抗原结构与分类

多数脑膜炎球菌有荚膜多糖抗原、外膜蛋白抗原、脂多糖抗原和核蛋白抗原。据荚膜多糖抗原不同,将本菌分为 A、B、C、D 等 13 个血清群,对人致病多为 A、B、C 群,我国以 A 群为主。

4. 抵抗力

对理化因素抵抗力弱,对冷、热、干燥十分敏感,室温中 3 h 死亡,55 ℃ 5 min 被破坏。对消毒剂敏感,易自溶,对磺胺、青霉素、链霉素等敏感。

(二)致病性和免疫性

1. 致病物质

有荚膜、菌毛和内毒素。荚膜有抗吞噬作用;菌毛可黏附至易感细胞表面,利于细菌侵入;主要的致病物质是内毒素,内毒素作用于小血管和毛细血管,引起血栓、出血、皮肤淤斑和微循环障碍,严重时造成 DIC 及中毒性休克。

2. 所致疾病

流行性脑脊髓膜炎,传染源是流脑患者或带菌者,主要经飞沫传播。发病轻重与机体免疫力有关。细菌侵入鼻咽部,引起局部感染,机体免疫力强时,一般无症状或只表现上呼吸道炎症;而免疫力弱时,细菌侵入血流,引起菌血症或败血症,患者可有恶寒、高热、恶心呕吐、皮肤黏膜出现出血斑。最后细菌突破血脑屏障,引起化脓性脑脊髓膜炎,患者出现剧烈头痛、喷射性呕吐、颈项强直等脑膜刺激症状。严重者出现中毒性休克,预后不良。

3. 免疫性

感染后可获得较牢固的免疫力,以体液免疫为主。母体隐性感染或预防接种而产生的 IgG 类抗体可通过胎盘传给胎儿,故 6 个月内婴儿极少患流脑。儿童因血脑脊液屏障发育尚未成熟,发病率一般较成人高。

(三)微生物学检查

1. 标本

取患者的脑脊液、血液或皮肤出血淤斑渗出物,带菌者检查取鼻咽拭子,标本应注意保温保湿,最好立即床边接种。

2. 直接涂片镜检

脑脊液标本离心沉淀后涂片,革兰染色镜检,如在中性粒细胞内外有革兰阴性双球菌,可初步诊断。对出血淤斑应先消毒,再用无菌针头刺破挤出少量血液,制成印片,干燥后革兰染色镜检,此法检出率较高。

3. 分离培养与鉴定

脑脊液或血液标本先增菌培养,再接种到巧克力血琼脂平板,置 5%~10% 二氧化碳孵育后挑可疑菌落涂片染色镜检,并进行生化反应和血清学试验鉴定。

4. 快速诊断法

脑膜炎球菌易自溶,患者脑脊液或血清中有抗原存在,可用已知抗体通过对流免疫电泳、SPA 协同凝集实验或 ELISA 等方法快速检测其抗原。

(四)防治原则

及时隔离和治疗患者,控制传染源。对易感儿童接种流脑群特异性多糖疫苗,进行特异性预防。流行期间成人短期应用磺胺药口服或滴鼻进行预防。治疗首选药物为青霉素 G 和磺胺药。

二、淋病奈瑟菌

淋病奈瑟菌(N. gonorrhoeae)俗称淋球菌,是淋病的病原菌,人是淋球菌的唯一宿主。

(一)生物学性状

形态染色与培养均与脑膜炎奈瑟菌相似的革兰阴性双球菌,形似一对咖啡豆,无芽胞和鞭毛,有荚膜,致病菌株有菌毛(图 3-15-5)。用巧克力色培养基孵育 48 h 后形成圆形隆起,灰白色 S 型菌落。分解葡萄糖产酸,氧化酶试验阳性。淋病奈瑟菌表面具有多种抗原如菌毛蛋白抗原、脂多糖 、外膜蛋白抗原,介导细菌与敏感细胞的黏附,利于细菌在细胞内生存。抵抗力弱,对干燥、热、寒冷和常用消毒剂均敏感。

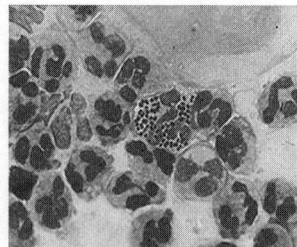

图 3-15-5　淋病奈瑟菌

(二)致病性与免疫性

1. 致病物质

主要有菌毛、外膜蛋白、脂多糖、内毒素等。菌毛可黏附至人类泌尿生殖道上皮细胞上,具有抗吞噬的作用;外膜蛋白参与对宿主细胞的黏附,损伤中性粒细胞和抑制抗体的杀菌作用。脂多糖能使黏膜上皮细胞坏死脱落、中性粒细胞聚集。

2.所致疾病

主要通过性接触传染,也可经患者分泌物污染的衣服、毛巾、浴盆等传染。淋病奈瑟菌侵入泌尿生殖道感染,主要引起男性尿道炎,表现为尿急、尿频、尿痛、排尿困难、尿道有脓性分泌物流出等症状,还可引起前列腺炎,输精管炎和附睾炎等。女性主要引起淋菌性宫颈炎、尿道炎、阴道炎及盆腔炎,可致不孕症。妊娠期妇女患淋病,可引起胎儿宫内感染,导致流产、早产等,新生儿出生时易被感染,导致眼结膜炎,眼内有大量脓性分泌物,亦称脓漏眼。

3.免疫性

人类对本菌无自然抵抗力,普遍易感,多数患者可自愈。但病后免疫力不强,不能防止再次感染。

(三)微生物学检查

取泌尿生殖道脓性分泌物涂片,革兰染色镜检,若中性粒细胞内有革兰阴性双球菌,有诊断价值。也可将标本分离培养后作出鉴定。

(四)防治原则

淋病是一种性传播疾病,大力度开展性知识宣传教育,取缔娼妓,杜绝不正当的两性关系,是预防的重要环节。对患者应及时正确诊断彻底治疗,包括其性伙伴。治疗首选青霉素 G,由于耐药菌株不断增加,应作药敏试验以指导合理用药。新生儿应立即用 1‰硝酸银滴眼,以预防新生儿淋病性眼结膜炎(脓漏眼)。

学习小结

病原性球菌,因主要引起化脓性炎症,故又称化脓性细菌。其形态各有特点,具有鉴别意义。通过革兰染色可分革兰阳性球菌如葡萄球菌、链球菌、肺炎链球菌;革兰阴性球菌如脑膜炎奈瑟菌和淋病奈瑟菌。

(1)致病性葡萄球菌可引起侵袭性疾病,导致局部或全身化脓性炎症,所致化脓性病灶具有脓汁黏稠、病灶局限化等特点。还可引起毒素性疾病(如食物中毒、假膜性肠炎、烫伤样皮肤综合症、毒性休克综合征等)。葡萄球菌是临床上常见的耐药菌之一,在治疗中应作药敏试验以合理指导用药。

(2)A 族链球菌引起的疾病占人类链球菌感染的 90%,可引起化脓性感染、中毒性疾病及超敏反应性疾病。其中化脓性感染特点为脓汁稀薄、带血性、与周围正常组织界限不清。应与葡萄球菌的感染特点加以鉴别。

(3)肺炎球菌因荚膜多糖主要引起人类大叶性肺炎。

(4)脑膜炎球菌是流脑的病原菌,引起流行性脑脊髓膜炎。淋球菌是淋病的病原菌,人类是淋球菌的唯一宿主,用 1‰硝酸银滴眼,可预防新生儿淋病性眼结膜炎(脓漏眼)。

第十六章
肠道杆菌

[知识目标]

1. 掌握肠道杆菌的共性；大肠杆菌、志贺菌属、沙门菌属的致病因素、所致疾病；肥达反应的原理及结果分析。

2. 熟悉大肠杆菌、志贺菌属、沙门菌属的常见生化反应、标本采集及注意事项、微生物学检查；大肠杆菌在卫生细菌学检查中的意义。

3. 了解变形杆菌、克雷伯菌属的生物学特性、致病性。

[能力目标]

1. 具备正确的肠道杆菌标本采集能力。

2. 具有对肥达试验结果合理分析的能力。

[素质目标]

培养严谨慎密、甘于奉献的工作态度。

"伤寒玛丽"是美国第一个伤寒病"健康带菌者"。1906年8月底，纽约银行家华伦11名家人，有6人患伤寒病。医学专家调查发现厨师玛丽在过去7年中的7个工作地点都爆发过伤寒病，累计共有22个病例，其中1例死亡。于是玛丽被带到医院，化验结果表明她是伤寒病原携带者，她因此遭到起诉并隔离。在她的抗议及在公众的同情下，承诺不再做厨师的玛丽被解除隔离。5年后，曼哈顿妇女医院爆发伤寒病，25人被感染，2人死亡。人们在医院的厨房里再次看到了玛丽，玛丽重被隔离。玛丽的遭遇引起一场有关个人权利和公众健康权利的大争论，大多数人认为应该首先保障公众的健康权利。美国总统因此被授权可以在必要的情况下宣布对某个传染病疫区进行隔离，这一权力至今有效。

肠道杆菌是一大群寄居于人和动物的肠道中生物学性状相似的革兰阴性短小杆菌，其中大多为肠道内正常菌群，当宿主免疫力下降或细菌侵入肠道以外组织时可引起疾病，成为条件致病菌。少数为致病菌，如伤寒沙门菌、痢疾志贺菌、致病性大肠埃希菌等可引起某些肠道疾病。

肠道杆菌具有下列共同特征。

一、形态结构

为中等大小的革兰阴性杆菌，无芽胞，多数有鞭毛及菌毛，少数有荚膜。

二、培养特性与生化反应

兼性厌氧，营养要求不高，普通培养基上生长良好，形成圆形、表面光滑、边缘整齐、直径 2～3 mm 的灰白色菌落。生化反应活泼,能分解多种糖和蛋白质,利用乳糖发酵试验可初步鉴别肠道致病菌和非致病菌。肠道非致病菌可分解乳糖,而致病菌大多不分解乳糖。(表 3-16-1)

表 3-16-1　　　　　肠杆菌科重要菌属及代表种主要区别

属	代表种	动力	乳糖	葡萄糖	VP	吲哚	脲酶	H₂S
埃希菌属	大肠埃希菌	+/−	⊕	⊕	−	+	−	−
志贺菌属	痢疾志贺菌	−	−/L	+	−	+/−	−	−
沙门菌属	伤寒沙门菌	+	−	+	−	−	−	−/+
	其他沙门菌	+	−	⊕	−	−	−	+/−
克雷伯菌属	肺炎克雷伯菌	−	⊕	⊕	+	−	+/−	−
肠杆菌属	产气肠杆菌	+	⊕	⊕	+	−	−	−
变形杆菌属	普通变形杆菌	+	−	⊕	−/+	+	+	+

注:+产酸或阳性;−不产酸或阴性;⊕产酸产气;L迟缓发酵

三、抗原构造

抗原构造复杂,主要包括以下内容。

(一)菌体抗原(O 抗原)

存在与所有革兰阴性菌的胞壁脂多糖外层,耐热,100 ℃数小时不被破坏。

(二)鞭毛抗原(H 抗原)

化学组成为蛋白质,不耐热,60 ℃ 30 min 破坏。细菌失去鞭毛后,运动随之消失,O 抗原外露,称为 H-O 变异。

(三)荚膜或包膜抗原

位于 O 抗原外,能阻抑 O 凝集,与毒力有关。重要的有大肠埃希菌 k 抗原、伤寒沙门菌 vi 抗原。

四、抵抗力

抵抗力不强,易被一般的化学消毒剂杀灭。对理化因素敏感,加热 60 ℃ 30 min 即可死亡,胆盐、煌绿等染料对大肠杆菌等非致病性肠道杆菌有选择性抑制作用,故常加入选择培养基中,分离粪便中致病菌。

第一节 | 埃希菌属

埃希菌属(Escherichia)是一组革兰阴性杆菌,一般不致病,为肠道正常菌群。其中大肠埃希菌(E.coli)是最常见的临床分离菌,俗称大肠杆菌。当婴儿出生后数小时该菌就进入肠道并终生伴随,并能合成维生素 B、K 等供人体吸收利用。当宿主免疫力下降或细菌侵入肠外组织或器官,可引起肠外感染,即为条件致病菌。某些血清型菌株致病力强,侵入肠道可引起肠炎,称为致病性大肠埃希菌。

一、生物学性状

(一)形态与染色

革兰阴性短杆菌(图 3-16-1),宽约 0.5～0.7 μm,长约 1～3 μm;无芽胞,多数菌株有周身鞭毛;有普通菌毛和性菌毛;引起肠外感染的菌株常有多糖包膜。

(二)培养特性与生化反应

兼性厌氧菌,营养要求不高,在液体培养基中呈浑浊生长。在普通营养琼脂上呈灰白色的光滑型菌落。能发酵乳糖产酸产气,不形成硫化氢。生化反应靛基质试验、甲基红试验、V-P 试验及枸橼酸盐利用试验(IMViC),试验结果为"＋＋－－"。

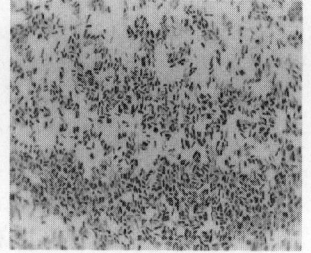

图 3-16-1 大肠埃希菌

(三)抗原结构

主要有菌体抗原(O)、表面抗原(K)和鞭毛抗原(H)三种抗原。现已知有 171 种 O 抗原,100 种 K 抗原和 60 多种 H 抗原。大肠杆菌血清型别的表达方式是按 O：K：H 排列,例如 O111：K58(B4)：H2。

(四)抵抗力

对理化因素抵抗力不强,对胆盐、煌绿、链霉素、卡那霉素等敏感,但易产生耐药性。

二、致病性

(一)致病物质

1. 定居因子(CF)

定居因子又称黏附素,有较强的黏附细胞能力,能紧密黏附在泌尿道和肠上皮细胞上。

2. 肠毒素

肠毒素为外毒素,有不耐热和耐热两种。

(1)不耐热肠毒素(LT)为蛋白质成分,加热 65 ℃ 30 min 被破坏,能激活肠道上皮细胞腺苷酸环化酶(cAMP),使细胞内 cAMP 水平增高,导致肠黏膜细胞过度分泌,肠腔积液,引起腹泻。

(2)耐热肠毒素(ST)对热稳定,100 ℃ 20 min 不被破坏,ST 能激活肠黏膜上皮细胞鸟苷酸环化酶(cGMP),导致细胞分泌亢进引起腹泻。

(二)所致疾病

1. 肠道外感染

多数大肠埃希菌在肠道内不致病,而移至肠道外的组织或器官则引起肠外感染,以泌尿系统感染最常见,例如尿道炎、膀胱炎、肾盂肾炎。亦可引起腹膜炎、阑尾炎、手术创口感染等。婴儿、老年人或免疫功能低下者,可引起败血症。还可引起新生儿脑膜炎。

2. 肠道感染

引起腹泻的致病性大肠埃希菌有下列五种类型。

（1）肠产毒素型大肠埃希菌（ETEC）。ETEC 是婴幼儿和旅游者腹泻的重要病原菌，临床症状表现为轻度腹泻，也可出现严重的霍乱样腹泻，为自限性。致病物质主要是肠毒素和黏附素。

（2）肠致病型大肠埃希菌（EPEC）。EPEC 是婴幼儿腹泻的主要病原菌，严重者可致死，成人少见。病菌在肠黏膜上皮细胞大量繁殖，造成严重腹泻。腹泻多为自限性，但可转变为慢性。

（3）肠侵袭型大肠埃希菌（EIEC）。主要侵袭较大儿童和成人，引起类似志贺菌的腹泻。EIEC 不产生肠毒素，细菌侵犯结肠黏膜上皮细胞并在其中生长繁殖，释放内毒素，形成炎症和溃疡，导致腹泻。

（4）肠出血型大肠埃希菌（EHEC）。以 O157：H7 血清型菌株为主，主要感染 5 岁以下儿童。EHEC 的致病因子主要有菌毛、Vero 毒素、内毒素和溶血素，病菌进入消化道后，由黏附素介导与宿主末端回肠、盲肠和结肠上皮细胞结合，然后释放毒素，引起血性腹泻。美国多次发生 EHEC 感染的流行，传染源是汉堡包中夹有 EHEC 污染的牛肉馅。日本也曾多次流行。

（5）肠集聚型大肠埃希菌（EAEC）。EAEC 产生毒素和黏附素，引起婴儿持续性腹泻、脱水，偶有血便。

三、微生物学检测

1. 标本

肠道感染可采集粪便；肠道外感染可根据临床感染情况采集血液、中段尿液、脓汁、脑脊液等。

2. 分离培养与鉴定

粪便标本可用鉴别培养基进行分离，血液标本先经肉汤增菌，再接种于血平板，其他标本直接接种于血琼脂平板和肠道选择培养基，经 37 ℃孵育 18～24 小时，取可疑菌落进行形态观察及生化反应。

3. 卫生细菌学检查

大肠杆菌不断随粪便排出体外，污染周围环境和水源、食品等。取样检查时，样品中大肠杆菌越多，表示样品被粪便污染越严重，也间接表明样品中可能有肠道致病菌污染。故应对饮水、食品、饮料进行卫生细菌学检查。卫生细菌学检查常以细菌总数和大肠菌数指数为标准。我国规定卫生标准中，每毫升饮水、汽水、果汁中细菌总数不得超过 100 个；每升饮水中大肠菌群数不得超过 3 个；瓶装汽水、果汁等每 100 mL 大肠菌群数不得超过 5 个。

四、防治原则

加强饮食卫生管理，避免食用不清洁的食物或饮用污染的水。目前，尚无用于人群免疫的疫苗，菌毛疫苗可用于防止新生家畜腹泻。大肠埃希菌易产生耐药性，因此抗生素治疗应在药敏实验的指导下应用。

第二节 | 志贺菌属

志贺菌属(Shigella)是人类细菌性痢疾常见的病原菌,俗称痢疾杆菌。

一、生物学特性

(一)形态与染色

大小约$(0.5\sim0.7)$ μm$\times(2\sim3)$ μm,无芽胞,无荚膜,无鞭毛,多数有菌毛,革兰阴性杆菌(图3-16-2)。

(二)培养特性与生化反应

营养要求不高,为兼性厌氧菌,在普通培养基上生长形成中等大小、半透明的光滑型菌落。在肠道杆菌选择性培养基上形成无色菌落。其生化特征是:分解葡萄糖,产酸不产气。不分解尿素,不形成硫化氢,除宋内志贺菌能迟缓发酵乳糖(37 ℃,3~4 天)外,均不发酵乳糖。

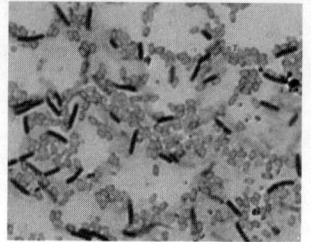

图3-16-2 痢疾志贺菌

(三)抗原构造与分类

有K和O抗原。O抗原分为群特异性抗原和型特异性抗原,是分类的依据。根据志贺菌的O抗原和分解甘露醇的能力,将其分为4群,即痢疾志贺菌(A群)、福氏志贺菌(B群)、鲍氏志贺菌(C群)和宋内志贺菌(D群)。我国最常见的为福氏志贺菌,其次为宋内志贺菌。

(四)抵抗力

本菌对理化因素的抵抗力较弱。对酸敏感,56~60 ℃经10 min即被杀死,在粪便中数小时内死亡。对多种抗生素易发生耐药性变异。

二、致病性与免疫性

(一)致病物质

1. 侵袭力

志贺菌的菌毛能黏附于回肠末端和结肠黏膜的上皮细胞表面,继而穿入上皮细胞内,一般在黏膜固有层繁殖形成感染灶,引起炎症反应。

2. 内毒素

各型痢疾杆菌都具有强烈的内毒素。内毒素作用于肠壁,使其通透性增高,促进内毒素吸收,引起发热,神志障碍,甚至中毒性休克等;内毒素能破坏黏膜,形成炎症、溃疡,出现典型的脓血黏液便。内毒素还作用于肠壁植物神经系统,使肠蠕动失调和痉挛,尤其直肠括约肌痉挛最为明显,出现腹痛、里急后重等症状。

3. 外毒素

A群志贺菌可产生外毒素,称志贺毒素。该毒素具有三种生物活性:①细胞毒性,对肝细胞、肠黏膜细胞有毒性,使细胞变性坏死;②神经毒性,作用于中枢神经系统,引起致死性感染;③肠毒性,具有类似霍乱弧菌、大肠埃希菌肠毒素的活性,可引起水样腹泻。

(二)所致疾病

志贺菌可引起细菌性痢疾,夏秋两季发生最多。传染源主要为病人和带菌者,经粪—口途径感染。人类对志贺菌易感,10~200个细菌可引起典型的细菌性痢疾。常见的细菌性痢疾有三种类型。

1. 急性菌痢

感染后发病急,经1~3天的潜伏期后,患者出现发热、腹痛、腹泻、里急后重、黏液脓血便等症状。若治疗及时,预后良好。

2. 中毒性菌痢

多见于小儿,发病急,出现全身严重的中毒症状,如高热(≥40%)、休克、中毒性脑病等,常无明显的消化道症状,病死率高达20%。原因是内毒素迅速吸收入血所致。

3. 慢性菌痢

急性菌痢治疗不彻底或症状不典型被误诊,或机体抵抗力低、营养不良以及伴有其他慢性病时易转为慢性,病程超过2个月。

(三)免疫性

机体对菌痢的免疫主要依靠肠道SIgA的局部免疫作用。病后免疫力不牢固,不能防止再感染。

三、微生物学检测

(一)标本

用药前取患者或带菌者粪便的脓血或黏液部分(不能混有尿液),立即送检。如不能及时送检,应将标本保存在30%甘油缓冲盐水中。中毒性菌痢可取肛门拭子检查。

(二)分离培养与鉴定

标本接种肠道杆菌选择性培养基,37 ℃孵育18~24 h,挑取无色半透明的可疑菌落,作生化反应和血清学试验。

(三)快速诊断

快速诊断有免疫凝集法、免疫荧光菌球法、协同凝集试验等。

四、防治原则

加强饮食卫生管理。特异性预防主要采用口服减毒活疫苗,有一定的预防作用。治疗可用磺胺类药、诺氟沙星、氯霉素、氧氟沙星等,但易出现多重耐药菌株,故用药前应做药敏试验。

第三节 沙门菌属

沙门菌属(Salmonella)是一群生化反应和抗原结构相关并寄生在人类和动物肠道中的革兰阴性杆菌。沙门菌属细菌种类繁多,但对人致病的只是少数,例如引起肠热症的伤寒、甲型副伤寒沙门菌、肖沙门菌、希沙门菌等。其他沙门菌多对动物致病,但也可传染给人,引起食物中毒或败血症,如鼠伤寒沙门菌、肠炎沙门菌、猪霍乱沙门菌等。

一、生物学特性

(一)形态与染色

革兰阴性杆菌,大小为$(0.5\sim1.0)$ μm×$(2\sim3)$ μm,无荚膜和芽胞,有周鞭毛,有菌毛。

(二)培养特性与生化反应

兼性厌氧菌。营养要求不高,在普通琼脂培养基上生长,形成中等大小、圆形、无色透明的S型菌落(生化反应见前面表3-16-1)。

(三)抗原构造

主要由O抗原和H抗原组成,部分菌株有Vi抗原。O抗原和H抗原是分型的基本依据。

1. O抗原

O抗原为细菌脂多糖,耐热,性质稳定。O抗原至少有58种,用1、2、3……表示,根据抗原性,可分为A、B、C、D……42组。其中引起人类疾病的沙门菌大多在A~E组,O抗原刺激机体产生相应IgM抗体。

2. H抗原

H抗原为细菌鞭毛抗原,不耐热,60 ℃15 min即被破坏,根据H抗原不同,可进一步分成不同菌型。H抗原刺激机体主要产生IgG抗体,此抗体在人体内持续时间长。

3. Vi抗原

Vi抗原与毒力有关。新分离的伤寒沙门菌、希沙门菌等有Vi抗原,该抗原可阻止O抗原与O抗体发生凝集反应。Vi抗原免疫原性弱,刺激机体产生的抗体效价低,通过检测Vi抗体有助于诊断伤寒沙门菌及副伤寒沙门菌的带菌者。

4. M抗原

M抗原又称黏液抗原,是近年来新发现的一种表面抗原,多种沙门菌都具有。M抗原也可阻止O抗原与O抗体发生凝集反应。

(四)抵抗力

对热的抵抗力不强,65 ℃ 15 min,70 %乙醇或5%石炭酸5 min可被杀死。在水中能存活$2\sim3$周,粪便中存活$1\sim2$个月,冰冻土中可过冬。对氯霉素极敏感。

二、致病性与免疫性

(一)致病物质

沙门菌有较强内毒素和一定侵袭力,个别菌株可产生肠毒素。

1. 侵袭力

沙门菌靠菌毛吸附于小肠黏膜上皮细胞表面,并可穿过上皮细胞层到达皮下组织。细菌可被吞噬细胞吞噬,并能在吞噬细胞内生长繁殖。

2. 内毒素

沙门菌裂解后释放内毒素,可引起肠道局部炎症。吸收入血后引起发热、白细胞减少、中毒性休克等全身症状。

3. 肠毒素

某些沙门菌(如鼠伤寒沙门菌)能产生肠毒素,类似肠产毒型大肠埃希菌肠毒素,可引起水样腹泻。

(二)所致疾病

人类沙门菌感染主要有以下类型。

1. 伤寒与副伤寒

伤寒与副伤寒又称肠热症。伤寒沙门菌引起伤寒,甲型副伤寒沙门菌、肖沙门菌、希沙门菌引起副伤寒。伤寒病程长,症状较重;副伤寒的病情较轻,病程较短。

沙门菌是胞内寄生菌,细菌随食物进入消化道,如未被胃酸杀死则抵达小肠,借助菌毛黏附于小肠黏膜表面,然后穿入黏膜上皮细胞或组织间隙,到达肠壁固有层淋巴组织,被吞噬细胞吞噬后生长繁殖,部分细菌经淋巴液到达肠系膜淋巴结大量繁殖,此时不出现临床症状为潜伏期。细菌在肠系膜淋巴结大量繁殖后,经胸导管进入血流,引起第一次菌血症,此时相当于病程第 1 周,患者可出现发热、乏力、全身疼痛等前驱症状。病菌随血流进入骨髓、肝、脾、胆囊、肾等器官繁殖后,再次入血,造成第二次菌血症,为病程的 2~3 周,患者表现持续高热(>39 ℃)、相对缓脉、肝脾肿大、玫瑰疹、白细胞减少等典型的临床表现。肾脏中细菌可随尿排出,胆囊中细菌随胆汁排至肠道,一部分细菌随粪便排出,另一部分细菌再次刺激肠壁淋巴组织,引起Ⅳ型超敏反应,导致肠壁局部坏死、溃疡,严重者发生肠出血、肠穿孔。如无并发症,3~4 周病情好转。部分患者痊愈后一段时间内仍继续排菌,是重要的传染源。

2. 急性胃肠炎(食物中毒)

急性胃肠炎是最常见的沙门菌感染,多为集体食物中毒,因食入污染大量鼠伤寒沙门菌、猪霍乱沙门菌、肠炎沙门菌等食物引起。主要症状发热、腹痛、腹泻、恶心及呕吐等,一般 2~4 天可自愈。

3. 败血症

败血症多见于儿童或免疫功能低下的成人。以猪霍乱沙门菌、希氏沙门菌、鼠伤寒沙门菌、肠炎沙门菌等常见。症状严重,有高热、寒战、厌食和贫血等,病菌随血液播散,可引起脑膜炎、骨髓炎、胆囊炎、心内膜炎等。

（三）免疫性

患伤寒、副伤寒后可获得牢固的免疫,很少再感染,以细胞免疫为主,消化道黏膜局部 SIgA 对胃肠炎的恢复及阻止病原菌的黏附起一定作用。

三、微生物学检查

（一）细菌分离鉴定

1. 标本

肠热症患者在不同病程应采取不同标本:病程第 1~2 周取血液,第 2~3 周取粪便、尿液,全程均可取骨髓。急性胃肠炎取吐泻物、可疑食物;败血症取血液。

2. 分离培养与鉴定

血液和骨髓用胆汁肉汤增菌培养,粪便可直接接种在 SS 肠道选择培养基上,37 ℃培养 18~24 h 后,挑取无色半透明菌落接种于双糖铁培养基,最后作生化反应和玻片凝集试验进行鉴定。

3. 快速诊断

可采用 SPA 协同凝集试验、乳胶凝集试验、酶联免疫吸附试验（ELISA）等检测患者血清、尿液和粪便中的沙门菌可溶性抗原,协助临床早期诊断肠热症。基因探针、PCR 法可检测伤寒沙门菌 DNA,用于沙门菌感染的快速诊断。

（二）血清学试验

血清学试验最常用的是肥达试验（widal test）,用已知伤寒沙门菌 O、H 抗原和甲型副伤寒沙门菌、肖沙门菌、希沙门菌 H 抗原与病人血清作半定量凝集试验,以测定受检血清中有无相应抗体及其效价,协助诊断伤寒及副伤寒。其结果必须结合临床症状、病程、病史、地区特点等进行分析,应考虑以下情况。

1. 正常值

正常人因隐性感染或预防接种,血清中可含有一定量的抗体,其效价因地区不同抗体而有差异,一般伤寒沙门菌 O 凝集效价≥1:80,H 凝集效价≥1:160;副伤寒的沙门菌 H 凝集效价≥1:80 时,才有辅助诊断意义。

2. O 与 H 抗体在诊断上意义

感染伤寒后,O 抗原(沙门菌共同抗原)刺激机体产生的 O 抗体(IgM 型)出现较早,维持时间短(半年左右),H 抗原(特异性抗原)刺激机体产生的 H 抗体(IgG 型)出现稍晚,维持时间长(可达数年)。若 O、H 凝集价均超过正常值,则患伤寒或副伤寒的可能性大;若两者均低,则患伤寒或副伤寒的可能性小,若 O 凝集价高而 H 凝集价不高,则可能是感染早期或其他沙门菌感染引起的交叉反应;若 H 凝集价高而 O 凝集价不高,则可能是预防接种或非特异性回忆反应。少数病例在整个病程中肥达试验始终呈阴性,可能是早期应用大量抗生素治疗或病人免疫功能低下所致。

抗体在发病后 1 周出现,以后逐渐增加。有时单次凝集效价增高或如单项凝集效价增高还不能定论,可随病程逐周复查,若抗体效价逐渐递增或恢复期比初次≥4 倍,有诊断价值。

四、防治原则

加强饮食卫生管理,目前采用 Ty21a(尿苷二磷酸半乳糖-4-差向异构酶缺失株)口服减毒活疫苗,安全、稳定、副作用小,免疫力至少维持 3 年。治疗选用氯霉素、环丙沙星等。对分离到的细菌进行药敏试验是选择抗菌药物的最佳方法。

第四节 | 其他肠道杆菌

一、变形杆菌属

变形杆菌属(Proteus)广泛分布于泥土、水、垃圾和人及动物肠道中。有 8 个菌种,与医学关系密切的主要有普通变形杆菌、奇异变形杆菌。大小约$(0.4\sim0.6)$ $\mu m \times$ $(1\sim2)$ μm,有明显多形性,有鞭毛和菌毛,无芽胞和荚膜。在普通琼脂平板上呈扩散生长,形成以接种部位为中心、厚薄交替、同心圆型的分层波纹状菌苔,称为迁徙生长现象。产生 H_2S,大部分能分解尿素是本菌属的一个特征。

普通变形杆菌 X19、X2 和 XK 的菌体 O 抗原(OX19、OX2、OXK)与斑疹伤寒立克次体和恙虫病立克次体有部分共同抗原,故可用来代替不易获得的立克次体抗原与患者血清作凝集试验,称为外斐试验(Weil-Felix test),以协助诊断相关的立克次体病。

本属菌为条件致病菌,是医院常见感染的病原菌之一。奇异变形杆菌和普通变形杆菌是仅次于大肠埃希菌引起泌尿系统感染的主要病原菌。还可引起创伤感染、慢性中耳炎、肺炎、腹膜炎和败血症,有的菌株可引起食物中毒、婴幼儿腹泻。

二、克雷伯菌属

克雷伯菌属(Klebsiella)有 7 个种,对人致病的主要有肺炎克雷伯菌(K. pneumoniae),为革兰阴性杆菌,大小为$(0.6\sim6)$ $\mu m \times (0.3\sim1.5)$ μm,有较厚的荚膜,多数有菌毛,无芽胞和鞭毛,在普通琼脂培养基上形成较大的灰白色黏液型菌落,用接种环挑取菌落易拉成长丝为特征。在肠道鉴别培养基上能发酵乳糖而呈现有色菌落。有 O 抗原和 K 抗原。肺炎克雷伯菌又有 4 个亚种。

(一)肺炎克雷伯菌肺炎亚种

寄居于人的呼吸道、肠道中,一般不致病,当机体免疫力降低、应用免疫抑制剂或长期大量使用抗生素导致菌群失调时引起感染,常见的有泌尿道、呼吸道和创伤感染,有时可引起败血症、腹膜炎、脑膜炎等,是目前医源性感染中最重要的条件致病菌。

(二)肺炎克雷伯菌鼻炎亚种

主要侵犯鼻咽部,引起慢性萎缩性鼻炎和鼻黏膜的化脓性感染。

(三)肺炎克雷伯菌鼻硬结亚种

主要侵犯鼻咽部,引起硬结形成及慢性肉芽肿病变。

（四）肉芽肿克雷伯菌

在无细胞的培养基中不能生长，可引起生殖器和腹股沟部位的肉芽肿病变。

┃ 学 习 小 结 ┃

肠道杆菌是指一群在胃肠道中增殖并引起胃肠道症状，或正常定居于肠道但可引起肠外感染的病原菌。肠道杆菌具备共同的生物学特征，但它们的致病性各不相同。致病性大肠埃希菌因肠毒素引起腹泻；志贺菌属因内毒素、外毒素引起细菌性痢疾；沙门菌属因内毒素、肠毒素引起肠热症、食物中毒及败血症。肥达反应可作为伤寒、副伤寒的辅助诊断。

第十七章

分枝杆菌属

[知识目标]

　　1.掌握结核杆菌的生物学性状、致病性与免疫性。结核菌素试验的原理及意义。

　　2.熟悉结核杆菌微生物学检查与特异性预防。

　　3.了解麻风杆菌的生物学特性、致病性微生物学检测及防治原则。

[能力目标]

　　具有对结核菌素试验结果合理分析、明确其临床意义的能力。

[素质目标]

　　具有高度的同情心、责任心和严格的无菌操作意识。

　　《红楼梦》里常写到林黛玉"娇喘微微",咳嗽、咳痰,时轻时重,时好时坏,痰中有些血星;一次,黛玉研笔蘸墨,写了三首诗后,"觉得浑身火热,面上作烧,走至镜台,揭起锦袱一照,只见腮上通红,真合压倒桃花……"此乃结核病的典型症状。肺结核过去在民间被称为"肺痨",俗话说"十痨九死"。随着医疗技术的发展,肺结核早已经不再是不治之症。但是近年来,全世界都出现结核病流行上升趋势,结核病仍然是全球传染病重要杀手。

　　分枝杆菌属(Mycobacterium)是一类细长略弯曲的杆菌,有分枝生长趋势。一般不易着色,若经加温或延长染色时间而着色后能抵抗盐酸酒精的脱色,故又名抗酸杆菌(acid-fast bacilli)。分枝杆菌细胞壁含有大量脂质,与其染色特性、致病性、抵抗力等密切相关。

第一节｜结核分枝杆菌

　　结核分枝杆菌(M. tuberculosis),俗称结核杆菌,是引起结核病的病原菌。可侵犯全身多个器官,但以肺结核为最多见,居各种疾病死亡原因之首。据 WHO 报道,每年约有 900 万新病例发生,死亡人数每年达 300 万,新中国成立前死亡率达 200～300/10万,新中国成立后随着人民生活水平的提高,特别是群防群治的开展,结核病的发病率与死亡率大为降低。近年来由于艾滋病、吸毒、酗酒与贫困、免疫抑制剂的应用等原因,世界上一些地区的发病率又呈上升趋势。

一、生物学特性

(一)形态与染色

结核杆菌为细长略带弯曲的杆菌,大小约$(1\sim4)$ μm×0.4 μm,无芽胞及鞭毛,有荚膜,抗酸染色阳性,常聚集成团,有分枝生长现象(图 3-17-1)。在陈旧培养物中或药物作用下可发生变异。

(二)培养特性与生化反应

专性需氧。最适温度为 37 ℃,低于 30 ℃不生长,pH以 $6.5\sim6.8$ 为宜。营养要求较高,常用营养丰富的罗氏培养基分离培养(内含蛋黄、甘油、马铃薯、无机盐和孔雀绿

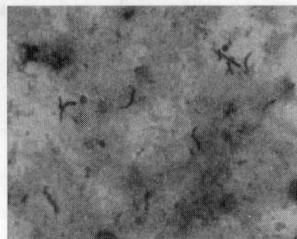
图 3-17-1　结核分枝杆菌

等)。生长缓慢,约 18 h 分裂一次,在固体培养基上 $2\sim4$ 周才可见菌落生长。菌落表面干燥呈颗粒、结节或花菜状,乳白色或米黄色,不透明。在液体培养基中易形成皱褶的菌膜浮于液面。

(三)抵抗力

结核杆菌细胞壁中含有大量脂质,可防止菌体水分的丢失,故对干燥的抵抗力特别强。在干燥痰内可存活 $6\sim8$ 个月;在尘埃上保持传染性 $8\sim10$ 天,对酸(3% HCl 或 6% H_2SO_4)或碱(4% NaOH)有抵抗力,15 min 不受影响。对 1:75000 结晶紫或 1:13000 孔雀绿有抵抗力,加在培养基中可抑制杂菌生长,有利于结核分枝杆菌生长。本菌对湿热、紫外线及酒精敏感,在液体中加热 $62\sim63$ ℃ 15 min 或煮沸、直接日光照射 $2\sim7$ h 或 75%酒精 2 min 即可杀死结核杆菌。对链霉素、异烟肼、利福平、环丝氨酸、卡那霉素、乙胺丁醇、对氨基水杨酸等敏感,但长期用药容易出现耐药性。

(四)变异性

结核杆菌可发生菌落、形态、毒力、免疫原性和耐药性等变异。1908 年 Calmette 与 Guerin 二人将有毒的牛型结核杆菌培养在含甘油、胆汁、马铃薯的培养基中经 13 年 230 次传代培养,获得减毒活菌菌株(卡介苗 BCG),用于预防结核病。在体内异烟肼可诱导结核杆菌呈 L 型,对异烟肼产生耐药性,因此在结核病治疗过程中要注意 L 型菌的变异,以防治疗不彻底。

二、致病性

(一)致病物质

结核杆菌不产生内、外毒素和侵袭性酶。其致病性主要与菌体成分及机体产生的免疫损伤有关。

1.脂质

脂质是细胞壁的主要成分。脂质的毒性成分包括:①磷脂:能促使单核细胞增生,结核结节形成与干酪样坏死;②索状因子:它能破坏细胞线粒体膜,影响细胞呼吸,抑制

白细胞游走和引起慢性肉芽肿;③蜡质 D:可使机体产生迟发型超敏反应;④硫酸脑苷脂:可抑制吞噬细胞中吞噬体与溶酶体的结合,使结核杆菌能在吞噬细胞中长期存活。

2.蛋白质

结核杆菌具有多种蛋白质成分,结核菌素是其中的主要成分。结核菌素本身无毒,但与蜡质 D 结合后可诱发对结核杆菌的超敏反应。

3.荚膜

可抑制吞噬细胞内吞噬体与溶酶体的结合,还可与补体 C3b 受体结合,利于结核杆菌的黏附作用。

（二）所致疾病

结核杆菌可通过呼吸道、消化道及损伤的皮肤黏膜等多种途径侵入易感机体,引起多个组织脏器的结核病,其中以通过呼吸道引起肺结核为最多。由于侵入细菌的毒力、数量及机体的免疫状态不同,肺部感染分为原发感染和继发感染。

1.原发感染

原发感染为初次感染,多见于儿童。结核杆菌经呼吸道进入肺泡,即被吞噬细胞吞噬,因菌体有大量脂质抵抗溶菌酶而生长繁殖,导致吞噬细胞裂解,释放大量结核杆菌,在肺泡内引起炎症,称为原发灶。初次感染因机体缺乏特异性免疫,病灶不局限,结核杆菌可经淋巴管扩散至肺门淋巴结,引起淋巴管炎和肺门淋巴结肿大。原发灶、淋巴管炎和肿大肺门淋巴结称为原发综合征。感染 3～6 周后,机体产生特异性细胞免疫,同时出现超敏反应。因病灶中结核分枝杆菌细胞壁中磷脂的作用,促进单核细胞增生,形成结核结节及干酪样坏死物。随着特异性免疫的产生,90% 以上的原发感染可形成纤维化或钙化而痊愈。但病灶内常有一定量的结核杆菌,可成为日后内源性感染的病源。少数患者因免疫力低下,结核杆菌可随吞噬细胞经血流扩散,引起全身粟粒性肺结核,并常侵犯各处淋巴结、骨、关节、肾及脑膜等部位,引起相应的结核病。

2.继发感染

继发感染为再次感染,多见于成年人。病灶亦以肺部多见。结核杆菌可以是外源性感染或是潜伏于原发病灶内的。由于机体已形成特异性细胞免疫,肺门淋巴结不肿大,病灶常限于局部,被纤维囊包绕的干酪样坏死病灶可钙化而痊愈。若干酪样坏死液化,排入邻近支气管、气管,局部形成空洞,结核杆菌随咳痰排出体外,传染性很强,此为开放性肺结核。

三、免疫性与超敏反应

（一）免疫性与超敏反应概述

人类对结核杆菌有一定的免疫力,主要是细胞免疫。抗结核免疫属于感染免疫(infection immunity)或有菌免疫,即只有当结核杆菌或其成分存在时才有免疫力,当机体内结核杆菌或其成分全部消失后,抗结核免疫也随之消失。

机体对结核杆菌产生细胞免疫的同时,也产生了迟发型超敏反应,二者均为 T 细胞介导的结果。从郭霍(Koch)现象可以看到,将一定量的结核杆菌初次注入健康豚鼠皮下,2周后注射局部溃烂不愈,附近淋巴结肿大,结核杆菌扩散至全身,表现为原发感染的特点。若用同量结核杆菌经皮下注入曾感染过结核杆菌的豚鼠,1～2天内局部迅速产生溃烂,浅而易愈,附近淋巴结不肿大,细菌亦很少扩散,表现为继发感染的特点。由此表明机体在原发感染时未形成特异性免疫,也无超敏反应发生。而继发感染机体形成特异性免疫,同时发生超敏反应。

(二)结核菌素试验

结核菌素试验是应用结核杆菌蛋白质(结核菌素)来测试受试者对结核杆菌是否有细胞免疫力及迟发型超敏反应的一种皮肤试验。结核菌素有两种:一种是旧结核菌素(OT),另一种是纯蛋白衍生物(PPD)。常规试验是取 PPD 5 单位注射前臂屈侧皮内,48～72 h观察结果,红肿硬结<5 mm者为阴性,表明机体无结核分枝杆菌感染,感染早期或细胞免疫功能低下者及免疫抑制剂使用者也可能出现阴性;红肿硬结>5mm者为阳性,表明机体有过感染或接种过卡介苗;红肿硬结≥15 mm为强阳性,表明机体可能有活动性结核,应进一步追查病灶,对临床诊断有意义。

结核菌素应用:①选择卡介苗接种对象和测定免疫效果,结核菌素试验阴性者应接种 BCG;②作为婴幼儿结核病诊断的参考;③测定肿瘤患者的细胞免疫水平;④在未接种过卡介苗的人群中作结核病的流行病学调查。

四、微生物学检测

(一)直接涂片镜检

根据结核杆菌感染部位不同,采取不同标本,如痰、支气管灌洗液、尿、粪便、脓汁、胸水、腹水、脑脊液等。

1.标本直接涂片

用抗酸性染色镜检。若找到抗酸性阳性菌,即可初步诊断。若用金胺染色,在荧光显微镜下结核杆菌在暗的背景上显出金黄色荧光,可提高阳性率。

2.浓缩集菌

有杂菌的标本如痰、尿、粪等,需经酸碱去除标本中的黏稠部分,然后离心沉淀,取沉淀物再作涂片染色镜检。

(二)分离培养

将处理后的标本接种于固体培养基上,器皿口加橡皮塞于 37 ℃培养,每周观察一次,2～4周可形成肉眼可见的菌落。必要时做生化反应或动物试验。

五、防治原则

(一)预防

主要是特异性预防,即接种卡介苗。目前,我国规定婴儿出生后即接种卡介苗,7岁时复种,农村儿童 12 岁时再复种一次。1岁以上儿童应先做结核菌素试验,阴性者接种卡介苗。卡介苗接种后 2～3月需作结核菌素实验,如为阴性者需再接种。

（二）治疗

抗结核药物治疗的原则是：早发现、早治疗，联合用药，彻底治愈。第一线药物有利福平、异烟肼、乙胺丁醇、链霉素。利福平与异烟肼合用可以减少耐药性的产生。

第二节 | 麻风分枝杆菌

麻风分枝杆菌（M.leprae）简称麻风杆菌，是麻风病的病原菌，麻风是一种慢性传染病。其特点是潜伏期很长、发病慢、病程长。在世界各地均有流行，我国经大力开展防治工作后，近年来发病率已大幅度下降。

一、生物学特性

麻风分枝杆菌的形态、染色与结核杆菌相似。但较结核杆菌短、略带弯曲，呈束状排列（图 3-17-2）。麻风分枝杆菌是一种典型的胞内寄生菌，病人渗出物标本涂片中可见大量麻风分枝杆菌存在于细胞内。有麻风分枝杆菌存在的细胞呈泡沫状，称麻风细胞。借此与结核杆菌区别。麻风分枝杆菌的体外人工培养至今仍未获成功。

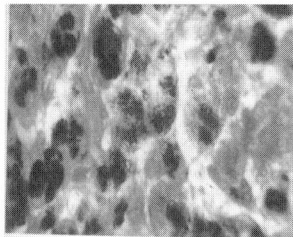

图 3-17-2 麻风分枝杆菌

二、致病性与免疫性

麻风患者是麻风的唯一传染源。麻风的传播主要通过人与人之间的直接接触，可通过破损的皮肤、黏膜进入人体。近年来发现未经治疗的瘤型麻风患者早期鼻黏膜分泌物含有大量麻风分枝杆菌，因此通过呼吸道是一个重要的途径。其他如痰、汗、泪、乳汁、精液与阴道分泌物中均可有麻风分枝杆菌排出。本病可分为两型即瘤型和结核样型，也可分为两个类即界线类及未定类，此两类可向两型变化。

（一）结核样型

约占 60%～70%。麻风菌素试验多呈阳性，患者的细胞免疫力强，巨噬细胞将大量细菌杀灭，很少被检查出，传染性小，称闭锁性麻风。此型稳定，极少演变为瘤型，故又称良性麻风，病变多发生在皮肤与外周神经。

（二）瘤型

约占 20%～30%，患者细胞免疫力差，病变组织的抗酸染色可见大量杆菌聚集，传染性强，称开放型麻风。此型麻风杆菌面部结节融合可呈狮面状。

（三）界限类

约占 50%，麻风菌素试验阳性，具有上述两型特点，可向两型转化。

（四）未定类

约占 5%～10%，表现介于两型之间，为麻风的早期阶段，病变为非特异性，抗酸染色不易找到麻风分枝杆菌。

三、微生物学检测

刮取病人鼻黏膜或皮损处取材,用抗酸染色后镜检。为了提高检查的阳性率,也可用金胺染色后以荧光显微镜检查,或用免疫荧光法检查。麻风菌素试验可用于麻风的分型和了解预后。

四、防治原则

麻风病目前尚无特异性预防方法。主要预防方法是定期普查,早发现,早治疗。治疗药物主要有砜类、利福平、氯苯吩嗪及丙硫异烟胺。临床多采用二三种药物联合治疗,以防止耐药性产生。

▌ 学 习 小 结 ▐

分枝杆菌属是一类细长稍弯、有分枝生长趋势的抗酸杆菌。

结核分枝杆菌是导致结核病的病原体,可通过多途径感染引起结核病,但以呼吸道感染引起的肺结核最为常见。其致病主要与菌体成分及机体产生的免疫损伤有关,感染后以细胞免疫(有菌免疫)为主。结核菌素试验是判断机体对结核病是否有免疫的一种皮肤试验,接种卡介苗是预防结核最有效的措施。

麻风分枝杆菌是典型的胞内寄生并引起慢性传染病的病原菌,其特点是潜伏期很长、发病慢、病程长。在世界各地均有流行,我国经大力开展防治工作后,近年来发病率已大幅度下降。

第十八章

厌氧性细菌

[知识目标]

1.掌握破伤风梭菌、产气荚膜梭菌、肉毒梭菌的生物学性状、致病性和防治原则。

2.熟悉无芽胞厌氧菌的致病特征。

3.了解各厌氧菌的微生物学检查方法。

[能力目标]

正确处理感染性伤口,具备对厌氧芽胞梭菌感染的防治能力。

[素质目标]

培养敏锐的观察能力和严谨细致的工作作风。

2007年3月8日,农妇周某在家挖树坑时,被铁锹把上的木刺扎伤了左手,当时手有点肿,她便用花椒水泡手消肿。两天后,周某整个左上肢麻木僵硬,张口困难,经当地医院检查,诊断为脑血管供血不足造成上肢麻木。治疗5天病情未见好转,并进一步加重,出现呼吸困难、牙关紧闭、颈项僵直等症状,整个上半身严重痉挛,不能说话,成了个"半僵人"。紧急转入上级医院后,医院诊断为破伤风,并下达了"病危通知书"。经医护人员的精心治疗,周某康复出院。

厌氧性细菌(anaerobic bacteria)是一群种类繁多,必须在无氧环境中才能生长繁殖的一类细菌。目前已发现有31个属,245个种和亚种。厌氧性细菌广泛存在于自然界、人及动物与外界相通的腔道内。根据厌氧性细菌能否形成芽胞,可将其分为两大类:厌氧芽胞梭菌和无芽胞厌氧菌。厌氧芽胞梭菌属于梭菌属,临床常见的有破伤风梭菌、产气荚膜梭菌、肉毒梭菌、艰难梭菌,主要引起外源性感染。无芽胞厌氧菌为多个属的球菌和杆菌,大多是人体正常菌群的成员,主要引起内源性感染。近年来,随着微生物学和免疫学检测技术的提高,厌氧菌在临床标本中的检出率逐年上升,分离的种类也逐渐增多。随着分子生物学技术的快速发展,对厌氧菌致病机制的研究也日趋深入。

第一节 | 厌氧芽胞梭菌

厌氧芽胞梭菌(Clostridum)是一群革兰染色阳性,能形成芽胞的大杆菌,芽胞直径比菌体宽,使菌体膨大呈梭状,故此得名。厌氧芽胞梭菌现有157个种,主要分布于土壤、人和动物肠道中。大多数严格厌氧,对热、干燥和消毒剂抵抗力强。除了产气荚膜梭菌外,均有周身鞭毛,无荚膜。多数为腐生菌,少数为致病菌,在适宜条件下,芽胞发芽形成繁殖体,产生强烈的外毒素和侵袭性酶,致病性强。如引起破伤风的破伤风梭菌,引起气性坏疽和食物中毒的产气荚膜梭菌,引起肉毒食物中毒和婴儿肉毒病的肉毒梭菌。

一、破伤风梭菌

破伤风梭菌(C. tetani)是引起破伤风的病原菌。当机体受到外伤,创口被污染,或分娩时使用不洁器械剪断脐带等,本菌均可侵入局部创面,释放外毒素,引起破伤风。据估计世界上每年约有100万病例发生,死亡率在20%左右。在发展中国家,新生儿破伤风死亡率可高达90%。

(一)生物学性状

1. 形态与染色

本菌为革兰阳性细长杆状,大小为(2~3) μm×(0.3~0.5) μm,有周身鞭毛,无荚膜。芽胞呈正圆形,直径大于菌体宽度,且位于菌体顶端,使细菌呈鼓槌状,为本菌典型特征(图3-18-1)。

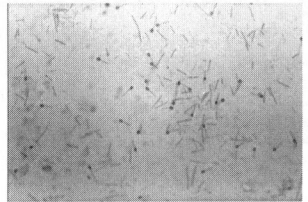

图3-18-1 破伤风梭菌(1×1000倍)

2. 培养特性

营养要求不高,严格厌氧,在普通琼脂平板上培养,可形成中心紧密,周边疏松,似羽毛状菌落,且有迁徙生长现象。在疱肉培养基中培养,肉渣部分被消化,使之变黑并产生腐败臭味,可产生少量气体。在血琼脂平板上培养可形成β溶血。

3. 抵抗力

本菌繁殖体抵抗力与其他细菌相似,但芽胞抵抗力强大,在土壤中可存活数十年,能耐煮沸1小时,但对青霉素敏感。

(二)致病性与免疫性

1. 致病条件

破伤风梭菌由伤口侵入人体,引起感染的重要条件是伤口需形成厌氧微环境:窄而深的伤口(如刺伤);有泥土或异物污染;坏死组织多,局部组织缺血缺氧;同时伴有需氧菌或兼性厌氧菌混合感染等,均易造成伤口厌氧微环境。这种微环境有利于破伤风梭菌繁殖产生外毒素。

2. 致病物质及致病机制

破伤风梭菌的致病物质是破伤风痉挛毒素和破伤风溶血毒素,其中前者是主要致病物质,属神经毒素(neurotoxin),毒性极强,仅次于肉毒毒素,对人的致死量小于1 μg,其化学性质为蛋白质,不耐热,可被肠道中存在的蛋白酶所破坏。该毒素对脑神经和脊髓前角运动神经细胞有高度亲和力,毒素与脊髓及脑干组织中的神经节苷脂结合,封闭脊髓抑制性突触,阻止了抑制性介质的释放,导致肌肉活动的兴奋与抑制失调,使伸肌与屈肌同时强烈收缩,肌肉出现强直痉挛。

3. 所致疾病

破伤风梭菌在伤口局部增殖,外毒素入血,引起破伤风。潜伏期可从几天至几周,其长短与原发感染部位距离中枢神经系统的远近有关。距离越近,潜伏期就越短,病死率越高。发病早期患者可有发热、出汗、心律不齐、血压波动等非特异性症状。典型的症状是咀嚼肌痉挛所致的牙关紧闭、苦笑面容、颈项强直,躯干及四肢肌肉痉挛所致的角弓反张等症状,严重者可因呼吸肌痉挛窒息而死亡。

4. 免疫性

机体对破伤风的免疫主要是由抗毒素发挥中和作用的抗毒素免疫。破伤风痉挛毒素毒性很强,极少量毒素即可致死亡,而如此少量的毒素尚不足以引起免疫,因此使机体获得有效免疫力的方法主要是通过注射破伤风类毒素。

(三)微生物学检测

伤口直接涂片镜检和病菌分离培养阳性率均很低,故一般不进行。根据典型的症状和病史即可作出诊断。

(四)防治原则

破伤风一旦发病,疗效不佳,故预防极为重要。

1. 非特异性预防

用过氧化氢清洗伤口,尽早清创扩创,防止厌氧微环境的形成。

2. 特异性预防

(1)人工主动免疫。对易受伤的人群,可接种破伤风类毒素获得免疫力;对儿童我国目前采用注射百白破三联疫苗,可同时获得对百日咳、白喉、破伤风三种常见病的免疫力;孕妇接种破伤风类毒素可有效预防新生儿破伤风。

(2)人工被动免疫。对伤口污染严重而又未经过基础免疫者,可立即注射破伤风抗毒素(TAT),作紧急预防。在注射 TAT 前,先做皮肤过敏试验,必要时可用脱敏疗法。近年来开始使用人抗破伤风免疫球蛋白,其效果优于 TAT,且不易引起过敏反应。

3. 治疗

对病人应早期、足量注射 TAT,以中和体内游离的外毒素;注射青霉素等抗生素,抑制细菌繁殖;用镇静、解痉药对症治疗。

二、产气荚膜梭菌

产气荚膜梭菌(C. perfringens)广泛分布于自然界及人和动物肠道中,是气性坏疽的主要病原菌。气性坏疽是一种严重的创伤感染,以局部组织坏死、恶臭、水肿、产气及全身中毒为特征。

(一)生物学性状

1. 形态与染色

该菌为革兰阳性粗大杆菌,大小为(3～5) μm×(1～1.5) μm,芽胞呈椭圆形,位于次极端或中央,不大于菌体,无周鞭毛。在机体内能形成明显的荚膜(图3-18-2)。

2. 培养特性

厌氧生长,但不十分严格。在血平板上培养,多数菌株有双层溶血环,内环是由 θ

毒素引起的完全溶血,外环是由 α 毒素引起的不完全溶血;在庖肉培养基中肉渣不被消化,呈粉红色;在卵黄琼脂平板上培养,菌落周围可出现乳白色浑浊圈,是由卵磷脂酶(α 毒素)分解卵磷脂所致,这种现象称 Nagler 反应,是本菌的特点。本菌代谢活跃,可分解多种糖类,产酸产气。在牛乳培养基中能分解乳糖产酸,使其中酪蛋白凝固,同时产生大量气体(H_2 和 CO_2),可将凝固的酪蛋白冲成蜂窝状,气势凶猛,此现象称为"汹涌发酵",是本菌鉴别的主要特征。

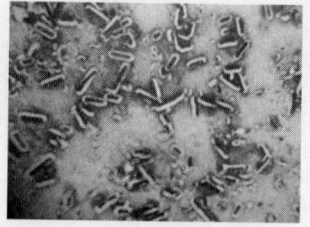

图 3-18-2　产气荚膜梭菌(1×1000 倍)

3. 分型

根据产气荚膜梭菌产生毒素的免疫原性不同,可将其分为 A、B、C、D、E 5 个毒素型,其中对人致病的主要为 A 型,能引起人类气性坏疽和食物中毒。C 型可引起坏死性肠炎。

(二)致病性

1. 致病物质

其致病条件与破伤风梭菌相似。产气荚膜梭菌能产生多种外毒素和侵袭性酶,有荚膜,侵袭力强。其外毒素的毒性虽不如肉毒毒素和破伤风毒素强,但种类多,有 α、β、γ、δ 等 12 种,在各种毒素和酶中,以 α 毒素最为重要,α 毒素是一种卵磷脂酶,能分解细胞膜上的磷脂,使细胞膜受损,引起溶血、组织坏死,血管内皮细胞损伤,使血管通透性增高,造成出血、水肿和局部坏死。此外,θ 毒素有溶血和破坏白细胞的作用;k 毒素是胶原酶,可分解肌肉及皮下胶原纤维使组织崩解;$μ$ 毒素是透明质酸酶,能分解细胞间质透明质酸,有利于细菌扩散;肠毒素是由多数 A 型菌株和少数 C、D 型菌株产生,本质为不耐热的蛋白质,经胰酶作用后,其毒力可增加 3 倍,它可通过改变细胞膜通透性而引起腹泻,该毒素主要作用于回肠,其次为空肠,而对十二指肠则无作用。

2. 所致疾病

(1)气性坏疽。60%～80%是由 A 型引起的。该病多见于战伤,但也可见于平时的工伤、车祸等。潜伏期较短,一般只有 8～48 小时。细菌在局部繁殖,产生毒素和侵袭性酶,由于卵磷脂酶、胶原酶、透明质酸酶等的分解破坏作用,使细菌侵入周围正常组织,发酵肌肉和组织中的糖类,产生大量气体,造成气肿;同时血管通透性增加,水分渗出,造成水肿,继而挤压软组织和血管,影响血液供应,造成组织坏死。严重病例表现为组织胀痛剧烈,水气夹杂,触摸有捻发感,最后产生大块组织坏死,并有恶臭。病菌产生的毒素和组织坏死的毒性产物被吸收入血,可引起毒血症、休克,死亡率高达40%～100%。

(2)食物中毒。食入污染 A 型产气荚膜梭菌肠毒素的食物(主要为肉类食物)可引起食物中毒,其作用类似霍乱肠毒素。潜伏期短,约 8～22 小时,发生腹痛、腹泻、便血等症状,较少呕吐,一般不发热,1～2 日内可自愈。

(3)急性坏死性肠炎。由 C 型产气荚膜梭菌引起,致病物质可能为 β 毒素。潜伏期不到 24 小时,发病急,有剧烈腹痛、腹泻、肠黏膜出血性坏死,粪便带血,可并发周围循环衰竭、肠梗阻、腹膜炎等,病死率达 40%。应注意与菌痢、出血性肠炎区别。

（三）微生物学检测

在病人深部创口取材涂片染色,镜检有荚膜的革兰阳性大杆菌,白细胞少且形态不典型,并伴有其他杂菌等三个特点即可报告初步结果。这是极有价值的快速诊断法。还可将标本接种在血平板或疱肉培养基中厌氧培养,取可疑菌落进一步鉴定,动物试验出现泡沫肝,肝涂片染色可见有荚膜的革兰阳性大杆菌。

（四）防治原则

气性坏疽发病急剧,后果严重,应尽早作出诊断,早期治疗。预防主要是早期扩创,清洁伤口,局部用双氧水冲洗,以破坏厌氧环境。治疗则以对感染局部施行手术,切除坏死组织,早期使用多价抗毒素血清和大剂量青霉素为主,必要时截肢以防止病变扩散。近年来用高压氧舱治疗有一定效果。

三、肉毒梭菌

肉毒梭菌(C. botulinum)主要存在于土壤中,本菌在厌氧条件下能产生强烈的肉毒毒素,若误食此毒素污染的食物,可引起肉毒中毒和婴儿肉毒病。

（一）生物学性状

1. 形态与染色

本菌为革兰阳性粗短杆菌,大小为(4～6)μm×(1～1.2)μm,无荚膜,有周身鞭毛。芽胞呈椭圆形,大于菌体,位于次极端,使菌体呈汤匙状或网球拍状(图 3-18-3)。

2. 培养特性

营养要求不高,但严格厌氧。在普通琼脂培养基上形成直径 3～5 mm 不规则的菌落;在血琼脂平板上有 β 溶

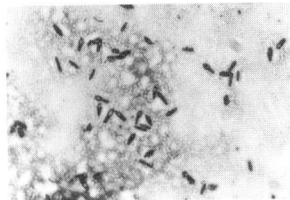

图 3-18-3　肉毒梭菌(1×1000 倍)

血;在疱肉培养基中可消化肉渣,使肉渣变黑,同时有腐败恶臭。

3. 抵抗力

本菌芽胞抵抗力很强,在湿热 100 ℃可生存 5 h,高压蒸气 121 ℃(103.4 kPa)30 min 才能将芽胞杀死,但肉毒毒素不耐热,煮沸 1 min 即被破坏,对酸抵抗力比较强,胃液作用 24 h 不被破坏,还可被胃肠吸收。

（二）致病性

1. 致病物质

致病物质为肉毒毒素,是毒性极强的神经毒性毒素,是已知最剧烈的毒物,毒性比氰化钾强 1 万倍,纯结晶的肉毒毒素 1 mg 能杀死 2 亿只小鼠,对人的致死量约为 0.1 μg。根据其抗原性不同,可将其分为 A～G 七个型。其中主要引起人类食物中毒的为 A、B、E 型。各型之间抗原性不同,其毒性只能被相应的抗毒素所中和。肉毒毒素经胃肠道吸收后,经淋巴和血液循环扩散,作用于颅脑神经核和外周神经末梢、神经肌肉接头处,阻碍乙酰胆碱释放,影响运动神经冲动传递,导致肌肉松弛性麻痹。

2. 所致疾病

（1）食物中毒。感染方式为食入带有肉毒毒素污染的食物，如罐头、腊肉、香肠、发酵豆制品（如臭豆腐）、发酵面制品等，可引起食物中毒。肉毒食物中毒在我国十几个省、自治区均有发现，但以新疆较多。突然起病，潜伏期为数小时至三天左右，主要表现为神经末梢麻痹，胃肠道症状很少见。早期表现为头痛、头晕、乏力和走路不稳等，继而出现眼睑下垂、斜视、复视、吞咽困难、口齿不清，最后因呼吸肌和心肌麻痹而死亡，死亡率较高。病人神智较清楚，不发热，很少出现肢体麻痹。

（2）婴儿肉毒病。该病以 1 岁以下，尤其是 6 个月以内的婴儿多见，食入肉毒梭菌芽胞污染的食物（如蜂蜜）后可引起婴儿食物中毒（婴儿肉毒病）。主要表现为便秘、吮乳无力、吞咽困难、啼哭无力，全身肌张力减退，进行性呼吸困难，严重者造成婴儿猝死，但死亡率不高（1%～2%）。

（三）微生物学检测

根据食入可疑食物病史和典型的症状即可作出初步诊断。微生物学检查主要是取可疑食物、呕吐物等标本，先煮沸 1 h，杀灭无芽胞杂菌，然后接种在疱肉培养基中，厌氧培养，分离本菌。毒素检查可将培养物滤液或将可疑食物、呕吐物用生理盐水制成悬液，沉淀后取上清液给小鼠腹腔注射，若有毒素，多于 1～2 日发病，出现眼睑下垂、四肢麻痹等症状。同时将加入多价抗毒素的上清液给小鼠腹腔注射以作对照。

（四）防治原则

肉毒食物中毒发病急剧，后果严重，应尽早作出诊断，早期治疗，可降低死亡率。预防以加强食品卫生管理和监督，食物加热消毒为关键。对病人应尽早注射 A、B、E 三型多价抗毒素，同时加强护理和对症治疗，特别是注意预防呼吸肌麻痹引起的窒息，以降低死亡率。

第二节　无芽胞厌氧菌

无芽胞厌氧菌是一大类寄生于人和动物体内的正常菌群，包括革兰阳性和革兰阴性的球菌和杆菌。共有 23 个属，其中与人类疾病相关的主要有 10 个属。在人体正常菌群中厌氧菌占有绝对优势，在正常情况下，它们对人体无害，但在某些特定条件下，这些厌氧菌作为条件致病菌可导致内源性感染，甚至危及生命。

一、生物学性状

（一）革兰阴性厌氧杆菌

有 8 个属，其中主要菌属为梭杆菌属和类杆菌属。

1. 梭杆菌属

本菌属细菌菌体延伸，镜下形态呈梭形，无鞭毛，无荚膜。主要有核梭杆菌、坏死梭杆菌、多形梭杆菌等，常见于各种临床感染标本中。

2. 类杆菌属

此类菌属中以脆弱类杆菌(B. fragilis)最为重要,约占临床厌氧菌分离株的 1/4。为细小杆菌,形态呈多型性,有荚膜和菌毛,无鞭毛。在培养基上生长迅速。

(二)革兰阴性厌氧球菌

有 3 个属,其中韦荣菌属最重要。其直径 $0.3\sim0.5\ \mu m$,成对、成簇或短链状排列。有 7 个种,3 个与人有关,是寄生在咽喉部的主要厌氧菌,但在临床厌氧菌分离标本中,分离率小于 1%,为混合感染菌之一。

(三)革兰阳性厌氧球菌

有 5 个属,21 个种。其中有临床意义的是消化链球菌属。该菌生长缓慢,培养需 5~7 天。主要寄居于阴道。在临床厌氧菌分离株中,占 20%~35%,为第 2 位,仅次于脆弱类杆菌,但大多亦为混合感染。

(四)革兰阳性厌氧杆菌

有 7 个属,在临床厌氧菌分离株中,占 22%,其中以丙酸杆菌属、双歧杆菌属和真杆菌属多见。

1. 丙酸杆菌属

为小杆菌,常呈链状或成簇排列,无鞭毛,能发酵糖类产生丙酸。能在普通培养基上生长,时间需 2~5 天。与人类有关的有 3 个菌种,痤疮丙酸杆菌最为常见。

2. 双歧杆菌属

呈多形态,有分枝,无动力,严格厌氧,耐酸。目前共有 29 个种,其中 10 个种与人类有关。双歧杆菌在婴儿、成人肠道菌群中占很高比例,在婴儿中尤为突出。该菌在大肠中起重要的调节作用,控制 pH,可以对抗外源致病菌的感染。

3. 真杆菌属

呈单一形态或多形态,动力不定,严格厌氧,生长缓慢,培养常需 7 天,但生化反应活泼。目前有 45 个种,是肠道重要的正常菌群。17 个种与感染有关,但都出现在混合感染中,最常见的为迟钝真杆菌。

二、致病性

(一)致病条件

无芽胞厌氧菌为条件致病菌,主要通过下列条件引起内源性感染:①寄居部位的改变,如手术、拔牙、肠穿孔等,使细菌进入非正常寄居的部位;②机体免疫力低下,如患慢性消耗性疾病、恶性肿瘤、糖尿病、严重烧伤、手术、化疗、放疗者和使用免疫抑制剂者、婴幼儿、老年人等;③局部形成厌氧微环境,如组织坏死,有异物压迫使局部组织供血不足,伴有需氧菌混合感染等;④菌群失调,如长期使用抗生素,使原来拮抗厌氧菌的菌群消失,无芽胞的厌氧菌可趁机繁殖。

(二)感染特征

多为慢性感染,具有下列感染特征之一时,应考虑无芽胞厌氧菌的感染:①内源性感染,感染部位遍及全身,如发生在口腔、鼻窦、胸腔、腹腔等附近的炎症、脓肿;②无特定病型,大多为化脓性感染,形成局部脓肿或组织坏死,也可侵入血流形成败血症;③分泌物为血性、暗黑色或粉红色,有恶臭;④使用氨基糖苷类抗生素(链霉素、卡那霉素、庆大霉素)长期无效;⑤分泌物直接涂片可见细菌,但普通培养法无细菌生长。

(三)致病物质

致病物质主要有荚膜、菌毛、内毒素、胶原酶等。

(四)所致疾病

1. 败血症

由于抗厌氧菌抗生素的广泛应用,目前败血症中厌氧菌培养率只有 5％左右,多数为脆弱类杆菌,其次为革兰阳性厌氧球菌。原发病灶主要来自腹腔和盆腔内感染,厌氧败血症约占全部败血症的 10％～20％。

2. 中枢神经系统感染

最常见的为脑脓肿,主要继发于中耳炎、乳突炎、鼻窦炎等邻近感染,亦可经直接扩散和转移而形成。分离的细菌种类与原发病灶有关,以革兰阴性厌氧杆菌最为常见。

3. 口腔感染

大多起源于牙齿感染,主要由口腔中的消化链球菌、产黑色素类杆菌和核酸杆菌等引起,在一定条件下单独或混合感染可引起牙周炎、急性坏死性溃疡性牙龈炎、坏死性口腔炎、咽峡炎等。

4. 呼吸道感染

厌氧菌可感染上、下呼吸道的任何部位,引起扁桃体周围蜂窝织炎、吸入性肺炎、坏死性肺炎、肺脓肿和脓胸等。厌氧菌的肺部感染发生率仅次于肺炎链球菌。呼吸道感染中分离最多的厌氧菌为普雷沃菌属、坏死梭杆菌、核梭杆菌、消化链球菌和脆弱类杆菌等。

5. 腹部感染

肠道菌群中无芽胞厌氧菌占有很大的比例,胃肠道因手术、损伤、穿孔及其他异常引起的腹膜炎、腹腔脓肿等感染就主要与消化道厌氧菌有关。

6. 女性生殖道感染及盆腔感染

手术或其他并发症引起的女性生殖道一系列感染,如盆腔脓肿、输卵管卵巢脓肿、子宫内膜炎、脓毒性流产等,厌氧菌是主要病原体。分离最常见的厌氧菌为消化链球菌属、普雷沃菌属和紫单胞菌等。因阻塞引起的泌尿道感染亦以厌氧菌为主。

7. 其他

无芽胞厌氧菌还可引起皮肤和软组织感染、心内膜炎等。

三、微生物学检测

无芽胞厌氧菌大多是人体正常菌群,采集标本时应避免正常菌群的污染。应在正常无菌的部位采集体液标本,标本可直接涂片染色后,观察细菌的形态特征,以供培养、判断结果时参考。厌氧菌对氧敏感,标本采取后应立刻放入特制的厌氧标本瓶中,并迅速送检,立即接种,用厌氧技术进行分离培养。近几年运用核酸杂交、PCR 等分子生物学方法,已可以对一些重要的无芽胞厌氧菌作出迅速和特异性诊断。

四、防治原则

目前尚无特异性预防方法,主要是避免正常菌群侵入非正常寄居部位以及防止局部出现厌氧微环境。对外科病人特别要注意清洗伤口,去除坏死组织和异物,引流,维持和重建局部良好的血液循环等。治疗上,多数无芽胞厌氧菌对青霉素、林可霉素、头孢菌素等敏感,但对氨基糖苷类抗生素不敏感。越来越多耐药菌株的产生,给治疗增加了一定的难度,如厌氧菌感染中最常见的脆弱类杆菌能产生 β-内酰胺酶,破坏青霉素和头孢霉素,故治疗时需特别注意。可进行药物敏感试验,以便选用有效的抗生素治疗。

▌ 学习小结 ▐

厌氧性细菌是一群必须在无氧环境中才能生长繁殖的细菌。根据能否形成芽胞,可将其分为两大类:厌氧芽胞梭菌和无芽胞厌氧菌。

厌氧芽胞梭菌主要有破伤风梭菌、产气荚膜梭菌、肉毒梭菌。破伤风梭菌呈鼓槌状,经创伤感染,伤口局部的厌氧微环境是致病的重要条件,主要致病物质是破伤风痉挛外毒素,致病机制是阻止上下神经元间抑制性冲动的传递,引起骨骼肌强直痉挛,导致破伤风的发生,出现破伤风的典型症状。产气荚膜梭菌产生多种外毒素及侵袭性酶,能破坏组织细胞,造成组织水肿、气肿、坏死及崩解,引起气性坏疽,也可引起食物中毒。肉毒梭菌呈网球拍状,经口感染,主要致病物质是肉毒毒素,是已知最剧烈的毒物,致病机制是作用于颅脑神经核和外周神经末梢、神经肌肉接头处,阻碍乙酰胆碱释放,影响神经冲动传递,引起肌肉松弛性麻痹,导致食物中毒的发生,出现肉毒毒素中毒的典型症状。

破伤风类毒素、破伤风抗毒素分别用来预防、紧急预防和治疗破伤风。用多价抗毒素治疗气性坏疽及肉毒毒素食物中毒。同时需加强护理,对症支持治疗。

无芽胞厌氧菌大多是人体正常菌群,可作为条件致病菌引起内源性感染,需引起重视。

第十九章

其他重要致病菌

[知识目标]

1.掌握霍乱弧菌的形态、染色、培养、抵抗力及致病性。

2.熟悉白喉杆菌的异染颗粒;白喉类毒素与白喉抗毒素在特异性防治上的意义;白喉杆菌、幽门螺杆菌的致病物质、感染途径及所致疾病。

3.了解副溶血性弧菌、流感嗜血杆菌、百日咳鲍特菌、嗜肺军团菌、动物源性细菌的的形态、染色、致病性。

[能力目标]

具有对霍乱、白喉等急性传染病流行的应对能力。

[素质目标]

具有热爱医学、救死扶伤、勇于奉献的良好职业道德。

霍乱起源于 1883 年,Koch 首先从埃及和印度尼西亚腹泻病人中分离出霍乱弧菌。1905 年,埃及西奈半岛埃尔托检疫站从尸体中分离出另一种致病弧菌,并命名为埃尔托弧菌。1966 年,国际弧菌命名委员会将霍乱弧菌分为古典生物型和埃尔托生物型。自 1817 年起,共发生 7 次世界性霍乱大流行,前 6 次均起源于印度恒河三角洲,是由古典生物型霍乱弧菌引起的。1961 年的第 7 次世界性大流行起源于印尼苏拉威西岛,由埃尔托生物型霍乱弧菌引起。1992 年,一个新的流行株 O139 在印度和拉湾的一些城市出现,并很快在亚洲传播,这是首次由非 O1 群霍乱弧菌引起的流行。

第一节 | 弧菌属

弧菌属(Vibrio)是一群菌体短小,弯曲呈弧状的革兰阴性菌,广泛分布于自然界,以水中最多。本菌属共有 36 个种,至少有 12 个种与人类感染有关,其中以霍乱弧菌和副溶血性弧菌最为重要。

一、霍乱弧菌

霍乱弧菌(V. cholerae)是烈性消化道传染病霍乱的病原菌。霍乱发病急,传染性强,死亡率高,为我国甲类法定传染病、国际检疫病。

(一)生物学特性

1. 形态与染色

菌体呈弧状或逗点状的革兰阴性弧菌,大小为(1~3) μm×(0.3~0.8) μm,从患者体内新分离出的细菌形态典型,呈弧状或逗点状。经人工培养后,细菌呈杆状,与肠道杆菌难以区别。菌体有单鞭毛和菌毛,有些菌株(如 O139)有荚膜。运动活泼,取病人淘水样粪便作悬滴观察时,可见运动的细菌呈穿梭样或流星状。涂片染色呈鱼群状排列(图 3-19-1)。

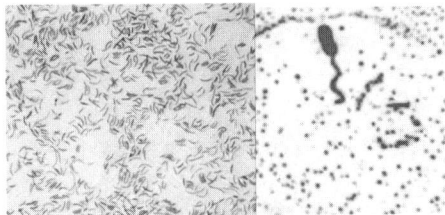

图 3-19-1 霍乱弧菌

2.培养特性与生化反应

本菌对营养要求不高,兼性厌氧,耐碱不耐酸,在 pH 值为 8.8～9.2 碱性琼脂平板上经 12～18 h 培养可形成圆形、扁平、透明的大菌落。霍乱弧菌能分解甘露醇、葡萄糖、蔗糖、麦芽糖,产酸不产气,吲哚反应阳性,霍乱红试验阳性。

3.抗原结构与分型

霍乱弧菌有耐热的 O 抗原和不耐热的 H 抗原,根据 O 抗原可将弧菌分为 155 个血清群,其中 O1 群、O139 群可引起霍乱,其余血清群弧菌引起腹泻。O1 群霍乱弧菌因其菌体抗原不同,可分为小川型、稻叶型和彦岛型 3 个血清型。每一型又可分为古典生物型和埃尔托生物型。

4.抵抗力

本菌对热、干燥、日光、酸和消毒剂很敏感。在 100 ℃的条件下,1～2 min 死亡,在正常胃酸中仅存活 4 min,以 1∶4 漂白粉水溶液处理病人的排泄物或呕吐物 1 h 可达到消毒目的,埃尔托生物型在自然界的生存能力较古典生物型强,可在河水、井水、海水中存活 1～3 周。对链霉素、氯霉素和四环素敏感。

(二)致病性与免疫性

1.致病物质

(1)黏液素酶与菌毛。霍乱弧菌进入小肠后,靠运动活泼的鞭毛穿过肠黏膜表面黏液层,通过普通菌毛的黏附作用,定植于小肠黏膜上皮细胞生长繁殖而致病。

(2)霍乱肠毒素。霍乱肠毒素为致泻毒素中最强的毒素,是一种不耐热的蛋白质外毒素,由一个 A 亚单位和 4～6 个 B 亚单位组成。A 亚单位是霍乱肠毒素的毒性物质,B 亚单位是结合单位,可与小肠黏膜上皮细胞上神经苷脂受体结合,使肠毒素分子变构,使 A 亚单位脱离 B 亚单位进入细胞膜,作用于腺苷酸环化酶,使细胞内环腺苷酸浓度增高,肠黏膜上皮细胞分泌功能亢进,致使肠液(Na^+、K^+、HCO_3^-、H_2O 等)大量分泌,造成肠腔内渗透压增加,导致严重的呕吐与腹泻。

2.所致疾病

传染源是患者或带菌者,通过污染的水源或食品经消化道感染。在自然情况下,人是霍乱弧菌的唯一易感者。胃酸浓度正常时需大量细菌进入方可感染,当胃酸浓度低时,少量细菌即可感染。病菌通过胃酸屏障后进入小肠,黏附在小肠表面迅速生长繁殖,不入侵细胞内,而是释放大量肠毒素。一般在吞食细菌后 2～3 天发病,表现为剧烈的腹泻和呕吐,腹泻物如米泔水样,由此造成机体脱水,酸碱、电解质平衡功能紊乱及微循环功能障碍,引起代谢性酸中毒、休克及肾衰竭。如不及时治疗,死亡率可达60%,若及时给予补充液体及电解质,死亡率可小于1%。病愈后,一些患者可短期带菌,一般不超过两周,少数带埃尔托菌者带菌时间长达数月或数年之久,病原菌主要存在于胆囊中。

3. 免疫性

感染后机体可获得牢固性免疫,主要是体液免疫,包括肠素系抗体、抗菌抗体和肠道黏膜表面的 SIgA 的中和作用。O1 群细菌引起的免疫不能交叉保护 O139 群的感染。

(三)微生物学检查

应根据临床表现迅速进行诊断,防止病情蔓延和扩散,尤其是对首例患者的诊断。取病人米泔水样粪便或呕吐物,应快速送检或存放在保存液中送检,其标本必须严密包装,专人送检。

取标本作悬滴法检查,以观察有无运动活泼的生物体。将标本涂片进行革兰染色镜检,如发现鱼群状排列的革兰阴性弧菌,可初步诊断。亦可采用荧光抗体法或 SPA 协同试验进行快速诊断。

(四)防治原则

加强饮食卫生管理,如强检疫,确诊及时上报,对病人要严格隔离治疗并采取严格消毒措施。必要时实行疫区封锁,以防疫情蔓延。接种霍乱弧菌死疫苗,可增强人群免疫力,维持时间为3～6个月,目前正在研制口服疫苗及注射类毒素,可刺激机体抗毒、抗菌免疫力。

及时补充液体和电解质,是治疗霍乱的关键。除此之外,使用四环素、多西环素、呋喃唑酮、氯霉素等抗生素可减少外毒素的产生。

二、副溶血性弧菌

副溶血性弧菌(V. parahemolyticus)是存在于近海岸的海水、海底沉积物及鱼、贝等海产品中的一种嗜盐性弧菌,是夏秋季沿海地区常见的一种病原菌,菌体呈弧形、杆状、丝状及球状等多形态,有单端鞭毛,运动活泼,革兰染色阴性,无芽胞和荚膜。本菌对营养要求不高,但具有嗜盐性,在含有 3%～3.5% NaCl、pH 值为 7.5～8.5 的培养基中生长良好。不耐酸,不耐热。

人会因食入未煮熟的海产品或污染本菌的盐腌制品而感染,其确切的致病机制尚待阐明。该菌引起的食物中毒常年均可发生,多发生在夏秋季。潜伏期为 2～26 h,主要症状是腹痛、腹泻、呕吐、脱水和低热,粪便多为水样,少数为黏液血便,应注意与菌痢相区别。病程较短,恢复较快,病后免疫力不强,可重复感染。

预防措施:应将动物性食品煮熟,生熟食物操作应分开,海蜇等海产品食用前用冷开水反复冲洗,并用食醋调味杀菌。治疗可用抗菌药物,如庆大霉素、复方新诺明、诺氟沙星酸等。

第二节 白喉棒状杆菌

白喉棒状杆菌(C diphtheriae)属棒状杆菌属,俗称白喉杆菌,为白喉的病原菌。白喉是一种急性呼吸道传染病,其特征是咽喉等处形成灰白色假膜。

一、生物学特性

(一)形态与染色

菌体细长微弯,一端或两端膨大成棒状,排列不规则,常呈 L、V、Y 形或呈栅栏状。革兰染色阳性,用美蓝或 Neisser 染色可见着色较深的异染颗粒,是本菌的形态特征之一。(图 3-19-2)

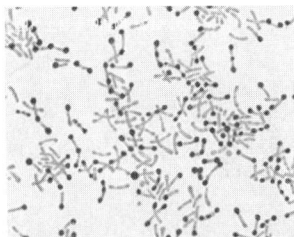

图 3-19-2 白喉棒状杆菌

(二)培养特性

需氧或兼性厌氧,在含血清的吕氏培养基上生长迅速,形成灰白色、圆形的菌落,异染颗粒明显,形态典型。分离培养常用能抑制杂菌生长的亚碲酸钾血清琼脂平板,菌体能吸收碲盐,将其还原为金属碲,使菌落呈灰黑色或黑色。

(三)抵抗力

白喉棒状杆菌对干燥、日光和寒冷的抵抗力较强,对湿热抵抗力不强,煮沸 1 min 或加热 60 ℃持续 10 min 可致死。对青霉素、红霉素及常用广谱抗生素敏感,但对磺胺药不敏感。

二、致病性

(一)致病物质

主要致病物质白喉外毒素,由 β－棒状杆菌噬菌体的外毒素基因编码产生。白喉毒素是一种毒性强,具有高度抗原性的外毒素,有 A、B 两个片断组成,其中 A 为毒性片断,B 为结合片断。B 片断与敏感细胞受体结合,介导 A 片断进入细胞质,抑制敏感细胞的蛋白质合成,破坏细胞正常生理功能,引起组织坏死。

(二)所致疾病

白喉多在秋冬季流行。白喉患者和带菌者为传染源。白喉杆菌随飞沫经呼吸道侵入机体,在鼻咽部黏膜上繁殖,产生毒素,引起局部炎症及全身中毒症状。细菌和毒素在局部作用,使得局部黏膜上皮细胞坏死、炎症细胞浸润,纤维蛋白渗出,形成灰白色膜状物,称为假膜。假膜与组织紧密粘连,不易拭去,如强行剥离可引起出血。扩展到气管、支气管的假膜易脱落导致呼吸困难或窒息,这是白喉早期致死的主要原因。白喉杆菌在局部增殖,产生的白喉外毒素被吸收进入血液,与敏感组织如周围神经、心肌、肾上腺、肝、肾等结合,引起临床各种表现,临床表现为心肌炎、软腭麻痹、声嘶、肾上腺功能障碍等。病后 2～3 周约有 2/3 患者心肌受损,是晚期死亡的重要原因。

三、免疫性

白喉的免疫主要依靠抗毒素中和外毒素阻止白喉毒素进入细胞。病后、隐性感染及预防接种均可获得免疫力。新生儿通过胎盘可由母体得到抗毒素,6 个月后这种被动免疫逐渐消失,至 1 周岁时几乎全部易感。常用锡克试验(Schicktest)测定机体对白喉是否具有免疫力。

四、微生物学检查

(一)直接涂片镜检

用棉拭子从患者病变部位假膜边缘取分泌物,直接涂片,用美蓝、Neisser 染色法染色镜检,根据菌体形态、排列特殊及异染颗粒,结合临床症状可做初步诊断。

(二)分离培养

将标本接种于吕氏血清斜面上,经 37 ℃ 12～18 h 培养,即可见灰白色小菌落,再进行涂片染色镜检。必要时用生化反应和毒力试验做进一步鉴定。

五、防治原则

目前,我国采用白、百、破三联疫苗进行人工自动免疫。出生后 3 个月初接种,3～4 岁和 6～8 岁时各加强注射 1 次。对密切接触过白喉病人的易感儿童,应肌肉注射白喉抗毒素 1 000～3 000 u 做紧急预防。治疗应早期足量使用白喉抗毒素以中和游离的毒素,同时使用青霉素或红霉素。

第三节 | 其他病原菌

引起人类疾病的细菌种类较多,其他病原菌的主要特征见表 3-19-1。

表 3-19-1 其他病原菌的主要特征

菌名	生物学性状	致病性	防治原则
百日咳鲍特菌	革兰阴性小杆菌,无鞭毛、无芽胞,某些菌株有荚膜及菌毛。营养要求高,需氧生长,抵抗力弱	通过呼吸道感染,致病物质为荚膜、菌毛、内毒素、外毒素。引起百日咳,5岁以下儿童易感	①接种百、白、破三联疫苗特异性预防。②早发现、早隔离、早治疗,用红霉素、氨苄西林有疗效
嗜肺军团菌	革兰阴性短小杆菌,多形性,有菌毛和端鞭毛,常用镀银染色。营养要求高,专性需氧。对一般消毒剂和紫外线敏感,在污水中可存活一年以上	通过呼吸道感染,致病物质为内毒素样物质、外毒素及多种酶。引起军团病(肺炎型、流感样型)	目前无特异性预防方法治疗,可用红霉素、利福平等

菌名	生物学性状	致病性	防治原则
流感嗜血杆菌	革兰染色阴性小杆菌，呈多形性。无芽胞和鞭毛，多数菌株有菌毛。有毒株有荚膜。营养要求特殊，需氧/兼性厌氧，抵抗力较弱	主要通过呼吸道传播，致病物质主要是内毒素、荚膜、菌毛。常在流感、麻疹感染后引起继发性感染，如肺炎、鼻窦炎、中耳炎等	目前尚无特异性预防方法。儿童可用荚膜多糖疫苗预防，治疗可用氨苄青霉素等
幽门螺杆菌	菌体弯曲呈螺旋状，革兰染色阴性。营养要求高，生长缓慢，尿素酶试验呈强阳性	主要通过粪-口途径传播。与B型胃炎、胃及十二指肠溃疡的发生密切相关	治疗用抗生素、胶体铋制剂及抑酸剂联合用药
铜绿假单胞菌	革兰阴性小杆菌，多形性，有端鞭毛及菌毛，能产生水溶性蓝绿色色素，需氧生长，抵抗力强	为条件致病菌。致病物质是菌毛、内毒素、外毒素，引起继发感染。常见呼吸道、泌尿道、皮肤感染	①严格无菌操作，防止医源性感染。②治疗选用多黏菌素B、庆大霉素等，但应注意耐药性
鼠疫耶尔森菌	动物源性细菌。革兰阴性球杆菌，两端浓染，有荚膜。营养要求不高。对寒冷抵抗力强，对湿热敏感	自然疫源性烈性传染病，以媒介昆虫（鼠-蚤-人）及呼吸道传播。致病物质有荚膜、内毒素、外毒素、致病性酶，引起鼠疫（腺型、肺型、败血症型），又称黑死病	①加强国境、海关检疫。灭鼠，灭蚤。②流行区接种鼠疫疫苗。③隔离治疗。早期足量使用磺胺类、链霉素等抗生素
布氏杆菌	动物源性细菌。革兰阴性球杆菌，营养要求高，专性需氧，需5%~10%氧气才能生长，对紫外线、湿热、消毒剂敏感	通过呼吸道、消化道、皮肤黏膜侵入机体，致病物质为荚膜、侵袭性酶及内毒素，可引起人类布氏菌病（波浪热），可引起羊、猪、牛等母畜传染性流产	①控制消灭动物布鲁病，切断传播途径。②有关职业人员接种减毒活疫苗。③治疗以抗生素为主，采用四环素与链霉素或磺胺联合治疗较好
炭疽芽胞杆菌	动物源性细菌。革兰阳性大杆菌，长链排列，呈竹节状。有荚膜、有芽胞，需氧生长，营养要求不高，芽胞抵抗力强	主要引起牛、羊、马等食草动物炭疽病。人主要通过呼吸道、消化道、皮肤伤口感染。致病物质是荚膜和外毒素，引起人类炭疽病（肺炭疽、肠炭疽或皮肤炭疽病）	①加强动物检疫、病畜管制，病畜尸体焚烧后深埋。②有关人员接种炭疽疫苗。③青霉素、磺胺类抗菌药物治疗，抗炭疽血清综合疗法

学习小结

　　霍乱弧菌是人类霍乱的病原体，是烈性传染病之一，由霍乱肠毒素、黏附素酶及菌毛引起的剧烈呕吐、腹泻、失水，死亡率甚高。属于国际检疫传染病。

　　白喉棒状杆菌菌体内有异染颗粒和特殊排列方式为其主要形态特征，因白喉外毒素致病引起白喉。白喉是一种经飞沫传播的急性呼吸道传染病，以咽喉部炎症性假膜和全身中毒症状为特征。对易感儿童预防应接种百、白、破三联疫苗。

第二十章

其他原核细胞型病原微生物

〔知识目标〕

　　1. 掌握螺旋体、支原体、衣原体、立克次体和放线菌的概念、生物学特性和致病性。

　　2. 熟悉螺旋体、支原体、衣原体、立克次体和放线菌的微生物学检测法。

　　3. 了解螺旋体、支原体、衣原体、立克次体和放线菌的防治原则。

〔能力目标〕

　　具有对螺旋体、支原体、衣原体、立克次体和放线菌形态特征认知的能力。

〔素质目标〕

　　具备严谨的科学态度和自主学习的能力。

　　20世纪初，美国落基山脉周边发生了一种被称为"落基山斑疹热"的地方性传染病，死亡率高达80％。美国病理学家立克次(H. T. Ricketts)深入疫区进行了研究，首次分离出了"落基山斑疹热"的病原体。他却在研究此病的过程中不幸被感染而牺牲，年仅39岁。人们为永远纪念对探索斑疹伤寒病原体献出宝贵生命的科学家，把引起斑疹伤寒的病原体叫做立克次体。

第一节 | 螺旋体

　　螺旋体(Spirochete)是一类细长、柔软、弯曲、呈螺旋状、运动活泼的原核细胞型微生物。螺旋体的基本结构和生物学特性与细菌相似，如具有细胞壁、原始核质，以二分裂方式繁殖，对抗生素敏感等。与细菌不同的是，细胞壁与外膜之间有轴丝，轴丝的屈曲与伸缩可使其自由运动。

　　螺旋体广泛存在于自然界以及人和动物体内，种类多，对人致病的螺旋体主要分布在钩端螺旋体、密螺旋体、疏螺旋体三个属中，如钩端螺旋体、梅毒螺旋体、伯氏疏螺旋体、奋森疏螺旋体等。

一、钩端螺旋体

　　钩端螺旋体(Leptospira)，简称钩体，种类很多，分为致病性与非致病性两大类。致病性钩体能引起人和动物的钩端螺旋体病，简称钩体病。该病呈世界性分布，在我国绝大多数地区有不同程度的流行，对人类健康危害严重。

（一）生物学特性

1.形态与染色

钩体大小为(6～20)μm×(0.1～0.2)μm,其螺旋细密、规则,一端或两端弯曲成钩状,使菌体常呈问号状或C、S形,运动活泼,革兰染色阴性,但不易着色,常用镀银染色法,钩体被染成棕褐色。用暗视野显微镜直接观察,可见钩体形似一串细密的珍珠(图3-20-1)。

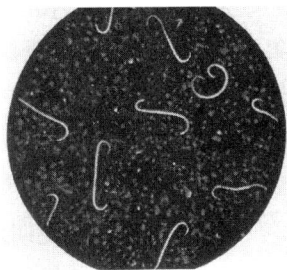

图3-20-1 钩体暗视野显微镜下形态图

2.培养特性

钩体培养对营养要求较高,常用含10%的兔血清柯氏培养基培养,需氧或微需氧。最适温度28～30 ℃,最适pH值为7.2～7.4,生长缓慢,一般经1～2周后在液体培养基中出现半透明云雾状生长,在固体培养基上形成透明、不规则的扁平菌落。

3.抗原构造成分型

致病性钩体有表面抗原和内部抗原,表面抗原具有型特异性,内部抗原具有群特异性,是钩体分群和分型的依据。目前全世界已发现25个血清群,200多个血清型,我国至少有19个血清群和70多个血清型。

4.抵抗力

钩体在自然界中生存能力强,在中性的湿土或水中可存活数月。对热和酸敏感,在60 ℃条件下1 min即死亡;0.2%来苏水或1%的苯酚作用10～30 min即被杀死;对青霉素等药物敏感。

（二）致病性与免疫性

1.致病物质

致病物质主要有:①内毒素样物质,化学成分为脂多糖,引起发热、炎症和坏死;②溶血素,破坏红细胞膜而溶血;③细胞毒因子。

2.所致疾病

钩体病是一种人畜共患传染病,鼠类和猪为主要储存宿主和传染源,动物感染钩体后大多无症状而呈现带菌状态。钩体在肾内繁殖并不断随尿液排出体外污染水和土壤,人接触了被钩体污染的水或土壤,经破损的皮肤黏膜侵入机体而感染,也可通过胎盘感染。

钩体感染人体后在局部迅速繁殖,并经淋巴系统或直接进入血液循环引起钩体血症。钩体血症表现为急起发热、乏力、头痛、全身酸痛、眼结膜充血、淋巴结肿大、腓肠肌压痛等典型症状。根据临床表现可分为:流感伤寒型、黄疸出血型、肺出血型、脑膜脑炎型、肾衰竭型和胃肠炎型等。部分患者退热后可出现葡萄膜炎、视网膜炎、脑膜炎、脑动脉炎等并发症或后发症,其发病机制与超敏反应有关。

3.免疫性

隐性感染或病后,可获得对同型菌株持久免疫力,以体液免疫为主。

及时彻底治疗,首选青霉素,对青霉素过敏者可换用红霉素、四环素等抗生素。治疗结束后,应定期复查,治疗3个月至1年后血清学转阴者为治愈指标,否则要继续治疗。

三、其他螺旋体

(一)回归热疏螺旋体

回归热是一种由节肢动物传播的以周期性反复发作为特征的急性传染病。根据回归热传播的媒介不同,可分为两类:一类为虱传回归热,或称流行性回归热,其病原体为回归热疏螺旋体;另一类为蜱传回归热,又称地方性回归热,其病原体有赫姆斯疏螺旋体、杜通疏螺旋体等。我国流行的回归热主要是虱传回归热。患者出现高热、头痛、肝脾肿大,发热持续1周左右骤退,血中螺旋体也消失。间隔1~2周,又再次发热,血中又出现螺旋体,但数量较少,症状较轻。如此发作与缓解交替可达3~9次或更多,故名回归热。回归热螺旋体最大的特点是极易发生抗原变异,致使病后免疫力不持久,主要是体液免疫。微生物学检查主要采取发热期血液,直接制片在暗视野显微镜下观察或姬姆萨染色后观察。预防回归热主要是避免虱、蜱叮咬,治疗可选用金霉素、多西环素等药物。

(二)奋森疏螺旋体

奋森疏螺旋体与梭形杆菌寄居于人类口腔牙龈部。当机体免疫功能下降时,这两者大量繁殖,协同引起奋森咽峡炎、牙龈炎、口腔坏疽等。微生物学检查法可采取局部病变材料直接涂片,革兰染色镜检可见到革兰阴性奋森螺旋体与革兰阴性梭杆菌共存。防治原则主要是预防感染,注意口腔清洁,避免受寒,保持营养等。治疗时应去除局部坏死组织,用1%~3%过氧化氢冲洗,青霉素、四环素等药物治疗效果较好。

第二节 | 支原体

支原体(Mycoplasma)是一类缺乏细胞壁、形态上呈高度多形性、可通过滤菌器并能在无生命培养基中生长繁殖的最小的原核细胞型微生物。由于没有细胞壁,可形成丝状与分支状,故称为支原体。

支原体广泛存在于人及动物体内,大多不致病,目前对人致病的主要有肺炎支原体、溶脲脲原体、穿透支原体、人型支原体和生殖器支原体等。

一、生物学特性

(一)形态与染色

支原体体积微小,大小为$(0.2 \sim 0.3)$ μm$\times(1 \sim 10)$ μm,无细胞壁,呈高度多形态性,如球形、杆形、丝状、分枝状等(图3-20-3)。可通过滤菌器,革兰染色阴性,但不易着色,用姬姆萨染色,可染成淡紫色。电镜下可见细胞膜分内、中、外三层,内、外层主要为蛋白质及糖类,中层为脂质,其中胆固醇含量较高,约占36%,故能作用于胆固醇的物质如二性霉素B、洋地黄苷、皂素等均能引起支原体细胞膜的破坏而死亡。有的支原体细胞膜外还有由肽聚糖组成的荚膜,与致病性有关。肺炎支原体、生殖支原体、穿透支原体有一种特殊的顶端结构，能使支原体黏附在宿主上皮细胞表面，有利于支原体的侵入与定居。

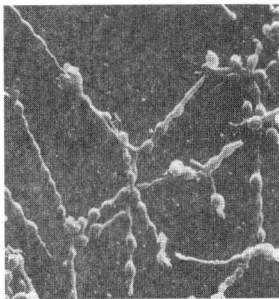

图3-20-3　电镜下支原体形态

（二）培养特性

支原体对营养要求较高，培养基中需添加10%～20%人或动物血清，以提供支原体不能合成的胆固醇和长链脂肪酸。支原体主要以二分裂法繁殖，生长缓慢，在1.4%琼脂培养基上培养3～10天后出现核心厚、周边薄似油煎蛋样的菌落。

支原体的生物学特性与L型细菌很相似，如形态呈多形性，能通过滤菌器，在固体培养基上形成油煎蛋样菌落，二者均能引起泌尿生殖道感染，所以在进行支原体分离鉴定时应注意鉴别。L型细菌在无抗生素等诱导因素作用下，易返祖为原菌，而支原体形态、结构则不会发生改变。

（三）抗原构造

支原体细胞膜上的抗原由蛋白质和糖脂组成，蛋白质是特异性抗原，很少有交叉反应，可用于支原体的鉴别。

（四）抵抗力

支原体没有细胞壁，抵抗力较弱。对热、干燥和化学消毒剂敏感，但对青霉素、头孢菌素等作用于细胞壁的抗生素不敏感，常用于分离培养时抑制杂菌生长，对干扰蛋白质合成的强力霉素、氯霉素、红霉素、螺旋霉素等敏感。

二、致病性与免疫性

（一）肺炎支原体

肺炎支原体主要引起支原体肺炎，其病理改变为间质性肺炎，也可合并支气管肺炎，症状较轻，故曾被称为原发性非典型肺炎。传染源是病人和携带者，主要通过呼吸道外源性传播，常发生于夏秋季，青少年发病率较高。临床症状有：不规则发热、咳嗽、头痛、咽痛等，严重者可出现胸痛、呼吸困难及顽固性咳嗽等。X线检查肺部有间质性肺炎改变。个别患者可伴有呼吸道以外的并发症，如心血管系统、神经系统症状等。肺炎支原体与人类心、肺、脑和肾等组织细胞有共同抗原，机体感染后可产生自身抗体，引起Ⅱ型和Ⅲ型超敏反应，导致溶血性贫血、心肌炎、肾炎、脑膜炎等。肺炎支原体有超抗原作用，可激活CD4$^+$ T细胞，释放IFN-r、TFN-a等细胞因子，引起组织损伤。感染后呼吸道黏膜产生的SIgA，对再感染有一定防御作用，但免疫力不强，可重复感染。

（二）溶脲脲原体

溶脲脲原体主要通过性接触传播，引起人类非淋菌性尿道炎、前列腺炎等泌尿生殖道感染，在非淋菌性尿道炎的患者中，除衣原体外，溶脲脲原体是另一种重要的病原体，还可引起阴道炎、盆腔炎、前列腺炎、附睾炎等，甚至能通过胎盘感染胎儿，引起早产、流产、死胎和新生儿呼吸道感染。溶脲脲原体还可吸附于精子表面，阻碍精子运动；产生神经氨酸酶样物质，干扰卵子与精子的结合，它与精子有共同抗原成分，可造成精子的免疫损伤，引起不育症发生。

三、微生物学检测

(一)分离培养

肺炎支原体感染用咽拭子采取患者咽部分泌物或痰液标本,立即浸入液体培养基或接种于固体培养基,在固体培养基上形成油煎蛋样菌落。溶脲脲原体感染可取患者中段尿、前列腺液、宫颈分泌物接种在含有青霉素、尿素和酚红的液体培养基中,青霉素抑制杂菌生长,溶脲脲原体能合成尿素酶分解尿素产氨,使液体培养基 pH 值增高,酚红指示剂变色。

(二)血清学诊断

血清学诊断常用冷凝集试验、生长抑制试验、聚合酶链反应技术等。

四、防治原则

在呼吸道传染病流行季节,要做好预防隔离措施,以防肺炎支原体感染;加强宣传教育,注意性卫生,切断传播途径,以预防泌尿生殖道支原体的感染。

感染者治疗可用强力霉素、氯霉素和红霉素等药物。

第三节 | 衣原体

衣原体(Chlamydia)是一类严格细胞内寄生、具有独特发育周期、能通过滤菌器的原核细胞型微生物。衣原体广泛寄生于人类、禽类及哺乳动物体内。能引起人类疾病的衣原体主要有:沙眼衣原体、肺炎衣原体和鹦鹉热衣原体。目前,由衣原体感染所致的性传播疾病在发达国家已超过淋病奈瑟菌感染,成为最常见的性传播疾病。1955年,我国学者汤飞凡等用鸡胚卵黄囊接种法,在世界上首次分离出沙眼衣原体。

衣原体的共同特征是:①圆形或椭圆形,革兰染色阴性;②严格细胞内寄生;③有独特发育周期,以二分裂方式繁殖;④有 DNA 和 RNA 两类核酸;⑤具有细胞壁,对多种抗生素敏感。

一、生物学特性

(一)形态染色与发育周期

衣原体严格寄生在宿主的易感细胞内,具有独特的发育周期,用光镜观察可见两种形态:一种小而致密,称为原体,为细胞外形式存在,圆形或椭圆形,直径 $0.2 \sim 0.4\ \mu m$,姬姆萨染色呈紫色,无繁殖能力,是发育成熟的衣原体,具有高度的传染性;另一种体积较原体大而疏松,称为始体,为细胞内形式存在,呈圆形或椭圆形,直径 $0.5 \sim 1.0\ \mu m$,姬姆萨染色呈深蓝色,始体是繁殖型,是发育期的幼稚阶段,无感染性。原体吸附易感细胞表面的特异受体后,经吞噬作用进入细胞内形成吞噬小泡,原体在泡内继续发育、增大,成为始体,始体以二分裂方式繁殖形成许多子代原体,并聚集成各种形态的包涵体,成熟的子代原体从易感细胞中释放出来,再侵入新的易感细胞,开始新的发育周期,其整个发育周期约为 48～72 h(图 3-20-4)。

(二)培养特性

衣原体为专性细胞内寄生,不能在人工培养基上生长,绝大多数能用鸡胚卵黄囊接种培养,并可在卵黄囊膜内找到包涵体、原体和始体颗粒。某些衣原体也可通过动物接种进行培养。

(三)类型

根据抗原结构、包涵体性质和对磺胺的敏感性,将衣原体分为一属三种,即衣原体属,分为沙眼衣原体、肺炎衣原体、鹦鹉热衣原体三种。

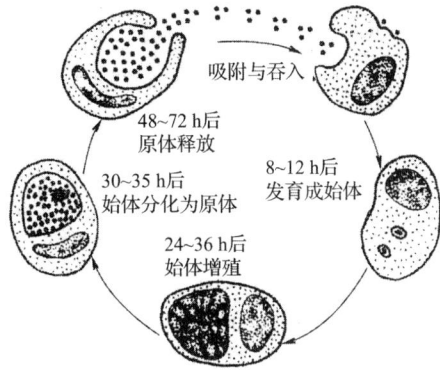

图 3-20-4　衣原体发育周期示意图

(四)抵抗力

衣原体耐冷不耐热,在 60 ℃条件下仅能存活 5～10 min,在 −70 ℃条件下可存活数年,冻干可存活 30 年以上;75%乙醇或 2%来苏水 5 min 均可杀死衣原体;衣原体对大环内酯类、四环素类及利福平等敏感。

二、致病性与免疫性

衣原体侵入机体后,借助表面脂多糖和蛋白质的作用吸附并被吞入易感细胞内;衣原体产生的内毒素样物质,可抑制宿主细胞代谢,直接破坏宿主细胞;衣原体的主要外膜蛋白能阻止吞噬体和溶酶体的融合,利于衣原体在吞噬体内繁殖并破坏宿主细胞;沙眼衣原体可促使单核细胞产生 IL-1 等细胞因子,导致炎症反应和瘢痕形成。

(一)沙眼衣原体

沙眼衣原体有三个生物亚种,即沙眼生物亚种、性病淋巴肉芽肿亚种和鼠生物亚种。沙眼生物亚种又分 A、B、Ba、C、D、Da、E、F、G、H、I、Ia、J、K 共 14 个血清型,性病淋巴肉芽肿亚种又分 L_1、L_2、L_2a、L_3 共 4 个血清型。沙眼生物亚种的不同血清型可引起沙眼、包涵体结膜炎、泌尿生殖道感染、沙眼衣原体肺炎等;性病淋巴肉芽肿亚种可引起性病淋巴肉芽肿等疾病。

1.沙眼

沙眼由沙眼生物亚种的 A、B、Ba 和 C 型感染引起,主要通过眼—眼及眼—手—眼途径传播,传播媒介主要有玩具、公用毛巾和洗脸盆等。沙眼衣原体感染结膜上皮细胞,引起炎症反应,早期出现流泪,继而有黏液或脓性分泌物、滤泡增生、结膜充血等症状和体征;后期出现纤维组织增生,瘢痕挛缩,引起睑内翻、倒睫以及角膜血管翳而影响视力,甚至失明。目前在全世界范围内,沙眼是首要的致盲性眼病。

2.包涵体结膜炎

包涵体结膜炎由沙眼生物亚种的 B、Ba、D～K 血清型引起,分婴儿型和成人型两种,前者系新生儿通过产道时眼受感染,引起化脓性结膜炎(也称包涵体性脓漏眼),不侵犯角膜;成人型可因性接触经手传染至眼,也可因污染的游泳池水而传染至眼,称滤泡性结膜炎。

3. 泌尿生殖道感染

泌尿生殖道感染主要由沙眼生物亚种的 D～K 血清型引起,经性接触传播,引起非淋菌性泌尿生殖道感染。在男性表现为尿道炎,未治疗者易转为慢性并可周期性加重,或合并附睾炎和前列腺炎;在女性可引起尿道炎、盆腔炎、宫颈炎和输卵管炎等。衣原体常与淋病奈瑟菌混合感染,两者之间有相互激活和促进作用,使治疗较为困难。

4. 沙眼衣原体肺炎

沙眼生物亚种的 D～K 血清型有时也可引起婴儿沙眼衣原体性肺炎。

5. 性病淋巴肉芽肿

性病淋巴肉芽肿由性病淋巴肉芽肿亚种引起,该病主要通过性接触而传播,属于性病,主要侵犯淋巴组织。男性主要侵犯腹股沟淋巴结,引起化脓性淋巴结炎和慢性淋巴肉芽肿;女性多侵犯会阴、肛门和直肠,可引起会阴—肛门—直肠狭窄或梗阻。

(二)肺炎衣原体

人类是肺炎衣原体的唯一宿主,主要寄生于呼吸道,是引起人类急性呼吸道感染的重要病原体。肺炎衣原体经呼吸道分泌物传播,多见于青少年,可引起咽炎、气管炎、支气管炎、肺炎、鼻窦炎等呼吸道疾病,还可导致心内膜炎、心包炎、心肌炎,近年来发现肺炎衣原体感染与冠心病的发生有关。

(三)鹦鹉热衣原体

鹦鹉热衣原体是引起禽类呼吸道和消化道疾病的病原体,人通过与禽类接触,或吸入鸟粪及呼吸道分泌物而被传染。鹦鹉热衣原体主要引起肺炎,也称鹦鹉热或鸟疫,为人畜共患病,但一般不在人与人之间传播。

(四)免疫性

衣原体为专性细胞内寄生,病后获得的免疫以细胞免疫为主,体液免疫为辅。沙眼衣原体由于主要外膜蛋白易发生变异,故免疫力不持久,仍可再感染;肺炎衣原体病后可建立相对稳定的免疫力。

三、微生物学检测

(一)直接镜检

根据衣原体的感染部位不同,可采取相应的标本,如眼结膜刮片或分泌物涂片、泌尿生殖道拭子或宫颈刮片、咽拭子、痰液、脓液等,经姬姆萨染色、碘液染色或荧光抗体染色镜检,观察上皮细胞内有无包涵体。

(二)分离培养

分离培养常用的方法有鸡胚卵黄囊分离培养、动物接种、细胞分离培养,检测衣原体和包涵体,或用直接免疫荧光法、ELISA 法进行鉴定。

(三)血清学诊断

用微量免疫荧光试验检测患者血清中特异性抗体,有明显增高者具有诊断意义。

此外,PCR 技术或核酸探针做核酸检测,其敏感度高,特异性强。

四、防治原则

沙眼目前尚无特异性预防方法,应注意个人卫生,不共用毛巾及脸盆,避免直接或间接传染。泌尿生殖道衣原体感染的预防与其他性病相同。衣原体病的治疗可选用红霉素、四环素、利福平及喹诺酮类等抗菌药物。

第四节 | 立克次体

立克次体(Rickettsia)是一类严格细胞内寄生的原核细胞型微生物。这一类微生物的共同特点为:①专性细胞内寄生,以二分裂方式繁殖;②大小介于细菌与病毒之间,革兰染色阴性;③与节肢动物关系密切,节肢动物可成为寄生宿主或传播媒介;④大多为人兽共患病的病原体;⑤对多种抗生素敏感。

立克次体病绝大多数为自然疫源性疾病,在我国致病的立克次体主要有普氏立克次体、斑疹伤寒立克次体、恙虫病立克次体和贝纳柯克斯体四种。

一、生物学特性

(一)形态与染色

立克次体的大小为$(0.2 \sim 0.6)\ \mu m \times (0.8 \sim 2.0)\ \mu m$,呈多形态性,多为球杆状,用 Giemsa 法染色呈紫色或蓝色。立克次体在感染细胞内可单个存在,或成双排列,也可聚集成致密的团块。不同的立克次体在细胞内的位置不同,以此可鉴别立克次体。如普氏立克次体在胞浆内分散存在;恙虫病立克次体多在胞浆近核处成堆排列,贝纳柯克斯体在胞浆空泡(吞噬溶酶体)内繁殖。

(二)培养特性

培养立克次体的方法有动物接种、鸡胚卵黄囊接种及细胞培养。最适生长温度为 $32 \sim 37\ ℃$,繁殖一代约需 $6 \sim 10\ h$。

(三)抗原构造

立克次体细胞壁有耐热的群特异性多糖抗原和不耐热的种特异性抗原两类。立克次体的脂多糖抗原与变形杆菌某些菌株的菌体抗原有共同抗原,可引起交叉免疫反应,根据这一原理,用易于制备的变形杆菌 O 抗原代替立克次体做抗原,与患者或动物的血清进行凝集试验,以检测患者或动物血清中是否有抗立克次体的抗体,这种交叉凝集反应称为外斐反应,以辅助诊断立克次体病。

(四)抵抗力

绝大多数立克次体对热敏感,但对低温、干燥的抵抗力较强,如在干燥虱粪中,立克次体能保持活性两个月左右。在 0.5% 苯酚和来苏水中 5 min 可灭活;对四环素和氯霉素类抗生素等敏感。磺胺类药物对立克次体无抑制作用,反而能刺激其增殖。

二、致病性与免疫性

(一)致病物质

立克次体的致病物质有内毒素和磷脂酶 A 等。内毒素的化学成分是脂多糖,可引起发热反应、内毒素性休克和弥散性血管内凝血等。磷脂酶 A 能溶解宿主的细胞膜或吞噬体膜,有利于立克次体穿入宿主细胞并在其内生长繁殖。另外,立克次体表面的微荚膜样黏液层有利于黏附宿主细胞,具有抗吞噬作用,从而增强了侵袭力。

(二)致病机制

立克次体主要以节肢动物为传播媒介,人类感染主要是通过虱、蚤、蜱等节肢动物的叮咬或其粪便传播;立克次体进入机体后,先与局部淋巴组织或小血管内皮细胞膜上的特异性受体结合,进而被吞入细胞内形成吞噬体。立克次体利用磷脂酶 A 溶解吞噬体膜而进入胞质,大量繁殖后导致细胞破裂,进入血流,引起第一次立克次体血症,并通过血流扩散到全身器官各小血管内皮细胞内,大量繁殖后再次释放入血,引起第二次立克次体血症,同时产生的内毒素等毒性物质形成毒血症,造成血管内皮细胞受损,血管壁通透性增加,血容量降低,导致血压下降和休克。疾病晚期由于免疫复合物的形成可加重病理变化及临床症状,严重者可因心、肾衰竭而死亡。

(三)所致疾病

1. 流行性斑疹伤寒

流行性斑疹伤寒又称虱型斑疹伤寒,主要流行于冬春季,由普氏立克次体引起,患者是唯一的传染源,人虱是传播媒介,传播方式为:虱→人→虱。虱叮咬人体后,立克次体在虱肠管上皮细胞内繁殖,并随粪便排出,虱粪中的立克次体从抓破的伤口进入人体,干虱粪中的立克次体也可经飞沫侵入呼吸道或眼结膜使人感染。经两周左右的潜伏期后骤然发病,表现为高热、头痛、周身疼痛,4～5 天出现皮疹,有时伴有神经系统、心血管系统及其他器官的损害。

2. 地方性斑疹伤寒

地方性斑疹伤寒又称鼠型斑疹伤寒,由斑疹伤寒立克次体(又称莫氏立克次体)引起,鼠是天然的储存宿主和重要传染源,鼠蚤或鼠虱是传播媒介;传播方式为:鼠→鼠蚤或鼠虱→鼠;鼠蚤→人;人→人虱→人。人也可因鼠蚤粪中立克次体经口、鼻、眼结膜、破损皮肤进入人体而被感染。该病的症状与体征较流行性斑疹伤寒轻,常有发热、头痛和皮疹等,很少累及中枢神经系统和心肌,病程较短。

3. 恙虫病

恙虫病由恙虫病立克次体(又称东方立克次体)引起,鼠是重要的传染源,恙螨既是传播媒介,又是储存宿主,人被受染的恙螨叮咬而感染,病原体经叮咬处皮肤侵入,经7～10 天或更长的潜伏期后,突然高热,头痛或耳聋,叮咬处出现红色丘疹,形成水疱,破裂后发生溃疡,上覆焦痂。

4. Q 热

Q 热由贝纳柯克斯体引起。传染源是牛、羊等受染的家畜,蜱既是寄生宿主和储存宿主,又是动物间的传播媒介。动物感染后多无症状,但可通过乳汁、尿液和粪便长期排出病原体,人主要经消化道、呼吸道或接触而感染。潜伏期为 2～4 周,症状类似流感或原发性非典型肺炎,急性发病,表现为寒战高热、剧烈头痛、肌肉疼痛等,重者可并发心包炎、心内膜炎以及精神与神经症状。

立克次体的抗感染免疫包括体液免疫和细胞免疫,因立克次体在严格细胞内寄生,故以细胞免疫为主。病愈后常可获得牢固的免疫力,机体对普氏立克次体与斑疹伤寒立克次体的感染有交叉免疫力。

三、微生物学检测

诊断立克次体病最常用的方法为采集患者血液做外斐反应,如抗体效价≥1：160,或双份血清抗体效价增高 4 倍以上为阳性反应,由于该试验为非特异性,故要结合临床症状做出诊断。

如需做流行病学调查则采取野生小动物、家畜脏器或节肢动物的组织悬液,接种于雄性豚鼠的腹腔内,观察动物的发病情况,若接种动物体温升高、阴囊红肿,表示有立克次体感染,应取材染色镜检或用免疫荧光实验进一步进行鉴定。

四、防治原则

改善生活条件,注意个人卫生,控制和消灭储存宿主及媒介昆虫。接种死疫苗或减毒活疫苗进行特异性预防。治疗可用四环素、氯霉素和多西环素等药物。

第五节 放线菌属和诺卡菌属

放线菌(Actinomycete)是与细菌相似的原核细胞型微生物,多数不致病,对人体致病的放线菌主要是放线菌属与诺卡菌属。放线菌属为人体的正常菌群,细胞壁中无分枝菌酸,厌氧或微需氧,多引起内源性感染;诺卡菌属不是人体正常菌群,细胞壁中含有分枝菌酸,需氧,引起外源性感染,如吸入肺部或侵入创口会引起化脓性感染。放线菌能产生大环内酯类、氨基糖苷类等多种医学上重要的抗生素。

一、放线菌属

放线菌属(Actinomyces)广泛存在于自然界,多数不致病,能致病的有衣氏放线菌、牛放线菌、内氏放线菌、黏液放线菌和龋齿放线菌等,其中衣氏放线菌对人的致病性较强。

1. 生物学特性

放线菌为革兰染色阳性、非抗酸性丝状菌,菌丝细长无分隔,不形成孢子。菌丝直径 $0.5～0.8\ \mu m$,有分枝,以裂殖方式繁殖。人工培养较困难,初次分离加 5% 的氧气可促其生长。在血液平板上,37 ℃的条件下培养 4～6 天后长出灰白色或淡黄色球形小菌落。

在患者病灶组织和瘘管流出的脓性物质中,可找到肉眼可见的黄色硫黄状小颗粒,称为硫黄样颗粒,是放线菌在组织中形成的菌落。将此颗粒制成压片或组织切片显微镜下观察呈菊花状。用革兰染色,菊花形的中央部菌丝为革兰阳性,四周菌丝末端膨大部分为革兰阴性,故称放线菌。

2. 致病性与免疫性

放线菌属正常菌群,寄居于人和动物的口腔、上呼吸道、胃肠道和泌尿生殖道等与外界相通的腔道中。在机体抵抗力下降、口腔卫生不良、拔牙或外伤时可引起内源性感染,导致软组织的化脓性炎症。无继发感染时大多呈慢性无痛性经过,常伴有多发性瘘管形成,排出硫黄样颗粒是其主要特征。放线菌病最常见于面颈部,也可见于胸部、腹部、盆腔、中枢神经系统等。

机体对放线菌的免疫主要靠细胞免疫,抗体对机体无明显保护作用。

3. 微生物学检查

在脓液、痰液和组织切片中寻找硫黄样颗粒,将可疑颗粒制成压片后,做革兰染色,在显微镜下观察是否有呈放射状排列的形似菊花状的菌丝。必要时可取脓液、痰液标本做厌氧培养。

4. 防治原则

注意口腔卫生、及时治疗口腔疾病是预防放线菌病的主要方法。对患者的脓肿及瘘管应及时进行外科清创处理,同时应大量、长期使用抗生素治疗,首选青霉素,也可用克林霉素、红霉素和磺胺类药。

二、诺卡菌属

诺卡菌属(Nocardia)广泛分布于土壤,不属于机体正常菌群,不引起内源性感染。对人致病的主要是星形诺卡菌和巴西诺卡菌,在我国以前者为主。

1. 生物学特性

诺卡菌为革兰染色阳性,形态与放线菌属相似,但硫黄样颗粒压片检查在分枝的末端不膨大,且抗酸染色阳性。易于培养,但生长速度缓慢,在普通培养基上,37 ℃的条件下培养 1 周以上长出黄、白色菌落,表面干燥或呈蜡样。

2. 致病性与免疫性

星形诺卡菌主要经呼吸道感染或创口侵入机体,引起化脓性感染,尤其是抵抗力下降者,如白血病、艾滋病、肿瘤患者及器官移植患者更易感染。星形诺卡菌可引起肺炎、肺脓肿,慢性者类似肺结核、肺真菌病,有的患者通过血行播散引起脑膜炎与脑脓肿。

巴西诺卡菌可因侵入皮下组织引起慢性化脓性肉芽肿,表现为肿胀、脓肿及多发性瘘管,好发于足和腿部,故又称为足分枝菌病。星形诺卡菌也可引起本病。

3. 微生物学检查

取脓液、痰液等标本染色镜检,可见革兰染色阳性、抗酸阳性的丝状菌,呈菊花状排列但末端不膨大。

4. 防治原则

诺卡菌的感染无特异性预防方法。对脓肿和瘘管等可采用手术清创,切除坏死组织。各种感染应及时使用抗生素或磺胺类药物治疗,一般治疗时间不少于6周。

学习小结

  螺旋体广泛存在于自然界以及人和动物体内,对人致病的主要有钩端螺旋体、梅毒螺旋体和回归热疏螺旋体等。钩端螺旋体一端或两端弯曲成钩状,经破损的皮肤黏膜侵入机体而感染,导致钩体病。孕妇感染可通过胎盘引起流产。治疗首选青霉素。梅毒螺旋体是引起人类梅毒的病原体,菌体细长,两端尖直,通过性传播、血液传播和重复传播引起先天性和后天性梅毒。前者由母体通过胎盘进入胎儿体内,引起胎儿全身感染,导致流产、早产或死胎,或生出梅毒儿;后者主要通过性接触而感染,偶可经输血感染。预防梅毒应加强性卫生宣教,严格社会管理,治疗可首选青霉素。

  支原体是一类缺乏细胞壁、形态上呈高度多形性、可通过滤菌器并能在无生命培养基中生长繁殖的最小的原核细胞型微生物。常见的有肺炎支原体,引起原发性非典型性肺炎;溶脲脲原体,引起人类非淋菌性尿道炎、前列腺炎等。

  衣原体是一类有独特发育周期、严格细胞内寄生、能通过滤菌器的原核细胞型微生物。常见的是沙眼衣原体引起沙眼、包涵体结膜炎、泌尿生殖道感染等。

  立克次体是一类严格细胞内寄生的原核细胞型微生物。在我国致病的有普氏立克次体、斑疹伤寒立克次体、恙虫病立克次体和贝纳柯克斯体四种,分别引起流行性斑疹伤寒、地方性斑疹伤寒、恙虫病和人类Q热等疾病。

  放线菌是与细菌相似的原核细胞型微生物,多数不致病,能产生大环内酯类、氨基糖苷类等多种医学上重要的抗生素。对人体致病的放线菌主要有放线菌属与诺卡菌属中。

思 考 题

一、名词解释

1. SPA   2. ASO 试验   3. 肥达反应   4. 迁徙生长现象

5. BCG   6. 结核菌素试验   7. 厌氧性细菌   8. 汹涌发酵

9. TAT   10. 异染颗粒   11. 螺旋体   12. 支原体

13. 外斐反应

二、填空题

1. "脓漏眼"是由_____感染引起,用_____滴眼预防。

2. 对人致病的奈瑟菌属包括_____菌和_____菌。

3. 肺炎链球菌的致病物质主要是_____,引起_____病。

4. A群溶血性链球菌可引起化脓性感染、_____及_____。

5. 链球菌溶血素分溶血素_____及_____两类,测病人_____抗体,可辅助诊断风湿热。

6. 金黄色葡萄球菌能产生_____,故其产生的脓液黄而_____。

7. 流脑的病原体是_____,主要通过_____传播。

8. 大多数肠道杆菌是_____菌群的成员,在一定条件下也可引起疾病,故称为_____。

9. 肠道杆菌的多数非致病菌能迅速分解_____,而大多数致病菌与之相反,故此项生化反应可作为肠道致病菌与非致病菌的_____试验。

10. 最常见的沙门菌感染是_____。

11. 痢疾志贺菌的致病因素主要是_____、_____、_____。

12. 肠出血型大肠埃希菌的主要血清型为_____。

13. 结核分枝杆菌常用_____染色,呈_____色。

14. 卡介苗是用_____制备而成的_____疫苗。

15. 卡介苗接种对象主要是_____和_____。

16. 最常见的结核病为_____。预防结核病可接种_____。

17. 结核分枝杆菌侵入机体的途径有_____、_____、_____等。

18. 破伤风梭菌的芽胞呈_____状,肉毒梭菌的芽胞呈_____状。

19. 破伤风梭菌主要经_____感染,致病物质主要是_____。

20. 预防破伤风,可接种_____进行人工主动免疫或接种_____进行紧急预防。

21. 目前已知毒性最强的生物毒素是_____。

22. 无芽胞厌氧菌大多数是人体的_____,多引起_____感染。

23. 流感嗜血杆菌和金黄色葡萄球菌共同培养时可出现_____现象,原因是靠近金黄色葡萄球菌菌落的流感嗜血杆菌可得到更多的_____因子。

24. 霍乱弧菌耐_____不耐酸,其选择性增菌培养基是_____。

25. 鼠疫常见的临床类型有_____、_____、_____。

26. 人类炭疽因侵入途径的不同可分为_____、_____、_____。

27. 与 B 型胃炎、胃及十二指肠溃疡的发生密切相关的病原体是_____。

28. 衣原体的发育周期有_____、_____两个阶段,其中_____有传染性。

29. 斑疹伤寒立克次体,以_____为传播媒介,引起_____。

三、单项选择题

1. 关于 SPA,下列叙述错误的是( )。

A. 为葡萄球菌的表面蛋白　　　　　　B. 所有葡萄球菌均具有

C. 能与人 IgG 的 Fc 段结合　　　　　D. 与协同凝集试验有关

E. 具有抗吞噬作用

2. 与链球菌无关的疾病是( )。

A. 过敏性鼻炎　　　B. 扁桃体炎　　　　C. 感染性心内膜炎

D. 中耳炎　　　　　E. 猩红热

3. 风湿热的辅助诊断应采用( )。

A. 细菌培养　　　　B. OT 试验　　　　C. ASO 试验

D. 串珠试验　　　　E. Widal 试验

4. 某孕妇产前检查时发现有淋菌病性子宫颈炎。胎儿娩出后应做的处理是( )。

A. 迅速将胎儿放入无菌隔离室　　　　B. 0.01%洗必肽清洗婴儿皮肤

C. 给婴儿注射青霉素　　　　　　　　D. 给婴儿口服诺氟沙星

E. 1%硝酸银滴眼

5. 培养脑膜炎奈瑟菌应在培养基中加入（　　）。

A. 10%小牛血清　　B. 80 ℃加热后的血液　　C. 5%新鲜血液

D. 胆盐　　　　　E. 煌绿

6. 引起新生儿细菌性脑膜炎最常见的细菌是（　　）。

A. 流感嗜血杆　　B. 脑膜炎奈瑟菌　　　　C. 肺炎链球菌

D. B 群链球菌　　E. 金黄色葡萄球菌

7. 患者李某,大叶性肺炎,做青霉素皮试时呈阳性,值班护士的处理措施不对的是（　　）。

A. 通知医生,选用其他药物　　B. 在体温单、床头卡上注明青霉素阳性标记

C. 告知病人及家属　　　　　　D. 严格交班

E. 以后用青霉素之前一定要做皮试

8. 急性脓胸最常见的病原菌是（　　）。

A. 肺炎球菌　　　　B. 链球菌　　　　　　C. 金黄色葡萄球菌

D. 大肠杆菌　　　　E. 厌氧菌

9. 与立克次体有交叉抗原的肠道杆菌是（　　）。

A. 沙门菌的某些菌株　　　　B. 志贺菌的某些菌株

C. 埃希菌的某些菌株　　　　D. 变形杆菌的某些菌株　　E. 克雷伯菌的某些菌株

10. 初步鉴定肠道致病菌与非致病菌常用的试验是（　　）。

A. IMViC 试验　　　　B. 甘露醇分解试验　　　C. 乳糖发酵试验

D. 胆汁溶菌试验　　　E. 葡萄糖发酵试验

11. 疑为肠热症病人常需抽血做细菌学检查,采血样最好的时期是（　　）。

A. 发病第一周　　　B. 发病第二周　　　　C. 发病第三周

D. 疾病全程　　　　E. 病程恢复期

12. 急性中毒性菌痢的主要临床表现有（　　）。

A. 全身中毒症状　　B. 剧烈呕吐　　　　　C. 腹泻、腹痛

D. 相对缓脉　　　　E. 脓血便

13. （　　）引起婴幼儿腹泻,（　　）引起婴幼儿和旅游者腹泻,（　　）引起出血性结肠炎,（　　）引起儿童持续性腹泻,（　　）引起痢疾样腹泻。

A. 肠产毒性大肠杆菌　　　　　　B. 肠致病性大肠杆菌

C. 肠侵袭性大肠杆菌　　　　　　D. 肠出血性大肠杆菌

E. 肠集聚性大肠杆菌

14. 女,18 岁,患急性细菌性痢疾,每日排脓血便 7～8 次,下述护理措施错误的是（　　）。

A. 需执行严密隔离　　　　　　B. 排便后用软纸擦拭肛门

C. 温水局部坐浴后肛门涂凡士林　　D. 鼓励病人多饮水

E. 卧床休息

15.结核分枝杆菌侵入机体的途径,不可能的是(　　)。

A.呼吸道　　　　　　B.消化道　　　　　　　C.破损的皮肤

D.泌尿道　　　　　　E.节肢动物叮咬

16.与结核分枝杆菌毒力无关的是(　　)。

A.磷脂　　　　　　　B.硫酸脑苷脂　　　　　C.索状因子

D.腊质D　　　　　　E.内毒素

17.卡介苗是(　　)。

A.经甲醛处理后的人型结核分枝杆菌

B.加热处理后的人型结核分枝杆菌

C.发生了抗原变异的牛型结核分枝杆菌

D.保持免疫原性,减毒的活的牛型结核分枝杆菌

E.保持免疫原性,减毒的活的人型结核分枝杆菌

18.有关结核菌素试验,下述错误的是(　　)。

A.属于皮肤迟型超敏反应

B.可检测机体对结核分枝杆菌的免疫状况

C.皮肤反应程度以局部红肿,硬结的直径为标准

D.可检测机体细胞免疫功能状况

E.12～18小时观察结果

19.结核菌素试为阳性反应,下述判断错误的是(　　)。

A.表明机体已感染过结核分枝杆菌

B.表明机体接种卡介苗成功

C.表明机体对结核分枝杆菌有一定的特异性免疫力

D.表明机体对结核分枝杆菌有迟发型超敏反应

E.表明机体对结核分枝杆菌无免疫力

20.一女患者就诊时主诉:近一个多月来咳嗽,痰中时有血丝。消瘦并常感疲乏无力、午后低热、心悸、盗汗、食欲缺乏。医生高度怀疑为肺结核并对其进行临床检查,其中痰标本集菌涂片后,应选用的方法是(　　)。

A.革兰染色法　　　　B.墨汁染色法　　　　　C.美兰染色法

D.抗酸染色法　　　　E.镀银染色法

21.下列各组中均属于专性厌氧菌的是(　　)。

A.破伤风梭菌、肉毒梭菌、结核分枝杆菌

B.产气荚膜梭菌、乳酸杆菌、流感杆菌

C.肉毒梭菌、变形杆菌、消化链球菌

D.破伤风梭菌、变形杆菌、消化链球菌

E.肉毒梭菌、破伤风梭菌、脆弱类杆菌

22.无芽胞厌氧菌引起的感染不包括(　　)。

A.脓肿　　　B.食物中毒　　C.组织坏死　　　D.败血症　　　E.局部炎症

23.肉毒毒素致病机制是(　　)。

A.破坏细胞膜使细胞裂解　　　　　　　　B.抑制易感细胞的蛋白质合成

C. 提高细胞壁的通透性

D. 阻断上、下神经元之间正常抑制性介质的传递，导致肌肉痉挛

E. 抑制神经末梢释放乙酰胆碱，影响神经冲动的传递，导致肌肉弛缓性麻痹

24. 新生儿破伤风典型的临床症状是（　　）。

　　A. 不吃不喝　　　　　　B. 高热大汗　　　　　　C. 脉搏细速

　　D. 牙关紧闭，苦笑面容　　　　　　E. 哭闹

25. 引起气性坏疽的病原体是（　　）。

　　A. 炭疽杆菌　　　　　　B. 变形杆菌　　　　　　C. 产气荚膜梭菌

　　D. 鼠疫杆菌　　　　　　E. 霍乱弧菌

26. 当一工人因铁钉深刺足底造成外伤送医院急诊时，正确的处理是（　　）。

　　A. 清洗伤口，注射抗生素　　　　　　B. 彻底清创后注射 TAT

　　C. 敞开伤口不包扎　　　　　　D. 用肥皂水冲洗伤口后，包扎

　　E. 碘伏消毒后包扎

27. "汹涌发酵"现象可用于鉴定（　　）。

　　A. 炭疽杆菌　　　　　　B. 产气荚膜梭菌　　　　　　C. 肉毒梭菌

　　D. 破伤风梭菌　　　　　　E. 肺炎链球菌

28. 可疑肉毒毒素中毒的患者，采集的标本应该是（　　）。

　　A. 患者吃剩的食物　　　　　　B. 患者的血液　　　　　　C. 患者的脑脊液

　　D. 伤口的渗出液　　　　　　E. 患者的粪便

29. 破伤风患者注射破伤风抗毒素血清（TAT）的目的是（　　）。

　　A. 中和游离毒素　　　　　　B. 解除痉挛　　　　　　C. 中和已结合的毒素

　　D. 预防并发症　　　　　　E. 镇静镇痛

30. 绿脓杆菌感染的敷料应采用的处理方法是（　　）。

　　A. 高压蒸汽灭菌法　　　　　　B. 消毒液浸泡法　　　　　　C. 干烤法

　　D. 熏蒸法　　　　　　E. 燃烧法

31. 下列病员可安置在一室的是（　　）。

　　A. 流脑与菌痢　　　　　　B. 菌痢与伤寒　　　　　　C. 伤寒与肺结核

　　D. 乙型肝炎与白喉　　　　　　E. 百日咳与肠炎

32. 烧伤患者入院后第二天，出现寒战、高热，体温 40～41 ℃，呈弛张热，创面渗出绿色脓液伴有生姜味。实验室检查：白细胞总数及中性粒细胞升高，核左移并出现细胞内中毒性颗粒，嗜酸性粒细胞减少。临床诊断为败血症，其病原体可能是（　　）。

　　A. 大肠埃希菌　　　　　　B. 金黄色葡萄球菌　　　　　　C. 绿脓假单胞菌

　　D. 变形杆菌　　　　　　E. 白色念珠菌

33. 霍乱弧菌的主要致病物质不包括（　　）。

　　A. 鞭毛　　　　　　B. 菌毛　　　　　　C. 毒素共调菌毛

　　D. 外毒素　　　　　　E. 内毒素

34. 关于霍乱弧菌的生物学性状，叙述错误的是（　　）。

　　A. 革兰阴性弧菌，有单鞭毛

　　B. 霍乱弧菌耐碱不耐酸

C.在霍乱病人粪便悬滴标本中,可见"鱼群样穿梭"现象

D.埃尔托生物型霍乱弧菌抵抗力强,是因为有芽胞形成

E.有菌毛和荚膜

35.霍乱病人排泄物的特点是(　　)。

A.脓血便　　　　　B.水样便　　　　　C.米泔水样便

D.果酱样便　　　　E.柏油样便

36.副溶血性弧菌引起的食物中毒经(　　)传播。

A.污染用水　　　　B.病畜肉　　　　　C.病鼠尿污染食物

D.苍蝇污染食物　　E.海产品或盐腌制品

37.感染动物后引起母畜流产的病原体是(　　)。

A.布鲁菌　　　　　B.炭疽芽胞杆菌　　C.鼠疫杆菌

D.钩端螺旋体　　　E.空肠弯曲菌

38.鼠疫杆菌的传播媒介是(　　)。

A.鼠蚤　　　B.鼠虱　　　C.恙螨　　　D.蚊　　　E.蜱

39.关于支原体的生物学性状,下述错误的是(　　)。

A.无细胞壁　　B.能通过滤菌器　　　C.呈多形性

D.有独特生活周期　　　　　　　　　E.对多种抗生素敏感

40.与立克次体有共同抗原成分的细菌是(　　)。

A.痢疾志贺菌　B.大肠埃希菌　C.绿脓杆菌

D.变形杆菌　　E.伤寒杆菌

41.流行性斑疹伤寒的传播媒介是(　　)。

A.蚊　　　B.鼠蚤　　　C.人虱　　　D.蝇　　　E.疥螨

42.放线菌感染的病变部位可见(　　)。

A.异染颗粒　B.质粒　　C.硫黄样颗粒　D.营养颗粒　E.核糖体

43.螺旋体的运动决定于(　　)。

A.鞭毛　　　B.菌毛　　　C.轴丝　　　D.芽胞　　　E.荚膜

44.用于治疗钩端螺旋体病的抗生素主要是(　　)。

A.磺胺类　　B.青霉素　　C.氯霉素　　D.金霉素　　E.链霉素

四、简答题

1.何谓抗O试验?临床有何应用?

2.金黄色葡萄球菌和乙型溶血性链球菌引起的化脓感染有何不同,其原因是什么?

3.致病性大肠杆菌有哪几种?沙门菌引起哪些疾病?伤寒的诊断主要用什么方法?

4.何谓肥达试验?有何用途?

5.结核菌素试验的原理、结果分析及实际应用有哪些?

6.结核分枝杆菌的致病性与免疫性有哪些?

7.简述破伤风梭菌的致病条件及防治原则。

8.简述无芽胞厌氧菌的感染特征。

9.简述白喉杆菌的形态特征、主要致病物质及特异性防治原则。

10.简述炭疽杆菌的主要生物学特性及所致疾病。

11.致病性螺旋体主要包括哪些种类？简述各种螺旋体的致病性(传染源、传播途径、所致疾病)。

12.简述立克次体、衣原体、支原体的致病性(传染源、传播途径、所致疾病)。

第四篇

真菌学

第二十一章
真 菌

[知识目标]

1. 掌握白色念珠菌、新生隐球菌、曲霉菌、毛霉菌的致病性。
2. 熟悉皮肤癣菌、着色真菌、孢子丝菌的致病性。
3. 了解病原性真菌的形态结构、培养特性、种类和临床意义。

[能力目标]

掌握真菌浅部及深部感染的实验室检查取材方法。

[素质目标]

树立实事求是、高度负责的工作作风。

　　患者赵某,女,63岁,患有糖尿病,伴毛细血管病变。一日因足部不慎被玻璃划伤到社区医院进行了常规伤口处理,但伤口经久不愈,并出现化脓性感染。遂到社区医院复诊,医生进行了伤口清洗处理,并给予口服抗生素治疗。两周后伤口仍不愈合,并出现发黑、发臭症状,有黑色脓血渗出,又到某三级医院治疗。临床采集了伤口附近坏死组织,经微生物检验,诊断为真菌感染。

　　真菌(fungus)是一种真核细胞型微生物,有典型的细胞核及完整的细胞器,不含叶绿素,无根、茎、叶的分化。真菌广泛存在于空气、土壤、水等自然环境中和人体的皮肤与黏膜表面。当机体免疫功能下降时,真菌可大量生长繁殖并致病。近年来,随着医疗技术水平的提高,细胞毒药物、免疫抑制剂、广谱抗菌药等的广泛应用使医院内真菌感染日益增多。条件致病性真菌已成为医院感染,特别是慢性疾病患者院内感染的重要病原菌,其中深部真菌感染问题尤为突出,呈持续上升趋势,甚至已成为致死性终末感染,应引起广大医务人员的高度重视。

第一节 | 真菌的生物学特性

　　真菌与细菌相比,在大小、结构和化学组成等方面存在很大差异。真菌比细菌大几倍至几十倍,用普通光学显微镜放大几百倍就能清晰地观察到。真菌的细胞壁中无肽聚糖,对青霉素、头孢菌素等抗生素不敏感。

一、形态与结构

　　真菌按形态分为单细胞真菌和多细胞真菌两种类型。

（一）单细胞真菌

单细胞真菌又称为酵母菌,呈圆形或卵圆形,直径为 3~15 μm,主要以出芽方式繁殖。有些酵母菌(如热带假丝酵母菌)进行连续出芽生殖后,形成假菌丝(图 4-21-1)。能引起人类疾病的单细胞真菌主要有新型隐球菌和白假丝酵母菌等。

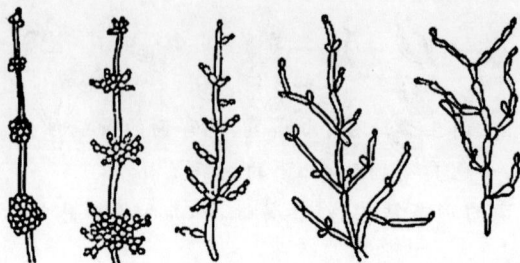

图 4-21-1 酵母菌的假菌丝

（二）多细胞真菌

多细胞真菌又称丝状菌或霉菌,由菌丝和孢子交织组成。各种霉菌的菌丝和孢子形态不同,是鉴别真菌的重要依据。

1. 菌丝

菌丝呈管状,直径一般为 2~10 μm,其长度随不同生长条件而异。菌丝是孢子以出芽方式繁殖时形成的。在适宜的环境条件下由孢子长出芽管,逐渐延长成菌丝,菌丝又可长出许多分枝,并交织成团。

菌丝按功能不同可分为营养菌丝、气中菌丝和生殖菌丝。能伸入培养基中吸取营养物质的菌丝称为营养菌丝;能向空气中生长的菌丝称为气中菌丝;气中菌丝中可产生孢子的菌丝称为生殖菌丝。按结构不同可分为有隔菌丝和无隔菌丝,前者在菌丝内能形成横的隔膜,将菌丝分成数个细胞,后者在菌丝内无隔膜,整条菌丝仅为一个细胞,其内含有多个细胞核。大多数致病性真菌的菌丝为有隔菌丝。按形态不同可分为螺旋状、鹿角状、结节状、球拍状、梳状菌丝等(图 4-21-2)。

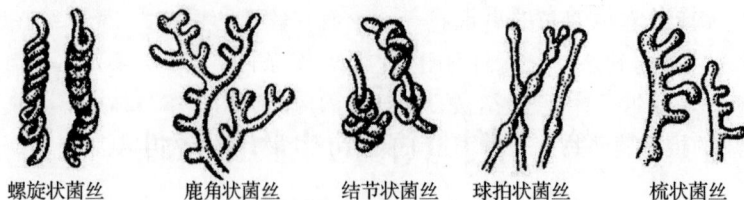

螺旋状菌丝　　鹿角状菌丝　　结节状菌丝　　球拍状菌丝　　梳状菌丝

图 4-21-2 真菌的各种菌丝

2. 孢子

根据真菌的繁殖方式不同,孢子可分为有性孢子和无性孢子两种。病原性真菌大多通过形成无性孢子而繁殖。无性孢子按形态不同可分为分生孢子、叶状孢子和孢子囊孢子三种(图 4-21-3)。

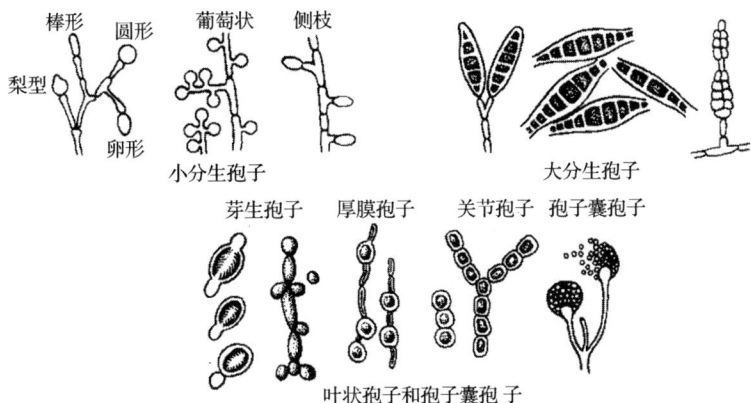

梨型 棒形 圆形 葡萄状 侧枝

卵形 小分生孢子 大分生孢子

芽生孢子 厚膜孢子 关节孢子 孢子囊孢子

叶状孢子和孢子囊孢子

图 4-21-3 真菌的各种孢子

二、培养特性

大多数真菌不需要复杂的营养就能生长,常规培养基包括沙保培养基、改良沙保培养基、玉米粉培养基等,可形成三种类型菌落。

(一)酵母型菌落

酵母型菌落类似一般细菌菌落,菌落光滑、湿润、柔软、致密,显微镜检查可见圆形或椭圆形生芽细胞,酵母菌及隐球菌多为此种菌落。

(二)酵母样菌落(类酵母型菌落)

外观、性状同酵母型菌落,但在菌落表面除有芽生细胞外,还有假菌丝伸入培养基中,如白假丝酵母菌。

(三)丝状菌落

丝状菌落疏松,呈棉絮状、绒毛状或粉末状,菌落正面和背面可显示各种不同的颜色,如白色、黄色、红色、紫色或灰色等,常作为鉴定菌种的参考。毛霉菌和皮肤丝状菌等多细胞真菌产生此型菌落。

三、抵抗力

真菌对干燥、阳光、紫外线及一般化学消毒剂有较强的抵抗力,紫外线在距离 1 m 处需照射 30 min 才能将其杀灭。真菌不耐热,在 60 ℃ 条件下 1 h 可杀死菌丝与孢子。真菌对 2.5% 碘酒、3% 福尔马林等敏感,被真菌污染的房间可用福尔马林熏蒸。真菌对抗生素不敏感。常用的抗真菌药物有灰黄霉素、制霉菌素 B、二性霉素 B、氟康唑和酮康唑等。

第二节 真菌的致病性与免疫性

一、致病性

真菌引起机体感染同样需要具备一定的毒力,如白假丝酵母菌、烟曲霉、黄曲霉的细胞壁糖蛋白有内毒素样活性,能引起组织化脓性反应和休克;白假丝酵母菌具有黏附人体细胞的能力,新型隐球菌的荚膜有抗吞噬作用。真菌可通过下列几种形式致病。

(一)致病性真菌感染

致病性真菌感染主要是一些外源性真菌感染。浅部真菌如皮肤癣菌具有嗜角质性,并能产生角蛋白酶水解角蛋白,在皮肤局部大量繁殖后通过机械刺激和代谢产物的作用,引起局部炎症和病变。深部真菌感染后不被杀死,能在吞噬细胞中生存、繁殖,引起慢性肉芽肿或组织溃疡坏死。

(二)条件致病性真菌感染

条件致病性真菌感染主要是内源性感染。这类真菌多数属于寄居在人体内的正常菌群和非致病的腐生性真菌,其感染多发生于因长期应用抗生素、激素、免疫抑制剂,或接受化疗和放疗等使机体的免疫功能降低或菌群失调的情况下。

(三)真菌超敏反应性疾病

某些真菌如青霉菌、镰刀菌、着色真菌等的孢子或其代谢产物可作为变应原引起各种类型的超敏反应。

(四)真菌性中毒症

摄入产毒素真菌或其产生的毒素后可引起急、慢性中毒,称为真菌中毒症。真菌多是在粮食中产生毒素,受环境条件的影响,所以发病有地区性和季节性,但没有传染性,不引起流行。

(五)真菌毒素与肿瘤

近年来不断发现有些真菌代谢产物和肿瘤有关,其中研究最多的是黄曲霉毒素。在肝癌高发区的花生、玉米、油粮作物中,黄曲霉污染率很高,黄曲霉毒素可诱发肝癌。

二、免疫性

(一)非特异性免疫

人类对真菌感染有天然免疫力,包括皮肤分泌短链脂肪酸和乳酸的抗真菌作用,血液中转铁蛋白扩散至皮肤角质层的抑真菌作用,中性粒细胞和单核巨噬细胞的吞噬作用,以及正常菌群的拮抗作用。许多真菌感染受生理状态影响,如婴儿对念珠菌易感,学龄前儿童因头部皮脂腺不发达易患头癣,成人因手、足汗较多,且掌跖部缺乏皮脂腺故易患手足癣。

(二)特异性免疫

特异性抗体可阻止真菌转为菌丝,并抑制真菌吸附于体表,但细胞免疫是机体在真菌感染中排菌、杀菌及复原的关键。

第三节 | 常见的病原性真菌

病原性真菌按其侵犯部位不同,可分为浅部感染真菌、深部感染真菌和皮下组织感染真菌。

一、浅部感染真菌

浅部真菌感染属外源性感染,绝大多数通过接触癣症患者或患癣的动物(如狗、猫等)而受到传染。感染后侵犯皮肤角质层、甲板、毛发,引起浅部真菌病,包括头癣、须癣、体股癣、叠瓦癣、手足癣、甲真菌病、花斑癣和马拉色菌毛囊炎,是皮肤科的常见病和多发病。

二、深部感染真菌

深部感染真菌是指能侵犯深部组织和内脏的真菌,包括致病性真菌和条件致病性真菌。致病性真菌感染属外源性感染,在我国主要是条件致病性真菌的感染。这类真菌的致病性不强,不合理应用抗生素、激素,侵入性操作,免疫抑制剂及放、化疗等因素,导致宿主免疫力降低是其致病的主要条件。其致病力虽弱,但不及时诊治疗亦会危及生命。

(一)白假丝酵母菌

白假丝酵母菌俗称白色念珠菌,呈圆形或椭圆形,直径为$3\sim6\ \mu m$,革兰染色阳性,能形成较长的假菌丝。在临床标本中如有大量长短不一的不分枝菌丝,则提示白色念珠菌为致病状态,对诊断具有重要意义。

白假丝酵母菌在普通琼脂、血琼脂和沙保培养基上均生长良好。在玉米粉培养基上可长出厚膜孢子(图 4-21-4)。在血琼脂培养基上呈中等大小暗灰色菌落。对热的抵抗力不强,加热 60 ℃ 1 h 后即可死亡,但对干燥、日光、紫外线及化学制剂抵抗力较强。

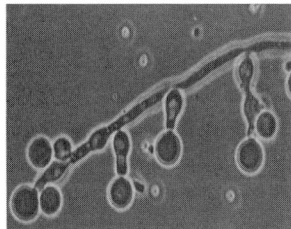

图 4-21-4　白假丝酵母菌的厚膜孢子

本菌属于人类正常菌群,存在于正常人口腔、上呼吸道、肠道及阴道中,为条件致病性真菌。

本菌几乎可以侵犯机体任何组织和器官,引起多种临床表现。

1. 皮肤感染

皮肤感染好发于腋窝、腹股沟、乳房、肛门周围及甲沟、指间等皮肤皱褶处,患处皮肤潮红发亮,有时上覆一层白色或呈破裂状物,病变周围有小水疱。

2. 黏膜感染

黏膜感染以鹅口疮、口角炎、阴道炎最多见,在黏膜表面有大小不等的白色薄膜,剥除后,留下潮红基底,并产生裂隙及浅表溃疡。

3. 内脏及中枢神经系统感染

内脏感染多继发于各种慢性消耗性疾病,且有长期应用广谱抗生素、激素及化疗、放疗等诱发因素,还可引起肺炎、支气管炎、肠炎、肾盂肾炎、膀胱炎、等,偶可引起败血症,症状多无特异性,应提高警惕。中枢神经系统感染可引起脑膜炎、脑脓肿等,常由呼吸系统、消化系统播散所致。

目前,白假丝酵母菌感染已成为临床上的一个严重问题,血培养阳性率仅次于大肠杆菌和金黄色葡萄球菌。

（二）新型隐球菌

新型隐球菌于 1984 年被首次发现,能引起隐球菌病及隐球菌脑膜炎。世界各地均有此病发生,近年来,我国新型隐球菌的发病率呈逐年上升的趋势,已成为艾滋病患者死亡的首位原因,占临床脑膜炎病因的 5%,因此逐渐引起医学界的重视。

新型隐球菌菌体外围有黏多糖构成的宽阔而有折光性的胶质样荚膜(图 4-21-5)。实验室常用墨汁染色法镜检来快速检测新型隐球菌。

荚膜多糖和黑色素是其主要的致病物质,可能与它们能抑制机体免疫功能及增加免疫耐受性有关。

新型隐球菌广泛存在于自然环境中,其中从鸽粪中分离出的新型隐球菌被认为是人类感染的最重要来源,从其他禽类如鸡、鹦鹉、云雀等的排泄物也能分离出。由呼吸道

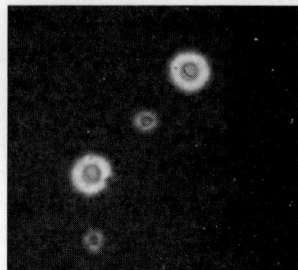

图 4-21-5　新型隐球菌(墨汁负染)

吸入为新型隐球菌的主要传播途径,病原进入后沉积于肺泡中,引发肺部感染。当机体免疫功能下降,新型隐球菌可向全身播散,主要侵犯中枢神经系统,引起脑膜炎、脑炎、脑肉芽肿等,还能引发皮肤黏膜隐球菌病、骨隐球菌病及内脏隐球菌病。新生儿一旦受到新型隐球菌感染,易致脑膜炎,其传染途径可能是分娩时,经过带有该菌的产道而受感染,但有些新生儿出生后即发生症状,故也可能通过胎盘传染。

预防本菌感染,除应增强机体免疫力,避免创口感染土壤及鸟粪外,还要对易感人群加强监护,严格无菌操作,其疫苗正在研制中。

（三）曲霉菌

曲霉菌是广泛分布于土壤、水、腐败的动植物中的一种常见的真菌,通过孢子释放至空气中而传播。当免疫缺陷人群暴露于这些含孢子的环境中可引起侵袭性曲霉菌感染,严重者将危及生命。近年来,伴随着造血干细胞及实体器官移植手术的广泛开展及大剂量皮质类固醇激素的应用,这类感染发病率逐年上升。

曲霉菌是一种典型的丝状菌,临床最常见的有烟曲霉菌和黄曲霉菌。

曲霉菌为条件致病菌,正常人体对曲霉菌有一定的抵抗力,不引起疾病。曲霉菌病大多为继发性,当机体抵抗力降低时,病原菌可由皮肤黏膜损伤处或呼吸道侵入,继而进入血液循环,侵犯支气管和肺、鼻窦、外耳道、眼和皮肤,或经血行播散至全身各器官。菌丝穿透血管可引起血管炎、血管周围炎、血栓形成等,血栓形成又使组织缺血、坏死。临床表现为慢性肺部疾病患者易发的肺曲霉病,原发性和继发性免疫缺陷者易发的全身性曲霉菌病。

（四）毛霉菌

毛霉菌又叫黑霉、长毛霉,能引起毛霉菌病。首例毛霉菌病是 Kurchenmeister 于 1855 年报道的肺癌患者合并毛霉菌感染。近年来,随旅游业的全球化以及人类聚居地的扩大,使得一些古老的真菌疾病感染率再次上升。目前,毛霉菌病是位列第三的侵袭性真菌感染疾病。

毛霉菌在土壤、空气、粪便、食品及一切霉变的材料中广泛存在。多数患者由于吸

入空气中的孢子而感染,各种原因导致的皮肤创伤也会使其侵入皮肤而致病。此外,静脉输液、肌肉注射、使用被污染的导管及敷料等医源性因素也可引起感染。

根据侵犯机体的部位不同,毛霉菌病在临床上可表现为多种类型,包括鼻脑毛霉菌病、肺毛霉菌病、皮肤毛霉菌病、胃肠毛霉病、播散型毛霉病及心脏毛霉病。毛菌如侵犯血管,引起动脉内膜损伤,形成栓塞,死亡率较高。

三、皮下组织感染真菌

皮下组织感染真菌多存在于土壤和腐败植物中,经伤口进入皮肤而发生感染。皮下组织感染真菌好发于热带和亚热带地区的乡村人口,因这些地区的居民常赤足或着装很少,容易受到伤害。我国不少省市均有散发或流行,山东章丘和河南荥阳为高发区,患病率达 0.023%。

(一)着色真菌

着色真菌是一些在分类上接近或引起疾病症状相似的真菌的总称,包括裴氏着色真菌、紧密着色真菌、疣状着色真菌、卡氏枝孢霉及皮炎着色真菌等,我国以裴氏着色真菌和卡氏枝孢霉感染最为常见。着色真菌的分生孢子有树枝型、剑顶型、花瓶型三型,在裴氏着色真菌中三型孢子均有(图 4-21-6)。

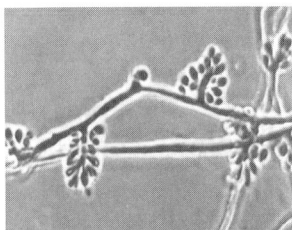

图 4-21-6　剑顶型分生孢子
（裴氏着色真菌）

着色真菌病是由着色真菌侵入皮肤和皮下组织引起的肉芽肿和化脓性感染性疾病。本病呈慢性经过,潜伏期长短不一。皮损最初表现为水疱丘疹,丘疹增大形成结节,最终发展为菜花状或乳头瘤样且明显高出正常皮肤。随病情发展,可影响淋巴液回流,形成肢体象皮肿,免疫功能低下时,亦可侵犯中枢神经,或经血行扩散,危及生命。本病男性发病率明显高于女性,年龄大多为 20～50 岁,以农民为主,可见于伐木工、泥工、园林工人。国外报告称好发部位多见于下肢,尤其足背及小腿上,但在我国山东章丘的患者则以手腕部为最多。

(二)申克孢子丝菌

申克在美国首次发现并分离出申克孢子丝菌(图 4-21-7),我国则于 1918 年首次报道感染申克孢子丝菌引起的孢子丝菌病,呈散在发病,多见于东北及长江以南沿海地区。此病在 20 世纪 60 年代还较少见,但 70 年代后发病率明显上升。

孢子丝菌属于腐生性真菌,广泛存在于土壤、植物、木材上,常因外伤接触带菌的花草、荆棘等引起感染,故农艺师中最为多见。进入机体后,孢子丝菌可沿淋巴管分布,引起亚急性或慢性肉芽肿,使淋巴管形成链状硬结,称为孢子

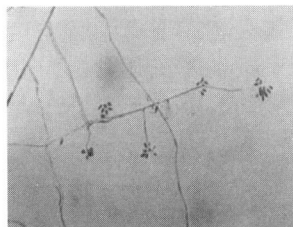

图 4-21-7　申克孢子丝菌

丝菌下疳。此菌也可经口再进入肠道或经呼吸道再进入肺,随后经血行播散至其他器官引起深部感染,临床表现为支气管肺炎型、慢性空洞型和淋巴结肿大型三种类型,还可在免疫功能低下患者中引起播散型孢子丝菌病,除肺内病灶广泛严重外,常伴有皮

肤、骨骼、肌肉以及肝、肾、脑等重要脏器的病变,如不积极治疗多数于起病后短期内死亡。

第四节 真菌感染的微生物检查与防治原则

一、微生物检查

各种真菌的形态结构有一定的特殊性,一般可以通过直接镜检和培养进行鉴定,但具体方法应根据标本种类和检查目的而异。

(一)标本

浅部感染真菌的检查可用70%乙醇棉球擦拭局部后取皮屑、毛发、指(趾)甲屑等标本。深部感染真菌的检查可根据病情取痰液、血液、脑脊液等标本。

(二)直接镜检和意义

将皮屑、毛发、指(趾)甲屑等标本置玻片上,滴加10%氢氧化钾少许,以盖玻片覆盖后在火焰上微微加温,使被检组织中的角质软化,轻压盖玻片,使标本变薄、透明,然后在低倍或高倍镜下检查。若见菌丝或孢子,即可初步诊断患有真菌癣。

(三)分离培养

直接镜检不能确诊时应做真菌培养。皮屑、毛发、指(趾)甲屑标本经70%乙醇或2%苯酚浸泡2~3 min杀死杂菌,无菌盐水洗净后接种于含放线菌酮和氯霉素的沙保培养基上,25~28 ℃条件下放置数日至数周,观察菌落特征。

二、防治原则

真菌感染目前尚无有效疫苗进行预防。浅部真菌感染的预防措施主要是要注意清洁卫生,保持鞋袜干燥,防止真菌孳生,避免直接或间接与患者接触。局部可用市售癣药水或药膏,如咪康唑霜、克霉唑软膏、复方硫酸铜溶液、0.5%碘伏等进行治疗,但易复发,较难根治。预防深部真菌感染,主要要去除各种诱因,合理使用抗生素,防止菌群失调,增强机体免疫力。治疗可选用口服抗真菌药物,如二性霉素B、制霉菌素、克霉唑等,但这些作用毒副作用较强,实用性差。酮康唑和伊曲康唑抗菌谱较广,毒副作用低。

‖ 学习小结 ‖

真菌是广泛存在于空气、土壤、水等自然环境中和人体的皮肤与黏膜表面的真核细胞型微生物。真菌按形态分为单细胞和多细胞两种类型,单细胞真菌又称为酵母菌,多细胞真菌又称丝状菌或霉菌,各种霉菌的菌丝和孢子形态不同,是鉴别真菌的重要依据。大多数真菌不需要复杂的营养就能生长,真菌可形成酵母型菌落、酵母样菌落(类酵母型菌落)和丝状菌落三种类型菌落。

病原性真菌按其侵犯部位不同,可分为浅部感染真菌、深部感染真菌和皮下组织感染真菌。浅部感染真菌多引起慢性感染,不易治愈,但对身体影响较小;深部感染真菌是指能侵犯深部组织和内脏的真菌,包括致病性真菌和条件致病性真菌;皮下组织感染真菌多存在于土壤和腐败植物中,经伤口进入皮肤而发生感染,常见有的着色真菌、申克孢子丝菌。

思考题

一、单项选择题

1. 下列真菌中最易侵犯脑组织的是(　　)。

A. 毛霉菌　　　　　　B. 黄曲霉菌　　　　　C. 白假丝酵母菌

D. 新型隐球菌　　　　E. 申克孢子丝菌

2. 关于新型隐球菌错误的是(　　)。

A. 菌体圆形,外包厚荚膜

B. 在沙保培养基上形成酵母型菌落

C. 常引起慢性脑膜炎

D. 营养丰富时可产生假菌丝

E. 标本可直接用墨汁负染后镜检

3. 白假丝酵母菌常引起(　　)。

A. 癣病　　　　　　　B. 皮下组织感染　　　　C. 皮肤黏膜、内脏感染

D. 毒血症　　　　　　E. 真菌中毒症

4. 真菌孢子的主要作用是(　　)。

A. 抵抗不良环境的影响　　　　　　B. 抗吞噬

C. 进行繁殖　　　　D. 引起炎症反应　　　　E. 引起变态反应

5. 不是易引起白假丝酵母菌感染的主要原因(　　)。

A. 与白假丝酵母菌感染的病人接触　　　B. 菌群失调

C. 长期使用激素或免疫抑制剂　　　　　D. 内分泌功能失调

E. 机体屏障功能遭破坏

二、简答题

1. 简述真菌的概念及生物学特性。

2. 如何防治真菌感染。

第五篇

病毒学

第二十二章 病毒学概论

[知识目标]

1.掌握病毒的基本结构、传播方式、增殖方式与周期抗病毒感染的预防方法,以及干扰素的抗病毒作用。

2.熟悉病毒大小的测量单位、常见形态、化学组成与功能。

3.了解理化因素对病毒的影响、病毒的变异、病毒的致病机制和感染类型、机体的抗病毒免疫、病毒感染的检测方法。

[能力目标]

具有理论联系实际,利用所学知识防范病毒感染的能力。

[素质目标]

具备强烈的责任感、良好的职业道德和预防为主的观念。

1892 年,俄国学者伊凡诺夫斯基发现烟草花叶病原体能通过细菌滤器,并定名为滤过性病原。1898 年,荷兰学者 Beijerinck 命名此种病原体为病毒。几乎同时,德国学者 Loeffler 和 Frosh 发现引起牛口蹄疫的病原也可以通过细菌滤器,从而再次证明伊凡诺夫斯基和 Beijerinck 的重大发现。此后,多种病毒被相继发现。病毒与人类疾病有密切的关系,病毒性感染几乎涉及临床各科,危害极大。人类传染病约有 75% 是由病毒引起的,过去认为是非传染性的疾病如肿瘤、自身免疫病等,现发现也与病毒感染有关。病毒性疾病传染性强、流行广泛,有些所致疾病严重,病死率高或有后遗症,如流行性感冒、SARS、病毒性肝炎、脊髓灰质炎等;除急性感染外,有的病毒还可引起持续性感染和先天性感染,如 HIV、单纯疱疹病毒等。迄今,病毒性疾病在临床诊治中仍较为困难,缺乏特效的治疗药物,因此消灭病毒感染,重在预防和控制。

病毒(virus)是一类体积微小、结构简单且只含一种类型核酸、必须在活的易感细胞内以复制方式进行增殖的、对抗生素不敏感而对干扰素敏感的非细胞型微生物。结构完整的具有感染性的病毒颗粒,称为病毒体(virion)。

第一节 病毒的基本性状

一、病毒的大小与形态

病毒大小的测量单位为纳米(nm)。不同的病毒,大小相差悬殊,大致可分为大、中、小三型。大型的病毒 200～300 nm，如痘病毒，在光学显微镜下勉强可见；中型的病毒 80～150 nm，如流行性感冒病毒、疱疹病毒等；小型的病毒 20～30 nm，如口蹄疫病毒、脊髓灰质炎病毒等。因大多数病毒小于 150 nm，故必须用电子显微镜放大数千倍甚至数万倍才能看到(图 5-22-1)。

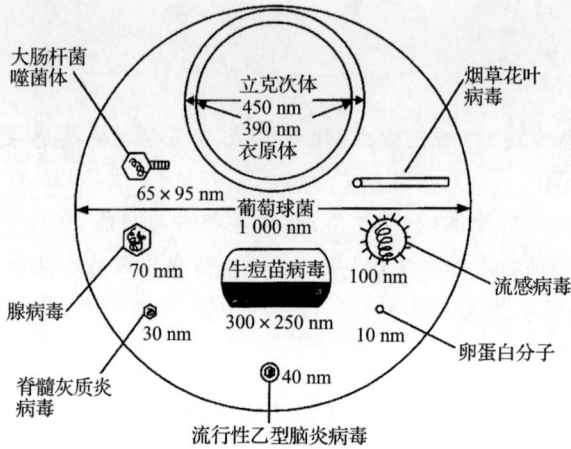

图 5-22-1　微生物大小的比较

病毒的形态多种多样，但大多为球形或近似球形。此外，少数为砖形(如痘病毒)、杆形(如烟草花叶病病毒)、丝状(如初分离的流感病毒)、弹形(如狂犬病病毒)、蝌蚪形(如噬菌体)等(图 5-22-2)。

图 5-22-2　常见病毒的形态与相对大小

二、病毒的结构

病毒的结构可分为基本结构和辅助结构。基本结构包括核心(core)和衣壳(capsid)，二者构成核衣壳(nucleocapsid)；某些病毒在核衣壳外还有辅助结构，如包膜(envelope)和刺突(spike)。有包膜的病毒称包膜病毒，无包膜的病毒称裸露病毒(图 5-22-3)。

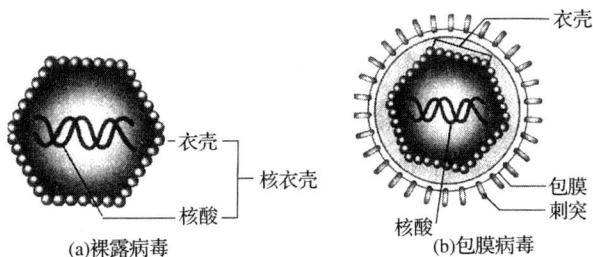

图 5-22-3 病毒的结构

（一）核心

核心位于病毒体中心，是最重要的组成成分。核心的主要化学成分为核酸，一种病毒只含一种类型的核酸，即 DNA 或 RNA，据此可把病毒分为 DNA 病毒和 RNA 病毒两大类。病毒核酸是病毒的基因组，其功能是携带病毒全部遗传信息，以及控制病毒的遗传变异、增殖及感染等。某些病毒除去衣壳，其核酸仍然具有感染性，并能在宿主之细胞内复制，称为感染性核酸。

（二）衣壳

衣壳包围在病毒核心外，化学成分为蛋白质，由一定数量的壳粒组成。根据壳粒的数目及排列形式不同，病毒衣壳可分为三种对称型，并可作为病毒鉴定和分类的依据。

1. 螺旋对称型

壳粒沿螺旋形的核酸链盘绕成螺旋状，如流感病毒、狂犬病病毒等。

2. 20 面体立体对称型

病毒核酸浓集成球形或近似球形，壳粒在外周排列成 20 个等边三角形，并彼此围连而成，如甲肝病毒、脊髓灰质炎病毒等。

3. 复合对称型

壳粒排列既有立体对称又有螺旋对称，如痘病毒、噬菌体等。

衣壳的功能为：①保护核酸，免受核酸酶及其他理化因素的破坏；②吸附易感细胞，参与病毒的感染过程，决定病毒感染细胞的种类；③具有免疫原性，可诱导机体产生特异性免疫。

（三）包膜

包膜是病毒以出芽方式向细胞外释放时获得的宿主细胞膜或核膜成分，包括脂质和少量糖类。有些包膜表面还有病毒编码的糖蛋白突起，称包膜子粒或刺突。包膜的功能为：①维护病毒体结构的完整性；②吸附宿主细胞，参与病毒的感染过程；③具有免疫原性，可诱导机体产生特异性免疫。包膜脂蛋白也是引起机体发热、中毒症状的主要原因。

三、理化因素对病毒的影响

病毒在体外受物理、化学因素作用后失去感染性称为灭活。灭活的病毒仍能保留其他特性，如免疫原性、红细胞吸附、血凝及细胞融合等。了解理化因素对病毒的影响，在预防病毒感染、分离病毒及制备疫苗等方面均有重要意义。

（一）物理因素

1. 温度

大多数病毒耐冷不耐热，且有包膜的病毒比无包膜病毒更不耐热。在 0 ℃以下，特别是在干冰温度（－70 ℃）和液氮温度（－196 ℃）下可长期保持病毒的感染性；相反，多数病毒于 50～60 ℃的条件下 30 min 或 100 ℃的条件下几秒钟即可被灭活（乙肝病毒例外，需 100 ℃的条件下 10 min 才被灭活），有些病毒即使在室温下保存也可失活。此外，反复冻融也可使许多病毒失活。

2. pH 值

多数病毒在 pH 值为 5.0～9.0 的范围内比较稳定，而在 pH 值为 5.0 以下或 pH 值为 9.0 以上迅速被灭活。但不同病毒对 pH 值的耐受能力有很大不同，如在 pH 值为 3.0～5.0 时肠道病毒稳定，但鼻病毒很快被灭活。

3. 射线与紫外线

γ 射线、X 射线与紫外线均可使病毒灭活。但有些病毒经紫外线灭活后，再用可见光照射可复活，故不宜用紫外线来制备灭活病毒疫苗。

（二）化学因素

1. 脂溶剂

包膜病毒中的脂质成分，易被乙醚、氯仿、去氧胆酸盐等脂溶剂所溶解。因此，包膜病毒进入人体消化道后，即被胆汁破坏，故消化道传播的病毒均为裸露病毒。在脂溶剂中，乙醚对病毒包膜破坏作用最大，所以乙醚灭活试验可鉴别病毒有无包膜。

2. 消毒剂

酚类、醛类、卤素、氧化剂等对病毒均有灭活作用。其中，甲醛对病毒的免疫原性影响不大，故常用于病毒灭活疫苗的制备。

3. 抗生素与中草药

现有的抗生素对病毒无效，但可以抑制待检标本中的细菌，利于分离病毒。某些中草药如板蓝根、大青叶、大黄、贯众等对某些病毒有一定的抑制作用。

四、病毒的增殖

病毒因缺乏细胞结构和代谢系统，故必须在活的易感细胞内才能增殖。当病毒进入宿主细胞后，利用宿主细胞提供的酶系统、能量、原料和场所，以病毒核酸为模板，进行病毒核酸的复制和蛋白质的合成，并装配成完整的子代病毒体，病毒的这种增殖方式称为复制。

（一）病毒的增殖周期

从病毒侵入宿主细胞到子代病毒释放，称为一个复制周期（图 5-22-4），其过程包括吸附、穿入、脱壳、生物合成、组装与释放五个阶段。

1. 吸附

吸附于宿主细胞表面是病毒感染的第一步，也是决定感染成功与否的关键环节。

吸附主要是通过病毒体表面的配体蛋白与易感细胞表面的特异性受体相结合,此过程是特异性的,决定了病毒的嗜组织性和感染宿主的范围。如脊髓灰质炎病毒可与灵长类动物细胞表面受体结合,但不吸附兔和小鼠的细胞;HIV 选择性侵犯 $CD4^+$ T 细胞;流感病毒只与宿主呼吸道黏膜细胞表面受体结合等。因此有人利用消除细胞表面的病毒受体,或利用与受体类似的物质阻断病毒与受体的结合,以开发抗病毒药物。

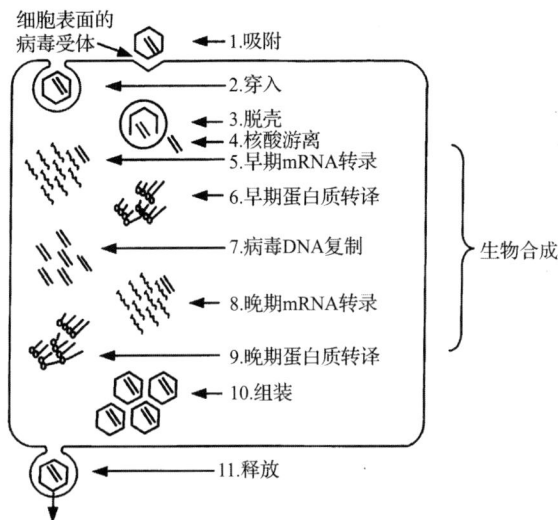

图 5-22-4 病毒的复制周期

2. 穿入

吸附在易感细胞上的病毒,可通过胞饮、融合、直接穿入等方式进入细胞内。①胞饮:通过细胞膜内陷将病毒包进细胞质内,无包膜病毒多以此方式进入易感细胞;②融合:指有包膜病毒通过包膜与细胞膜的融合,再将病毒的核衣壳释放至细胞质内;③直接穿入:有些无包膜病毒在吸附时,某些蛋白衣壳的多肽成分发生改变,从而可直接穿过细胞膜,此种方式较少见。

3. 脱壳

病毒脱去蛋白质衣壳,使基因组核酸裸露的过程称为脱壳。病毒核酸如不暴露出来就不能发挥指令,所以脱壳是病毒能否进行复制的关键。多数病毒在穿入时已脱壳并释放出基因组,少数病毒的脱壳过程较复杂。脱壳必须有酶的参与,这些特异性水解病毒衣壳蛋白的酶称为脱壳酶。

4. 生物合成

生物合成即病毒利用宿主细胞提供的环境和物质合成大量子代病毒核酸和病毒蛋白的过程。指导病毒成分合成的程序包括 3 个重复的过程:①病毒 mRNA 的转录;②病毒复制子代病毒核酸;③特异性 mRNA 翻译子代病毒结构蛋白及功能蛋白。此期用电镜方法在细胞内查不到完整病毒体,用血清学方法也测不到病毒抗原,故被称为隐蔽期。

5. 组装与释放

在宿主细胞质或细胞核内,新合成的子代病毒核酸与病毒蛋白组装为核衣壳,然后以不同方式释放于细胞外。①破胞释放:无包膜病毒在宿主细胞内可增殖数百至数千个子代病毒(即核衣壳),致使细胞破裂,一次性全部释放至胞外;②芽生释放:有包膜的病毒,在装配成核衣壳后,以出芽方式释放到细胞外,此过程中获得宿主细胞的核膜或胞质膜而构成其包膜。病毒芽生释放后,宿主细胞通常不死亡,仍能继续分裂增殖。

(二)病毒的异常增殖

病毒进入宿主细胞后,由于自身基因组或细胞环境的原因不能进行正常复制,则发生异常增殖。常见的类型有缺陷病毒和顿挫感染。

1.缺陷病毒

由于基因组不完整或基因位点改变,而不能进行正常增殖的病毒称为缺陷病毒(defection virus)。当缺陷病毒同另一种病毒共同培养或共同感染同一细胞时,若后者能为前者提供所缺乏的物质,则能使缺陷病毒完成正常增殖,这种有辅助作用的病毒称为辅助病毒(helper virus)。

2.顿挫感染

病毒进入宿主细胞后,如细胞不能为病毒提供增殖所需要的酶、能量及必要的成分,则病毒在其中不能合成自身的成分或者不能组装与释放,称为顿挫感染(abortive infection)。此类不能为病毒复制提供条件的细胞为非容纳细胞。

(三)病毒的干扰现象

当两种病毒感染同一细胞时,可发生一种病毒抑制另一种病毒增殖的现象,称为病毒的干扰现象(interference)。

干扰现象不仅可发生在不同种病毒之间,也可发生在同种不同型或不同株病毒之间。通常是先进入的病毒干扰后进入的病毒,死病毒干扰活病毒,缺陷病毒干扰完整病毒。发生干扰现象的主要机制为:①一种病毒诱导细胞产生的干扰素抑制另一种病毒的增殖。②病毒吸附时与宿主细胞表面受体结合而改变了宿主细胞代谢途径,阻止了另一种病毒的吸附和穿入等复制过程。

干扰现象是机体非特异性免疫的重要部分,能够阻止发病,也可使感染终止、机体康复。用干扰现象可指导疫苗的合理使用,如减毒活疫苗诱生的干扰素能阻止毒力较强病毒的感染,但在使用疫苗时应注意干扰现象,以免影响免疫效果。

五、病毒的变异

病毒与其他微生物一样,具有遗传性和变异性。病毒可发生多方面变异,如毒力变异、抗原变异、耐药性变异等。研究病毒的变异对阐明病毒性疾病的发病机制、制备病毒疫苗和防治病毒性疾病具有重要意义。

(一)基因突变

基因突变由病毒基因组中核酸链发生碱基置换、缺失或插入引起,有自发突变和诱发突变两种。病毒在增殖过程中常自发突变,突变率为 $10^{-6} \sim 10^{-8}$。若用物理因素(如温度、射线等)或化学因素(如 5-氟尿嘧啶、亚硝酸胍等)诱发突变,可提高突变率。基因突变后产生的病毒突变株,改变了原来的特性,如温度敏感突变株(temperature sensitive mutant,TS),在 $28 \sim 35$ ℃条件下可增殖,但在 $37 \sim 40$ ℃时则不能增殖。TS

突变株通常又是减毒株,可用来制备疫苗。

（二）基因重组

两种不同病毒感染同一宿主细胞时,有时会发生遗传物质的交换,称为基因重组。基因重组的病毒子代具有两个亲代病毒的特征,并能稳定遗传,称重组体。重组可发生在两种活病毒之间,也可发生在活病毒与灭活病毒之间,或两种灭活病毒之间。基因分节段的 RNA 病毒,如流感病毒、轮状病毒等,通过交换 RNA 节段而进行的基因重组被称为重配。重配的概率可高于重组几倍。流感病毒基因重配是其发生抗原性转变和发生世界性大流行的主要原因。

第二节 病毒的感染与免疫

病毒侵入机体并在易感细胞内增殖,与机体发生相互作用的过程称为病毒感染。病毒感染诱发机体的免疫应答,发挥抗病毒的免疫保护作用,但也可造成机体的免疫病理损伤。

一、病毒感染的传播方式及途径

病毒感染的传播方式及途径与细菌大体相同,但在某些方面较为特殊。病毒主要通过破损的皮肤、黏膜传播,但在特定条件下也可直接进入血液循环感染机体。多数病毒以一种途径进入宿主机体,但也有多途径感染的病毒。

（一）水平传播

水平传播指病毒在人群个体之间,或受染动物与人群个体之间的传播,是多数病毒的传播方式,其途径主要有以下几种。

1. 通过黏膜传播

病毒经呼吸道、消化道、泌尿生殖道等处的黏膜侵入机体。如流感病毒、脊髓灰质炎病毒、HIV 等。

2. 通过皮肤传播

病毒通过昆虫叮咬或动物咬伤等从皮肤伤口侵入机体。如流行性乙型脑炎病毒、狂犬病病毒等。

3. 医源性传播

在注射、输血、手术、拔牙等医疗操作时病毒经血液感染。如 HBV、HIV 等。

（二）垂直传播

垂直传播指病毒由宿主的亲代传播给子代的方式,又称母婴传播,是病毒感染的特征之一,其传播途径主要是通过胎盘或产道。目前已知有十多种病毒可垂直传播,其中以风疹病毒、巨细胞病毒、单纯疱疹病毒、HIV 及 HBV 等多见。垂直传播引起的感染后果严重,可致死胎、流产、早产或先天畸形等。而且,垂直传播较难控制,故孕妇在怀孕期、围产期、分娩时,尤其是在妊娠的前 3 个月应注意预防保健。

二、病毒感染的类型

病毒侵入机体后,因病毒种类、毒力和机体免疫力等不同可表现出不同的感染类型。

(一)隐性感染

病毒侵入机体后不引起临床症状者,称为隐性感染,又称亚临床感染。隐性感染者虽不出现临床症状,但仍可获得特异性免疫力而终止感染。部分隐性感染者一直不产生免疫力,也叫病毒携带者,病毒可在其体内增殖并向外排毒,成为重要的传染源。

(二)显性感染

病毒侵入机体后引起明显的临床症状者,称为显性感染。按潜伏期长短、发病缓急、病程长短又分为急性感染和持续性感染。

1. 急性感染

急性感染潜伏期短、发病急、病程短(数日或数周)。除死亡病例外,宿主一般能在症状出现后的一段时间内动员免疫系统清除病毒进入恢复期。恢复后机体内不再有病毒,并常获得特异性免疫。如流行性感冒、麻疹等。

2. 持续性感染

持续性感染是病毒感染中的一种重要类型。病毒在机体内可持续存在数月、数年甚至终生。可出现症状也可不出现症状,但长期携带病毒,成为重要的传染源。持续性感染的致病机制不同,临床表现各异,又可分为三种类型:

(1)慢性感染:病毒在体内持续存在,病程长,症状长期迁延,多为慢性进行性感染,并可经常或间歇地排出病毒,病毒在整个持续过程中可被分离培养或检出。如慢性乙型肝炎等。

(2)潜伏感染:经显性或隐性感染后,病毒潜伏在特定组织或细胞内,但并不产生有感染性的病毒体。在某些条件下病毒可被激活而引起疾病发作,且可在同一部位反复发作。病毒在潜伏期用一般方法不能分离,只有急性发作期才可以检出。如单纯疱疹、水痘-带状疱疹等。

(3)慢发病毒感染:慢发病毒感染又称迟发病毒感染。病毒感染后有很长的潜伏期,达数年或数十年,此期间既不能分离出病毒,也无临床症状,但一旦发病即呈亚急性进行性发展,直至死亡。如 HIV 引起的获得性免疫缺陷综合征(AIDS)、麻疹病毒引起的亚急性硬化性全脑炎(SSPE)。

三、病毒感染的致病机制

病毒感染机体后,在易感细胞内增殖,一方面导致宿主细胞的直接损伤,另一方面诱发的免疫应答可造成机体的免疫病理损伤。

(一)对宿主细胞的直接损伤

1. 杀细胞效应

病毒在宿主细胞内增殖后,短时间内一次释放大量子代病毒,造成细胞溶解死亡,多见于无包膜病毒的感染。病毒的杀细胞效应若发生在重要器官,如中枢神经系统,当达到一定程度时可引起严重后果,甚至危及生命或造成严重后遗症。

2. 细胞膜改变

病毒在宿主细胞内增殖,以出芽方式释放子代病毒,其过程缓慢,短时间内不引起细胞溶解死亡,多见于有包膜病毒的感染。但此种感染可引起宿主细胞融合及细胞表面产生新抗原,而成为免疫攻击的靶细胞,最终也难逃死亡。

3. 形成包涵体

有些被病毒感染的细胞,在胞质或胞核内出现光学显微镜下可见的嗜酸性或嗜碱性、圆形或椭圆形的斑块结构,称为包涵体(inclusion bodies)。包涵体的本质是由病毒颗粒或未装配的病毒成分组成,也可以是病毒增殖留下的细胞反应痕迹。不同病毒所形成的包涵体特征各异,故可用于辅助诊断。

4. 细胞转化

某些病毒感染宿主细胞后,其核酸可整合到宿主细胞的染色体上,导致宿主细胞遗传特性发生变化,即细胞转化。此转化作用与病毒的致肿瘤潜能密切相关。如 EB 病毒可能与恶性淋巴瘤及鼻咽癌的发生有关,单纯疱疹病毒Ⅱ型可能与宫颈癌的发生有关。

5. 细胞凋亡

细胞凋亡是一种受基因调控的程序性细胞死亡过程。病毒的感染可通过病毒基因的表达,激活细胞的凋亡基因,诱导细胞凋亡,从而促进病毒感染对细胞的损伤。如 HIV 感染 $CD4^+T$ 细胞后,可使细胞发生凋亡,导致 $CD4^+T$ 细胞数量减少。

（二）对机体的免疫病理损伤

1. 免疫病理作用

病毒本身的抗原、感染后使宿主细胞膜上出现的新抗原,均可刺激机体产生相应的抗体和致敏 T 细胞,从而引起Ⅱ型、Ⅲ型、Ⅳ型超敏反应,导致组织细胞损伤和破坏。

2. 免疫抑制作用

某些病毒感染可损伤或抑制免疫功能。例如麻疹病毒、风疹病毒等的感染能抑制淋巴细胞的转化,HIV 选择性破坏 $CD4^+T$ 细胞,从而导致机体的免疫功能下降乃至缺陷。病毒感染所致的免疫抑制,可激活体内潜伏的病毒或促进某些肿瘤的生长,使病情复杂化,也可能成为病毒持续性感染的原因之一。

四、抗病毒免疫

机体的抗病毒免疫,与抗细菌免疫基本相同,但由于病毒的生物学性状特殊,且与宿主细胞的关系极为密切,故抗病毒免疫还有其特殊性。

（一）非特异性免疫

机体抗病毒的非特异性免疫中,屏障结构、吞噬细胞和补体等均起作用,但起主要作用的是干扰素和 NK 细胞。

1. 干扰素

干扰素(interferon,IFN)是由病毒或其他干扰素诱生剂刺激机体细胞所产生的一种糖蛋白,具有抗病毒、抗肿瘤和免疫调节等多种生物学活性,属于后天获得的非特异性免疫物质。

(1)种类:干扰素的种类繁多,分为人、动物、植物、细菌干扰素等。由人类细胞诱生的干扰素根据抗原性的不同可分为 α、β、γ 三种。三种干扰素的产生细胞、生物学活性有一定差异,见表 5-22-1。

表 5-22-1 人类干扰素的种类

种类	所属类型	产生细胞	生物学活性
IFN-α	Ⅰ型	白细胞	抗病毒作用较强
IFN-β	Ⅰ型	成纤维细胞	抗病毒作用较强
IFN-γ	Ⅱ型	T 细胞	免疫调节、抗肿瘤作用较强

(2)抗病毒作用的特点:①广谱性:由一种病毒诱生的干扰素对多种病毒均有一定的抑制作用,没有特异性;②相对种属特异性:如人体细胞产生的干扰素只能对人体细胞发挥抗病毒作用,而对动物细胞无作用;③间接性:干扰素并非直接作用于病毒,而是促使宿主细胞合成抗病毒蛋白,抑制病毒蛋白的合成而发挥抗病毒作用;④作用的早期性:干扰素发挥作用迅速,在病毒感染后几小时内就合成、释放并发挥作用,其产生远比抗体或致敏 T 细胞早。所以用干扰素治疗时,宜早期应用。目前干扰素及其诱生剂已用于治疗一些病毒感染,如对 HBV、HCV 等的感染有较好疗效。

2. NK 细胞

在感染早期,特异性的抗病毒免疫尚未建立之前,NK 细胞即能非特异性杀伤受病毒感染的细胞,发挥重要作用。NK 细胞的杀伤过程不受 MHC 限制,也不依赖抗体。病毒感染后,细胞膜的变化可成为 NK 细胞识别的"靶细胞"。NK 细胞可通过多种途径被活化,释放穿孔素、颗粒酶、肿瘤坏死因子(TNF-α 和 TNF-β)等细胞毒性物质及细胞因子发挥抗病毒作用。

(二)特异性免疫

病毒抗原一般具有较强的免疫原性,可诱导机体产生有效的体液免疫和细胞免疫。体液免疫中发挥作用的主要是中和抗体 IgM、IgG、SIgA,它们能与病毒结合,从而消除病毒的感染力,主要作用于胞外游离的病毒;细胞免疫中主要是通过 CTL 和 TH1 细胞发挥抗病毒作用,主要作用于胞内病毒。病毒是严格的胞内寄生,因此,机体的特异性抗病毒免疫以细胞免疫为主,细胞免疫缺陷者易发生严重的病毒感染。

总之,在抗病毒免疫过程中,干扰素、NK 细胞、中和抗体及效应淋巴细胞共同发挥作用。不同病毒感染所获得的免疫力持续时间不同。一般认为,有病毒血症的全身性病毒感染和只有单一血清型的病毒感染可获得持久的甚至终身的免疫,如麻疹病毒、腮腺炎病毒等;反之,仅局限于局部或黏膜表面的感染和抗原易变异的病毒感染只可获得短暂的免疫力,如鼻病毒、流感病毒等。

第三节 病毒感染的检测与防治原则

一、标本的采集与送检

正确地采集和运送标本是病毒感染检查成功与否的关键环节,应遵循"早采"、"冷藏"、"速运"的原则,并应严格无菌操作。

(一)标本的采集

应根据感染部位、病程等采集相应的标本,如呼吸道感染一般采集鼻咽洗漱液或痰液;肠道感染采集粪便;脑内感染采集脑脊液;病毒血症采集血液。用于病毒分离或抗原检查的标本,应在急性期采集。如进行血清学诊断应取急性期和恢复期双份血清,以便了解抗体效价的动态变化。

(二)标本的送检与保存

标本采集后应低温保存并立即送检。如实验室距离较远,应将标本置于装有低温材料的保温容器中送检。病变组织可置于含抗生素的 50% 甘油盐水中送检。对本身含有杂菌或易受污染的标本,应加适量抗生素处理。不能及时检查的标本应存放于 $-70\ ℃$ 低温冰箱保存。

二、病毒感染的检查方法

(一)病毒的分离与鉴定

病毒为专性细胞内寄生,实验室分离病毒的方法有动物接种、鸡胚培养、细胞培养。目前最常用的是细胞培养,但还应根据所分离病毒的种类选择不同方法。病毒的分离与鉴定是病原学诊断的"金标准",但方法复杂、要求严格且需时较长,故不适于临床诊断,只适于实验室研究或流行病学调查。

(二)病毒感染的血清学诊断

用已知的病毒抗原检测病人血清中有无相应抗体及其效价的变化。取发病急性期和恢复期双份血清,如恢复期血清抗体效价比急性期增高 4 倍或以上,有诊断意义。具体方法有中和试验、血凝抑制试验、补体结合试验、酶联免疫吸附试验等。

(三)病毒感染的快速诊断

1. 形态学检查

(1)光学显微镜检查:仅用于大型病毒颗粒(如痘病毒)和病毒包涵体的检查。

(2)电镜和免疫电镜检查:对于含有高浓度病毒颗粒($\geqslant 10^7$ 颗粒/mL)的标本,可直接用电镜检查;对于病毒含量少的标本需用免疫电镜法,即先将病毒标本与特异性抗血清混合,使病毒颗粒凝集,再用电镜检查,可提高检出率。

2. 病毒成分检测

(1)病毒蛋白抗原检测:用已知特异性抗体,检测可疑标本中有无相应的病毒抗原。

常用的方法有免疫荧光法、ELISA 及固相放射免疫沉淀法等。其中 ELISA 应用最为广泛,具有快速、敏感、特异性高等特点。

（2）病毒核酸检测:目前检测方法有核酸杂交技术、聚合酶链反应(PCR)、基因芯片技术等,均已广泛用于病毒性疾病的诊断。

3. 早期抗体检测

IgM 抗体产生早,消失快,用免疫学方法检查患者血清中的特异性 IgM 抗体有助于达到早期诊断的目的。早期抗体检测可用于急性病毒感染的辅助诊断。

三、病毒感染的预防

目前,对病毒性疾病缺乏特效治疗药物,因此,病毒感染的预防显得尤为重要。其一般预防原则与其他微生物预防原则相同,主要是围绕消灭传染源、切断传播途径及保护易感人群三方面进行。其中人工免疫,尤其是接种疫苗是提高人群特异性免疫力,预防乃至消灭病毒感染最重要、最有效的措施。

（一）人工主动免疫

常用的疫苗有以下几种:

1. 灭活疫苗

如乙型脑炎、狂犬病、流感等灭活疫苗。

2. 减毒活疫苗

如脊髓灰质炎、麻疹、甲肝等减毒活疫苗。

3. 亚单位疫苗

如流感病毒血凝素和神经氨酸酶亚单位疫苗、乙肝病毒表面抗原亚单位疫苗等。

4. 基因工程疫苗

如乙肝基因工程疫苗等。

（二）人工被动免疫

常用的制剂有免疫血清、胎盘丙种球蛋白、血清丙种球蛋白、特异性免疫球蛋白、转移因子等。注射丙种球蛋白对甲型肝炎、麻疹、脊髓灰质炎等有紧急预防作用,可使接触者不出现临床症状或只出现轻微临床症状;近年来应用高效价的特异性乙肝免疫球蛋白(HBIg)预防乙型肝炎,也收到良好效果。

四、病毒感染的治疗

因病毒为严格细胞内寄生,凡能杀死病毒的药物,同时对机体细胞也有损害,故目前抗病毒药物的应用仍有较大的局限性。近年来,随着分子病毒学及生物信息学的发展,研制出一些对某些病毒有较明显抑制作用的药物和制剂,其他一些治疗方法也在研究与探索中。

（一）药物治疗

1. 抗病毒化学制剂

目前常用的抗病毒化学制剂主要有:①核苷类药物:是最早用于临床的抗病毒药

物,如碘苷(疱疹净)、无环鸟苷(阿昔洛韦)、拉米夫定、病毒唑(利巴韦林)等。②蛋白酶抑制剂:如赛科纳瓦、英迪纳瓦和瑞托纳瓦等。③其他抗病毒药物:如金刚烷胺和甲基金刚烷胺,主要用于流感的治疗。

2. 中草药

大量实验研究证实,多种中草药如板蓝根、穿心莲、大青叶、金银花等,均有抑制病毒的作用,但其作用机制尚在研究中。

(二)免疫治疗

病毒感染的免疫治疗可应用特异性抗体、非特异性调节剂等。早期应用抗病毒的中和抗体可阻断病毒进入易感细胞,我国已用针对乙型脑炎病毒包膜抗原的单克隆抗体治疗乙型脑炎患者,有较好疗效。干扰素或干扰素诱生剂以及细胞因子 IL-12 和 TNF 等具有抑制病毒复制的作用,也可用于抗病毒治疗。

(三)基因治疗

根据病毒基因组已知序列,设计能与其某段序列互补结合的寡核苷酸,称为反义寡核苷酸,通过它与病毒基因的某段序列特异性结合,从而抑制病毒的复制。但由于生产反义核苷酸制剂费用较高且不稳定,如何有效进入靶细胞等问题尚未解决,迄今进入临床研究的只有抗巨细胞病毒的反义寡核苷酸,试用于治疗巨细胞病毒感染所致的脉络膜炎及视网膜炎。

此外,治疗性疫苗在病毒治疗中也受到重视。它有别于传统的预防性疫苗,是一种以治疗疾病为目的的新兴疫苗,已被应用的有 HIV、肝炎病毒等治疗性疫苗。

▌ 学 习 小 结 ▐

病毒是一类体积微小、结构简单且只含一种类型核酸、必须在活的易感细胞内以复制方式进行增殖的非细胞型微生物。病毒以纳米为测量单位,多见的形态为球形或近似球形,基本结构包括核心和衣壳,有的病毒还有包膜和刺突。病毒的复制周期包括吸附、穿入、脱壳、生物合成、组装与释放五个阶段。病毒感染多以水平方式传播,但垂直传播是其特征之一。病毒侵入机体后,因病毒种类、毒力和机体免疫力等不同可表现出不同的感染类型,其中持续性感染较重要。病毒感染机体后,在易感细胞内增殖,一方面直接损伤宿主细胞,另一方面诱发的免疫应答,可发挥抗病毒的免疫保护作用,也可造成机体的免疫病理损伤。在抗病毒免疫中,干扰素、NK 细胞、中和抗体及效应淋巴细胞共同发挥作用。目前,对病毒性疾病缺乏特效治疗药物,因此,病毒感染的预防显得尤为重要,其中接种疫苗是最有效的预防措施。

第二十三章
呼吸道病毒

【知识目标】

1. 掌握流感病毒的致病性及防治原则。

2. 熟悉流感病毒的抗原变异及其与流感流行的关系；麻疹病毒、腮腺炎病毒的致病性及特异性预防；冠状病毒的致病性。

3. 了解流感病毒的生物学性状、免疫性、微生物学检查；其他呼吸道病毒的致病性。

【能力目标】

1. 具有理论联系实际，利用所学知识预防呼吸道病毒感染的能力。

2. 具有对突发性呼吸道病毒感染事件的应对能力。

【素质目标】

具有强烈的公共卫生意识，具有对患者应有的爱心、耐心，不怕脏、不怕累。

2002年11月，在我国广东省发现了一种原因不明的传染性非典型肺炎，此后很快波及中国大陆、香港、台湾，并迅速蔓延至越南、新加坡、加拿大、美国以及欧洲。这是21世纪出现的第一个烈性传染病，WHO于2003年2月正式命名该病为"SARS"，4月宣布引起该病的病原为一种新的冠状病毒，并命名为"SARS冠状病毒"。2009年春发端于墨西哥、美国，后蔓延世界造成大流行的猪流感疫潮，后来确定是一种名为"H1N1新型流感病毒"引起。

呼吸道病毒是指以呼吸道为侵入门户，在呼吸道黏膜上皮细胞中增殖，引起呼吸道局部感染或呼吸道以外组织器官病变的病毒。呼吸道病毒主要包括流行性感冒病毒、麻疹病毒，常见的还有腮腺炎病毒、冠状病毒，另外还有风疹病毒、鼻病毒、腺病毒、呼吸道合胞病毒等。据统计，90%以上急性呼吸道感染由病毒引起。病毒性呼吸道感染具有潜伏期短、传播快、传染性强、易继发细菌性感染等特点。

第一节 流行性感冒病毒

流行性感冒病毒（influenza virus）简称流感病毒，是流行性感冒的病原体，分甲（A）、乙（B）、丙（C）三型。其中，甲型流感病毒可引起流感世界性大流行；乙型流感病毒仅引起地区性流行；丙型流感病毒很少引起流行。

一、生物学性状

(一)形态与结构

流感病毒常呈球形,直径为 $80 \sim 120$ nm(图 5-23-1)。初分离的病毒体为丝状,可长达数微米。病毒体由核心和包膜组成。

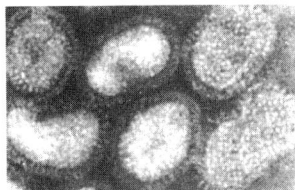

图 5-23-1　流感病毒电镜图

1. 核心

核心由病毒核酸、核蛋白(NP)和 RNA 多聚酶组成。核酸为分 $7 \sim 8$ 个节段的单负链 RNA,这一特点使病毒在复制中易发生基因重组而导致新病毒株的出现。核蛋白抗原性较稳定,具有型特异性。

2. 包膜

包膜由两层组成,内层为基质蛋白(MP),外层为脂质双层。①基质蛋白:是由病毒基因编码的,其抗原性较稳定,具有型特异性。②脂质双层:源于宿主细胞膜,其表面有两种糖蛋白刺突,一种为血凝素(hemagglutinin,HA),呈柱状;另一种为神经氨酸酶(neuraminidase,NA),呈蘑菇状。HA 和 NA 即流感病毒的表面抗原,其抗原性极不稳定,易发生变异,是流感病毒划分亚型的依据(图 5-23-2)。

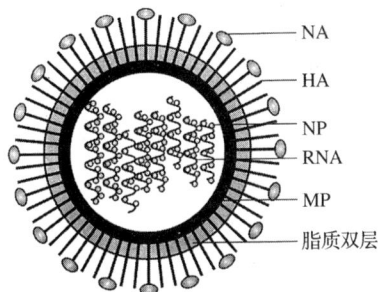

图 5-23-2　甲型流感病毒结构

注:NA:神经氨酸酶;HA:血凝素;
NP:核蛋白;MP:基质蛋白

(二)分型与变异

1. 分型

根据 NP 和 MP 抗原性的不同,可将流感病毒分为甲、乙、丙三型。甲型流感病毒又可根据 HA 和 NA 抗原性的不同分为若干亚型。迄今鉴定出的 HA 亚型有 16 种(H1~H16),NA 亚型有 9 种(N1~N9)。目前,在人群中流行的甲型流感病毒亚型主要由 H1、H2、H3 和 N1、N2 等构成。乙型、丙型流感病毒尚未发现亚型。

2. 变异

在三个类型的流感病毒中,最容易发生变异的是甲型流感病毒,其变异主要表现在 HA 和 NA,尤其是 HA。变异有两种形式,且变异的幅度与流感流行的规模之间关系密切。①抗原漂移(antigenic drift):由病毒基因点突变造成,变异幅度小,属于量变,每 $2 \sim 5$ 年出现一次,常引起局部中、小型流行。②抗原转变(antigenic shift):可因病毒基因重组引起,变异幅度大,属于质变,导致新亚型出现,每隔 $10 \sim 15$ 年发生一次。因人群缺乏对新亚型的免疫力,故常导致世界性大流行。

自甲型流感病毒被分离后,迄今已发生过数次重大变异(表 5-23-1),每一次新亚型的出现均伴随着一次大规模的流行。

表 5-23-1 　　　　　　　　　　甲型流感病毒抗原变异与流行情况

亚型名称	抗原结构	流行年代(年)	代表病毒株*
原甲型(A0)	H0N1	1930~1946	A/PR/8/34(H0N1)
亚甲型(A1)	H1N1	1946~1957	A/FM/1/47(H1N1)
亚洲甲型(A2)	H2N2	1957~1968	A/Singapore/1/57(H2N2)
香港甲型(A3)	H3N2	1968~1977	A/Hongkong/1/68(H3N2)
新A1与A3交替型	H3N2 H1N1	1977年至今	A/USSR/90/77(H1N1)
			A/BeiJing/32/92(H3N2)

* 代表病毒株命名法:型别/分离地点/毒株序号/分离年代(亚型)。

(三)培养特性

流感病毒适宜用鸡胚培养,可在羊膜腔和尿囊腔中增殖,但不引起明显病变,需用红细胞凝集试验检测其存在。

(四)抵抗力

流感病毒抵抗力较弱。不耐热,加热至 56 ℃持续 30 min 即被灭活,室温下感染性也很快丧失。但 0~4 ℃能存活数周,－70 ℃以下可长期保存。流感病毒对干燥、紫外线、甲醛、乳酸等敏感。

二、致病性与免疫性

流感多发生于冬春季。传染源主要是患者,其次是隐性感染者,感染的动物也可传染人。主要通过飞沫经呼吸道传播,传染性强,人群普遍易感。病毒侵入呼吸道上皮细胞内增殖并扩散,引起广泛的细胞变性、坏死脱落、黏膜充血水肿等。潜伏期一般为1~4 天,患者突然发病,出现发热(达 38~40 ℃)、畏寒、肌肉酸痛、乏力等全身症状和头痛伴鼻塞、流涕、咽痛及咳嗽等局部症状。在症状出现的 1~2 天内,病毒随分泌物大量排出,以后则迅速减少。流感属于自限性疾病,无并发症患者通常 5~7 天后恢复。但婴幼儿、年老体弱者、心肺功能不全者易继发细菌感染(常见的细菌有肺炎链球菌、金黄色葡萄球菌、流感嗜血杆菌等),导致肺炎,严重者危及生命。

感染者可产生特异性体液免疫和细胞免疫。其中,抗-HA 中和抗体(包括血清中 IgG、IgM 和黏膜局部 SIgA)在预防感染和阻止疾病发生中起重要作用。但抗体在各型间无交叉免疫,对新亚型也无交叉保护作用。此外,特异性 CD4$^+$ 和 CD8$^+$ T 细胞在病毒的清除和疾病的恢复中也具有重要意义。

三、微生物学检查

流感爆发流行时,根据典型症状即可做出临床诊断。实验室检查主要用于鉴别诊断和分型、监测新变异株、指导疫苗制备等。检查方法包括:①病毒分离:取急性期患者咽漱液或鼻咽拭子,接种鸡胚、羊膜腔或尿囊腔,用红细胞凝集试验来验证病毒的存在。②血清学诊断:采集患者急性期(发病 5 天内)和恢复期(病后 2~4 周内)的血清进行血凝抑制试验,如恢复期抗体效价较急性期增高 4 倍或以上,即有诊断价值。③其他:可用免疫荧光法或酶免疫测定法直接从病人呼吸道分泌物、脱落细胞中检测流感病毒抗原成分;也可用核酸杂交、PCR 或序列分析检测病毒核酸和进行病毒分型。

四、防治原则

流感流行期间注意公共卫生和个人卫生,尽量避免人群聚集,注意室内空气流通,公共场所可用乳酸熏蒸进行空气消毒。早期发现病人,及时隔离治疗。

在流行季节之前对人群进行疫苗接种,可明显降低发病率和减轻症状。但由于流感病毒的变异,需要选育流行病毒株,及时制备特异性预防疫苗。

流感尚无特效疗法,多以对症治疗和预防继发性细菌感染为主。盐酸金刚烷胺及其衍生物可用于流感的预防,发病24~48 h内使用可减轻症状。此外,干扰素滴鼻,服用中草药如板蓝根、大青叶等也有一定疗效。

第二节 | 麻疹病毒

麻疹病毒(measles virus)是麻疹的病原体。麻疹是儿童常见的急性传染病,传染性很强,易感者接触后发病率几乎达100%,临床以发热、呼吸道症状及皮肤丘疹为特征。我国自20世纪60年代初应用减毒活疫苗以来,发病率显著下降,但在发展中国家仍是儿童死亡的一个主要原因。在天花灭绝后,WHO已将麻疹列为计划消灭的传染病之一。

一、生物学性状

麻疹病毒为球形,直径为120~250 nm。核酸为单负链RNA,不分节段。核衣壳呈螺旋对称,外有包膜,表面有两种糖蛋白刺突。抗原性较稳定,只有一个血清型,但自20世纪80年代以来,也有关于其抗原变异的报道。该病毒可在多种细胞中增殖,形成多核巨细胞,胞浆及胞核内出现嗜酸性包涵体。该病毒抵抗力较弱,加热至56 ℃持续30 min和常用消毒剂均能使之灭活,对日光、紫外线敏感。

二、致病性与免疫性

人是麻疹病毒唯一的自然宿主。急性期患者是传染源,自潜伏期至出疹期均有传染性。病毒主要通过飞沫传播,也可通过鼻腔分泌物污染的用具、玩具等传播。易感年龄为6个月~5岁。冬春季发病率高。

病毒先侵入呼吸道上皮细胞内增殖,继而入血形成第一次病毒血症,随后进入全身淋巴组织,大量增殖后再次入血,形成第二次病毒血症。患者的前驱症状为发热、咳嗽、畏光、流泪、眼结膜充血等。发病2天后,在口颊黏膜处出现微小的灰白色外绕红晕的黏膜斑,称柯氏斑(koplik斑),有助于早期诊断。此后1~2天全身皮肤相继出现红色斑丘疹,从面部、躯干至四肢,病程约一周左右。皮疹出全后,体温逐渐下降,无并发症者可自愈。但年幼体弱患儿易并发细菌感染,引起中耳炎、支气管炎、肺炎、脑炎等,病情加重,甚至死亡。

此外,尚有极个别麻疹患者,在其恢复后数年出现亚急性硬化性全脑炎(subacute sclerosing panencephalitis,SSPE),为急性病毒感染后的迟发并发症,表现为渐进性大脑功能衰退,患者多在发病后1~2年内死亡。

麻疹病后可获得牢固的免疫力,一般为终生免疫。

三、微生物学检查

典型麻疹病例根据临床症状即可诊断。对轻症和不典型病例则需进行微生物学检查以求确诊。由于病毒分离鉴定方法复杂而且费时,需 2～3 周,因此多用血清学检查诊断。此外,也可通过核酸杂交和 PCR 等进行快速诊断。

四、防治原则

预防麻疹最有效的措施是对易感人群接种麻疹减毒活疫苗,或麻疹-腮腺炎-风疹三联疫苗(MMR)。而对于未注射过疫苗又接触过麻疹患者的易感者,可在接触后 5 日内肌注丙种球蛋白进行紧急预防,能有效阻止发病或减轻症状。此外,患者应及时被隔离,防止传播病毒。

第三节 | 腮腺炎病毒

腮腺炎病毒(mumps virus)是流行性腮腺炎的病原体。临床以腮腺肿大、疼痛为主要症状,多见于儿童。

一、生物学性状

腮腺炎病毒呈球形,直径为 100～200 nm。核酸为单负链 RNA,核衣壳呈螺旋对称,外有包膜,包膜上有 HA、NA 等刺突。该病毒只有一个血清型,可在鸡胚中增殖。该病毒抵抗力较弱,加热至 56 ℃持续 30 min 可被灭活,对紫外线及脂溶剂敏感。

二、致病性与免疫性

人是腮腺炎病毒唯一的自然宿主。传染源为患者,主要通过飞沫传播,学龄儿童为易感者,好发于冬春季节。

病毒侵入呼吸道上皮细胞和局部淋巴结内增殖后,进入血流,形成短暂的病毒血症,再通过血液侵入腮腺及其他器官,如睾丸、卵巢、胰腺、肾脏和中枢神经系统等。患者主要表现为一侧或双侧腮腺肿大,伴发热、乏力、肌肉疼痛等。病程为 1～2 周。青春期感染者,男性易并发睾丸炎(20%),甚至导致不育,女性可并发卵巢炎(5%)。少数患儿可并发无菌性脑膜炎或获得性耳聋。病后可获得牢固免疫力。

三、微生物学检查

典型病例无需实验室检查即可做出诊断。不典型病例特别是无菌性脑膜炎患者,需要进行病毒分离或血清学检查等才能确诊。

四、防治原则

接种疫苗是有效的预防措施。目前我国使用的是减毒活疫苗,国外主要采用麻疹-腮腺炎-风疹三联疫苗,免疫效果均较好。此外,患者应及时被隔离,防止传播病毒。

第四节｜冠状病毒

冠状病毒(coronavirus)是普通感冒的主要病原体,也可引起腹泻或胃肠炎。2002年冬到 2003 年春世界性流行的严重急性呼吸综合征(severe acute respiratory syndrome,SARS),又称传染性非典型肺炎,其病原体是一种新的冠状病毒,称为 SARS 冠状病毒。

一、生物学性状

冠状病毒呈多形性,直径为 80～160 nm。核酸为单正链 RNA,核衣壳螺旋对称,有包膜,其表面有间隙较宽的突起,使整个病毒形如日冕或冠状,故得名。病毒对理化因素抵抗力较弱,对温度很敏感,加热至 56 ℃持续 30 min 或 37 ℃数小时均可丧失感染性,对脂溶剂、普通消毒剂及紫外线等敏感。

SARS 冠状病毒形态与冠状病毒相似,但抵抗力稍强(图 5-23-3)。

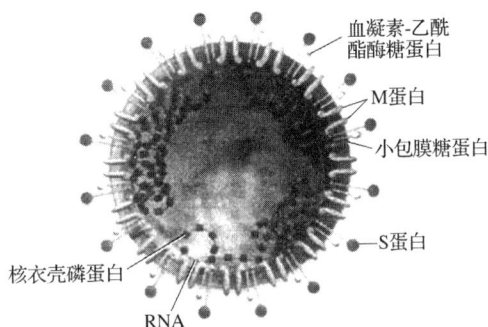

图 5-23-3　SARS 冠状病毒结构

二、致病性

冠状病毒感染在世界各地普遍存在,主要经飞沫传播,流行期为冬春两季。各年龄组人群均可感染,引起普通感冒和咽喉炎,某些冠状病毒株还可引起腹泻或胃肠炎。疾病潜伏期短,平均为 3 天,病程一周左右,临床过程轻微,多为自限性。

SARS 的主要传染源是患者。传播途径以近距离飞沫传播为主,也可通过接触病人呼吸道分泌物经口、鼻、眼传播,不排除经粪—口等其他途径传播。人类对该病毒无天然免疫力,故普遍易感,其中患者家庭成员和医护人员等密切接触者是高危人群。病毒潜伏期一般为 4～5 天。临床以发热为首发症状,体温高于 38 ℃,可伴有头痛乏力、关节痛等,继而出现干咳、胸闷气短等症状,肺部 X 线片可见双侧或单侧出现阴影。严重者进展为呼吸窘迫综合征,还常伴有过敏性血管炎,出现休克、DIC、心率失常等症状,此种病人传染性极强、病死率很高。如原有糖尿病、冠心病、肺气肿等基础病的老年患者死亡率可达 40％～50％。SARS 的发病机制目前尚不清楚,免疫病理损伤可能是其致病的主要机制。

三、微生物学检查及防治

对于 SARS 病人早期诊断,目前临床上尚缺乏快速、特异、敏感的方法和技术。对 SARS 的预防措施主要是隔离病人、切断传播途径和提高机体免疫力。SARS 的治疗主要是采取综合性支持治疗和对症治疗。如早期氧疗及适量激素疗法等;给予抗病毒类药物和大剂量抗生素。可用恢复期血清治疗,但一定要慎重使用。我国自主研制的SARS灭活疫苗,在发生SARS疫情时,可用于对高危人群进行免疫保护。

第五节 | 其他呼吸道病毒

一、风疹病毒

风疹病毒属 RNA 病毒,衣壳 20 面体对称,外有包膜,只有一个血清型。人是其唯一自然宿主。儿童感染后主要表现为发热、麻疹样皮疹,大多预后良好。该病毒最严重的危害是通过垂直传播引起胎儿先天性感染,导致流产、死胎或先天性风疹综合征(如先天性心脏病、白内障、耳聋等)。病后可获得持久免疫力。接种风疹减毒活疫苗是预防风疹的有效措施,孕妇与患者接触应立即大剂量注射丙种球蛋白。

二、鼻病毒

鼻病毒属 RNA 病毒,衣壳 20 面体对称,无包膜,型别多。该病毒是普通感冒最重要的病原体,还可引起急性咽炎、支气管炎及支气管肺炎。病后产生短暂的免疫力,可再感染。干扰素、中草药有一定防治作用。

三、腺病毒

腺病毒属 DNA 病毒,衣壳 20 面体对称,无包膜,型别多。该病毒主要感染儿童,可引起呼吸道感染、眼结膜炎、腹泻等。尚无理想疫苗。

四、呼吸道合胞病毒

呼吸道合胞病毒属 RNA 病毒,衣壳螺旋对称,有包膜,只有一个血清型。该病毒是婴幼儿细支气管肺炎最主要的病原因子,也是医院内感染的重要病原体。病后产生的免疫力不持久。尚无理想疫苗。

学习小结

呼吸道病毒是引起人类急性呼吸道感染的主要病原体,经飞沫传播,主要有流感病毒、麻疹病毒、腮腺炎病毒、冠状病毒等。流感病毒易发生抗原变异,故常导致流行感染。麻疹是儿童常见的急性传染病,传染性很强,易感者接触后发病率几乎达 100%。腮腺炎病毒主要引起以腮腺肿大、疼痛为主要症状的流行性腮腺炎。麻疹和腮腺炎病后均可获得持久免疫力,也可通过接种减毒活疫苗或麻疹-腮腺炎-风疹三联疫苗获得较好的预防效果。冠状病毒是普通感冒的主要病原体,也可引起腹泻或胃肠炎。而SARS冠状病毒是一种新的冠状病毒,引起严重急性呼吸综合征(SARS),又称传染性非典型肺炎。

第二十四章
肠道病毒

〔**知识目标**〕

1.掌握脊髓灰质炎病毒的致病性与特异性预防。

2.熟悉轮状病毒、柯萨奇病毒的致病性。

3.了解上述病毒的生物学性状、免疫性、微生物学检查。

4.了解其他肠道病毒。

〔**能力目标**〕

1.具有理论联系实际,利用所学知识预防肠道病毒感染的能力。

2.具有对突发性肠道病毒感染事件的应对能力。

〔**素质目标**〕

具有强烈的卫生意识,具有对患者应有的爱心、耐心,不怕脏、不怕累。

近年来,手足口病在儿童中频繁流行,甚至夺去了部分儿童的生命。手足口病又名发疹性水疱性口腔炎,属于我国法定丙类传染病。多发生于学龄前儿童,尤以3岁以下年龄组发病率最高。主要症状表现为手、足、口腔等部位的斑丘疹、疱疹。少数患儿可引起心肌炎、肺水肿、无菌性脑膜脑炎等并发症。个别重症患儿如果病情发展快,可导致死亡。已证实,该病是由肠道病毒引起,引发手足口病的肠道病毒有20多种(型),其中以柯萨奇病毒A16型(Cox A16)和肠道病毒71型(EV 71)最为常见。

肠道病毒是一类通过粪—口途径传播,在肠道细胞中增殖,引起肠道或肠道以外疾病的病毒,主要包括脊髓灰质炎病毒、轮状病毒、柯萨奇病毒等。

第一节 脊髓灰质炎病毒

脊髓灰质炎病毒(poliovirus)是脊髓灰质炎的病原体。病毒主要侵犯脊髓前角运动神经细胞,导致肢体弛缓性麻痹,多见于儿童,故该病又称小儿麻痹症。自二十世纪五六十年代疫苗问世并广泛应用以来,其发病率已大大下降。

一、生物学性状

脊髓灰质炎病毒呈球形,直径为27~30 nm,核酸为单正链RNA,衣壳呈20面体立体对称,无包膜,可分为1~3个血清型,三型之间无交叉免疫现象。该病毒仅能在灵长类动物细胞中增殖,抵抗力较强,在污水和粪便中可存活数月,在胃肠道中能耐受胃酸、蛋白酶和胆汁的作用,但对热、干燥、紫外线敏感,加热至 56 ℃持续 30 min 可将其灭活。

二、致病性与免疫性

传染源是患者、无症状病毒携带者及隐性感染者,主要经粪—口途径传播,易感者多为 15 岁以下,尤其是 5 岁以下的儿童。夏秋季是主要流行季节。机体免疫力的强弱显著影响感染的发展与结局。

病毒经口侵入机体后,先在局部黏膜和咽、扁桃体等淋巴组织和肠道集合淋巴结中增殖,至少 90% 的感染者不出现临床症状,或仅出现轻微发热、咽痛、腹部不适等。少数感染者病毒可释放入血,形成第一次病毒血症,随后病毒随血流扩散至全身的淋巴组织和易感的非神经组织细胞内进一步增殖后再次入血,导致第二次病毒血症,病人可出现发热、头痛、乏力、咽痛、呕吐等症状,若机体抵抗力强可逐渐恢复,表现为顿挫感染。仅 1%~2% 免疫力较低的感染者,病毒可突破血脑屏障进入中枢神经系统,在脊髓前角运动神经细胞等靶细胞内复制,引起细胞病变。轻者导致暂时性肢体麻痹,重者出现永久性弛缓性肢体麻痹,极少数发展为延髓麻痹,导致呼吸和循环衰竭而死亡。

感染后可获得对同型病毒的牢固免疫力,以体液免疫为主。机体可产生 IgG、IgM 和 SIgA 等抗体,SIgA 可阻止病毒吸附于咽喉和肠道局部的黏膜,IgG 和 IgM 可中和病毒,阻止病毒播散,终止病毒感染。

三、微生物学检查

取粪便标本用抗生素处理后,接种原代猴肾或人胚肾细胞中培养,根据典型的细胞病变可做出诊断,中和试验可进一步辅助鉴定其型别,也可取双份血清进行血清学诊断。此外,可通过核酸杂交、PCR 等分子生物学方法检测病毒基因组来进行快速诊断。

四、防治原则

早期发现并隔离病人,消毒病人排泄物和食具,加强粪便管理,注意饮食卫生,保护水源。对易感人群进行疫苗接种是最有效的措施,常用的疫苗有脊髓灰质炎三价灭活疫苗(TIPV)和三价减毒活疫苗(TOPV),我国主要使用 TOPV 口服免疫。对未接种疫苗,又与脊髓灰质炎患者密切接触者,可注射丙种球蛋白做紧急预防。

第二节 轮状病毒

轮状病毒(rotavirus)是引起婴幼儿急性胃肠炎的主要病原体。1973 年,澳大利亚学者 Bishop 在急性非细菌性胃肠炎儿童十二指肠黏膜超薄切片中首次发现。

一、生物学性状

轮状病毒呈球形,直径为 60~80 nm,基因组为双链 RNA,无包膜,有双层衣壳,因病毒外形呈车轮状而得名(图 5-24-1)。根据内衣壳蛋白的抗原性,可将病毒分为 7 个组(A~G)。该病毒抵抗力较强,在粪便中可存活数天至数周,耐酸、碱,能在 pH 值为 3.5~10 的环境中存活,加热至 55 ℃持续 30 min 可被灭活,在室温下相对稳定。

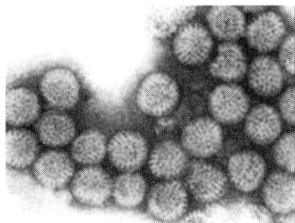

图 5-24-1 轮状病毒

二、致病性与免疫性

(一)致病性

轮状病毒感染呈世界性分布,对人致病的主要是 A~C 组。其中,A 组最为常见,是引起 6 个月~2 岁婴幼儿急性胃肠炎的主要病原体,占病毒性胃肠炎的 80%以上,也是引起婴幼儿死亡的主要原因之一,而年长儿童和成人常呈无症状感染。

传染源是病人和无症状病毒携带者,主要经粪—口途径传播。该病毒感染好发于深秋初冬季节,被称为"秋季腹泻"。病毒侵入人体后,在小肠黏膜绒毛细胞内增殖,造成微绒毛萎缩、脱落、细胞溶解死亡,使肠道吸收功能受损,同时刺激腺窝细胞增生、分泌增多,导致严重腹泻。临床上该病毒的潜伏期为 24~48 h,突然发病,表现为发热、水样腹泻,每日可达 5~10 次或以上,伴呕吐。该病一般为自限性,病程 3~5 天,可完全恢复。但严重者可出现脱水、酸中毒而致死亡。

B 组病毒可在年长儿童和成人中引起腹泻,并爆发流行,但至今仅在我国有过报道。C 组病毒对人的致病性类似 A 组,但发病率很低。

(二)免疫性

感染后机体可产生对同型病毒的免疫力,主要依靠特异性抗体 IgG、IgM 和 SIgA,其中 SIgA 最重要。但对异型病毒仍然易感,加上婴幼儿免疫系统发育不完善,SIgA 含量低,所以病愈后仍可重复感染。

三、微生物学检查

因腹泻高峰期患者粪便中存在大量病毒,且病毒有特殊的形态,故可取粪便进行直接电镜或免疫电镜检查,诊断率为 90%~95%,用 ELISA 法检测粪便上清液中的轮状病毒抗原,具有较高的敏感性和特异性。

四、防治原则

预防主要以控制传染源,切断传播途径为主。口服减毒活疫苗正在临床试用。治疗主要是及时补充液体,纠正电解质平衡,防止脱水和酸中毒,降低死亡率。

第三节 | 柯萨奇病毒

柯萨奇病毒(coxsackie virus)是 1948 年 Dalldoff 从美国柯萨奇镇(coxsackie)两名疑似脊髓灰质炎患儿的粪便中首先发现的,根据其对乳鼠的致病作用,分为 A、B 两个组共 29 个血清型。

一、生物学性状

柯萨奇病毒的生物学性状与脊髓灰质炎病毒相似。

二、致病性与免疫性

传染源为病人和隐性感染者,主要通过粪—口途径传播。因病毒受体在组织细胞中分布十分广泛,故所致疾病多样化,且病毒虽在肠道中增殖却很少引起肠道疾病,这是柯萨奇病毒主要致病特点。临床上可引起下列综合征,病后可产生对同型病毒的牢固免疫力。

(一)中枢神经系统感染

大部分柯萨奇病毒可引起不同程度的脑膜炎、脑炎和肌肉麻痹。病人起病急,头痛,为轻度至中度脑膜刺激征,预后良好。麻痹程度一般较脊髓灰质炎轻,表现为短时肌无力,可完全恢复。

(二)疱疹性咽峡炎

疱疹性咽峡炎主要由 A 组某些血清型引起,典型的症状是在软腭、悬雍垂周围出现水疱性溃疡损伤。该病多发生于 1～7 岁儿童。

(三)手足口病

手足口病可由 A16 型引起。传染源为病人和隐性感染者,主要通过密切接触、消化道、呼吸道等途径传播。该病以手、足和口腔黏膜疱疹或破溃后形成溃疡为主要临床症状。

(四)流行性胸痛

流行性胸痛常由 B 组病毒引起,症状为突发性发热和单侧胸痛。

(五)心肌炎和心包炎

心肌炎和心包炎主要由 B 组病毒引起,成人和儿童均可受累,新生儿患者死亡率高。初起表现为流感样上呼吸道症状,继而出现心脏症状,如胸痛、异常心电图等。柯萨奇病毒是引起我国病毒性心肌炎最主要的病原体。

(六)眼病

A24 型可引起急性结膜炎。

三、微生物学检查

因病毒所致疾病多种多样,所以仅依据临床表现不能做出诊断,确诊须依赖于微生物学检查。病毒的分离培养是诊断疾病的重要方法,还可进行血清学试验以辅助诊断,双份血清效价 4 倍以上升高有诊断意义。

四、防治原则

一般预防措施同其他肠道病毒。预防婴幼儿手足口病应做到"洗净手、喝开水、吃熟食、勤通风、晒衣被"。对该病毒感染尚无特异性的防治方法。

第四节 | 其他肠道病毒

一、埃可病毒

1951年在脊髓灰质炎流行期间,埃可病毒偶尔从健康儿童的粪便中分离成功,当时不知与何种人类疾病有关,故命名为人肠道致细胞病变孤儿病毒(ECHO),简称埃可病毒,目前已知31个血清型。其生物学性状与脊髓灰质炎病毒相似,致病特点类似于柯萨奇病毒。可引起无菌性脑炎、婴幼儿腹泻、出疹性疾病等,感染后可获得对同型病毒持久的免疫力。

二、杯状病毒

杯状病毒呈球形,直径为27～38 nm,核酸为单正链RNA,衣壳呈20面体立体对称,无包膜。引起人类急性病毒性胃肠炎的杯状病毒主要包括诺如病毒和沙波病毒。

诺如病毒是世界上引起急性病毒性胃肠炎爆发流行最主要的病原体之一。疾病高发季节为秋冬季,病人、隐性感染者及健康带毒者均可为传染源,传染性强,人群普遍易感,在人口聚集的学校、幼儿园、医院等场所容易引起爆发。病毒主要通过粪—口途径传播。病毒潜伏期约24 h,突然发病,恶心、呕吐、腹痛和水样腹泻,呈自限性,预后良好。感染后可产生相应抗体,但没有明显保护作用,也尚无疫苗。良好的卫生习惯是预防的最好方法。

沙波病毒的形态特点是表面有典型的杯状凹陷,主要引起5岁以下儿童腹泻,但发病率很低。其临床症状类似轻型轮状病毒感染。目前尚无有效疫苗。

三、肠道腺病毒

肠道腺病毒的40、41、42三型已证实是引起婴幼儿病毒性腹泻的第二位病原体。因腹泻而住院治疗的病人中,15%是由肠道腺病毒引起。

病毒基因组为双链DNA,衣壳20面体立体对称,无包膜病毒。主要经粪—口途径传播,四季均可发病,主要侵犯5岁以下小儿,引起水样腹泻,可伴有咽炎、咳嗽等呼吸道症状,发热及呕吐较轻。主要采取对症治疗。

四、星状病毒

星状病毒于1975年从腹泻婴儿粪便中分离得到。病毒呈球形,直径为28～30 nm,核酸为单正链RNA,无包膜,电镜下表面结构呈星形。

该病毒呈世界性分布,通过粪—口途径传播,主要引起婴幼儿腹泻。易感者为5岁以下婴幼儿,其中5%～20%为隐性感染。在温带地区,冬季为流行季节,但发病率只占病毒性腹泻的2.8%。在急性期,粪便中病毒可达10^{10}病毒体/克,是医院感染的主要病毒体。临床表现类似于轮状病毒胃肠炎,但症状较轻。感染后可产生保护性抗体,免疫力较牢固。

▌▌ 学习小结 ▐▐

　　肠道病毒核酸类型大多数为 RNA,均无包膜,广泛分布于自然界,主要经粪—口途径传播。病毒在肠黏膜上皮细胞中增殖,并能侵入血液、神经系统及其他组织,引起消化道或消化道以外多种疾病。肠道病毒主要有脊髓灰质炎病毒、轮状病毒、柯萨奇病毒等。脊髓灰质炎多发生于儿童,又称小儿麻痹症。轮状病毒是引起秋冬季婴幼儿急性胃肠炎的主要病原体。脊髓灰质炎可采用疫苗来预防,而对于轮状病毒、柯萨奇病毒的感染尚无特异性预防方法。近年来由肠道病毒尤其是柯萨奇病毒 A16 型和肠道病毒 71 型引起的儿童手足口病流行较频繁,应注意预防。

第二十五章 肝炎病毒

[知识目标]

1. 掌握五型肝炎病毒的传染源、传播途径。
2. 熟悉五型肝炎病毒重要的生物学性状和防治原则。
3. 了解 HAV、HBV 的致病机制、免疫性、微生物学检查,了解其他肝炎病毒。

[能力目标]

1. 能正确认识各类肝炎病毒的传播途径,做到有效预防和宣教。
2. 具备对 HBV 抗原抗体检测结果合理分析的能力。

[素质目标]

具备强烈的责任感、良好的职业道德和预防为主的观念。

据统计,全世界 HBV 携带者约 3.5 亿人,而人群中 1/3～1/2 HBV 携带者体内病毒来自母婴传播。乙肝病毒母婴间传播的主要途径有:宫内感染,通过胎盘感染胎儿;产时感染,生产时接触母血和羊水;产后感染,密切接触、乳汁传播。而宫内感染是乙肝病毒母婴间传播的主要途径。

有学者试验:自怀孕 28 周起给乙肝血清标志物阳性的孕妇注射高效乙肝免疫球蛋白(HBIg)200 IU,每隔 1 个月注射 1 次,共 3 次。结果表明:孕晚期注射乙肝免疫球蛋白被动免疫方式对阻断乙肝病毒母婴间传播具有重要作用,同时加强产时、产后新生儿主动和被动免疫,可减少母婴垂直传播(宫内感染)的发生率,减少乙肝传播。

肝炎病毒(hepatitis virus)是指以侵害肝脏为主引起病毒性肝炎的一组病毒。目前公认的人类肝炎病毒至少有 5 种类型,其生物学性状及致病性不同,分为甲型、乙型、丙型、丁型和戊型。近年来还发现一些与人类肝炎相关的病毒,如己型、庚型和 TT 型肝炎病毒等。病毒性肝炎属世界性传染病,传染性强、流行广泛、发病率较高,有的传播途径相当复杂。在我国,病毒性肝炎是危害人类健康最严重的传染病之一。

第一节 | 甲型肝炎病毒

甲型肝炎病毒(hepatitis A virus,HAV)是甲型肝炎的病原体。该病毒是 1973 年 Feinstone 应用免疫电镜技术首次从急性肝炎患者粪便中发现的。因其形态结构与肠道病毒相似,故起初被归为肠道病毒 72 型,1993 年才被重新分类到嗜肝病毒属。HAV 主要侵犯儿童和青少年,大多为隐性感染,仅少数人患病。患者多为急性,一般预后良好,不转为慢性肝炎或长期带毒者。

一、生物学性状

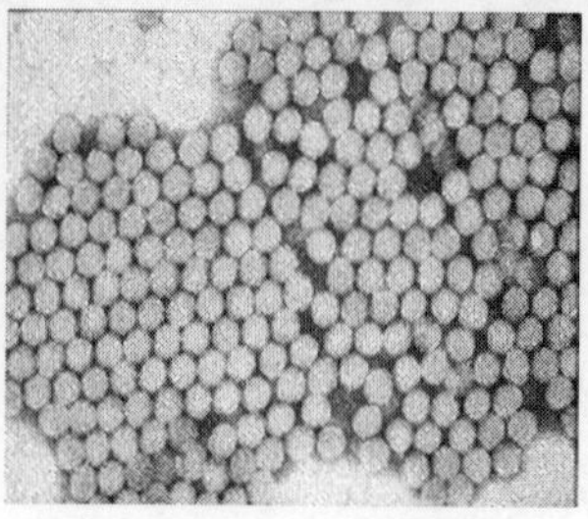

甲型肝炎病毒呈球形,直径为 27～32 nm。核酸为单正链 RNA,衣壳 20 面体对称,无包膜(图 5-25-1)。HAV 抗原性稳定,只有一个血清型。HAV 可在多种细胞中培养,但其增殖与释放均非常缓慢,不引起明显的细胞病变。

HAV 比一般肠道病毒抵抗力强,耐热,加热至 60 ℃持续 1 h 不能将其灭活,对乙醚、酸(pH 值为 3)的作用均有抵抗力。在粪便和污水中可存活数月。但加热至 100 ℃持续 5 min 可使之灭活,对氯、甲醛、紫外线敏感。

图 5-25-1 甲型肝炎病毒

二、致病性与免疫性

(一)传染源

患者(尤其无黄疸型)和隐性感染者为传染源。甲型肝炎病毒的潜伏期平均为 30 天(15～50 天),潜伏期末病毒随粪便大量排出。发病 2 周后,随着血液和肠道特异性抗体的出现,粪便中不再排出病毒。

(二)传播途径

HAV 主要通过粪—口途径传播。病毒随粪便排出,通过污染水源、食物(海产品毛蚶等)、食具等引起爆发或散发流行。1988 年,上海甲型肝炎爆发流行就是因食用 HAV 污染的毛蚶所致,患者多达 30 余万。

在病毒血症期 HAV 也可通过输血或注射方式传播,但病毒在血液中持续时间较短,故此种传播方式较为少见。

(三)致病机制与免疫

HAV 经口侵入人体后,在肠黏膜和局部淋巴结增殖,继而进入血流引起短暂的病毒血症,最终侵入肝细胞内增殖。HAV 在肝细胞中增殖缓慢,一般不直接损伤肝细胞,而机体的免疫病理反应在引起肝细胞损伤中可能起主要作用。

显性或隐性感染后,机体均可产生抗-HAV 的 IgM 和 IgG 抗体,后者在体内维持多年,可抵御 HAV 的再感染。

三、微生物学检查

目前,常用 ELISA 法或放射免疫法(RIA)检测患者血清中抗-HAV 的抗体。抗-HAV IgM 可作为甲型肝炎早期诊断最常用、最可靠的血清学指标。抗-HAV IgG 的检测主要用于流行病学调查或了解既往感染史。

四、防治原则

(一)一般预防

做好卫生宣传教育,加强粪便管理和食品卫生管理,保护水源。病人排泄物、食具、床单、衣物等要彻底消毒处理。

（二）特异性预防

我国对易感人群使用甲肝减毒活疫苗,接种后可获得持久免疫力;国外用甲醛灭活疫苗,也有明显预防效果。基因工程疫苗正在研制中。食入 HAV 可疑污染食物或饮水,以及与患者密切接触的易感者在 1～2 周内肌注丙种球蛋白可紧急预防。

第二节 | 乙型肝炎病毒

乙型肝炎病毒(hepatitis B virus,HBV)是乙型肝炎的病原体。HBV 感染已成为全球性公共卫生问题,而我国为高流行区。全世界 HBV 携带者约 3.5 亿人,仅我国就达 1.2 亿人,携带率近 10%。HBV 感染后临床表现多样,可有重症肝炎、急性肝炎、慢性肝炎、无症状携带者等,其中部分慢性肝炎可演变成肝硬化,甚至肝癌。

一、生物学性状

（一）形态与结构

乙型肝炎患者的血清中,电镜下可观察到三种不同形态的颗粒(图 5-25-2)。

1. 大球形颗粒

大球形颗粒是具有感染性的、完整的 HBV 颗粒。因 1970 年由 Dane 首先发现,故又称 Dane 颗粒。直径为 42 nm,核心含 DNA(双股未闭合的环状)和 DNA 多聚酶。外有双层衣壳。内衣壳相当于一般病毒的衣壳,呈 20 面体立体对称。外衣壳相当于一般病毒的包膜,由脂质双层与包膜蛋白组成。

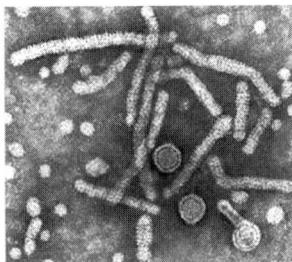

图 5-25-2　HBV 三种颗粒电镜图

2. 小球形颗粒

小球形颗粒直径为 22 nm,是 HBV 组装过程中过剩的外衣壳,也是 HBV 感染后血液中最多见的颗粒。因不含 DNA 及 DNA 多聚酶,故不具有传染性。

3. 管形颗粒

管形颗粒实际是由小球形颗粒"串联"而成。直径为 22 nm,长 100～500 nm 不等。成分与小球形颗粒相同,也不具有传染性。

（二）抗原组成

HBV 具有外衣壳抗原和内衣壳抗原,前者主要包括表面抗原(HBsAg)、前 S1 抗原(PreS1)和前 S2 抗原(PreS2),后者主要包括核心抗原(HBcAg)和 e 抗原(HBeAg)。

1. HBsAg

HBsAg 大量存在于感染者的血液中,是 HBV 感染的主要标志。HBsAg 具有免疫原性,可刺激机体产生保护性抗体(即抗-HBs),是制备疫苗的主要成分。血清中出现抗-HBs 被认为是乙型肝炎恢复及机体对 HBV 有免疫力的标志。HBsAg 有 adr、adw、ayr、ayw 4 种亚型,其分布有明显的地区和种族差异。我国汉族以 adr 多见,少数民族以 ayw 多见。因有共同抗原 a,故各亚型之间有交叉保护作用。

PreS1 和 PreS2 免疫原性强,可刺激机体产生抗体,抗-PreS1 和抗-PreS2 可阻断 HBV 与肝细胞结合而起抗病毒作用。若病人血清中出现此类抗体提示病情好转。

2. HBcAg

HBcAg 为 HBV 内衣壳成分,其外被 HBsAg 所覆盖,故不易在外周血中检出。HBcAg 免疫原性强,能刺激机体产生非保护性抗体(即抗-HBc)。抗-HBc IgM 的存在常提示 HBV 正在肝内复制,有强传染性。抗-HBc IgG 在血中持续时间较长,是感染过 HBV 的标志(滴度低提示既往感染,滴度高提示急性感染)。

3. HBeAg

HBeAg 为可溶性蛋白质,游离于血清中。HBeAg 的消长与病毒体及 DNA 多聚酶的消长基本一致,故可被视为 HBV 复制及具有强传染性的指标之一。HBeAg 也具有较强的免疫原性,可刺激机体产生相应抗体(即抗-HBe),对 HBV 感染有一定的保护作用。

(三)抵抗力

HBV 抵抗力较强,对低温、干燥、紫外线和一般消毒方法(如 70％乙醇)均有耐受性。用高压蒸汽灭菌法,加热至 100 ℃持续 10 min,用 0.5％过氧乙酸,用 5％次氯酸钠及环氧乙烷等均可灭活 HBV,消除其传染性。

二、致病性与免疫性

(一)传染源

传染源主要是患者和无症状 HBV 携带者。尤其是 HBV 携带者,分布广、数量多,因无症状不易被察觉,是更危险的传染源。乙型肝炎的潜伏期为 30～160 天,不论潜伏期、急性期或慢性活动初期,病人血清都有传染性。

(二)传播途径

1. 血液、血制品传播

HBV 在感染者血液中大量存在,故极微量的带病毒血经微小伤口进入人体即可导致感染。输血、输液、手术、注射、针刺、拔牙等均可传播;也可通过公用剃刀、牙刷、吸血昆虫叮咬等经皮肤黏膜的微小损伤传播。

2. 母婴传播

母亲若为 HBV 携带者,孕期可经胎盘感染胎儿,分娩时可经产道感染新生儿,并且 HBsAg 和 HBeAg 同时阳性比单纯 HBsAg 阳性母亲的感染率高。此外,HBV 也可通过哺乳传播,常表现为以母亲为核心的家庭聚集倾向。

3. 性接触传播

精液、阴道分泌物、唾液中均可检出 HBV,表明 HBV 可通过性行为等密切接触方式传播。

(三)致病与免疫机制

HBV 的致病机制尚未完全清楚,一般认为除了 HBV 对肝细胞的直接损伤外,免疫病理反应是造成肝细胞损伤的主要原因。

1. 细胞免疫及其介导的免疫病理损伤

CTL 是彻底清除 HBV 的最重要因素,也是导致肝细胞免疫损伤的主要效应细胞。HBV 在肝细胞内复制,可使细胞表面出现病毒抗原成分,被 CTL 识别。CTL 通过杀伤靶细胞清除病毒,同时也造成肝细胞损伤。

2. 体液免疫及其介导的免疫病理损伤

HBV 诱导机体发生的保护性抗体在清除病毒过程中发挥重要作用。但 HBsAg 与抗-HBs 的免疫复合物,可随血循环沉积于肾小球基底膜、关节滑液囊等部位,激活补体,诱发Ⅲ型超敏反应,故患者可伴有肾小球肾炎、关节炎等肝外损伤。如大量沉积于肝内,可使肝毛细血管栓塞,导致急性重型肝炎。

3. 自身免疫反应引起的病理损伤

受染肝细胞除表达病毒特异性抗原外,还会发生自身抗原的改变,诱导机体产生对肝细胞成分的自身免疫反应,从而损伤肝细胞。

总之,机体免疫应答的强弱引起 HBV 多样化的临床经过与转归:①受染的肝细胞数量不多、机体免疫功能正常时,特异的 CTL 可摧毁受染细胞,释放至胞外的 HBV 可被保护性抗体中和而清除,表现为隐性感染或急性肝炎,并可痊愈。②受染的肝细胞数量多、机体免疫应答过强,迅速引起大片肝细胞损伤,表现为急性重型肝炎。③机体免疫功能低下,CTL 及中和抗体不足以完全清除 HBV,则肝细胞损害持续存在,表现为慢性肝炎或慢性活动性肝炎。慢性肝炎造成的肝病变又可促进成纤维细胞增生,引起肝硬化。④对 HBV 形成免疫耐受者(尤其婴幼儿),不能诱发免疫应答,HBV 持续存在,成为 HBV 无症状携带者,大多数终生无肝损害,但可成为重要的传染源。

另外,目前有大量的证据表明,HBV 感染与原发性肝癌有密切关系。

三、微生物学检查

(一)HBV 抗原和抗体系统检测

用 ELISA 法检测病人血清中 HBV 抗原和抗体是目前临床上诊断乙型肝炎最常用的检测方法,可用于诊断病情、判断预后、筛选献血员、检测疫苗接种效果及进行流行病学调查等。

主要检测指标包括 HBsAg、抗-HBs、HBeAg、抗-HBe 及抗-HBc,即俗称的"乙肝五项"或"两对半"。检测 HBsAg 可发现无症状携带者,是筛选献血员的必检指标。"两对半"检查结果应对几项指标综合分析,才能有助于临床判断(表 5-25-1)。

表 5-25-1 　　　　　　　　　HBV 抗原和抗体检测结果的临床意义

HBsAg	HBeAg	抗-HBs	抗-HBe	抗-HBcIgM	抗-HBcIgG	结果分析
+	−	−	−	−	−	HBV 感染或无症状携带者
+	+	−	−	+	−	急性乙型肝炎(传染性强,"大三阳")
+	+	−	−	−	+	慢性乙型肝炎(传染性强,"大三阳")
+	−	−	+	−	+	急性感染趋向恢复("小三阳")
−	−	+	+	−	+	既往感染恢复期
−	−	+	+	−	−	既往感染或接种过疫苗
−	−	−	−	−	−	无免疫力,为易感者

（二）血清 HBV 的 DNA 检测

根据需要,可应用核酸杂交法检测血清中 HBV 的 DNA,以进行临床诊断和药物效果评价。

四、防治原则

（一）一般预防

为切断 HBV 的传播途径,应加强对血液、血制品的管理和医疗器械的消毒管理,严格筛选献血员,禁止静脉吸毒;加强育龄妇女 HBsAg 监测;加强婚前检查及性教育等。

（二）特异性预防

1. 人工主动免疫

对易感人群接种乙肝疫苗是最有效的预防措施。目前乙肝疫苗有血源性疫苗和基因工程疫苗两种。

2. 人工被动免疫

注射含高效价抗-HBs 的人血清免疫球蛋白（HBIg）,可用于紧急预防。使用对象主要为:①被乙肝患者血液污染伤口者;②HBsAg 和 HBeAg 阳性母亲所生新生儿;③误用 HBsAg 阳性的血液或血制品者;④HBsAg 和 HBeAg 阳性者的性伴侣。

对乙型肝炎尚无特效疗法。一般认为广谱抗病毒药物、调节机体免疫功能及护肝药物联合应用,效果较好。拉米夫定、IFN 及清热解毒、活血化瘀的中草药等有一定疗效。

第三节 丙型肝炎病毒

丙型肝炎病毒（hepatitis C virus,HCV）是丙型肝炎的病原体,曾被称为肠道外传播的非甲非乙型肝炎病毒,1989 才被正式命名。HCV 感染呈全球性分布,主要经血或血制品传播,是目前引起输血后肝炎的最主要病原体。

一、生物学性状

HCV 呈球形,直径约 50 nm,核酸为单正链 RNA,有包膜。HCV 有 6 个基因型（Ⅰ～Ⅵ型）,我国以Ⅱ型为主。人类是 HCV 的天然宿主,黑猩猩为敏感动物,体外培养至今仍很困难。HCV 对温度较敏感,加热至 100 ℃持续 5 min 或加热至 60 ℃持续 1 h 可将其灭活。20%次氯酸钠可消除其传染性,对氯仿、乙醚、甲醛等有机溶剂敏感。

二、致病性与免疫性

患者和 HCV 携带者为主要传染源。HCV 的传播途径与 HBV 类似,以血液、血制品传播为主,还有母婴传播、性传播等途径。

HCV 的致病机制与病毒对肝细胞的直接损伤和免疫病理损伤有关。HCV 感染引起的临床过程轻重不一,可表现为急性肝炎、慢性肝炎或无症状携带者。感染的重要特征是易于慢性化,急性期后易于发展成慢性肝炎,部分病人可进一步发展为肝硬化或肝癌。HCV 基因组具有高度变异性而逃避免疫清除,是病毒在体内持续存在,感染易于慢性化的主要原因。

HCV 不易诱导高水平免疫应答,故丙型肝炎患者恢复后免疫力不强,易再次感染。

三、微生物学检查

用 ELISA 法检测体内 HCV-IgM 是一种简便、快速、可靠的方法,可用于筛选献血员、诊断丙型肝炎等。HCV-IgM 阳性表明被 HCV 感染,不可献血。临床也可检测血清中的 HCV-RNA,因 HCV 在血液中含量很少,故需用极敏感的检测方法。

四、防治原则

我国已规定,必须对献血员进行抗-HCV 检测以减少感染和传播,对血制品亦应检测以防污染。因 HCV 免疫原性不强,毒株易变异,研制疫苗有一定难度,故目前尚无特异性预防措施。HCV 一般的防治与 HBV 相似。

第四节 | 其他肝炎病毒

一、丁型肝炎病毒

丁型肝炎病毒(hepatitis D virus,HDV)是 1977 年意大利学者 Rizzetto 在乙型肝炎患者的肝细胞内发现,此后才被正式命名的。经证实这是一种缺陷病毒,必须在 HBV 或其他嗜肝 DNA 病毒辅助下才能复制。

HDV 呈球形,直径为 35~37 nm,有包膜,核酸为单负链环状 RNA,是已知动物病毒中最小的基因组。

HDV 传播途径与 HBV 相同,感染后引起的临床表现分为急性肝炎、慢性肝炎或无症状携带者。HDV 感染常发生于乙肝患者或 HBV 携带者中(HBV 感染者中,HDV 感染率为 0~10%),导致病情加重,但其致病机制尚不清楚。

HDV 可刺激机体产生抗体,但无保护作用。检测抗-HDV 是目前诊断 HDV 感染的常规方法,血清中检出抗-HDV IgM 有早期诊断价值。因 HDV 与 HBV 有相同的传播途径,故预防乙型肝炎的措施同样适用于丁型肝炎。由于 HDV 是缺陷病毒,如能抑制 HBV,则 HDV 亦不能复制。HDV 疫苗尚在研制中。

二、戊型肝炎病毒

戊型肝炎病毒(hepatitis E virus,HEV)曾被称为经消化道传播的非甲非乙型肝炎病毒,1989 年才被正式命名。1986 年,我国新疆南部发生戊型肝炎流行,约 12 万人发病,死亡 700 余人,是迄今世界上最大的一次流行。

HEV 呈球形,直径为 32~34 nm,无包膜,核酸为单正链 RNA。HEV 对高盐、氯化铯、氯仿等敏感;在 −70~8 ℃ 条件下易裂解,但在液氮中保存较稳定。体外培养困难。

HEV 主要经粪—口途径传播,潜伏期平均为 40 天(10～60 天)。HEV 经胃肠道入血,在肝内复制后,释放到血液和胆汁中,然后经粪便排出。通过污染水源、食物和周围环境而造成传播和流行。潜伏期末和急性期初的病人粪便排毒量最大,是主要传染源。

感染者可表现为临床型和亚临床型,成人中多见临床型,表现为急性戊型肝炎(包括急性黄疸型和无黄疸型)、重症肝炎以及胆汁淤滞性肝炎。多数患者于发病后 6 周左右即好转并痊愈,不发展为慢性肝炎。少数重症肝炎患者病死率较高。孕妇感染 HEV 后病情常较重,尤以怀孕 6～9 个月最为严重,常发生流产或死胎,病死率达 10%～20%。

目前临床诊断常用 ELISA 法检测血清中抗-HEV IgM 或 IgG。HEV 的传播途径与 HAV 相似,其一般性预防措施与甲型肝炎相同。但对于戊型肝炎,注射丙种球蛋白无紧急预防作用,目前也尚无有效疫苗和特异性治疗方法和药物。

三、己型肝炎病毒

1994 年,国外的一些研究人员用一个不明原因的肝病病人的粪便提取物感染恒河猴,使其发生了肝炎。在该病人的粪便、肝脏中以及感染动物的粪便里提取出了同一种病毒,并称其为己型肝炎病毒(hepatitis F virus,HFV)。

目前,对己型肝炎的具体传播途径还没有一致公认的看法,一般认为粪—口途径和血液传播的可能性都存在。血液传播的潜伏期较丙型肝炎长,平均 61 天,有明显亚临床感染,病情及慢性化程度较丙型肝炎轻。

HFV 的分离未获成功,目前尚缺乏特异性诊断方法,主要采取排除法。HFV 的预防主要采取以切断传播途径为主的综合防治措施。

四、庚型肝炎病毒

庚型肝炎病毒(hepatitis G virus,HGV)基因组结构与 HCV 相似。传播途径与 HBV、HCV 相似,主要经非肠道途径传播,如输血、母婴传播、医源性传播等。血液透析患者、接触血液的医务人员、静脉注射吸毒者等是高危人群。HGV 的致病机制尚不清楚。HGV 单独感染后,可引起急性肝炎,一般临床症状较轻,黄疸型少见,发展成慢性肝炎的比例也较丙型肝炎少。但病毒血症持续时间长,存在 HGV 慢性携带者。HGV 可与 HBV、HCV 同时或重叠感染。采取以切断传播途径为主的综合防治措施是预防 HFV 感染的主要方法。

▌ 学习小结 ▌

肝炎病毒是引起病毒性肝炎的一组病毒,目前公认的至少有 5 种:HAV、HBV、HCV、HDV、HEV,其生物学性状及致病特点有所不同。其中,HAV 与 HEV 无包膜,经粪—口途径传播,引起急性肝炎,不发展成慢性肝炎,也无病毒携带者;HBV 与 HCV 为有包膜病毒,传染途径多样,主要有血液和血制品传播、母婴传播、性传播,除引起急性肝炎外,还可致慢性肝炎,并与肝硬化及肝癌相关;HDV 为一种缺陷病毒,必须在 HBV 或其他嗜肝 DNA 病毒辅助下才能复制,故其传播途径和致病特点与 HBV 相同。5 种病毒性肝炎均可根据传播途径采取相应预防措施。其中 HAV 和 HBV 还可通过接种疫苗得到特异性预防,而对其他肝炎病毒尚无有效疫苗。

第二十六章
逆转录病毒

〔知识目标〕

1. 掌握人类免疫缺陷病毒的传染源、传播途径、所致疾病。
2. 熟悉人类免疫缺陷病毒和人类嗜 T 细胞病毒的流行性及预防。

〔能力目标〕

掌握艾滋病人安全护理的操作要点及检测方法。

〔素质目标〕

关注艾滋病的流行和预防问题,培养学生关心社会,确立积极的生活态度及健康的生活方式。

某女,16 岁,高中学生,忽然出现发烧、厌食等病症,开始其家人以为是感冒,后发热次数不断增多,且每次总是难以退烧。辗转于多家医院检查治疗,均没有得到明确的诊断。半年后,某省立医院一位中医专家在为其检查治疗时偶然问及是否接受过输血。这时,其父母恍然想起女儿在 5 岁时,因患乙脑曾入住市某医院,并接受过两次输血治疗。这位专家遂为患者抽血,经省疾病预防控制中心检测,证实该患者的血样 HIV 为阳性,被确诊为艾滋病患者。

人类免疫缺陷病毒(Human immunodeficiency virus,HIV)是获得性免疫缺陷综合征(AIDS,简称艾滋病)的病原体。自 1981 年,首例艾滋病在美国被发现以来,全球已有 200 多个国家和地区受到艾滋病的威胁,成为严重的世界性公共卫生问题。截至 2011 年年底,我国存活 HIV 携带者及艾滋病患者约 78 万人,全年新发感染者 4.8 万人,死亡 2.8 万人,疫情已覆盖全国所有省、自治区、直辖市,且已开始由吸毒等高危人群向一般人群扩散。

第一节 人类免疫缺陷病毒

一、生物学性状

HIV 属于逆转录病毒科、慢病毒属,呈球形,直径为 100～120 nm,由包膜和核心两部分组成。包膜来自宿主细胞,并嵌有 gp120 与 gp41 两种特异的糖蛋白,核心包括两条单股 RNA 链、核心结构蛋白和病毒复制所必需的逆转录酶、整合酶和蛋白酶,其中结构蛋白 p24 具有高度特导性,是确定 HIV 感染的指标(图 5-26-1)。

HIV 分为 1 型和 2 型,目前世界范围内主要流行 HIV-1,这是一种变异性很强的病毒,不规范的抗病毒治疗易导致该病毒的耐药性,在我国流行的也主要为 HIV-1 的感染。HIV-2 主要存在于西部非洲,但目前在美国、欧洲、南非、印度等地均有发现。

在室温下,液体环境中的 HIV 可以存活 15 天,被 HIV 污染的物品至少在 3 天内有传染性。近年研究证明,离体血液中 HIV 病毒的存活时间与病毒的含量成正比。但 HIV 在外界环境中的生存能力较弱,对物理因素和化学因素的抵抗力较低。对热敏感,在 56 ℃条件下 30 min 或在 100 ℃条件下

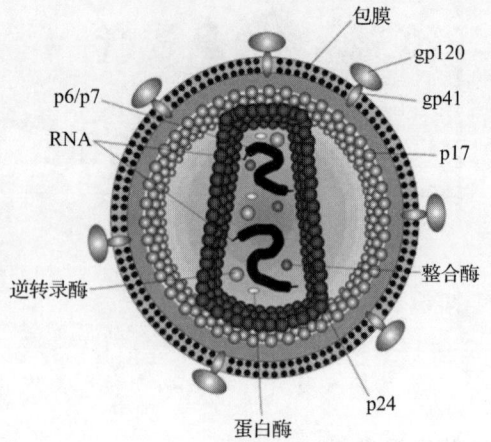

图 5-26-1　人类免疫缺陷病毒结构

20 min 可将 HIV 完全灭活。巴氏消毒及常用浓度的多数化学消毒剂均可灭活 HIV,如 75％的酒精、0.2％的次氯酸钠、1％的戊二醛、20％的乙醛及丙酮、乙醚及漂白粉,但紫外线或 γ 射线不能灭活 HIV。

二、致病性与免疫性

(一)致病机制

HIV 选择性侵犯表达 CD4 分子的细胞,包括 T 淋巴细胞、单核巨噬细胞、树突状细胞等。病毒核衣壳一旦进入细胞,病毒的逆转录酶根据 RNA 逆转录生成互补 DNA,此反转录过程保守性较差,是病毒进行突变(如获得抗药性)的重要步骤。然后,合成双链的病毒 DNA 转运到细胞核,并整合于宿主基因组进入潜伏期。当细胞分裂和复制的时候,病毒被一起复制。近年研究表明,病毒复制时释入机体的游离病毒蛋白结合于 $CD4^+$ T 细胞表面,引起病理性免疫应答反应,可能是造成 $CD4^+$ T 细胞数量下降的重要原因。

(二)传染源与传播途径

1. 性接触传播

性接触传播是最为常见的传播方式。阴道与精液中 HIV 病毒滴度较高,阴道、肛门、口腔性交都均导致感染。

2. 母婴传播

经胎盘、产道或经哺乳等方式传播。

3. 血液传播

血液传播主要包括输血、使用血源性生物制品,还包括人工受精、皮肤移植、器官移植、交叉使用被 HIV 污染的针头、内窥镜、手术器械等医源性途径。

(三)临床表现

我国将 HIV 感染分为急性期、无症状期和艾滋病期。

1. 急性期

急性期通常发生在初次感染 HIV 后 2～4 周。临床主要表现为发热、咽痛、盗汗、恶心、呕吐、腹泻、皮疹、关节痛、淋巴结肿大及神经系统症状。多数患者症状轻微,持续 1～3 周后症状缓解。此期在血液中可检出 HIV-RNA 和 p24 抗原,HIV 抗体则在感染后数周出现,CD4$^+$ T 淋巴细胞数出现一过性减少,CD4/CD8 比例可倒置。

2. 无症感染状期

可从急性期进入此期,或无明显的急性期症状而直接进入此期。此期持续时间一般为 6～8 年,其时间长短与感染病毒的数量与型别、感染途径、机体免疫状况等多种因素有关。此期病毒水平很低,但病毒仍在复制,持续损害免疫系统,外围血 CD4$^+$ T 细胞逐渐下降。

3. 艾滋病期

艾滋病期为感染 HIV 后的最终阶段。病人 CD4$^+$ T 淋巴细胞数明显下降,HIV 血浆病毒量明显升高。此期出现 HIV 相关症状、各种机会性感染及恶性肿瘤。HIV 相关症状主要表现为持续一个月以上的发热、盗汗、腹泻,体重减轻 10% 以上,部分病人表现为神经精神症状,如记忆力减退、精神淡漠、性格改变、头痛、癫痫及痴呆等,可发生持续性全身性淋巴结肿大。常见的机会性感染病原包括病毒(如巨细胞病毒、HSV、VZV、腺病毒、HBV)、细菌(如鸟-胞内分枝杆菌)、真菌(如白色念珠菌等),常可造成艾滋病患者致死性感染。患者还易并发卡波氏肉瘤和恶性淋巴瘤。艾滋病的终期,病人免疫功能全面崩溃,出现各种严重的综合病症直至死亡。

(四)免疫性

HIV 感染后,体内可产生多种抗 HIV 抗体,包括抗 gp120 的中和抗体。这些抗体具有一定的保护作用,在急性感染期可降低血清中的病毒抗原量,但不能清除病毒。HIV 感染也能诱导机体细胞免疫应答,特别是 CTL 对杀伤 HIV 感染细胞和阻止病毒扩散有重要作用,但 CTL 不能清除有 HIV 潜伏感染的细胞。

三、微生物学检测

检测 HIV 感染者体液中病毒抗原和抗体的方法,操作方便,易于普及应用。HIV-IgM 检测是确定感染的首选方法,HIV p24 抗原和病毒基因的测定,在 HIV 感染检测中也日益受到重视。

(一)抗体检测

血液 HIV 抗体检测适用于从 HIV 感染期至艾滋病患者死亡的全病程中,是最常用的艾滋病实验室诊断方法,由于 HIV 全病毒抗原与其他逆转录病毒如人类嗜 T 细胞病毒(HTLV)有交叉反应,可出现假阳性,故检测分为筛查试验和确证试验。筛查试验主要有 ELISA、凝胶颗粒凝集试验(PA)和金标快速反应试验,其中 ELISA 为 HIV 抗体初筛最常用的筛查方法。试验阳性者需做确证试验,通常需采用蛋白印迹法(Western blotting,WB)进行确认。

(二)抗原检测

采用 ELISA 检测血浆中 p24 抗原。在 HIV 感染早期尚未出现抗体时,血中就出现该抗原,但由于 p24 抗原量太少,阳性率通常较低。在感染后期,p24 抗原再度升高,可作为 HIV 活动性感染的标志。

(三)核酸检测

用 PCR 法检测 HIV 基因,可在发现血清学变化之前检测 HIV 感染,具有快速、高效、敏感和特异等优点,但也存在因污染等原因造成的假阳性,目前该法已被应用于 HIV 感染早期诊断及艾滋病的研究中。

(四)分离病毒

将病人病毒标本接种于正常人淋巴细胞或脐带血淋巴细胞,经 2～4 周培养后,如有病毒复制,则出现程度不同的细胞病变,以融合的多核巨细胞最为明显,还可检查培养细胞中的病毒抗原或培养液中的逆转录酶活性,以确定 HIV 的存在。HIV 病毒分离需要在 P3 级生物安全实验室进行,实验条件要求高。

四、防治原则

由于 HIV 感染后具有惊人的蔓延速度及高度致死性,且核酸整合于宿主细胞的 DNA,利用宿主细胞进行复制,给药物治疗也带来了困难,至今尚无满意的治疗措施,因此,预防 HIV 病毒的感染尤为重要,许多国家都采取了预防 HIV 感染的综合措施,我国政府也非常重视对 HIV 的防治。

(一)预防艾滋病综合措施

广泛开展宣传教育,普及预防艾滋病的知识;建立 HIV 感染的监测系统,对高危人群进行 HIV 抗原抗体检测;加强性教育,严禁吸毒;严格检测供血者,确保血液及血液制品的安全性,减少医源性传染。

(二)特异性预防

由于机体感染 HIV 后,不能形成有效的保护性免疫,且病毒包膜蛋白易发生变异等,使 HIV 疫苗的研制极为困难。迄今为止,尚无理想的疫苗。

(三)抗病毒治疗

抗 HIV 的药物主要有三大类:

1.核苷类反转录酶抑制剂,与脱氧核苷竞争性地与反转录酶结合,从而抑制 HIV 的复制。如齐多夫定、拉米夫定等;

2.非核苷类反转录酶抑制剂,通过与反转录酶的非底物结合部位结合而抑制 HIV 反转录酶的活性。如依曲韦林和利匹韦林;

3.蛋白酶抑制剂,在 CD4$^+$ T 细胞内阻断蛋白酶,阻止 HIV RNA 装配成新的 HIV,同时阻止 HIV 从 CD4$^+$ T 细胞内释放到细胞外,如沙奎那韦等。

第二节 | 人类嗜 T 细胞病毒

人类嗜 T 细胞病毒(human T-cell lymphotropic virus,HTLV)是 20 世纪 70 年代

后期发现的第一个人类逆转录病毒,主要流行于日本、加勒比海地区、中非和南美洲。我国的 HTLV 感染率较低,但是近年陆续在北京、广西等 10 多个省市都发现了 HTLV 的感染病例,并且发现在福建和广东某些地区有集中流行。

HTLV 属逆转录病毒科的 RNA 肿瘤病毒亚科,分为 Ⅰ 型(HTLV-1)和 Ⅱ 型(HTLV-2),两种类型 HTLV 均可通过其表面包膜糖蛋白与易感细胞的 CD4 分子结合而感染 $CD4^+$ T 细胞,受染细胞可发生转化而恶变,其致病机制尚不十分清楚。

HTLV-1 可通过输血、注射或性接触等途径传播,也可经胎盘、产道或哺乳等垂直传播,引起成人 T 细胞白血病,还可引起热带下肢痉挛性瘫痪、B 细胞淋巴瘤及 HTLV-1 相关性眼部病变。HTLV-2 则导致毛细胞白血病和慢性 $CD4^+$ T 细胞淋巴瘤。

▌ 学习小结 ▌

人类免疫缺陷病毒(HIV)是获得性免疫缺陷综合征(AIDS,简称艾滋病)的病原体。艾滋病的传染源是 HIV 感染者和艾滋病患者,HIV 存在于感染者和患者的血液、精液、阴道分泌物、乳汁中。重要的传播途径为性接触传播、母婴传播、血液传播。临床表现分为急性期、无症状期和艾滋病期。

检测 HIV 感染者体液中病毒抗原和抗体的方法,操作方便,易于普及应用。HIV 抗体检测是确定感染的首选方法。

医护人员除严格注意 HIV 的消毒隔离外,还应针对患者并发症的不同病原,做好血液、体液、呼吸道及接触隔离。虽然抗病毒治疗研究的进展让艾滋病成为可控制的慢性病,但艾滋病仍无法治愈。总的治疗原则为抗感染、抗肿瘤、杀灭或抑制 HIV、增强机体免疫机能。

人类嗜 T 细胞病毒(HTLV)的生物学特性、传播途径等方面与 HIV 相似。

第二十七章
疱疹病毒

[知识目标]

1.掌握单纯疱疹病毒分型、培养特性、致病特点。

2.熟悉水痘-带状疱疹病毒、EB病毒、巨细胞病毒的致病性。

3.了解疱疹病毒的防治原则。

[能力目标]

熟悉生殖道疱疹病毒感染的实验室检查取材方法。

[素质目标]

树立良好的职业素质和崇高的职业道德。

某男,35岁,4天前于胸部、背、腰、腹部出现针刺样疼痛,继之起红斑及群集性绿豆粒大小水疱,疼痛渐加重。自服去痛片及外用皮炎平等药物,病情无改善,遂住院治疗。患者既往身体健康,无其他脏器损害及肿瘤病史。体检:表情痛苦,营养中等。皮肤科检查:于左侧胸、背、腰、腹部可见带状分布的红斑,红斑表面见成簇粟粒大小丘疹和水疱,部分可见脓疱、结痂、糜烂面,入院常规检查,发现HIV抗体阳性,追问病史,7年前曾吸毒,并与他人共用过注射器。治疗:静脉点滴阿昔洛韦、哌拉西林,口服维生素B1、维生素E,外放敷中药,氦氖激光照射,一周后疼痛缓解,皮疹逐渐好转,无任何并发症,15天后基本痊愈。

疱疹病毒科是一群中等大小的双股DNA病毒,包括100种以上成员,有8种病毒可造成人类疾病,因代表种单纯疱疹病毒能引起匐行性疱疹而得名。疱疹病毒感染的宿主范围广泛,导致的疾病多种多样,并有潜伏感染的特点。

第一节 | 单纯疱疹病毒

一、生物学特性

单纯疱疹病毒(herpes simplex virus,HSV)属疱疹病毒科,有包膜,核酸为双股线状DNA。HSV有两种血清型,即HSV-1、HSV-2,两型病毒的DNA有50%同源性。HSV较易分离,接种于组织细胞(鸡胚细胞、Hela细胞)中培养24～48小时即可出现病变,并出现嗜酸性核内包涵体(图5-27-1)。

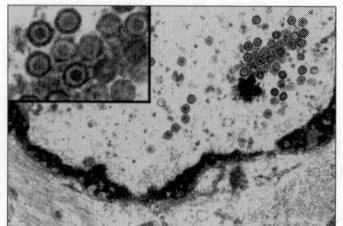

图5-27-1 单纯疱疹病毒

二、致病性与免疫性

人群 HSV 感染率为 80%～90%，传染源是病人和健康带毒者，HSV-1 主要是通过皮肤、黏膜的直接接触传播，也可经飞沫传染。HSV-2 则主要通过性接触传播。两者（尤其是 HSV-2）都可垂直传播引起胎儿和新生儿感染。进入宿主后，常在神经细胞中建立潜伏感染，激活后又会出现无症状的排毒，在人群中维持传播链，周而复始的循环。

单纯疱疹病毒感染可分为原发感染和继发感染。3 月龄以上的婴儿易发生 HSV-1 的原发感染，常引起龈口炎，还可引起疱疹性角膜结膜炎、皮肤疱疹性湿疹、疱疹性肺炎或疱疹性脑炎，是儿童急性散发性脑炎最常见的病因。HSV-2 主要引起生殖器疱疹。原发感染后，小部分病毒从侵入部位，沿感觉神经髓鞘上行到感觉神经节形成潜伏感染，HSV-1 主要潜伏于三叉神经节和颈上神经节，HSV-2 潜伏于骶神经节。当人体受到各种非特异性刺激或免疫功能降低时，潜伏的病毒可沿神经元轴突移行至末梢部位的上皮细胞内继续增殖，导致局部疱疹复发。HSV-1 大多数引起腰以上部位皮肤黏膜病变，HSV-2 大多引起腰以下部位和外生殖器皮肤黏膜病变。

HSV-2 感染与宫颈癌的发生密切相关，而由 HSV-1 引起的生殖器疱疹及 HSV 亚临床感染或隐性感染也有增多趋势。如果孕妇被原发性疱疹病毒感染，有可能通过胎盘感染胎儿而形成先天感染；如果产道中出现疱疹病毒（原发感染或复发均可），则病毒可于分娩过程中感染新生儿而引起新生儿感染。无论是先天感染或新生儿感染，死亡率均较高，且预后往往较差。

三、微生物学检测

临床常用 ELISA 进行皮损处标本的 HSV 抗原检测，尤其适用于疱疹初期皮损明显的患者；对于敏感性相对较低的后期皮损标本，可辅以血清特异性抗体检测或荧光定量聚合酶链反应以提高检出率。

四、防治原则

改善卫生条件，减少飞沫、唾液、宫颈及阴道分泌物传播病毒的机会。避免有害因素刺激，维持正常的机体免疫力。孕妇产道有 HSV-2 感染者，分娩后给新生儿立即注射丙种球蛋白有预防作用。对 HSV 感染尚无特异性预防方法，因 HSV 尤其是 HSV-2 与宫颈癌关系密切，一般不主张用常规疫苗预防。

现在，已有多种有效的抗疱疹病毒药物投入临床，如阿昔洛韦就是有确切疗效的预防和治疗 HSV 感染的药物，但必须在医生的指导下使用。通过药物治疗，可以缩短病程，促进皮损愈合，减少病毒排放，降低传染性，甚至可阻止潜伏感染的建立而防止复发。

第二节 水痘-带状疱疹病毒

水痘-带状疱疹病毒（varicella-zoster virus，VZV）感染，可引起两种不同临床表现的疾病：在儿童初次感染时引起水痘，在世界范围内均有发生；恢复后病毒潜伏于体内，少数人在青春期或成年后复发导致疱疹。由于这种病毒有嗜神经的特点,发病时疱疹沿神经走向呈条带状分布,故称"带状疱疹"。

一、生物学性状

VZV 生物学性状与 HSV 基本相同。病毒在人胚成纤维细胞中增殖,2 周左右出现典型的细胞病变,如细胞核内包涵体以及多核巨细胞。

二、致病性

水痘是具有高度传染性的儿童常见疾病,好发于 2～6 岁。传染源主要是患者,患者急性期水痘内容物及呼吸道分泌物内均含有病毒,主要经飞沫传播,在小儿集体单位中(如幼儿园),如未及时发现、隔离水痘患儿,可导致易感儿童中的水痘流行,发病率达80%～90%。此外,也有易感儿童在与成人带状疱疹患者接触后引起水痘的病例报道。

健康儿童患水痘后,临床表现为轻症,罕见脑炎和肺炎并发症,经 2 周左右的潜伏期,全身皮肤出现丘疹、水疱,呈向心性分布,躯干比面部和四肢多。成人水痘症状较严重,常并发肺炎,死亡率较高。孕妇患水痘除自身病情严重外,还可导致胎儿畸形、流产或死亡。

初次感染痊愈后,部分患者体内 VZV 可潜伏于脊髓后根神经节或颅神经节内,当受到有害因素刺激或细胞免疫功能降低时,潜伏病毒可被激活并沿感觉神经轴突到达脊神经支配的皮肤细胞内增殖,常在躯干和面额部出现带状分布的疱疹,多见于成人、老年人或有免疫缺陷和免疫抑制患者。

水痘-带状疱疹临床症状典型,一般不做实验室诊断。必要时可从疱疹内取材检查细胞核内嗜酸性包涵体,或用单克隆抗体免疫荧光染色法检查 VZV 抗原,有助于快速诊断。

对免疫低下儿童接种 VZV 减毒活疫苗,有防止或限制水痘感染的作用,含特异性病毒抗体的人免疫球蛋白对预防 VZV 感染有一定效果。无环鸟苷、阿昔洛韦及大剂量干扰素,能限制水痘和带状疱疹的发展和缓解局部症状。

第三节 | EB 病毒

EB 病毒(Epstein-Barr virus,EBV)是在 1964 年由 Epstein 和 Barr 从非洲儿童恶性淋巴瘤的细胞培养中发现的,是一种重要的感染人类的 DNA 病毒,它通过密切接触广泛传播,世界上大多数人在幼儿期就感染 EBV,并在 90% 以上的成人体内建立持久甚至终生的感染。

一、生物学性状

EBV 形态结构与疱疹病毒科其他病毒相似,呈圆形,直径为 180 nm,结构包括核样物、衣壳和包膜三部分。核样物为直径 45 nm 的致密物,主要含双股线性 DNA。

EBV 是一种嗜 B 细胞的人类疱疹病毒,主要侵犯 B 细胞和上皮细胞,偶尔感染 T/

NK 细胞。EBV 在 B 细胞中可引起增殖性和非增殖性两种形式的感染。在增殖性感染中,EBV 感染 B 细胞后能完成复制周期,释放完整病毒颗粒并造成感染细胞死亡;在非增殖性感染中,EBV 基因组以整合形式或游离形式长期潜伏于细胞内,当机体免疫功能低下时,EBV 活化形成复发感染。某些受 EBV 感染细胞可恶性转化为肿瘤细胞。

二、致病性与免疫性

EBV 主要通过唾液传播,偶经输血传播。病毒对鼻咽部黏膜细胞有特殊亲嗜性,先在口咽部上皮细胞内增殖,释放出的 EBV 感染咽部黏膜的 B 细胞,进而侵入血流造成全身性 EBV 感染。由 EBV 感染引起和与其感染有关的疾病主要有传染性单核细胞增多症、非洲儿童淋巴瘤(即 burkitt 淋巴瘤)、鼻咽癌(NPC)及一些儿科疾病。

传染性单核细胞增多症是一种急性全身淋巴细胞增生性疾病,多见于青春期。初次感染 EBV,临床表现为发热、咽炎和颈淋巴结肿大三个典型症状,偶尔可累及中枢神经系统。鼻咽癌流行于中国南方,以广东省发病率最高,多发生在 40 岁以上的人群中,EBV 感染是 NPC 的主要致病因素之一。近年研究表明,儿童霍奇金病、大细胞间变性淋巴瘤、恶性组织细胞增生症、病毒性心肌炎等也可能与 EBV 感染具有一定相关性,但致病机制不明。

三、微生物学检查

(一)EBV 特异性抗体检测

用免疫酶染色法或免疫荧光技术检测血清中 EBV IgG 可诊断 EBV 的近期感染,该抗体在鼻咽癌血清中的检出率达 90% 左右,并随病情好转而下降,因此对诊断鼻咽癌及判断预后有参考价值。

(二)异嗜性抗体检测

异嗜性抗体检测主要用于传染性单核细胞增多症的辅助诊断,患者血清在发病早期可出现 IgM,抗体效价超过 1∶220 有诊断意义,但只有 60%～80% 的病例呈阳性,且少数正常人和血清病病人也含有此抗体,不过正常人和血清病病人的抗体经豚鼠肾组织细胞吸收试验,可变为阴性。

四、防治原则

EBV 感染和致病与环境、气候、生活习惯、经济文化状况等因素有关,应注意减少由唾液、飞沫、血制品传播病毒的机会。在鼻咽癌高发区进行血清学普查,对特异性抗体阳性者进行定期追踪检查,同时进行鼻咽癌知识宣传教育,以便早发现、早治疗。我国用基因工程方法构建的同时表达 EBvgp320 和 HBsAg 的痘苗疫苗,可用于鼻咽癌高发区的预防。治疗可用无环鸟苷(AC)和丙氧鸟苷(DHPG)。

第四节 巨细胞病毒

巨细胞病毒(cytomegalovirus,CMV)也称细胞包涵体病毒,1956 年首次从一个死婴的颌下腺组织中分离获得,由于能使感染的细胞肿大,并生成巨大的核内包涵体而得名,是世界范围内引发先天性感染最常见的一种病毒。

一、生物学性状

CMV具有典型的疱疹病毒形态,其DNA结构也与HSV相似,但病毒感染的宿主范围和细胞范围均狭窄,对宿主或培养细胞有高度的种特异性,人巨细胞病毒(HC-MV)只能感染人,体外培养只能在人成纤维细胞中增殖,且增殖缓慢,复制周期长,初次分离培养需30~40天才出现细胞病变,特点是细胞肿大变圆,核变大,核内出现周围绕有一轮"晕"的大型嗜酸性包涵体(图5-27-2)。

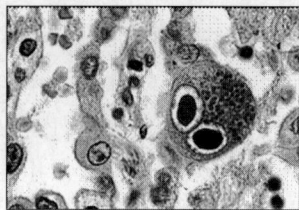

图5-27-2 巨细胞病毒的包涵体

二、致病性与免疫性

患者和无症状感染者是CMV的主要传染源,病毒可从尿液、唾液、子宫颈和阴道分泌物、精液、乳汁等排出,经密切接触、性接触、母婴和医源性传播。此外,输血是CMV感染的重要途径。

孕妇感染HCMV可通过胎盘侵袭胎儿引起先天性感染,导致胎儿或新生儿严重疾病,如巨细胞病毒感染、智力低下、耳聋和脉络视网膜炎等严重并发症,少数造成早产、流产、死产或生后死亡。儿童及成人感染通常为亚临床型,但也能由于妊娠、接受免疫抑制治疗、器官移植、肿瘤等因素导致单核细胞增多症、肝炎、间质性肺炎、视网膜炎、脑炎等。此外,CMV还具有致癌的可能性。

三、微生物学检测

唾液、尿液、子宫颈分泌液等标本离心沉淀,将脱落细胞用姬姆萨染色镜检,检查巨大细胞及核内和浆内嗜酸性包涵体,可做初步诊断,也可采用免疫酶染色法或免疫荧光技术检测细胞内抗原。近年应用免疫印迹法和分子杂交技术可快速、准确地直接从尿液,各种分泌物中检测CMV蛋白质抗原和核酸。

四、防治原则

良好的个人卫生及对血源的CMV筛查是预防感染的重要措施。HCMV疫苗尚在研制中。目前尚无安全、有效的抗CMV药物,仍限于症状性感染时的对症处理。丙氧鸟苷有防止CMV扩散的作用,与高滴度抗CMV免疫球蛋白合用,可降低骨髓移植的CMV肺炎并发症死亡率。对耐丙氧鸟苷的CMV感染可选用膦甲酸钠,但效果较差。

▌ 学习小结 ▌

疱疹病毒科是一群中等大小的双股DNA病毒,包括100种以上成员,有8种病毒可造成人类疾病。疱疹病毒感染的宿主范围广泛,疾病多种多样,并有潜伏感染的特点。

单纯疱疹病毒(HSV)传染源是病人和健康带毒者,HSV-1 主要是通过皮肤、黏膜的直接接触传播,亦可经飞沫传染。HSV-2 则主要通过性接触传播。两者(尤其是HSV-2)都可垂直传播引起胎儿和新生儿感染。

水痘-带状疱疹病毒(VZV)能引起儿童高度传染性的疾病"水痘",传染源主要是患者,患者急性期水痘内容物及呼吸道分泌物内均含有病毒,主要经飞沫传播;还能引起成人、老年人或有免疫缺陷和免疫抑制患者的"带状疱疹"。

EBV 是一种嗜 B 细胞的人类疱疹病毒,主要侵犯 B 细胞和上皮细胞,偶尔感染 T/NK 细胞,主要通过唾液传播,偶经输血传播。能引起传染性单核细胞增多症、非洲儿童淋巴瘤(即 burkitt 淋巴瘤)、鼻咽癌(NPC)及一些儿科疾病。

巨细胞病毒(CMV)也称细胞包涵体病毒,CMV 可通过胎盘侵袭胎儿引起先天性感染,导致胎儿或新生儿严重疾病。

第二十八章

其他病毒及朊粒

[知识目标]

1. 掌握狂犬病毒的传染源、传播途径及防治原则。

2. 了解虫媒病毒、出血热病毒、人乳头瘤病毒、人类微小病毒及朊粒的传播途径及所致疾病。

[能力目标]

1. 掌握狂犬病毒感染早期伤口处理方法。

2. 熟悉神经外科设备的消毒方法。

[素质目标]

树立严肃认真、实事求是工作作风。

男性,60岁,于某年5月12日出现乏力、呼吸不畅等症状,随即住院治疗,并于5月14日出现烦躁、怕风等疑似狂犬病症状,转诊至上级医院。当天23时因昏迷、呼吸衰竭,救治无效死亡。该患者曾多次在居住地附近从事贩卖活犬生意,同年4月15日在犬只交易时被犬咬伤,由于伤口没有出血,其仅用自来水冲洗伤口,过后没有接种狂犬病疫苗。因此导致死亡。

第一节 | 虫媒病毒

一、流行性乙型脑炎病毒

流行性乙型脑炎病毒(epidemic type B encephalitis virus)简称乙脑病毒,其引起的流行性乙型脑炎(简称乙脑)是我国夏秋季流行的主要传染病之一。我国自1968年开始推广乙脑疫苗接种,乙脑的发病率显著下降。

乙脑病毒属于黄病毒科、黄病毒属,呈球形,直径为40 nm,基因组为单股正链RNA,表面为包膜糖蛋白(E)刺突,即病毒血凝素。对热抵抗力弱,56 ℃条件下30 min可以被灭活,故应在−70 ℃条件下保存毒株。若将感染病毒的脑组织放入50%甘油缓冲盐水中且4 ℃贮存,其病毒活力可维持数月。乙醚、1∶1000去氧胆酸钠及常用消毒剂均可灭活病毒。

我国乙脑病毒的传播媒介主要为三带喙库蚊。家畜和家禽在流行季节感染乙脑病毒,一般为隐性感染,但病毒可在其体内增殖,引起短暂的病毒血症,成为乙脑病毒的暂时贮存宿主,并经蚊叮咬反复传播,成为人类的传染源。特别是幼猪对乙脑病毒易感,构成猪—蚊—人的传播环节。

病毒随蚊虫唾液进入人体后,在毛细血管内皮细胞及局部淋巴结等处的细胞中增殖,随后进入血流引起短暂的第一次病毒血症,并随血循环散布到肝、脾等处的细胞中继续增殖,一般不出现明显症状或只发生轻微的前驱症状。经 4～7 日增殖后,再次侵入血流引起第二次病毒血症,机体出现发热、寒战及全身不适等症状,若不再继续发展,即成为顿挫感染,数日后可自愈。少数患者(0.1%)体内的病毒可通过血脑屏障进入脑内增殖,导致脑实质和脑膜病变,临床上表现为高烧、意识障碍、抽搐、颅内压升高及脑膜刺激征,重症患者可能死于呼吸循环衰竭,部分患者病后遗留失语、强直性痉挛、精神失常等后遗症。

乙脑早期快速诊断通常采集急性期患者血清或脑脊液,检测特异性 IgM,也可检测标本中的病毒核酸。

防蚊、灭蚊和易感人群的预防接种是预防本病的关键。由于流行性乙型脑炎病毒的传播主要是在猪—蚊循环中进行,所以在流行季节前,通过提前对猪等家畜进行疫苗接种,可中止病毒的自然传播循环,有效降低人群的发病率。我国使用灭活疫苗和减毒活疫苗在病毒感染开始流行前 1 个月进行疫苗接种,重点接种对象是 10 岁以下儿童和来自非流行区的易感人群,预防接种后人群保护率可以达到 76%～90%。

二、其他虫媒病毒

其他虫媒病毒包括登革热病毒、森林脑炎病毒等,其生物学性状与流行性乙型脑炎病毒相似,主要特点见表 5-28-1。

表 5-28-1　　　　　　　　　其他虫媒病毒的主要特点

主要特点	登革热病毒	森林脑炎病毒
传染源	人和灵长类动物	蝙蝠及其他哺乳动物等
传播媒介	伊蚊	蜱
所致疾病	登革热(断骨痛)	森林脑炎
临床表现	发热,肌肉、骨疼痛,皮疹或出血点	肌肉麻痹、萎缩,昏迷致死等

第二节 | 出血热病毒

出血热病毒是引起出血热症状的一大群病毒的总称。出血热是以发热、出血倾向及肾脏损害为主要临床特征的自然疫源性疾病,主要分布于欧亚大陆,是危害人类健康的重要传染病。

一、汉坦病毒

汉坦病毒(Hantaan virus)是流行性出血热的病原体,归属布尼亚病毒科,为圆形中等大小的颗粒,平均直径约 120 nm,有双层包膜,表面有微突,包膜内为颗粒线状结构。感染细胞的胞质内常见较多的包涵体。病毒对脂溶剂很敏感,易被紫外线及 γ 射线灭活,一般消毒剂(碘酒、70％酒精、福尔马林等)均可将病毒杀灭。

汉坦病毒可引起汉坦病毒肺综合征(HPS)和汉坦病毒肾综合征出血热(HFRS)。HPS主要流行于美国,HFRS即我国常见的肾综合征出血热,习惯称流行性出血热。此病流行有明显的季节性和地区性,与鼠类的分布和活动有关,黑线姬鼠、褐家鼠、长尾仓鼠及野兔、猫、犬等是主要的宿主及传染源。病毒通过宿主动物的唾液、尿液、粪便排出,污染食物、水、空气,人经呼吸道、消化道、破损皮肤黏膜、胎盘和鼠类体表寄生的螨类叮咬传播。病毒进入机体后,潜伏期约1~2周,起病急,典型的临床表现为高热、出血、肾损害。常有三痛(头痛、腰痛、眼眶痛)及三红(面、颈、上胸部潮红),典型的临床经过包括发热期、低血压期、少尿期、多尿期和恢复期。发病机制为病毒损害毛细血管内皮细胞,造成广泛性的小血管损害,进而导致各脏器的病理损害和功能障碍,同时病毒抗原与其相应抗体结合,形成免疫复合物,沉积小血管和肾小球基底膜等组织,激活补体,引起免疫病理损伤。

消灭啮齿动物,防止与啮齿动物及其排泄物接触是预防本病最有效的方法之一。应用干扰素、利巴韦林进行早期抗病毒治疗可阻断病理损伤、减轻病情、降低病死率。我国已经成功研制了灭活疫苗,安全性较好,并具有较好的血清学和流行病学效果。

二、其他出血热病毒

其他出血热病毒包括新疆出血热病毒、埃博拉病毒等,主要特点见表5-28-2。

表 5-28-2 　　　　　　　　　　其他出血热病毒的主要特点

主要特点	新疆出血热病毒	埃博拉病毒
传染源	病人、家畜及野生动物	野生灵长类动物和人
传播途径	蜱叮咬	直接接触和空气传播
所致疾病	新疆出血热	埃博拉出血热
临床表现	发热、头痛、出血等	发热、头痛、出血,可致死亡

第三节 | 狂犬病病毒

狂犬病病毒(rabies virus)是狂犬病的病原体,狂犬病是一种高度致死性中枢神经系统感染疾病,是一种"可防不可治"的人畜共患病。中国是狂犬病的高发国家,发病数居世界第二位。2011年,我国内地报道狂犬病1 917例,死亡1 879例。

一、生物学性状

狂犬病病毒属于弹状病毒科、狂犬病毒属,外形呈弹状,核衣壳呈螺旋对称,表面具有包膜,内含有单链RNA。包膜表面的糖蛋白刺突与病毒感染有关。狂犬病毒具有两种主要抗原,一种是病毒外膜上的糖蛋白抗原,能与乙酰胆碱受体结合使病毒具有神经毒性,另一种为内层的核蛋白抗原。病毒在易感动物或人的中枢神经细胞(主要是大脑海马回的锥体细胞)中增殖时,在胞浆内可形成嗜酸性包涵体,称为内基小体,具有诊断价值(图5-28-1)。

狂犬病病毒毒力可以发生变异,从自然感染动物体内分离的病毒称为野毒株,其特点是发病潜伏期长,易侵入脑组织和唾液腺内,也易形成内基小体。将野毒株在家兔脑内连续传代后,病毒对兔致病的潜伏期由2~4周逐渐缩短且固定为4~6天,此病毒株称为固定毒株。固定毒株对人及犬的致病力减弱,可用于制备疫苗。

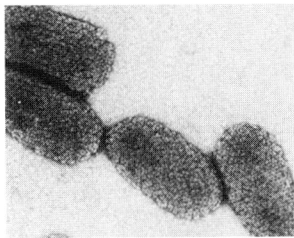

图 5-28-1　狂犬病毒(电镜)

狂犬病病毒对外界的抵抗力不强,易被日光、紫外线、甲醛、升汞季胺类化合物(如新洁尔灭)、脂溶剂、50%~70%酒精等灭活,其悬液在56℃条件下30~60 min或100℃条件下2 min即被灭活。病毒于-70℃或冻干后置0~4℃中可保持活力数年。

二、致病性与免疫性

带毒的犬、猫是人和家畜发生狂犬病的主要传染源。动物在狂犬病发作前3~5天具有传染性,人被此期动物咬伤、抓伤或经口腔黏膜均可感染,病毒进入人体后潜伏期长短不一,潜伏期的长短与年龄、伤口部位、伤口深浅、入侵病毒的数量及毒力等因素有关,其他因素如扩创不彻底、外伤、受寒、过度劳累等,均可能使其潜伏期缩短。

进入体内的病毒在肌纤维细胞中增殖,由神经末梢沿神经轴索上行至中枢神经系统,在神经细胞内增殖并引起细胞损伤,然后又经传出神经扩散至唾液腺和其他组织,包括泪腺、视网膜、角膜、鼻黏膜皮肤及肾肺等器官。

人发病时的典型临床表现是神经兴奋性增高,吞咽或饮水时喉头肌肉发生痉挛,甚至闻水声或其他轻微刺激均可引起痉挛发作,故又称恐水病。这种兴奋期典型症状经3~5天后,病人转入麻痹期,最后因昏迷、呼吸及循环衰竭而死亡。

机体感染狂犬病病毒后能产生效应T细胞和中和抗体,在狂犬疫苗接种后诱生的抗狂犬病毒感染性免疫机制中起重要作用,但对已侵入中枢神经系统的病毒无作用。

三、微生物学检测

人被犬和其他温血动物咬伤后,检查动物是否患有狂犬病对采取防治措施极为重要。一般不宜将动物立即杀死,应将其捕获隔离观察,若动物经7~10天未发病死亡,可以排除狂犬病病毒感染。若观察期间发病,即将其杀死,取海马回部位组织涂片,用免疫荧光抗体法检查病毒抗原,同时做组织切片检查内基小体。

四、防治原则

捕杀野犬,加强家犬管理,注射犬用狂犬疫苗,是预防狂犬病的主要措施。

人被动物咬伤后,应依次采取下列预防措施:①伤口自然流血或向远心端挤血以利排毒;②两小时之内,尽早用20%肥皂水、0.1%新洁尔灭或清水彻底清洗伤口至少15分钟;③用碘酒及70%乙醇涂擦数次,尽量不要缝合,也不应包扎;④24小时内采用高效价抗狂犬病毒血清于伤口周围与基底部行浸润注射及肌注,同时接种狂犬疫苗。

暴露后7天内注射被动免疫制剂仍有意义,但接种首针疫苗超过7天后则不应再注射被动免疫制剂。暴露后预防接种按照"0、3、7、14、28天"的程序进行,第0、3和7

天针次对机体产生抗狂犬病的免疫力非常关键,必须严格按接种时间执行。

有接触病毒危险的人员,如兽医、动物管理员和野外工作者,也可接种疫苗预防感染。

第四节 人乳头瘤病毒

人乳头瘤病毒(human papilloma vinus,HPV)主要侵犯人的皮肤和黏膜,引起良性疣和纤维乳头瘤,某些型的感染与宫颈癌等肿瘤性疾病有密切关系。由于 HPV 生殖器感染主要是由性接触传播,故 HPV 也是性传播疾病的病原体之一。

一、生物学性状

HPV 呈球形,直径 52~55nm,衣壳 20 面体立体对称,核心为双股环状 DNA,无包膜。具有高度种属特异性,只能感染人的皮肤及黏膜上皮细胞,但不能在组织细胞中培养。根据 HPV 的同源性,目前已发现 120 多种型别。

HPV 抵抗力强,能耐受干燥并长期保存,100 ℃加热 10 min、高压蒸汽灭菌、2%戊二醛或经福尔马林处理均可灭活病毒。

二、致病性与免疫性

人类是 HPV 的唯一自然宿主,主要通过直接接触感染者的病损部位、间接接触被病毒污染的物品和性接触传播,新生儿可在通过产道时受感染。病毒感染后,仅停留在感染部位的皮肤黏膜中,不产生病毒血症。

HPV 感染率较高,但多为隐性、潜伏感染。不同的 HPV 侵犯的部位和所致疾病也不相同(表 5-28-3)。

表 5-28-3　　HPV 型别与人类疾病的关系

HPV 侵犯部位	相关疾病	HPV 型别
皮肤	跖疣	1、4
	寻常疣	2、4、7
	扁平疣	3、10
	屠夫寻常疣	7、10
	疣状表皮增生异常	5、8
黏膜	尖锐湿疣	6、11
	喉乳头瘤、口腔乳头瘤	6、11
	与宫颈癌密切相关	16、18
	与宫颈癌中度相关	31、33、45、58

三、微生物学检测

HPV 感染有典型临床损害时,可根据临床表现迅速做出诊断;对不能确诊的病例可采用免疫组化方法检测病变组织中的 HPV 抗原,用核酸杂交法和 PCR 法检测 HPV 的 DNA 序列,已被广泛用于 HPV 相关疾病的诊断、分型和致病性研究。

四、防治原则

目前尚无特异性预防方法,可根据 HPV 传染方式,切断传播途径,是有效的预防措施。

第五节 人类微小病毒 B19

人类微小病毒 B19(human parvovirus B19,HPV B19)由 Cossart 于 1975 年首先发现,因样本编号为 B19 而得名。B19 是一种人类常见感染病毒,80%~90%的成人携带 B19 抗体。20 世纪 80 年代,发现这一病毒能使人类致病,甚至引起爆发性流行。

B19 属于微小病毒科、微小病毒亚科红病毒属。在动物病毒中体积最小,结构最简单。由一条单股线性 DNA 与衣壳蛋白组成,直径约 23 nm,无包膜,呈 20 面体立体对称。对热稳定,56 ℃条件下 30 min 仍可存活,对甲醛敏感。

B19 具有红细胞向性,感染机体后侵犯前红细胞,常在血液标本中检测到病毒颗粒。

传染源为急、慢性患者和隐性感染者,主要由飞沫传播,也可以通过血液、血制品、密切接触、器官移植及宫内垂直传播。因为接受输血和应用血制品的人群常常有血液病、免疫缺陷或其他疾患,故感染 B19 后更容易导致疾病的发生。因此,血液、血制品感染途径具有更重要的临床意义。

B19 能侵犯人体各种脏器和组织,主要是骨髓造血系统。身体健康和免疫功能健全的人,感染病毒后,不出现任何症状,血清抗体检测呈现阳性反应,预后良好。但造血功能障碍、低下和免疫缺陷的人群,感染病毒后,可经血运扩散到全身多种脏器,引发多脏器、多系统疾患,如传染性红斑、红细胞再生障碍性贫血危象、血管性紫癜和肢端淤斑综合征等。垂直感染后易引起胎儿贫血、水肿、流产和死亡。

目前,定量 PCR 是检测 B19 感染最敏感和特异的方法,用于献血员、血液和血制品筛查。

在疾病流行期间,孕妇和儿童避免到人群聚集的公共场所活动,避免与 B19 感染者接触。隔离病毒血症的患者,同时应做好个人防护和环境消毒。加强血液和血制品的筛选和管理,防止医院内交叉感染。对病毒持续感染患者,应采用抗病毒药物治疗和对症治疗。

第六节 朊 粒

朊粒(prion)又称传染性蛋白粒子,是引起人和动物传染性海绵状脑病(TSE)的病原体,属于一类特殊的传染性蛋白粒子。近年来,与其相关的牛海绵状脑病(BSE)在英国严重流行,且已证实 BSE 的病原因子可传染给人类而引起新变异型克-雅氏病,被世界各国高度关注。

一、生物学性状

朊粒是一种不含核酸和脂类的疏水性糖蛋白，与目前已知的蛋白质都无同源性，是一种特殊的蛋白质，具有传染性。朊粒的分子量为 27 000～30 000，故称为 PrP 27～30。电镜下观察不到病毒粒子的结构。对理化因素抵抗力强，高压蒸汽灭菌需 134 ℃处理1 h，用5％次氯酸钠或1mol/L 氢氧化钠浸泡手术器械 1 h 可以彻底灭活朊粒。

二、致病性与免疫性

朊粒具有大量的潜在感染来源，主要为牛、羊等反刍动物，未知的潜在宿主可能很广。传播途径包括食用动物肉骨粉、使用脑垂体生长激素和促性腺激素、硬脑膜移植、角膜移植、输血、污染器械等。潜伏期长，病变部位只发生在中枢神经系统，而不累及其他器官，导致神经元的退行性空泡变性、淀粉样斑块形成、星状细胞增生等，引起海绵状脑病或蛋白质脑病。患者可有痴呆、共济失调、眼球震颤和癫痫等临床表现。

目前已发现人因感染朊粒所致的疾病有库鲁病（Kuru）、克-雅氏病（CJD，又称早老性痴呆）、吉斯特曼-斯召斯列综合症、致死性家族失眠症，引起动物的疾病有羊瘙痒症、牛海绵脑病（BSE）即疯牛病等。

三、微生物学检测

病原学检查可采取患者脑脊液和病变脑组织等，通过染色镜检、免疫组化和免疫印迹等方法检测，但在处理病变材料时，应防止意外传播。

四、防治原则

目前，对朊粒感染性疾病尚无有效的治疗方法，因此只能积极预防。杜绝交叉使用痴呆患者诊断用定位神经外科设备，不选择尚未确诊的神经系统疾病患者作为器官移植供体。尽可能用重组人生长因子取代人脑垂体制备的生长因子，减少医源性传播。遇有潜在传染性的材料，可用5％次氯酸钠溶液处理 1 h，或 134 ℃高压灭菌 1 h。

▌ 学 习 小 结 ▐

流行性乙型脑炎病毒简称乙脑病毒，能引起流行性乙型脑炎（简称乙脑）。传播媒介主要为三带喙库蚊，家畜（特别是幼猪对乙脑病毒易感）和家禽在流行季节是重要传染源。防蚊、灭蚊、对家畜及易感人群进行预防接种是预防本病的关键。

登革热病毒是引起登革热的病原体，传染源是人及灵长类动物，传播媒介为伊蚊。

森林脑炎病毒引起森林脑炎，传播媒介是蜱。

出血热病毒是引起出血热症状的一大群病毒的总称。出血热是以发热、出血倾向及肾脏损害为主要临床特征的自然疫源性疾病，常见的出血热病毒包括汉坦病毒、新疆出血热病毒、埃博拉病毒。

狂犬病毒是狂犬病的病原体，带毒的犬、猫是人和家畜发生狂犬病的主要传染源。捕杀野犬，加强家犬管理，注射犬用狂犬疫苗，是预防狂犬病的主要措施。

人乳头瘤病毒（HPV）感染主要侵犯人的皮肤和黏膜，引起良性疣和纤维乳头瘤。

某些型的感染与宫颈癌有密切关系,也是性传播疾病的病原体之一。人类是 HPV 的唯一自然宿主,主要通过直接接触感染者的病损部位、间接接触被病毒污染的物品和性接触传播,新生儿可在通过产道时受感染。

人类微小病毒 B19(简称 B19)是一种人类常见感染病毒,主要由飞沫传播,也可以通过血液、血制品、密切接触、器官移植及宫内垂直传播。B19 能侵犯人体各种脏器和组织,主要是骨髓造血系统。

朊粒(prion)是引起人和动物传染性海绵状脑病(TSE)的病原体,属于一类特殊的传染性蛋白粒子。

思 考 题

一、名词解释

1. 病毒体　2. 干扰现象　3. 干扰素　　4. 抗原漂移　5. 抗原转变　6. AIDS

7. HTLV　8. 潜伏感染　9. HCMV　　10. 朊粒　　　11. 登革热　12. 内基小体

二、填空题

1. 病毒的基本结构指_____和_____,二者构成_____,是结构最简单的病毒体。

2. 病毒的增殖周期包括_____、_____、_____、_____等步骤。

3. 病毒感染的传播方式有_____和_____,其中_____是病毒传播的特征方式。

4. 病毒的持续性感染分为_____、_____、_____。

5. 干扰素的主要功能有_____、_____和_____等。

6. 脊髓灰质炎又称_____,其传染源为_____、_____或_____,通过_____途径传播。

7. 预防脊髓灰质炎的疫苗有_____和_____两种,我国目前主要采用_____。

8. 手足口病多发生于_____,主要症状表现为_____。

9. HBV 的主要抗原有_____、_____和_____,其中_____在感染者的血循环中不易检出。

10. 甲型肝炎的传染源为_____和_____。

11. 乙型肝炎的传染源为_____和_____。

12. 水痘-带状疱疹病毒儿童初次感染表现为_____,成人感染表现为_____。

13. HIV 选择性侵犯表达细胞,包括_____、_____、_____等。

14. HIV 的传播途径有_____、_____、_____。

15. HSV-1 主要潜伏于_____和_____,HSV-2 潜伏于_____。

16. 传染性单核细胞增多症的病原体是_____、流行性出血热的病原体是_____。

三、选择题

1. 人类传染病大多由哪类微生物引起（　　　）。

A. 细菌　　　　B. 病毒　　　　C. 螺旋体　　　　D. 支原体　　　　E. 真菌

2. 关于病毒基本性状叙述错误的是（　　　）。

A. 体积微小,无细胞结构　　　　　　B. 只能在活细胞中增殖

C. 含有 DNA 和 RNA　　　　　　　　D. 干扰素治疗有效　　　E. 耐冷不耐热

3. 测量病毒大小的单位是（　　　）。

A. cm　　　　B. mm　　　　C. μm　　　　D. nm　　　　E. dm

4. 对人致病的病毒以下列哪种形态最多见（　　　）。

A. 杆形　　　　B. 丝状　　　　C. 蝌蚪状　　　　D. 球形　　　　E. 砖形

5. 病毒增殖、遗传与变异的物质基础是（　　　）。

A. 核衣壳　　　　B. 核酸　　　　C. 衣壳　　　　D. 刺突　　　　E. 包膜

6. 裸病毒体的结构不包括（　　　）。

A. 核心　　　　B. 蛋白质　　　　C. 核酸　　　　D. 包膜　　　　E. 衣壳

7. 病毒的增殖方式是（　　　）。

A. 二分裂　　　　B. 多分裂　　　　C. 芽生　　　　D. 复制　　　　E. 裂殖

8. 具有广谱抗病毒作用的是（　　　）。

A. 抗毒素　　　　B. 类毒素　　　　C. 内毒素　　　　D. 外毒素　　　　E. 干扰素

9. 下面属于垂直传播的是（　　　）。

A. 蚊虫叮咬　　　B. 血液传播　　　C. 呼吸道传播　　D. 胎盘传播　　　E. 性传播

10. 预防病毒病最有效的方法是使用（　　　）。

A. 抗毒素　　　　　　B. 抗病毒化学疗剂　　　　C. 中草药

D. 疫苗　　　　　　　E. 抗菌药物

11. 引起流感世界性大流行的病原体是（　　　）。

A. 流感杆菌　　　　　B. 甲型流感病毒　　　　C. 乙型流感病毒

D. 丙型流感病毒　　　E. 副流感病毒

12. 最容易发生抗原变异的病毒是（　　　）。

A. 流感病毒　　　　　B. 甲肝病毒　　　　C. 乙肝病毒

D. 腮腺炎病毒　　　　E. 麻疹病毒

13. 亚急性硬化性全脑炎（SSPE）的病原是（　　　）。

A. 脊髓灰质炎病毒　　B. 麻疹病毒　　　　C. 疱疹病毒

D. 乙型脑炎病毒　　　E. 狂犬病毒

14. 未接种麻疹疫苗又与麻疹患者密切接触的儿童应及尽早（　　　）。

A. 注射母亲全血　　　B. 注射丙种球蛋白　　　C. 服用抗生素

D. 注射麻疹恢复期血清　　　　　　　E. 服用中草药

15. 呼吸道病毒中,可以通过垂直传播造成胎儿先天畸形的是（　　　）。

A. 风疹病毒　　　　　B. 麻疹病毒　　　　C. 流感病毒

D. 腮腺炎病毒　　　　E. 冠状病毒

16. 2003 年冬春季节,全球爆发流行的 SARS 的病原（　　　）。

A. 风疹病毒 　　　　B. 麻疹病毒 　　　　C. 流感病毒

D. 腮腺炎病毒 　　　E. 新冠状病毒

17. 脊髓灰质炎病毒感染的最常见类型是（　　）。

A. 隐性或轻症感染 　　B. 瘫痪型感染 　　　C. 延髓麻痹型感染

D. 慢性感染 　　　　　E. 迁延型感染

18. 可引起婴幼儿秋冬季急性胃肠炎的主要病原体是（　　）。

A. 脊髓灰质炎病毒 　　B. 轮状病毒 　　　　C. 甲肝病毒

D. 流感病毒 　　　　　E. HIV

19. 引发手足口病的常见病原体是（　　）。

A. 脊髓灰质炎病毒 　　B. 轮状病毒 　　　　C. 甲肝病毒

D. 柯萨奇病毒 　　　　E. HIV

20. HAV 的主要传播途径是（　　）。

A. 血液传播 　　　　　B. 母婴传播 　　　　C. 粪—口途径

D. 性接触 　　　　　　E. 呼吸道传播

21. 以下不是预防甲型肝炎主要环节的是（　　）。

A. 加强卫生宣传教育 B. 加强饮食卫生管理 C. 管好粪便

D. 保护水源 　　　　　E. 婚前孕前检查

22. 完整的 HBV 颗粒是（　　）。

A. Dane 颗粒 　　　　B. 管形颗粒 　　　　C. 小球形颗粒

D. HBsAg 　　　　　　E. HBcAg

23. 以下属于 HBV 主要传播途径的是（　　）。

A. 消化道传播 　　　　B. 血液、血制品传播 C. 呼吸道传播

D. 蚊虫叮咬 　　　　　E. 日常接触

24. 制备乙肝疫苗的主要成分是（　　）。

A. HBsAg 　　B. HBcAg 　　C. HBeAg 　　D. 抗 HBs 　　E. 抗 HBc

25. 如护士在给乙肝患者注射后不慎被其针头刺伤，为预防感染应首先采取的措施是（　　）。

A. 注射抗生素 　　　　B. 注射丙种球蛋白 C. 注射乙型肝炎疫苗

D. 注射 HBIg 　　　　 E. 注射 α-干扰素

26. 下列方法中，不能灭活 HBV 的是（　　）。

A. 煮沸至 100 ℃持续 10 分钟 　　　　 B. 高压蒸汽灭菌法

C. 0.5% 过氧乙酸浸泡 　　　　　　　　D. 70% 酒精浸泡

E. 5% 次氯酸钠浸泡

27. 艾滋病（AIDS）的传染源是（　　）。

A. 性乱交人群 　　　　　　　　　　　 B. AIDS 患者与 HIV 携带者

C. 静脉毒瘾者 　　　　D. 同性恋者 　　 E. HIV 实验室工作人员

28. 关于病毒与肿瘤发生的关系，错误的组合是（　　）。

A. EB 病毒—鼻咽癌 　　　　　　　　　 B. 汉坦病毒—肺癌

C. 乙型肝炎病毒—原发性肝癌 　　　　　D. 人乳头瘤病毒—子宫颈癌

E. 人嗜 T 细胞病毒—白血病

29. 人感染 HIV 后,在 5～10 年内,可以不发病,主要取决于(   )。

A. 病毒在细胞内呈潜伏状态   B. 病毒复制周期长

C. 人体免疫功能尚未被完全破坏   D. 病毒被消灭

E. 病毒变异

30. 下列对艾滋病病毒(HIV)复制过程,不正确的描述是(   )。

A. gp120 与 T4 淋巴细胞表面的 CD4 受体结合

B. 病毒包膜与细胞膜融合

C. 病毒直接进入宿主细胞

D. 形成双股 DNA,整合进宿主细胞染色体

E. 病毒复制、包装、释放并引起各种临床症状

31. 24 岁男患,有一同性伴侣 3 年,最近半年疲倦,持久性腹泻,体重明显减轻,持续淋巴结肿大、盗汗和多汗,近 2 周出现全身肌痛、低热体温 37.4～37.7 ℃、关节痛、口腔毛样白斑、皮肤散在疱疹,未进行过任何治疗。CD4$^+$T 250/mm^3,X 光肺部检查可见间质性肺纹理增强,未见明显结核病灶。本例可能的疾病是(   )。

A. 白血病   B. 痢疾   C. 传染性单核细胞增多症

D. 真菌感染   E. 艾滋病

32. HSV-1 的主要潜伏部位是(   )。

A. 口唇皮肤   B. 唾液腺   C. 脊髓后根神经节

D. 骶神经节   E. 三叉神经节

33. 目前认为与鼻咽癌发病有关的病毒是(   )。

A. 鼻病毒   B. HSV   C. EB 病毒

D. 脊髓灰质炎病毒   E. CMV

34. 下列病毒中不属于嗜神经病毒的是(   )。

A. 狂犬病毒   B. 脊髓灰质炎病毒   C. VZV

D. HAV   E. HSV

35. 对单纯疱疹病毒致病性的错误叙述是(   )。

A. 病人和健康带菌者为传染源

B. 主要通过接触途径传播

C. HSV2 主要通过性传播

D. 婴幼儿感染 HSV1 多无临床表现

E. 免疫低下者在原发感染后形成潜伏感染

36. 患者,女,20 岁,因经常出现口唇黏膜处水疱状疹子而就诊,患者发热时口唇周围常起针头大小的小疱,常为一群,也有两三群,自觉有轻度烧灼感,历时一周左右可自愈,反复发作多次,并伴有口腔溃疡、咽炎、舌炎等现象,该感染类型属于(   )。

A. 显性感染   B. 隐性感染   C. 持续性感染

D. 急性感染   E. 潜伏性感染

37. 下列病毒感染中以隐性感染居多的是(   )。

A. 麻疹   B. 狂犬病   C. 流感

D. 脊髓灰质炎　　　E. 汉坦病毒

38. 经垂直感染导致畸胎的病毒主要有(　　)。

A. 麻疹病毒　　　　B. 风疹病毒　　　　C. 流感病毒

D. 乙脑病毒　　　　E. 甲肝病毒

39. 检查包涵体可以作为(　　)。

A. 病毒在细胞内增殖的标志之一　　　B. 衡量病毒毒力强弱的标准

C. 诊断中枢神经系统病毒感染的依据　　D. 鉴定病毒的特异性依据

E. 测定病毒数量的指标

40. 下列能引起流行性乙型脑炎病毒传播的是(　　)。

A. 伊蚊　　　B. 库蚊　　　C. 人蚤　　　D. 黑线姬鼠　　　E. 人虱

41. 患者 8 岁,于 8 月中旬出现发热,剧烈头痛,伴有喷射状呕吐。居住地蚊虫较多,未接种过疫苗。查体 T 39.4 ℃,昏迷状态,对光反射迟钝,颈抵抗阳性,心肺无异常,左侧巴氏征阳性。脑脊液检查新型隐球菌(一),乙脑特异性抗体 IgM(＋),可疑哪种病原体感染(　　)。

A. HPV　　　　B. 脊髓灰质炎病毒　　　C. 流感病毒

D. 乙型脑炎病毒　　　E. HSV

四、问答题

1. 简述病毒基本结构的化学组成及功能。

2. 在抗病毒免疫中,干扰素被称为获得性非特异性免疫成员,为什么?

3. 分析流感病毒的变异性与流感流行的关系。

4. 简述乙型肝炎的预防措施。

5. 比较 5 种肝炎病毒的传播途径、致病特点。

6. 艾滋病的传播途径有哪些?

7. 艾滋病感染者(艾滋病毒携带者)和艾滋病患者的区别是什么?

8. 能通过垂直传播引起胎儿感染的疱疹病毒有哪些? 如何预防?

9. 简述狂犬病的预防原则。

第六篇

人体寄生虫学

第二十九章
寄生虫学概述

[知识目标]

　　1.掌握寄生虫、宿主、感染阶段及生活史的概念。

　　2.熟悉寄生虫与宿主的相互关系。

　　3.了解寄生虫病流行的基本环节和防治原则。

[能力目标]

　　能够准确区别宿主、终宿主、中间宿主并熟悉其联系。

[素质目标]

　　具备将寄生虫学基本理论在寄生虫病防治运用的理论基础。

　　寄生虫病对人体健康和畜牧家禽业生产的危害均十分严重。在占世界总人口77%的广大发展中国家,特别在热带和亚热带地区,寄生虫病广泛流行,严重威胁着儿童和成人的健康甚至生命。在联合国开发计划署、世界银行、世界卫生组织联合倡议的热带病特别规划要求防治的6类主要热带病中,寄生虫病就有5类,即疟疾、血吸虫病、丝虫病、利什曼病和锥虫病,其中按蚊传播的疟疾是热带病中最严重的一种寄生虫病。

第一节 | 寄生虫与宿主的概念

一、寄生现象

　　在自然界,生物在漫长的进化过程中,生物与生物之间逐渐形成了各种复杂的关系。两种不同生物共同生活的现象,称为共生(symbiosis)。根据共生生物之间的利害关系,又可将共生现象大致分为共栖、互利共生和寄生三种基本类型。

　　(一)共栖(commensalism)

　　两种生物共同生活,其中一方受益,另一方既不受益,也不受害的现象称为共栖。如人结肠内的阿米巴以细菌为食,但是不侵入肠黏膜致病,对人体无利也无害。

　　(二)互利共生(mutualism)

　　两种生物共同生活,双方相互依靠,彼此受益的现象称为互利共生。如牛、马胃内的纤毛虫以分解植物纤维为食物来源,同时纤维被分解有助于牛、马对食物的消化;而纤毛虫的繁殖和死亡又为牛、马提供了蛋白质。

（三）寄生（parasitism）

两种生物共同生活，其中一方受益，另一方受害的现象称为寄生。寄生生物中受益的一方称为寄生物（parasite），受害的一方称为宿主（host）。如蛔虫寄生于人体小肠，引起肠蛔虫病。

二、寄生虫及其分类

在自然界中，某些低等动物逐渐失去自己生活能力，长期或短暂地依附于另一种生物的体内或体表，获得营养并给对方造成损害，称为寄生虫。

根据寄生虫与宿主的关系，可分为以下几种类型。

（一）根据寄生性质

根据寄生性质可分为：①专性寄生虫：指生活史的各个时期或某个阶段必须营寄生生活，如血吸虫。②兼性寄生虫：可寄生也可营自生生活，如粪类圆线虫。③机会致病寄生虫：通常处于隐性感染状态，当宿主免疫功能低下时，出现异常增殖并致病，如弓形虫和卡氏肺孢子虫。④偶然寄生虫：因偶然机会侵入宿主而营寄生生活，如某些蝇蛆。

（二）根据寄生部位

根据寄生部位可分为体内寄生虫（如蛔虫寄生于人体小肠）和体外寄生虫（如虱、蚤寄生于人体体表）。

（三）根据寄生时间久暂

根据寄生时间久暂可分为长期性寄生虫（如蛔虫）和暂时性寄生虫（如蚊、蚤）。

（四）根据生物学系统

人体寄生虫归属于动物界的 5 个门，即线形动物门（Nemathelminthes），有线虫纲；扁形动物门（Platyhelminthes），有吸虫纲、绦虫纲；棘头动物门（Acanthocephala），有棘头虫纲；原生动物门（Protozoa），有叶足纲、孢子纲等；节肢动物门（Arthropoda），有昆虫纲、蛛形纲等。

三、宿主及其分类

被寄生虫寄生的生物称为宿主。寄生虫在发育过程中需要一种或一种以上的宿主，按照寄生关系的性质，宿主可有以下类型。

（一）终宿主（definitive host）

终宿主是寄生虫的成虫或有性生殖阶段所寄生的宿主。

（二）中间宿主（intermediate host）

中间宿主是寄生虫的幼虫或无性生殖阶段所寄生的宿主。有些寄生虫在其发育过程中需两个或两个以上的中间宿主，按其寄生顺序依次称为第一和第二中间宿主。

（三）储存宿主或保虫宿主（reservoir host）

储存宿主或保虫宿主可以作为人体寄生虫病传染来源的受染脊椎动物。例如，华支睾吸虫的终宿主为人，第一中间宿主为沼螺，第二中间宿主为淡水鱼、虾，贮存宿主为猫、犬。

（四）转续宿主（paratenic host）

有的寄生虫的幼虫侵入非正常宿主，不再继续发育，但可长期生存，以后如有机会进入正常宿主体内，则可以继续发育，这种非正常宿主称为转续宿主。例如，感染裂头蚴的蛙被蛇、鸟类等非正常宿主食入，裂头蚴不能在它们体内发育为成虫，只有当猫、犬吃了非正常宿主后，裂头蚴才能发育为成虫。

四、寄生虫的生活史

寄生虫完成一代生长发育和繁殖的全过程称为寄生虫的生活史。根据寄生虫在完成生活史过程中是否需要中间宿主，可将其分为两种类型：①直接发育型，在完成生活史过程中不需要中间宿主，如蛔虫、蛲虫等。②间接发育型，有些寄生虫在完成生活史过程中需要在中间宿主或吸血节肢动物体内发育至感染阶段才能感染人体。如血吸虫、丝虫等。

寄生虫完成生活史过程中具有感染人体能力的发育阶段称为感染阶段，如溶组织内阿米巴的4核包囊被人食入后可引起感染。有的寄生虫生活史中仅有无性生殖，有的则仅有有性生殖；有的寄生虫兼有无性和有性两种生殖方式才能完成一代发育，称为世代交替。

第二节 | 寄生虫与宿主的相互关系

寄生虫与宿主的关系，包括寄生虫对宿主的损害和宿主对寄生虫的抵抗作用。当寄生虫致病力强而宿主抵抗力弱时，可出现局部的或全身性的病理变化而致病，称寄生虫病。当宿主防御功能强时，寄生虫对人体的破坏作用被抑制，虫体被包围、杀死、排出，患者痊愈。当寄生虫与宿主之间的相互关系形成一种平衡状态时，寄生虫可在宿主体内存活，宿主无临床表现，称带虫者。

一、寄生虫对宿主的致病作用

（一）夺取营养

寄生虫在宿主体内摄取营养物质，使宿主营养损耗，引起人体抵抗力下降。例如猪带绦虫及蛔虫等。

（二）机械损伤

寄生虫在宿主体内移行，在其寄生部位造成压迫、阻塞等，如蛔虫阻塞胆管、猪囊尾蚴压迫脑组织、钩虫的钩齿咬伤肠黏膜均可引起组织机械性损伤等。

（三）毒性作用与超敏反应

寄生虫的代谢产物、分泌物及排泄物对人体组织的刺激作用，引起组织损伤及免疫病理反应。例如，溶组织内阿米巴分泌溶组织蛋白水解酶，可溶解肠黏膜及黏膜下层组织，形成溃疡；日本血吸虫虫卵分泌的可溶性抗原，引起肝脏、肠壁的免疫病理损伤，导致虫卵性肉芽肿。

二、宿主对寄生虫的免疫作用

宿主对寄生虫寄生可产生一系列的防御反应,进而抑制、杀伤或消灭感染的寄生虫。宿主对寄生虫的免疫包括非特异性免疫与特异性免疫两种。

(一)非特异性免疫

非特异性免疫又称先天性免疫,是由宿主的遗传因素决定的,即宿主对某些寄生虫具有先天不感受性。例如,鼠疟原虫不能感染人,人疟原虫不能感染鼠。此外,消化液的化学作用,宿主皮肤、黏膜的屏障作用,单核吞噬细胞系统的吞噬作用,淋巴结的过滤作用和补体系统的功能,都属于非特异性免疫。

(二)特异性免疫

特异性免疫又称获得性免疫,寄生虫抗原进入宿主后,刺激免疫系统所诱发的免疫应答,包括体液免疫和细胞免疫,分别通过抗体及效应细胞产生免疫效应。特异性免疫的类型有:

1. 消除性免疫

人体感染某种寄生虫后所产生的特异性免疫既可消除体内寄生虫,又能完全抵抗再感染。如皮肤利什曼病患者痊愈之后对同种病原具有完全免疫力。

2. 非消除性免疫

(1)带虫免疫。疟疾患者在临床症状消失后,宿主血内仍保持较低密度的原虫,使机体产生一定的免疫力,能抵抗同种疟原虫的再感染,一旦根治,原虫消失,免疫力也随之消失,故称带虫免疫。

(2)伴随免疫。宿主感染血吸虫后,可产生免疫力,其体内成虫不受免疫效应的作用,但可抵抗下次同种尾蚴的再感染,称伴随免疫。

(三)免疫逃避

寄生虫与宿主在长期相互适应的过程中,有些寄生虫能逃避宿主的免疫效应,在宿主体内存活、繁殖,不被消灭,其机制可能有以下几种。

1. 抗原性改变

寄生虫可通过自身抗原的改变,以逃避宿主的免疫攻击,包括抗原变异(如布氏锥虫体表的抗原不断更新)和抗原伪装(如如血吸虫通过虫体体表结合宿主抗原逃避宿主免疫系统识别)。

2. 解剖位置的隔离

如寄居于腔道的寄生虫,由于分泌型 IgA 免疫作用有限,又不易与其他抗体和免疫细胞接触,因此能逃避机体免疫系统的攻击。

3. 抑制或破坏宿主的免疫应答

有些血液寄生原虫,能刺激多克隆 B 细胞,使之转变为相应的浆细胞,分泌不同特异性抗体,这种多克隆抗体,使对抗原敏感的 B 细胞衰竭,导致免疫抑制。

(四)寄生虫性超敏反应

寄生虫抗原刺激宿主产生的免疫反应,一方面有不同程度的保护作用,另一方面,也可发生对宿主有害的超敏反应(包括Ⅰ、Ⅱ、Ⅲ、Ⅳ型超敏反应),引起炎症反应和组织损伤。

第三节 | 寄生虫病的流行与防治

一、寄生虫病流行的基本环节

(一)传染源

传染源指感染寄生虫的人和动物,包括患者、带虫者及保虫宿主。

(二)传播途径

传播途径指感染阶段的寄生虫侵入人体的途径。①经口感染:寄生虫的感染阶段通过食物、饮水及污染手指进入人体,如蛔虫等。②经皮肤感染:寄生虫的感染阶段经皮肤主动侵入人体,如血吸虫的尾蚴等。③经媒介昆虫感染:有些寄生虫必须在节肢动物体内发育至感染阶段,再通过叮咬使人受感染,如疟原虫等。④接触感染:人与人的直接接触及间接接触可感染阴道毛滴虫及疥螨等。⑤经胎盘感染:孕妇感染某种寄生虫后,可由血流经胎盘使胎儿受染,如弓形虫等。除以上较常见的感染方式外,尚有经输血感染、吸入感染、自体感染等。

(三)易感人群

易感人群指在某寄生虫病流行区免疫力低下的人群。例如,儿童及来自非流行区的无免疫力人群容易感染。

二、影响寄生虫病流行的因素

(一)自然因素

自然因素包括温度、湿度、雨量、光照等气候因素和地理环境,这些因素会影响某些寄生虫的生长发育以及中间宿主和媒介昆虫的孳生与分布。例如,我国南方气候湿热多雨,江河纵横,湖泊罗布,适宜许多寄生虫及其中间宿主或媒介的生长繁殖。

(二)生物因素

有些寄生虫在其完成生活史过程中需要在中间宿主或节肢动物体内发育或繁殖后才能感染人体,这些中间宿主或节肢动物的存在与否,决定了这些寄生虫病能否流行。如日本血吸虫的中间宿主钉螺在我国的分布不超过北纬33.7°,因此我国北方地区无血吸虫病流行。

(三)社会因素

社会因素包括社会制度、经济状况、文化教育、卫生水平、生产方式以及生活习惯等都直接或间接影响寄生虫病的流行。特别是各级政府对寄生虫病防治工作的重视程度直接影响寄生虫病的防治效果。

三、寄生虫病的流行特点

(一)地域性

受地理环境和中间宿主及媒介节肢动物等因素的影响,寄生虫病具有明显的地域性。如日本血吸虫病流行区与钉螺的分布一致。

(二)季节性

由于温度、湿度、雨量、光照等自然因素对寄生虫及其中间宿主和媒介节肢动物种群数量的消长和活动产生影响,寄生虫病的流行往往呈现明显的季节性。如蚊传播的丝虫病、疟疾与蚊的季节消长有密切关系。

(三)自然疫源性

某些人体寄生虫可以在人和其他脊椎动物之间自然传播,称为人兽共患寄生虫病。如黑热病可在荒漠地区的脊椎动物之间传播,当人偶然进入该地区时,即可感染人体。

四、寄生虫病的防治原则

(一)控制传染源

在流行区普查普治患者、带虫者和保虫宿主,是控制传染源的重要措施,在非流行区检测和控制来自流行区的流动人口,是防止传染源输入和扩散的必要手段。

(二)切断传播途径

针对各种寄生虫病传播的不同途径,采取综合措施,如加强粪便及水源管理,治理好环境,做好个人卫生工作,消灭及控制媒介节肢动物和中间宿主。

(三)保护易感者

加强卫生知识的宣传教育,讲究个人卫生,饭前便后洗手,不吃生冷食物,改变不良的饮食习惯和行为方式,提高自我保护意识。除此之外,还要加强身体锻炼,提高对寄生虫感染的免疫力。

▌ 学习小结 ▌

人体寄生虫是靠寄生生活而生存的低等动物,包括医学蠕虫、医学原虫和医学节肢动物三类。被寄生虫寄生的人或动物称为宿主,其主要类别有:中间宿主、保虫宿主和终宿主等;寄生虫完成一代生长发育和繁殖的全过程称为寄生虫的生活史;寄生虫完成生活史过程中具有感染人体能力的发育阶段称为感染阶段;寄生虫通过夺取营养、机械损伤、毒性作用与超敏反应损害宿主;宿主则通过非特异性免疫与特异性免疫对寄生虫产生抑制或清除作用;传染源、传播途径和易感人群是寄生虫病流行的三个基本环节,生物因素、社会因素、自然因素等对寄生虫病的流行也产生重要影响;防治寄生虫病包括控制传染源、切断传播途径、保护易感者等综合措施。

第三十章
医学蠕虫

[**知识目标**]

　　1.掌握医学蠕虫成虫和虫卵的形态特征、生活史要点及主要的致病作用。

　　2.熟悉医学蠕虫的病原学检查常用方法。

　　3.了解医学蠕虫的流行特点与防治原则。

[**能力目标**]

　　具有对常见医学蠕虫的形态特征认知的能力。

[**素质目标**]

　　树立寄生虫病防控、卫生保健及健康教育意识。

　　1972年,湖南长沙马王堆出土的西汉女尸的肝、肠组织中发现了日本血吸虫卵,据此推测血吸虫病在我国流行至少已有2100多年的历史。我国第一例血吸虫的病例,则来自1905年,常德广德医院美籍医师罗根(Logan)在英文版《中华医学杂志》上发表了我国首例血吸虫病例报告,由此我国医务工作者对血吸虫病逐步认识。毛泽东主席诗词《送瘟神》中的诗句"千村薜荔人遗矢,万户萧疏鬼唱歌"就是旧中国血吸虫病猖獗流行的真实写照。新中国成立后,毛泽东主席发出了"一定要消灭血吸虫病"的号召,拉开了我国系统防治血吸虫病的序幕。半个多世纪以来,我国血吸虫病防治工作取得了显著成绩,但在长江流域的部分地区血吸虫病仍然流行,消灭血吸虫病依然任重而道远。

　　蠕虫(Helminth)是一类软体的多细胞无脊椎动物,因借肌肉的伸缩做蠕形运动,故称蠕虫。寄生在人体的蠕虫称为医学蠕虫,包括线形动物门、扁形动物门和棘头动物门所属的各种低等动物,与人类关系密切的蠕虫种类几乎都属于前两门。

　　根据生活史类型可将蠕虫分为两大类。①直接发育型:在发育过程中不需要中间宿主,其虫卵在外界适宜的环境中发育成具有感染性的虫卵或幼虫,通过食入被其污染的食物或接触被其污染的土壤而感染,此类蠕虫称土源性蠕虫。肠道线虫多属此类。②间接发育型:在发育过程中需要中间宿主,其幼虫需在中间宿主体内发育为感染期,再感染终宿主,此类蠕虫称生物源性蠕虫。所有吸虫、大部分绦虫多属此类。

第一节 | 线虫纲

　　线虫纲(Class Nematoda)属于线形动物门,种类多,分布广,多数在外界营自生生活,少数营寄生生活。寄生人体的常见线虫有10余种。

线虫（Nematoda）成虫外形呈线状或圆柱状，两侧对称，体表光滑不分节。雌雄异体，雌虫大于雄虫，雌虫尾端多尖直，雄虫尾端多向腹面卷曲或膨大成交合伞。线虫有完整的消化系统，包括口孔、口腔、咽管（食管）、中肠、直肠和肛门。雌雄生殖系统均为细长弯曲的小管组成。雌性生殖系统多为双管形，即有 2 套卵巢、输卵囊、受精管和子宫，两个子宫的末端汇入阴道。雄性生殖系统为单管形，由睾丸、输精囊、储精管和射精管组成，通入泄殖腔，自泄殖腔向外伸出 1～2 根交合刺（图 6-30-1）。

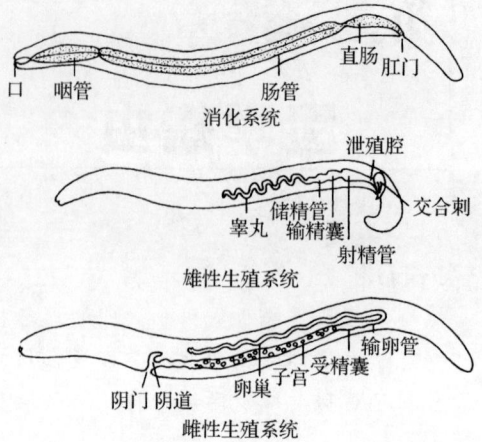

图 6-30-1　线虫消化系统和生殖系统结构模式图

线虫虫卵多为椭圆形，有的虫卵外面附有一层蛋白质膜，为雌虫子宫壁分泌物。卵壳内含 1 个或多个卵细胞，有的含有胚胎或幼虫。根据虫卵的大小、形态、颜色、卵壳内含物等特点可作为病原学诊断的重要依据。

线虫的生活史基本过程有虫卵、幼虫、成虫三个阶段。幼虫一般需蜕皮 4 次后发育为成虫。在生活史中根据是否需要中间宿主分为两大类：①直接型。在其发育过程中不需要中间宿主，称土源性线虫。如蛔虫、钩虫、蛲虫等。②间接型。其发育过程中需要中间宿主，称生物源性线虫。如丝虫、旋毛虫等。

一、似蚓蛔线虫

似蚓蛔线虫（Ascaris lumbricoides Linnaeus，1758）简称蛔虫。成虫寄生于人体的小肠，引起蛔虫病，是我国最常见的寄生虫病之一。

（一）形态

1. 成虫

虫体呈长圆柱形，形似蚯蚓，活体略带粉红色，死后呈灰白色。体表可见有细横纹，两侧可见明显的侧线。虫体头端有三个唇瓣，排列成"品"字形。雌虫长 20～35 cm，有的可达 49 cm，尾端尖直，生殖器官为双管型；雄虫长 15～31 cm，尾端向腹面卷曲，生殖器官为单管型，有交合刺一对。

2. 虫卵

虫卵有受精卵和未受精卵之分。①受精卵：呈宽椭圆形，卵壳厚而透明，外披一层凹凸不平的蛋白质膜，被宿主胆汁染成棕黄色，大小为(45～75) μm×(35～50) μm，卵内含有一个大而圆的卵细胞，在其两端与卵间可见新月形空隙。②未受精卵：呈长椭圆形，大小为(88～94) μm×(39～44) μm，卵壳与蛋白质膜均较受精蛔虫卵薄，卵壳内含许多大小不等的折光颗粒。两种蛔虫卵的蛋白质膜有时可脱落，成为脱蛋白质膜蛔虫卵，观察时应与其他虫卵相鉴别（图 6-30-2）。

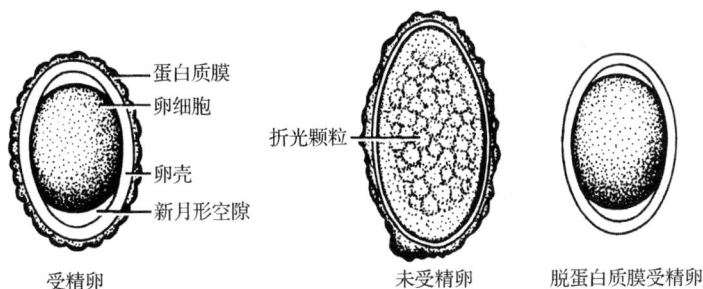

图 6-30-2 蛔虫卵

受精卵 · 蛋白质膜 卵细胞 卵壳 新月形空隙

折光颗粒 未受精卵

脱蛋白质膜受精卵

(二)生活史

蛔虫完成生活史不需要中间宿主,属于土源性线虫。成虫寄生于人体小肠中,以肠内半消化食物为营养。雌、雄成虫交配后,雌虫产卵,平均每天每条雌虫可产卵约 24 万个,卵随宿主粪便排出体外。

1. 在外界的发育

受精卵在外界潮湿、氧气充足、荫蔽的泥土中,于 21～30 ℃条件下,约经 2 周卵内细胞发育成第一期幼虫。再经 1 周卵内幼虫经第一次蜕皮成为感染期虫卵。

2. 在人体内的发育

感染期虫卵被人误食后,在小肠内孵出幼虫,然后幼虫侵入肠黏膜和黏膜下层,钻入静脉或淋巴管,经肝、右心到达肺,穿破肺毛细血管,进入肺泡,在肺泡内幼虫经第 2 次和第 3 次蜕皮后,沿支气管、气管向上移行至咽部,随宿主的吞咽动作,重新到达小肠,经第 4 次蜕皮后发育为成虫(图 6-30-3)。从误食感染期虫卵到雌虫产卵约需 60～75 天。成虫寿命约 1 年左右。

(三)致病

1. 幼虫致病

幼虫在人体内移行过程中可造成不同程度的机械性损伤;同时幼虫发育、蜕皮、释放变应原物质,引起宿主超敏反应。人体最常受损的器官是肺,可造成局部出血、炎症反应和嗜酸性粒细胞浸润。严重时可引起蛔蚴性肺炎、哮喘,临床表现有发热、咳嗽、痰中带血、胸痛、呼吸困难等。

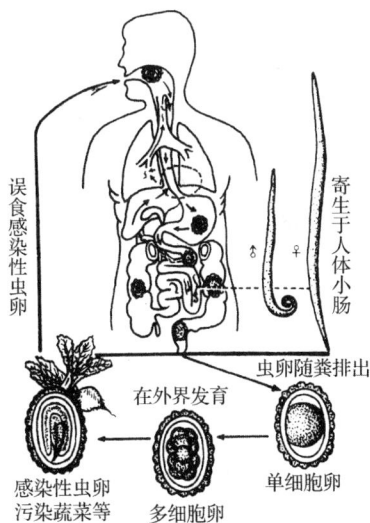

误食感染性虫卵 寄生于人体小肠 虫卵随粪排出 在外界发育 感染性虫卵污染蔬菜等 多细胞卵 单细胞卵

图 6-30-3 蛔虫生活史

2. 成虫致病

(1)消化道症状。成虫寄生于小肠直接掠夺宿主营养,机械损伤肠黏膜,引起消化不良和营养吸收障碍,患者可出现食欲缺乏、恶心、呕吐、脐周疼痛等,儿童重度感染时,可引起严重的营养不良,甚至发育障碍。

(2)超敏反应。虫体的分泌物、代谢产物被人体吸收后,引起Ⅰ型超敏反应,患者表现为荨麻疹、皮肤瘙痒等症状。

（3）并发症。宿主若大量食入辛辣食物、服用驱虫剂不当或发热、胃肠道疾病等因素刺激，可诱发蛔虫钻孔的习性，虫体钻入开口于肠壁上的各种管道，引起多种危害严重的并发症。以胆道蛔虫症最为常见；大量蛔虫扭结成团，堵塞肠管可引起肠梗阻；蛔虫穿透肠壁病变处可引起肠穿孔等疾病。

（四）实验诊断

1. 虫卵检查

用生理盐水直接涂片法检查虫卵，饱和盐水浮聚法或水洗沉淀法检出率更高。

2. 成虫检查

粪便或呕吐物中查到成虫，可根据虫体的形态特征进行确诊。粪便中查不到虫卵的疑似患者，可参考临床症状采用药物进行试验性驱虫确诊。

（五）流行

蛔虫的感染呈世界性分布，人群感染较普遍，其特点为农村高于城市，儿童高于成人。引起蛔虫普遍感染的主要因素是：①雌虫产卵量大；②虫卵抵抗力强；③生活史简单；④施肥方法不当，用未经处理的人粪施肥或有随地大便的习惯；⑤不良的卫生行为等。

（六）防治

防治蛔虫病应采取综合性措施：①普查普治患者和带虫者，目前常用的驱虫药有甲苯哒唑、左旋咪唑、阿苯哒唑（又名丙硫咪唑或肠虫清）、左旋咪唑、伊维菌素等。②加强粪便管理和无害化处理，防止虫卵污染环境。③开展健康教育，其重点在儿童，讲究饮食卫生，注意个人卫生和环境卫生，不随地大便，做到饭前便后洗手，不吃不洁的食物，消灭苍蝇，以防止感染。

二、蠕形住肠线虫

蠕形住肠线虫（Enterobius vermicularis Linnaeus，1758）简称蛲虫，主要寄生于人体回盲部，引起蛲虫病。

（一）形态

1. 成虫

成虫的虫体细小、乳白色，有头翼和咽管球。雌虫长为8～13 mm，虫体中部膨大，尾端直而尖细；雄虫长为2～5 mm，尾端向腹面卷曲（图6-30-4）。

2. 虫卵

虫卵形似柿核，呈不对称椭圆形，一侧较平，一侧稍凸，卵壳较厚，无色透明，大小为（50～60）$\mu m \times$（20～30）μm，虫卵排出时内含一蝌蚪期胚胎（图6-30-4）。

（二）生活史

成虫寄生于人体回盲部，虫体吸附于肠黏膜上，以肠腔内容物、组织液和血液为食。雌、雄虫交配后雄虫死亡。雌虫向下移行至肛门处，当宿主睡眠后，肛门括约肌松弛，雌虫移出到肛门外,因受温度及湿度改变和空气的刺激,在肛周皮肤皱襞处大量产卵。雌虫产卵后多数干枯死亡,但有少数可由肛门返回肠腔,也可误入阴道、子宫、尿道等处引起异位寄生。

在适宜的温度、湿度和氧气充足的条件下,肛周的虫卵约经 6 h 的发育,经蜕皮 1 次,即为感染期虫卵。感染期虫卵经口或随空气吸入等方式被人食入,或经肛门—手—口方式形成自身体外重复感染。食入的虫卵在十二指肠内孵出幼虫,沿小肠下行,经三次蜕皮后在结肠发育为成虫。自食入感染期卵至虫体发育成熟产卵,需 2~4 周。雌虫寿命约 1 个月。

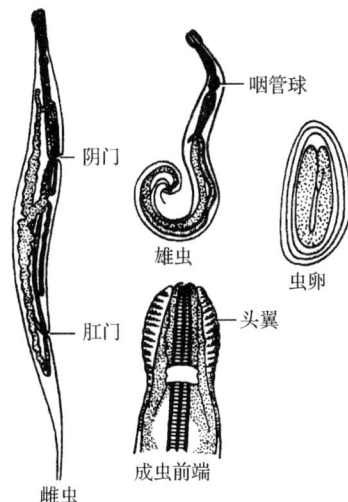

图 6-30-4　蛲虫成虫和虫卵

（三）致病

成虫寄生于肠道可造成肠黏膜损伤。轻度感染无明显症状,重度感染可引起营养不良和代谢紊乱,若侵入阑尾可引起蛲虫性阑尾炎。雌虫在肛周产卵,刺激肛门及会阴部皮肤,引起皮肤瘙痒,是蛲虫病的主要症状。患者常表现为烦躁不安、失眠、夜间磨牙、食欲减退、消瘦等。婴幼儿患者常表现为夜间反复哭闹,睡不安宁。

蛲虫除侵入肠壁组织外,也可侵入其他器官而异位寄生。如侵入阴道引起阴道炎、子宫内膜炎、输卵管炎、卵巢炎;若虫体进入腹腔,可引起蛲虫性腹膜炎、盆腔炎等;蛲虫侵入尿道、膀胱可引起尿路感染,出现尿频、尿急、尿痛等尿道刺激症状。

（四）实验诊断

根据雌虫在肛周产卵的特点,常用透明胶纸法或棉拭子法,于清晨排便前在肛周收集虫卵;也可在粪便中或夜间在患者肛门周围检出成虫进行确诊。

（五）流行

蛲虫感染呈世界性分布,我国各地都有感染。城市高于农村,儿童高于成人,集体生活的儿童感染率更高。因为蛲虫生活史简单,虫卵发育迅速,感染期虫卵抵抗力强,致使蛲虫病流行广泛。

（六）防治

注意公共卫生、家庭及个人卫生,防止相互感染。患儿夜间不穿开裆裤,避免手指直接搔抓肛周皮肤,以防自身重复感染。有计划地对集体生活的儿童进行普查普治。常用的口服治疗药物有阿苯哒唑、甲苯哒唑、噻嘧啶等。局部外用治疗药物,其方法是于睡前清洗肛周、会阴皮肤后,用 3％噻嘧啶软膏或蛲虫油膏等涂于肛周及肛门内,有杀虫止痒作用。

三、十二指肠钩口线虫及美洲板口线虫

十二指肠钩口线虫（Ancylostoma duodenale Dubini,1843）简称十二指肠钩虫;美

洲板口线虫(Necator americanus Stiles,1902)简称美洲钩虫。钩虫寄生于人体小肠,引起钩虫病。

(一)形态

1. 成虫

成虫的虫体长约 1 cm,圆柱状,活时呈肉红色,死后呈灰白色。虫体前端较细,顶端有一发达的角质口囊,在口囊的两侧有一对头腺,能合成和分泌抗凝素及多种酶类,抑制宿主的血液凝固;十二指肠钩虫口囊腹侧前缘有 2 对钩齿,是虫体咬附、吸血的器官,虫体呈"C"形;美洲钩虫口囊内有 1 对板齿,虫体呈"S"形。雌虫略大于雄虫,雌虫尾端尖直,雄虫尾端膨大成交合伞,交合伞中有从泄殖腔伸出的细长交合刺两根(图 6-30-5)。

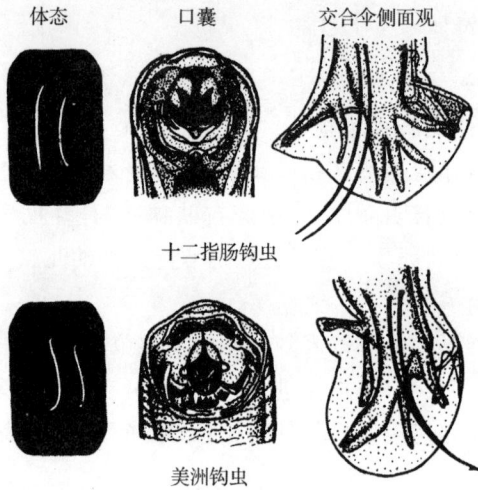

| 体态 | 口囊 | 交合伞侧面观 |

十二指肠钩虫

美洲钩虫

图 6-30-5　两种钩虫的体态、口囊与交合伞

2. 虫卵

两种钩虫卵形态相似,不易区别。均为椭圆形,卵壳薄,无色透明,大小为(56~76) μm×(36~40) μm,卵内通常含 4~8 个卵细胞,卵壳与卵细胞之间有明显空隙。

(二)生活史

两种钩虫的生活史相似,成虫寄生于人体小肠,借口囊内的钩齿或板齿咬附于肠黏膜上,以人体血液、组织液、肠黏膜及脱落的上皮细胞为食。雌雄成虫交配后,雌虫产卵,虫卵随粪便排出体外。

1. 虫卵在外界的发育

虫卵在外界温暖(25~30 ℃)、潮湿、荫蔽、氧气充足的土壤中,经 1~2 天,卵内孵出杆状蚴,以土壤中细菌及有机物为食,经 7~8 天发育,蜕皮 2 次,即发育成为具有感染人体能力的丝状蚴,又称感染期幼虫。

2. 幼虫在人体内的发育

丝状蚴具有明显的向温、向湿和向触性,当接触人体皮肤时,表现出活跃的穿刺运动,经毛囊、汗腺口或皮肤破损处及较薄的指、趾间皮肤主动钻入人体。然后进入小血管或淋巴管,随血流经右心至肺,穿过肺微血管进入肺泡,沿支气管、气管上行至咽,然后经吞咽而入小肠,再蜕皮2次发育为成虫。从丝状蚴侵入人体到发育为成虫产卵需5～7周(图6-30-6)。钩虫寿命为3～5年,个别报道称十二指肠钩虫可活7年,美洲钩虫可活15年。

钩虫除经皮肤和黏膜感染外,近年来有报告通过胎盘进入胎儿体内;通过母乳也有可能感染婴幼儿。

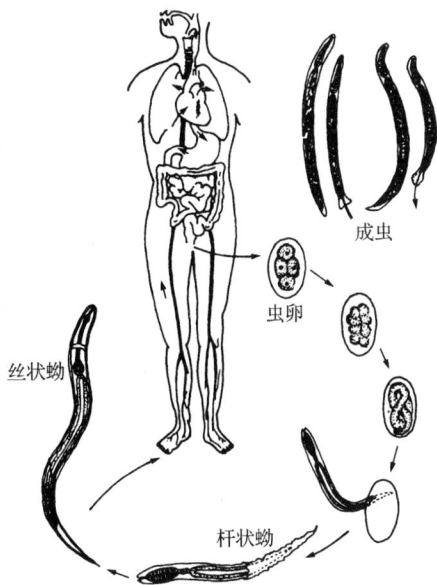

图6-30-6 钩虫生活史

(三)致病

1.幼虫

①钩蚴性皮炎:皮肤接触土壤,丝状蚴侵入,数分钟至1小时后,局部皮肤出现奇痒和烧灼感,继而见充血斑点或丘疹,1～2天内出现红肿、水泡,俗称"粪毒"、"着土痒"。②钩蚴性肺炎:大量钩蚴感染,幼虫移行至肺,可损伤肺泡及毛细血管,引起局部出血、炎症和超敏反应,患者可出现咳嗽、痰中带血、发热、哮喘、血中嗜酸性粒细胞增多等症状。

2.成虫

①贫血:钩虫经常更换吸血部位,造成肠壁广泛性出血点;钩虫以血液为食,造成血液丢失;钩虫头腺分泌抗凝素,阻止血液凝固,使咬附部位伤口渗血;由于慢性失血,人体内铁和蛋白质不断耗损,血红蛋白合成不足,从而导致小细胞低色素性贫血,俗称缺铁性贫血。患者表现为皮肤蜡黄、黏膜苍白、眩晕、乏力,严重者可有心慌、气促、面部及下水浮肿等症状。②消化系统症状:钩虫咬附于肠黏膜上,造成肠黏膜出现散在出血点及小溃疡。患者表现上腹不适或隐痛,恶心、呕吐、腹泻、腹痛或便秘,重度感染者可见柏油样黑便等。③异嗜症:少数患者出现喜食生米、生豆、泥土、瓦片、煤渣等异常症状,称为"异嗜症"。儿童感染钩虫易引起营养不良,生长发育障碍;妇女感染可引起闭经、流产、不孕症等。

(四)实验诊断

1.粪便检查虫卵

由于钩虫产卵量少,直接涂片法检出率较低;常用饱和盐水浮聚法,检出率较直接涂片高5～6倍。

2.钩蚴培养法

粪便水洗沉淀后取其沉淀物,在适宜条件下培养5～7天,查到丝状蚴即可确诊。

(五)流行

钩虫病呈世界性分布,多见于热带、亚热带地区。我国南方高于北方,农村高于城市。北方以十二指肠钩虫为主,南方以美洲钩虫为主,但两种钩虫混合感染较为普遍。主要流行于夏秋季。

（六）防治

加强粪便管理，不随地大便，使用无害化粪便做肥料；做好个人防护，不赤足下地作业，在手、足等皮肤暴露处涂抹 1.5％左旋咪唑硼酸酒精或 15％噻苯咪唑软膏，可减少感染机会；驱虫治疗，常用驱虫药物有甲苯哒唑、阿苯哒唑、噻嘧啶及伊维菌素等，两药合用驱虫效果更好。

四、班氏吴策丝虫及马来布鲁丝虫

丝虫（Filaria）因虫体细长如丝而得名。我国寄生于人体的丝虫有班氏吴策丝虫〔Wuchereria bancrofti(Cobbold,1877)Seurat,1921〕（简称班氏丝虫）和马来布鲁丝虫〔Brugia malayi(Brug,1927)Buckley,1958〕（简称马来丝虫）。上述两种丝虫均由吸血昆虫传播，寄生于人体的淋巴系统，引起丝虫病。

（一）形态

1. 成虫

两种丝虫成虫的形态相似，虫体呈乳白色丝线状，体表光滑，体长约 3～7 cm，雌虫大于雄虫，班氏丝虫大于马来丝虫。

2. 微丝蚴

虫卵在雌虫子宫内直接发育为幼虫，即为微丝蚴。两种微丝蚴的共同形态是：虫体细长约 250 μm×6 μm，头端钝圆，尾端尖细，外披鞘膜，体内有许多圆形或椭圆形的体核，头部无核部位称头间隙。微丝蚴的体态、头间隙的大小、体核的排列以及尾核的有无等是鉴别两种微丝蚴的主要依据（图 6-30-7）。两种微丝蚴的鉴别要点见表 6-30-1。

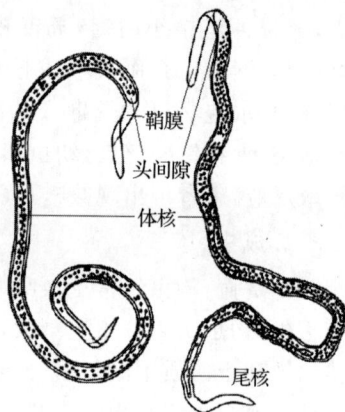

鞘膜
头间隙
体核
尾核

班氏微丝蚴　马来微丝蚴

图 6-30-7　两种微丝蚴形态

表 6-30-1 　　　　　班氏微丝蚴与马来微丝蚴形态鉴别

鉴别要点	班氏微丝蚴	马来微丝蚴
长×宽(μm)	244～296×5.3～7.0	177～230×5～6
体态	柔和，弯曲较大，无小弯	硬直，大弯上有小弯
头间隙(长：宽)	较短(1:1 或 1:2)	较长(2:1)
体核	圆形或椭圆形，各核分开，排列整齐，清晰可数	椭圆形，大小不等，排列紧密，常重叠，不易分清
尾核	无	有 2 个，前后排列，尾核处角皮略膨大

（二）生活史

两种丝虫生活史相似，包括幼虫在蚊体内的发育和成虫在人体内的发育两个阶段。

1. 在蚊体内的发育

当蚊叮吸血内有微丝蚴的宿主时，微丝蚴随血液进入蚊胃内，经 1～7 h 脱去鞘膜，穿过胃壁进入胸肌发育成腊肠蚴；腊肠蚴经 2 次蜕皮发育成丝状蚴，即感染期幼虫。约经 1 周，丝状蚴到达蚊喙，当蚊再吸血时，丝状蚴随蚊叮吸人血进入人体。

2. 在人体内的发育

丝状蚴侵入人体后，进入附近的小淋巴管，再移行至较大的淋巴管或淋巴结内，经2次蜕皮发育为成虫。马来丝虫多寄生于上、下肢浅部淋巴组织，以下肢多见；班氏丝虫多寄生于深部淋巴组织中，主要见于下肢、阴囊、精索、腹股沟、腹腔、肾盂等。雌、雄成虫交配后，雌虫产出的微丝蚴大多随淋巴液经胸导管进入血循环。自感染丝状蚴至外周血液中查见微丝蚴的时间，班氏丝虫为90～150天，马来丝虫多为80～90天。微丝蚴白天滞留在肺部等内脏毛细血管中，夜间则出现于外周血液中，这种夜多昼少的现象，称为微丝蚴的夜现周期性。两种微丝蚴出现于外周血的时间略有不同，马来微丝蚴为晚上8时至次晨4时；班氏微丝蚴为晚上10时至次晨2时。夜现周期性的机制至今尚未完全阐明。微丝蚴在人体内可活2～3个月，成虫寿命一般为4～10年(图6-30-8)。

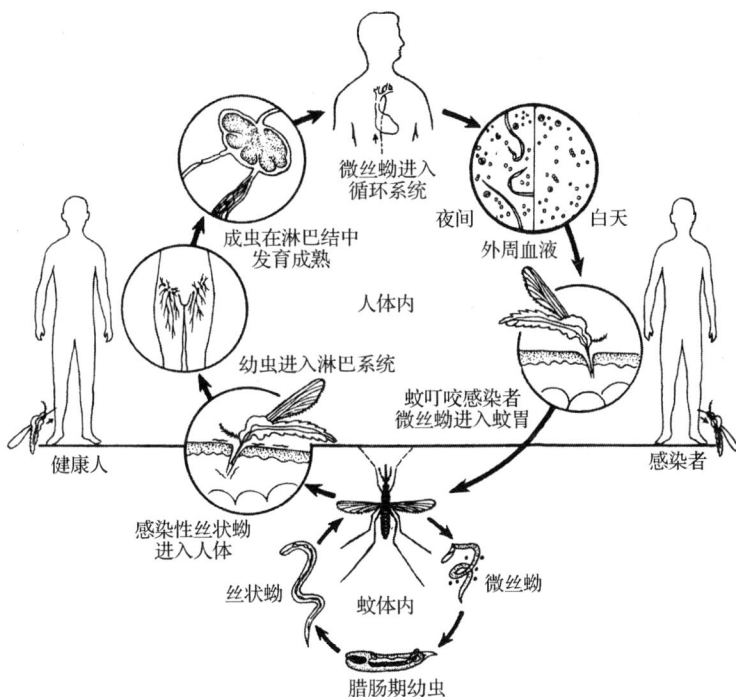

图 6-30-8　丝虫生活史

(三)致病

1. 急性期过敏和炎症反应

幼虫和成虫的代谢产物、幼虫蜕下的外皮及死亡虫体的分解产物等均可刺激机体引起过敏及炎症反应。临床表现为淋巴管炎、淋巴结炎和丹毒样皮炎。淋巴管炎时可见一离心性红线，俗称"流火"；成虫寄生于阴囊内的淋巴管时，可出现精索炎、附睾炎和睾丸炎；除局部表现外，常伴有畏寒、发热，即"丝虫热"。

2. 慢性期阻塞性病变

由于急性炎症的反复发作，淋巴管、淋巴结出现增生性肉芽肿，导致淋巴管部分或完全阻塞，淋巴液回流受阻，淋巴管曲张甚至破裂，淋巴液流入周围组织，由于阻塞部位不同,临床表现也不同。最常见的病变为:①象皮肿:多发于下肢和阴囊,是晚期丝虫病最常见的体征。其原因是淋巴管破裂,含高蛋白的淋巴液外溢到皮下组织,刺激局部纤维组织增生,使局部皮肤增厚,变粗变硬,形似象皮,故称象皮肿。②乳糜尿:由于主动脉前淋巴结或肠干淋巴结受阻,从小肠吸收的乳糜液经腰淋巴干反流至泌尿系统所致。③睾丸鞘膜积液:阻塞发生在精索、睾丸淋巴管时,淋巴液可流入鞘膜腔内,引起睾丸鞘膜积液。

(四)实验诊断

1. 病原学检查

①血液查微丝蚴:采血时间以晚上 9 时至次晨 2 时为宜。检查方法有新鲜血滴法、厚血膜法、海群生白天诱出法等。②体液检查法:取乳糜尿、腹水、鞘膜积液和淋巴液,直接涂片或离心沉淀检查微丝蚴。

2. 免疫学检查

免疫学检查用于感染早期、轻度感染及晚期丝虫病患者,血液及体液不易查到微丝蚴,可用皮内试验和酶联免疫吸附试验等免疫学方法做辅助诊断。

(五)流行

丝虫病流行于热带、亚热带,是全世界重点控制的十大热带病之一,也是我国五大重点防治的寄生虫病之一。我国山东、河南、江苏、上海等 17 个省、市、自治区曾流行过丝虫病。目前,除台湾及少数地区外,其他省市已基本消灭丝虫病。

丝虫病的传染源是血中带有微丝蚴的病人和带虫者;蚊类是班氏和马来丝虫病的传播媒介;在丝虫病流行区,男女老少均有被感染的可能。

(六)防治

普查普治和防蚊、灭蚊是防治丝虫病的重要措施。普查应以 1 岁以上的全体居民为对象;普治是及早发现病人和带虫者并及时治愈。治疗的药物以乙胺嗪(海群生)为主,呋喃嘧酮和伊维菌素治疗丝虫病也有较好效果。防蚊灭蚊,消除蚊虫滋生地,杀灭成蚊和幼虫;做好个人防护,采取防蚊措施,避免感染。

五、寄生于人体的其他线虫

寄生于人体的其他线虫包括毛首鞭形线虫(鞭虫)、旋毛形线虫(旋毛虫)、粪类圆线虫和结膜吸吮线虫(眼线虫)等,其主要特征区别见下表(表 6-30-2)。

表 6-30-2　　　　　　　　　　其他线虫主要特征区别

区别要点	鞭形线虫	旋毛形线虫	粪类圆线虫	结膜吸吮线虫
成虫	前粗后细,形似马鞭	微小、线状	雌虫细长,雄虫短小	细长、线头状
幼虫		细小,约 1mm 卷曲于囊包中	丝状蚴细长,尾端分叉	
虫卵	纺锤形,内含一卵细胞		似钩虫卵,较小	椭圆形,内含幼虫
感染阶段	感染期虫卵	囊包	丝状蚴	感染期幼虫
中间宿主		人、鼠、猪等		蝇类

（续表）

区别要点	鞭形线虫	旋毛形线虫	粪类圆线虫	结膜吸吮线虫
终宿主（宿主）	人	人、鼠、猪等	人	狗、猫、人等
寄生部位	盲肠	成虫:小肠 幼虫:肌肉	回盲部	眼结膜
致病性	鞭虫病	成虫:肠道炎症 幼虫:血管炎、肌炎	腹痛、腹泻等似钩虫病	结膜吸吮线虫病
病原诊断	粪便检查虫卵	肌肉压片镜检囊包	粪便、痰液检查丝状蚴	眼部取出虫体确诊
预防	加强粪便管理,保护水源,注意个人卫生	注意饮食卫生 不吃生肉	与钩虫防治相似	防蝇、灭蝇,加强狗、猫管理,注意眼部卫生
治疗	驱虫治疗	首选阿苯达唑	首选噻苯咪唑	1%～2%可卡因或地卡因滴眼

第二节 | 吸虫纲

吸虫纲(Trematoda)属于扁形动物门(Platyhelminthes)。在人体中寄生的吸虫均属于复殖目,吸虫种类繁多,形态各异,但基本结构及发育过程相似,其特点主要有:①大多数吸虫外形呈叶状或舌状,背腹扁平,两侧对称,通常具有口吸盘和腹吸盘(图 6-30-9)。②消化系统由口、咽、食管和肠管组成,肠管通常分为左右两个肠支;③生殖器官较发达,除血吸虫外,均为雌雄同体,故名复殖吸虫;④生活史复杂,经历有性世代与无性世代的交替,无性世代一般寄生在中间宿主淡水螺体内;有性世代大多寄生在终宿主人或哺乳动物体内。吸虫的基本发育阶段通常包括虫卵、毛蚴、胞蚴、雷蚴、尾蚴、童虫和成虫。

寄生于人体的吸虫有 30 余种,在我国常见的吸虫有日本血吸虫、华支睾吸虫、卫氏并殖吸虫、布氏姜片吸虫等。

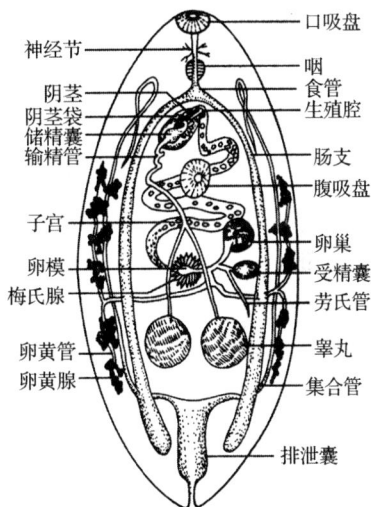

图 6-30-9 复殖吸虫成虫基本结构

一、日本裂体吸虫

日本裂体吸虫(Schistosoma japonicum Katsurada,1904)又称日本血吸虫,简称血吸虫。成虫主要寄生在人体肠系膜下静脉内,引起血吸虫病。

(一)形态

1.成虫

成虫呈圆柱状,雌雄异体。活时常呈合抱状态。雄虫略粗短,长(10～20) mm×

(0.5～0.55) mm,乳白色,前端有发达的口、腹吸盘,自腹吸盘以下虫体两侧向腹面卷曲,形成抱雌沟。雌虫细长如线,前细后粗,虫体长(12～28) mm×(0.1～0.3) mm,由于肠管内充满消化或半消化的血液使虫体后半部呈深褐色。腹吸盘不及雄虫明显,卵巢1个,呈长椭圆形,位于虫体中部。雌虫常留居于抱雌沟内,呈雌雄合抱状态。

2. 虫卵

虫卵平均大小为 89 μm×67 μm,椭圆形,淡黄色,卵壳较薄,无卵盖,卵壳一侧有一逗点状小棘,卵壳表面常附有许多宿主组织残留物,成熟虫卵内含一毛蚴,毛蚴和卵壳间常可见到大小不等的圆形或椭圆形的油滴状毛蚴分泌物(图 6-30-10)。

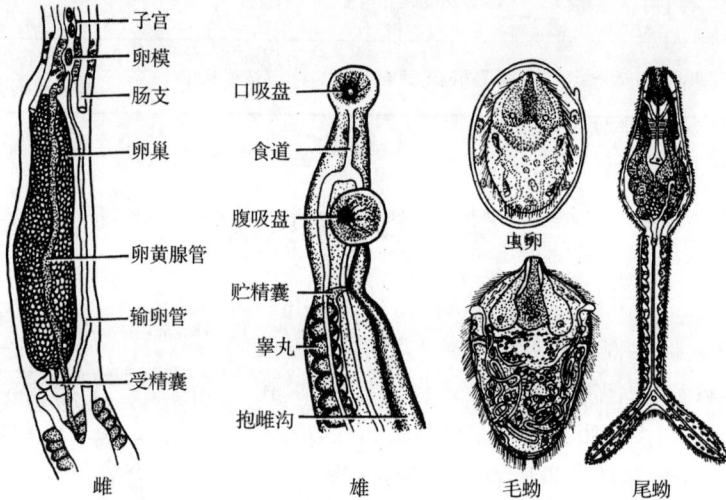

图 6-30-10　日本血吸虫成虫的生殖系统、虫卵、毛蚴和尾蚴

3. 毛蚴

毛蚴大小约 99 μm×35 μm,呈梨形,灰白色,半透明,周身披有纤毛,为其活动器官。体前端有顶腺和一对头腺,能分泌溶组织物质,是可溶性虫卵抗原(SEA),在毛蚴未孵出前,此等物质可经卵壳微孔释出。

4. 尾蚴

尾蚴大小为 280～360 μm,分体部和尾部,尾部又分为尾干和尾叉。尾叉长度约等于尾干长度的 1/2,是其重要特征。体前端有口吸盘,腹吸盘位于虫体后部,在体中、后部有 5 对单细胞钻腺,开口于虫体前端,能分泌溶组织酶,以利尾蚴侵入宿主皮肤。

(二)生活史

成虫寄生于人体和多种哺乳动物的肠系膜下静脉,以血液为食。雌、雄虫交配后,雌虫产卵于肠系膜下静脉末梢内。一部分虫卵循门静脉系统流至肝门静脉并沉积在肝组织内;另一部分虫卵沉积于肠壁小血管中,虫卵内卵细胞反复分裂,约经 11 天发育为毛蚴,此称成熟卵。成熟卵内毛蚴分泌的溶组织物质能透过卵壳微孔释出,引起虫卵周围组织及血管壁炎症、坏死,形成嗜酸性脓肿。由于肠蠕动、腹内压力及血管内压的作用,使卵随溃破组织落入肠腔,随粪便排出体外。

1. 在中间宿主体内的发育

虫卵随粪便入水,在 25~30 ℃ 的水温中,经 2~32 h 孵出毛蚴。毛蚴遇到中间宿主钉螺即钻入其体内,经母胞蚴、子胞蚴的无性繁殖,最后发育为大量尾蚴从螺体逸出,尾蚴是血吸虫的感染阶段,尾蚴寿命约 1~3 天。

2. 在终宿主体内的发育

尾蚴在水中游动,人或动物与含尾蚴的疫水接触后,尾蚴通过吸盘的吸附作用、钻腺分泌物蛋白酶的溶组织作用和体、尾部的运动,数秒或数分钟内钻入皮肤或黏膜,脱去尾部形成童虫。童虫侵入小血管或小淋巴管,随血循环到达全身各部。但只有到达门脉、肠系膜静脉系统血管里的童虫才能发育,雌、雄虫合抱,性器官发育成熟。自尾蚴侵入人体到成虫产卵约需 24 天。成虫在人体内的寿命一般为 2~5 年,最长可达 40 年(图 6-30-11)。

(三)致病

在血吸虫感染过程中,尾蚴、童虫、成虫和虫卵均可对宿主造成损害和免疫病理反应,其中以虫卵造成的危害最为严重。

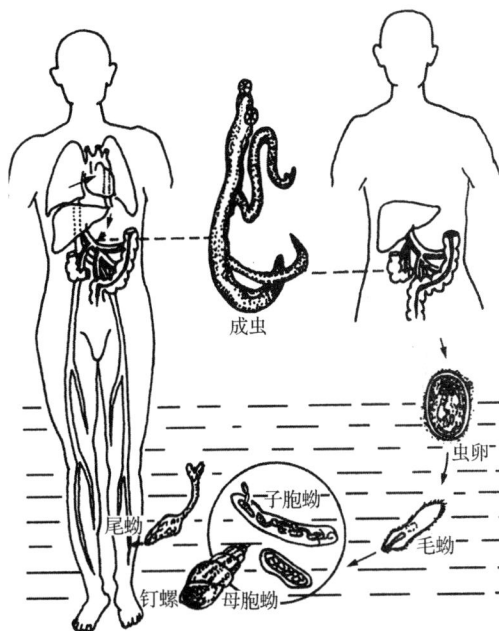

图 6-30-11　日本血吸虫生活史

1. 尾蚴和童虫

尾蚴侵入宿主皮肤时,其机械性损伤及化学毒性作用可引起 Ⅰ 型或 Ⅳ 型超敏反应。患者局部出现丘疹、红斑和瘙痒,称尾蚴性皮炎。童虫在体内移行过程中可致血管炎及超敏反应,特别是肺部,患者可出现咳嗽、痰中带血丝、发热、荨麻疹等全身中毒症状,血中嗜酸性粒细胞增多。

2. 成虫

成虫寄生在门脉系统内,通过机械性损伤,可致静脉内膜炎和静脉周围炎。成虫的代谢产物、分泌物、排泄物及虫体脱落的表膜等,可形成免疫复合物,引起 Ⅲ 型超敏反应,病人表现为蛋白尿、水肿和肾功能减退等症状。成虫以血细胞为食,引起贫血。

3. 虫卵

虫卵沉积于肝和肠壁血管中,卵内毛蚴分泌可溶性虫卵抗原,致敏 Th 细胞,诱导局部组织发生 Ⅳ 型超敏反应,吸引巨噬细胞、嗜酸性粒细胞、淋巴细胞等集聚于虫卵周围,形成虫卵肉芽肿。早期伴有虫卵周围组织的坏死,称嗜酸性脓肿。随着卵内毛蚴的死亡和组织的修复,坏死物质逐步被吸收,纤维组织增生,最后导致纤维化。由于窦前静脉的广泛阻塞,导致门脉高压,出现肝、脾肿大及腹壁、食道和胃底静脉曲张,甚至发生上消化道出血和腹水等症状。肠壁肉芽肿纤维化可导致肠狭窄、肠息肉等。感染严重时,也可有异位损害,肺部多见,其次是脑及胃等器官。

血吸虫病根据病变程度和临床表现可分为三期:①急性血吸虫病:患者表现为腹痛、腹泻、发热、肝脾肿大等,粪便血吸虫卵结果为阳性。②慢性血吸虫病:其临床症状多不明显,有轻度肝脾肿大、慢性腹泻、贫血、消瘦等。③晚期血吸虫病:出现肝硬化、腹水、门脉高压症等,多因上消化道出血、肝性脑病而死亡。儿童时期反复大量感染可影响脑垂体功能,生长发育受抑制,临床上表现为侏儒症。有少数患者结肠壁明显增厚,甚至发生癌变。

(四)实验诊断

1.病原学检查

①粪便直接涂片法查虫卵,用于急性血吸虫病患者。②水洗沉淀法、毛蚴孵化法,分别查虫卵和毛蚴,用于慢性和晚期血吸虫病。③直肠镜活组织检查,适用于慢性、特别是晚期血吸虫病患者。

2.免疫学检查

常用的方法有皮内试验、环卵沉淀试验(COPT)、ELISA、间接血凝试验等。

(五)流行

1.分布

日本血吸虫病流行于亚洲的中国、日本、菲律宾、印度尼西亚等国家。我国主要流行于长江流域及其以南的湖北、湖南、江西、安徽、江苏、云南、四川、浙江、广东、广西、上海、福建等省、市、自治区。

2.流行因素

①传染源:日本血吸虫属人畜共患寄生虫,人和多种家畜及野生动物均为传染源,我国自然感染动物最少有 40 种,其中牛、犬、猪和鼠是主要的传染源,血吸虫卵随其粪便排出体外。②传播途径:含血吸虫卵的粪便污染水源、中间宿主钉螺的存在和人群接触疫水是传播本病的重要环节。③易感者:易感者是指对血吸虫有感受性的人或动物。

影响血吸虫病流行的因素还包括社会因素和自然因素。社会因素涉及社会制度、生活水平、文化素质、生产方式、生活习惯以及农田水利建设、人口流动等。自然因素主要是指与中间宿主钉螺孳生有关的地理、气温、雨量、水质、土壤和植物等。在控制血吸虫病流行的过程中,社会因素起主导作用。

(六)防治原则

1.消灭传染源

人、畜同步化疗是控制传染源的有效途径。目前最有效的药物是吡喹酮。

2.切断传播途径

消灭钉螺,采取综合治理,查清钉螺分布情况,消灭钉螺孳生地,对钉螺进行火烧、土埋和药物杀灭等;加强粪便管理,杜绝粪便污染水源,做好安全供水。

3.保护易感人群

流行季节应尽量避免与疫水接触;若必须接触疫水时,要做好个人防护,可涂抹防护药物,如皮避敌、防蚴宁等,也可使用塑料、橡胶或乳胶衣裤等。

二、华支睾吸虫

华支睾吸虫(Clonorchis sinesis Looss,1907)简称肝吸虫。成虫寄生于肝胆管内引起肝吸虫病。

(一)形态

1.成虫

成虫背腹扁平,前端较细,后端钝圆,体形狭长,外形呈葵花籽仁状。大小为(10～25)mm×(3～5)mm,有口、腹吸盘各1个。虫体活时为淡红色,死后为灰白色。雌、雄同体,雄性生殖器官有1对睾丸,前后排列于虫体后端1/3处,呈分支状故名华支睾吸虫;雌性生殖器官有1分叶状卵巢,位于睾丸之前。卵巢斜后方有椭圆形的受精囊,充满虫卵的子宫盘绕于虫体中部,开口于腹吸盘前缘的生殖孔(图6-30-12)。

2.虫卵

虫卵甚小,平均为29 μm×17 μm,是寄生于人体的最小蠕虫卵。虫卵为黄褐色,形似芝麻,前端较窄,有明显卵盖,卵盖周围的卵壳增厚,形成肩峰,后端钝圆,有一逗点状突起,卵壳内含一成熟毛蚴(图6-30-12)。

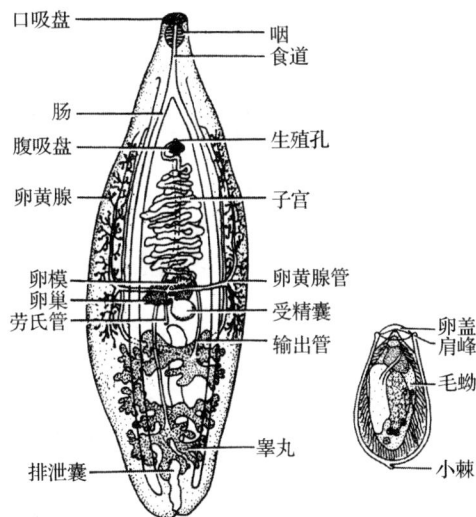

图 6-30-12　华支睾吸虫成虫和虫卵

(二)生活史

成虫寄生于人或犬、猫等哺乳动物的肝胆管内。虫卵随胆汁进入肠道,并随粪便排出体外。

1.在中间宿主体内的发育

虫卵入水被第一中间宿主豆螺、沼螺等淡水螺吞食,在消化道内孵出毛蚴,穿肠壁移行至肝脏,经胞蚴、雷蚴等无性增殖阶段,形成许多尾蚴。尾蚴自螺体逸出,在水中游动,如遇第二中间宿主淡水鱼或虾时,即侵入其体内发育为囊蚴,囊蚴是感染阶段。

2.在终宿主体内的发育

当终宿主食入含活囊蚴的鱼或虾时,囊蚴在消化液的作用下,脱囊为童虫,继而从胆总管进入肝胆管,也可经血循环或穿过肠壁经腹腔进入肝胆管,约需 1 个月发育为成虫。成虫寿命为 20～30 年,每条成虫每天产卵约 240 个(图 6-30-13)。

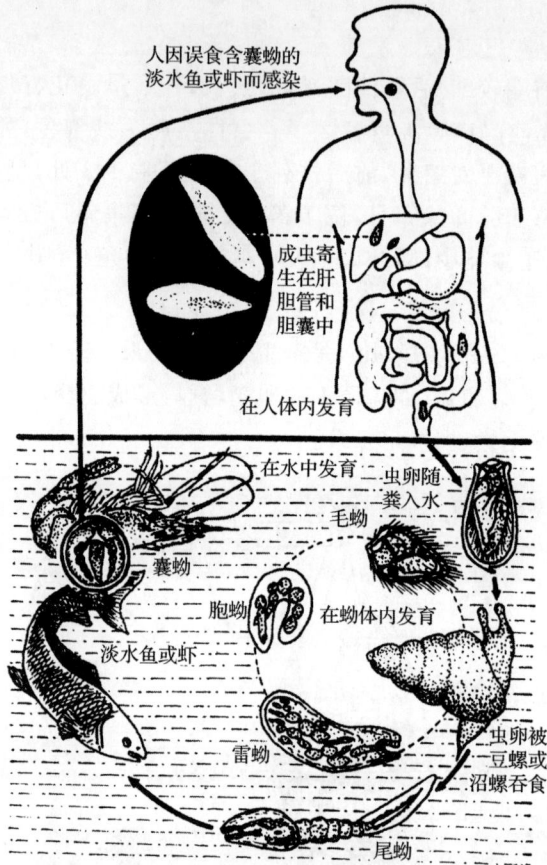

图 6-30-13　华支睾吸虫生活史

(三)致病

成虫在肝胆管内机械性刺激及其代谢产物的化学毒性作用,可引起肝胆管内膜及胆管周围炎症,胆管细胞脱落、增生,导致管腔变窄,造成胆管阻塞,胆汁流出受阻并淤滞,可引起阻塞性黄疸;胆汁引流不畅,易合并细菌感染,引起胆管炎、胆囊炎;死亡的虫体碎片、虫卵及脱落的胆管上皮细胞可构成结石的核心,引起胆结石;由于肝胆管周围纤维组织增生,可导致邻近的肝细胞萎缩和坏死,引起脂肪变,甚至发生纤维化,引起肝硬化、腹水。近年来研究表明华支睾吸虫感染可诱发肝癌或胆管上皮癌。

轻度感染者除肝大外,可无其他明显症状;中度感染者可表现为上腹部胀满、消化不良、肝区疼痛、黄疸、消瘦、乏力等;重度感染者可出现营养不良、腹痛、腹泻等;晚期患者可造成肝硬化、腹水,甚至消化道大出血、肝性脑病而死亡。儿童感染严重时可引起发育不良或侏儒症。

（四）实验诊断

1.虫卵检查

取粪便或十二指肠引流液直接涂片查虫卵,还可用自然沉淀法、氢氧化钠消化法等集卵法以提高检出率。

2.免疫学诊断

常用皮内试验、酶联免疫吸附试验、间接血凝试验,这些是目前较理想的免疫学辅助诊断方法。

（五）流行

华支睾吸虫主要分布在亚洲,如中国、日本、朝鲜、越南和其他一些东南亚国家。在我国除青海、宁夏、内蒙古、西藏等尚未见报道外,其余省、市、自治区都有不同程度的发生或流行。引起华支睾吸虫病流行的主要因素有以下方面:

1.传染源

除人外,还有大量储存宿主,如猫、犬、猪、鼠等哺乳动物,人和动物粪便污染水源,是人体华支睾吸虫病的重要传染源。

2.中间宿主的存在

在我国南北各地池塘、湖、河、沟中有第一中间宿主淡水螺的存在,同时又有第二中间宿主淡水鱼、虾的并存。

3.饮食习惯不良

该病主要是食入含有活囊蚴的淡水鱼、虾所致。我国某些地区居民有喜食"鱼生"、"鱼生粥",喜食未烤熟小鱼虾,用生鱼佐酒等不良饮食习惯而引起该病流行。

（六）防治原则

加强粪便管理,防止水源污染,改变养鱼习惯,消灭第一中间宿主淡水螺类。开展卫生宣传教育,使人们了解本病的危害性和传播途径,不吃生的或半生的鱼或虾,改进烹调方法及饮食习惯,注意生、熟食的厨具要分开使用,防止囊蚴感染人体。家养的猫、狗如粪便检查阳性者应给予治疗。积极治疗病人、带虫者和保虫宿主,目前应用最多的药物是吡喹酮与阿苯哒唑。

三、寄生于人体的其他吸虫

寄生于人体的其他吸虫还有布氏姜片吸虫(又称肠吸虫)、卫氏并殖吸虫(又称肺吸虫)和斯氏狸殖吸虫等。其主要特征区别见下表(表6-30-3)。

表6-30-3　　　　　　　　其他吸虫主要特征区别

区别要点	布氏姜片吸虫	卫氏并殖吸虫	斯氏狸殖吸虫
成虫	形似姜片	长椭园形,似半粒黄豆	窄长呈长梭形
虫卵	淡黄色,长椭圆形	金黄色,椭圆形	椭圆形稍不对称
感染阶段	囊蚴	囊蚴	囊蚴
第一中间宿主	扁卷螺	川卷螺	小型淡水螺类
第二中间宿主	无,但需水生植物	溪蟹、蝲蛄	蟹类

区别要点	布氏姜片吸虫	卫氏并殖吸虫	斯氏狸殖吸虫
终宿主和保虫宿主	人、猪等	人、肉食类哺乳动物	人、犬、猫科等动物
寄生部位	肠道	肺或脑等	皮下或肝等
致病	局部机械性损伤	机械损伤、免疫病理反应	幼虫移行症等
病原诊断	粪便检查虫卵	痰液或粪便检查虫卵	皮下包块活组织检查
治疗	吡喹酮	吡喹酮、硫双二氯酚	吡喹酮、三氯苯哒唑

第三节 | 绦虫纲

绦虫纲(Class Cestoda)属于扁形动物门，营寄生生活。寄生人体的绦虫有 30 余种，均隶属于多节亚纲中的圆叶目和假叶目。

一、形态

绦虫成虫背腹扁平，乳白色，带状，多分节。无体腔和消化道，营养物质通过体壁吸收，雌雄同体，生殖系统、排泄系统等均包埋在其实质组织中。成虫体长数毫米至数米，由头节、颈部和链体组成。

（一）头节

细小，有吸盘或吸槽，有的有顶突和小钩，是绦虫的固着器官，借以附着在肠黏膜上。

（二）颈部

紧接头节，细小而不分节，具有很强的生发能力，可不断生出新节片而形成其后的链体。

（三）链体

由数目不等的节片组成，节片数目因虫种而异，少者 3～4 节，多者可达数千节。每一节片均有雌、雄生殖器官，根据生殖器官的发育情况，可将节片分为幼节、成节和孕节。幼节内生殖器官未发育成熟；成节内部雌、雄生殖器官已发育成熟；孕节除了充满虫卵的子宫外，其他器官均已退化（图 6-30-14）。末端的孕节可从链体上脱落，新的节片又不断从颈部长出，使绦虫成虫始终保持一定的长度。

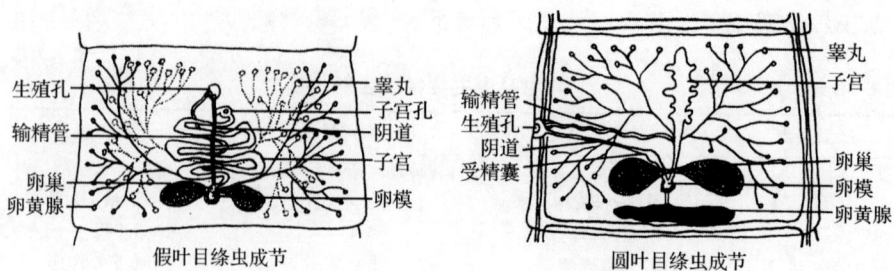

图 6-30-14　绦虫成熟节片中的生殖系统

二、生活史

绦虫成虫寄生于脊椎动物的肠道,幼虫寄生于脊椎动物或无脊椎动物的组织内。完成生活史需要1~2个中间宿主,在中间宿主体内发育的阶段称中绦期。

圆叶目绦虫生活史需要1个中间宿主,个别种类不需要中间宿主,可在同一宿主体内完成生活史。脱落的孕节和散出的虫卵随粪便排出体外,被中间宿主吞食后,六钩蚴在其肠腔中孵出,钻入肠壁,随血流到达各组织中,发育为中绦期幼虫。不同种属的绦虫,其中绦期的形态和名称不同,如囊尾蚴、似囊尾蚴、棘球蚴、泡球蚴等,它们被终宿主误食后,在肠腔中脱囊,翻出头节,发育为成虫。如链状带绦虫、肥胖带绦虫、细粒棘球绦虫、微小膜壳绦虫等。

假叶目绦虫完成生活史需要两个中间宿主,虫卵从子宫排出后,必须在水中继续发育,然后孵出钩球蚴,先后被第一中间宿主(甲壳纲节肢动物)和第二中间宿主(鱼或其他脊椎动物)吞食,经原尾蚴、裂头蚴等中绦期幼虫,进入终宿主肠道后,发育为成虫,如曼氏迭宫绦虫。

三、分类

(一)链状带绦虫

链状带绦虫又称猪带绦虫、猪肉绦虫或有钩绦虫。成虫寄生于人体小肠内,引起猪带绦虫病。幼虫寄生于猪或人的肌肉及组织中,引起猪囊尾蚴病(囊虫病)。

1.形态

(1)成虫:虫体扁平,带状,分节,乳白色,长2~4 m。头节近球形,直径约1 mm,有4个吸盘和1个顶突,顶突上排列两圈小钩。颈部纤细,具有生发功能。链体由700~1 000个节片构成。近颈部的幼节宽大于长,成节近方形,具有发育成熟的雌雄生殖器官各1套;孕节长大于宽,子宫由主干向两侧分支,每侧7~13枝(图6-30-15)。

(2)虫卵:卵壳薄而透明,极易脱落,故镜检所见多为脱掉卵壳的虫卵,呈圆球形,直径31~43 μm,胚膜较厚,棕黄色,其上有放射状条纹,内含一个六钩蚴(图6-30-15)。

(3)囊尾蚴:囊尾蚴又称囊虫,大小为(8~10) mm×5 mm,乳白色半透明、卵圆形的囊状体,囊壁内充满透明的囊液,头节凹入囊内呈白点状,构造与成虫头节相同(图6-30-15)。

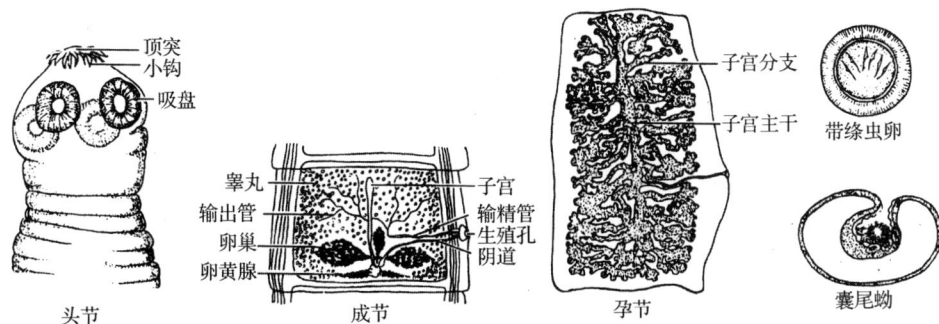

图 6-30-15 猪带绦虫

2. 生活史

人是猪带绦虫的唯一终宿主。成虫寄生于人体小肠，以头节固着于肠壁上，靠体表吸收肠腔内营养物质，孕节常单节或数节连在一起脱落至肠腔，随粪便排出体外。

(1)在猪体内的发育：当孕节或虫卵被中间宿主猪吞食后，在小肠消化液的作用下，经1～3天孵出六钩蚴并钻入肠壁血管或淋巴管，随血液到达猪体全身，多寄生于肌肉、脑、眼等处，经60～70天发育为囊尾蚴，有囊尾蚴寄生的猪肉又称"米猪肉"、"米糁肉"等。囊尾蚴在中间宿主体内平均寿命3～5年，少数可达15～17年。

(2)在人体内的发育：人因食入生的或未熟透的含活囊尾蚴的猪肉而感染。囊尾蚴在小肠受胆汁的刺激，头节翻出附着于小肠壁上，经2～3个月发育为成虫。成虫寿命长达25年以上(图6-30-16)。

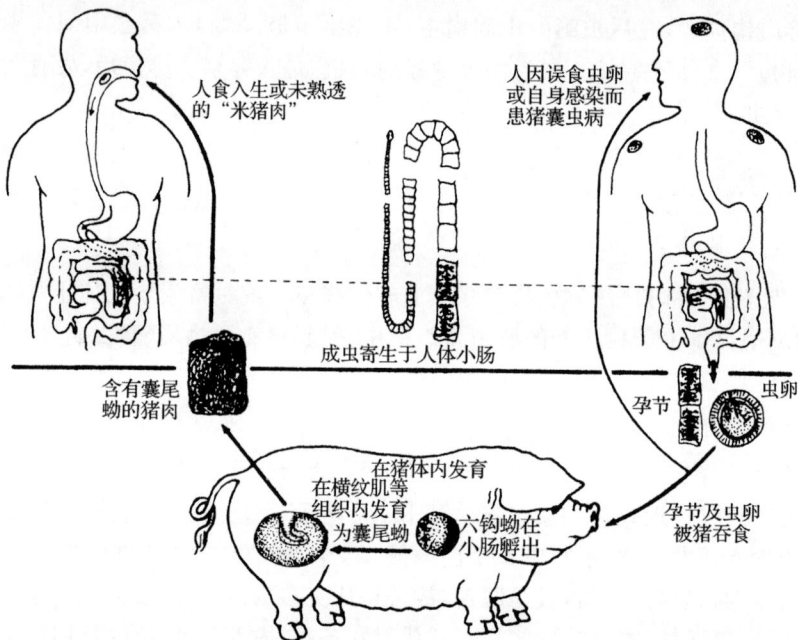

图 6-30-16 猪带绦虫生活史

人不仅是猪肉绦虫的终宿主，也可作为其中间宿主。原因是当人误食虫卵后，可在体内发育成囊尾蚴，引起囊虫病。人体感染虫卵的方式有三种。①异体感染。误食他人排出的虫卵引起。②自体体外重复感染。患者误食自己排出的虫卵而引起再感染。③自体体内重复感染。绦虫病患者反胃呕吐时，肠道的逆蠕动将孕节反入胃中引起感染。

3. 致病

成虫寄生于人体小肠，引起猪带绦虫病。本病临床表现较轻微，患者常因粪便中发现节片而求医。部分患者有腹部不适、腹泻、恶心、消化不良等症状；虫体代谢产物被吸收后，可表现头痛、头晕、失眠等神经系统症状。偶有导致肠梗阻或头节穿破肠壁引起肠穿孔者。

囊尾蚴对人体的危害远较成虫为大，可引起囊尾蚴病，又称囊虫病。其症状和危害因寄生的数量和部位的不同,临床表现各异。常见的囊尾蚴病有以下几种。

(1)皮下、肌肉囊尾蚴病:囊尾蚴寄生于皮下可形成圆形或椭圆形的皮下结节。以头部和躯干较多,手可触及,硬度似软骨,无压痛,大小为 0.5～1.5 cm。囊尾蚴寄生于肌肉,可致肌肉酸痛无力、麻木、发胀等。

(2)脑囊尾蚴病:又称脑囊虫病,危害最大。囊尾蚴可在脑内的不同部位寄生,虫体机械性压迫脑组织,引起的症状极为复杂。癫痫发作、颅内压增高和精神症状是脑囊尾蚴病的三大临床表现,以癫痫发作最多见。

(3)眼囊尾蚴病:眼底镜检查有时可见头节蠕动。症状轻者表现为视力障碍,严重者可致失明。

4.实验诊断

(1)猪带绦虫病的诊断:询问患者有无食"米糁肉"及排节片史,可检查孕节子宫侧支的数目确定虫种;检查虫卵可用粪便涂片法、浮聚法或沉淀法;疑似病人可试验性驱虫。

(2)囊尾蚴病的诊断:视寄生部位不同而异,皮下或浅表部位的结节可采用手术摘除活检;眼部的囊尾蚴可用眼底镜检查;脑和深部组织的囊尾蚴可用 X 线、B 超、CT 和磁共振(MRI)等现代影像设备来检查。免疫学试验具有辅助诊断价值。

5.流行

(1)分布:猪带绦虫病及囊尾蚴病呈世界性分布,在我国主要分布于华北、东北、山东、河南等地以及南方的云南和广西。

(2)流行因素:①与猪的饲养与管理不善有关。我国有些地区人无厕所猪无圈,或人厕与猪圈相连等均易造成猪吃人粪而感染。②与人食肉的习惯或方法不当有关。有些少数民族地区有生食或半生食猪肉的习惯,此外,用切过生肉的刀、砧板再切熟食等而致人感染。

6.防治原则

防治猪带绦虫病应采取综合性防治措施。

(1)加强卫生宣教:不生食或半生食猪肉;切生、熟肉的刀、砧板分开使用,避免感染活的猪囊尾蚴。

(2)管好厕所、猪圈:合理修建与使用厕所,不随地排便,厕所与猪圈分开,牲猪实行圈养,控制人畜互相感染。

(3)严格肉类检疫:做好城乡肉类卫生检验,严禁出售"米猪肉"。

(4)治疗患者:驱成虫常用槟榔、南瓜子联合应用,其疗效高,副作用小。吡喹酮、甲苯达唑、阿苯达唑驱成虫及驱囊尾蚴都有较好疗效。囊尾蚴病患者除药物治疗外,必要时可采取手术摘除。

(二)肥胖带绦虫

肥胖带绦虫又称牛带绦虫、牛肉绦虫或无钩绦虫。成虫寄生于人体小肠,引起牛带绦虫病。

牛带绦虫与猪带绦虫的成虫形态相似(图 6-30-17)。两种带绦虫的虫卵在形态上难以区分。

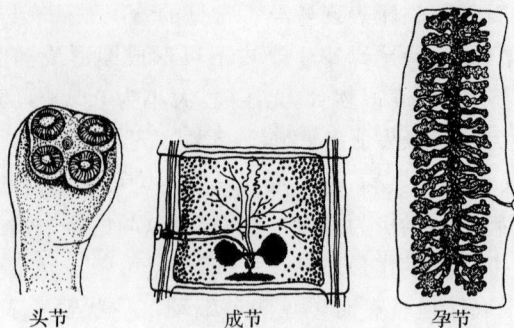

头节　　　　　　成节　　　　　　孕节

图 6-30-17　牛带绦虫

1. 形态与生活史

两种带绦虫区别见表 6-30-4。

表 6-30-4　　　　　　　　猪带绦虫与牛带绦虫的形态、生活史区别

		猪带绦虫	牛带绦虫
形态	体长	2～4 m	4～8 m
	节片数	700～1 000 节	1 000～2 000 节
	头节	球形,有顶突及小钩	方形,无顶突及小钩
	成节	卵巢分左右两叶及中央小叶	卵巢仅分两叶
	孕节子宫分支	不整齐,每侧 7～13 支	较整齐,每侧 15～30 支
	囊尾蚴	头节有小钩,可寄生于人体	头节无小钩,不寄生于人体
生活史	感染阶段	猪囊尾蚴、猪带绦虫卵	牛囊尾蚴
	中间宿主	猪、人	牛
	孕节脱落	多为数节相连脱落	多为单节脱落

2. 致病与实验诊断

寄生人体的牛带绦虫多为 1 条。患者症状多不明显或似猪带绦虫病,有胃肠道和神经系统症状。由于牛带绦虫孕节活动力较强,多数患者有孕节自动从肛门逸出及肛门瘙痒的症状。偶可引起肠梗阻或阑尾炎。牛囊尾蚴一般不寄生人体。

实验诊断同猪带绦虫,孕节自行逸出肛门时常自断端散出虫卵,故透明胶纸法或肛门拭子法查虫卵阳性率高。

3. 流行与防治

牛带绦虫呈世界性分布,我国各地均有报道,特别是新疆、内蒙古、西藏等省、市、自治区有地方性流行。防治原则基本同猪带绦虫病。

(三)其他绦虫

寄生于人体的其他绦虫主要有:细粒棘球蚴绦虫(Echinococcus granulosus)又称包生绦虫,其幼虫棘球蚴也称包虫,引起棘球蚴病或称包虫病。微小膜壳绦虫(Hymenolepis nana)又称短膜壳绦虫,寄生于人体小肠,引起微小膜壳绦虫病。曼氏迭宫绦虫(Spirometra mansoni)属于假叶目,成虫偶然寄生于人体小肠,其裂头蚴则常寄生于人体,引起裂头蚴病。主要区别见表 6-30-5。

区别要点	细粒棘球蚴绦虫	微小膜壳绦虫	曼氏迭宫绦虫
感染阶段	虫卵	似囊尾蚴	裂头蚴
中间宿主	人、牛、羊、骆驼等	可无中间宿主 多种蚤类、面粉甲虫等	第一中间宿主:剑水蚤 第二中间宿主:人、蛙、蛇、鸟类等
终宿主	犬、狼	鼠类、人体	猫、犬等
寄生部位	肝、肺、腹腔、脑、脾、盆腔等 人体任何部位	小肠	成虫:小肠 裂头蚴:皮下、眼、脑等全身任何部位
致病虫期	棘球蚴	成虫似囊尾蚴	裂头蚴
致病	过敏症状、局部压迫及刺激 症状、全身中毒症状	肠黏膜机械损伤、虫体 毒性分泌物的作用	眼裂头蚴病、脑裂头蚴病等
治疗	吡喹酮、阿苯达唑等	吡喹酮、阿苯达唑等	成虫:吡喹酮、阿苯达唑 裂头蚴:手术摘除

表 6-30-5　　　　　其他绦虫主要特点的区别

学 习 小 结

蠕虫是一类软体的多细胞无脊椎动物,寄生在人体的蠕虫称为医学蠕虫,由蠕虫引起的疾病通称蠕虫病。蠕虫有直接发育型和间接发育型两种生活史类型,包括线虫纲、吸虫纲和绦虫纲所属的各种低等动物。

线虫纲属于线形动物门。种类多,分布广。寄生于人体的线虫主要有蛔虫、蛲虫、鞭虫、丝虫、钩虫和旋毛虫等,其生活史特点是幼虫必须蜕皮 4 次,才能发育为成虫,蛔虫、鞭虫、蛲虫和钩虫寄生在消化道,属土源性蠕虫;丝虫和旋毛虫寄生在淋巴系统和组织内,属于生物源性蠕虫;蛔虫成虫主要引起营养不良、胆道蛔虫症和肠梗阻等;钩虫成虫主要引起慢性失血性贫血、幼虫引起钩蚴性皮炎等;蛲虫成虫和虫卵引起肛周奇痒等;丝虫成虫可引起淋巴系统炎症和阻塞性病变。

吸虫大多背腹扁平,两侧对称,呈叶状或舌状,均有口吸盘和腹吸盘;消化道不完整,多为雌雄同体,生活史复杂,虫卵必须入水才能继续发育;基本发育阶段有虫卵、毛蚴、胞蚴、雷蚴、尾蚴、童虫和成虫;除日本血吸虫以尾蚴经皮肤感染人体外,均以囊蚴经口感染;日本血吸虫寄生在人体的门脉-肠系膜静脉系统,各个阶段均有致病作用,其虫卵的危害最严重;华支睾吸虫寄生在人体的肝胆管内,引起肝吸虫病;吸虫病的诊断可取粪便涂片镜检,做病原检查。

绦虫无消化道,绝大多数成虫寄生在人和动物的肠道,需 1～2 个中间宿主。猪带绦虫和牛带绦虫的生活史相似,成虫均寄生在人体小肠,人因食入含囊尾蚴的猪肉、牛肉而感染,引起带绦虫病,人误食猪带绦虫卵可致猪囊尾蚴病;牛囊尾蚴不寄生于人体。

第三十一章

医学原虫

[知识目标]

1.掌握医学原虫的形态、生活史特点。

2.熟悉医学原虫的致病性和实验诊断。

3.了解医学原虫的流行及防治。

[能力目标]

具有对常见医学原虫形态特征认知的能力。

[素质目标]

树立寄生虫病防控、卫生保健及健康教育意识。

疟疾是全球关注的重要公共卫生问题之一,广泛流行于世界各地,我国是世界上疟疾流行国家之一。1880 年法国医学家拉韦朗(Laveran)在疟疾患者血液中发现疟原虫,极大地推动了对疟疾的防治研究,拉韦朗因此及后来对原虫病的研究而获得 1907年诺贝尔生理或医学奖。据世界卫生组织统计,目前仍有 92 个国家和地区处于高度和中度流行,每年发病人数为 1.5 亿,死于疟疾者逾 200 万人。为推动全球进行疟疾防治,2007 年 5 月世界卫生大会在第六十届会议上设立 2008 年 4 月 25 日为首个世界疟疾日,我国卫生部结合实际情况,决定将每年 4 月 26 日作为"全国疟疾日"。

原虫(Protozoa)是原生动物的简称,是能独立完成生命活动全部功能的单细胞真核动物,自然界分布广泛,迄今已发现 65 000 余种,寄生于人体的原虫称为医学原虫,约有 40 余种。根据原虫运动细胞器的有无和类型,将原虫分为孢子虫、根足虫、鞭毛虫、纤毛虫四类。在我国严重危害人类健康的原虫主要有疟原虫、溶组织内阿米巴、黑热病原虫、阴道毛滴虫等。

原虫外形多样,大小因虫种而异,可从 2 μm 至 200 μm 不等。它们的形态因虫种及生活史的不同阶段而异,但基本结构是由细胞膜、细胞质及细胞核三部分组成。

原虫的运动方式包括伪足运动、鞭毛运动及纤毛运动;无运动细胞器者可借助体表构造进行滑动和扭动。原虫具有运动、摄食和生殖能力的时期,称滋养体。许多原虫的滋养体如遇不良生活环境时,可分泌囊壁,包围虫体,形成不活动的包囊。原虫主要以吞噬或吞饮方式摄取食物,也可经体表渗透或胞口摄取营养。原虫的生殖方式有无性生殖和有性生殖。有些原虫在生活史中无性生殖和有性生殖交替出现,这种生殖方式称世代交替。

第一节 | 孢子虫纲

孢子虫纲(Class Sporozoa)均为寄生性原虫,生活史较复杂,生殖方式包括无性和有性生殖。无性生殖有裂体增殖及孢子增殖;有性生殖是通过雌、雄配子结合进行的配子生殖。两种生殖方式可在一个或分别在两个宿主体内完成。对人体危害较严重的孢子虫有疟原虫、弓形虫、隐孢子虫、卡氏肺孢子虫等。

一、疟原虫

疟原虫(malaria parasite)是疟疾的病原体,疟疾是世界性的严重寄生虫病,也是我国五大寄生虫病之一。寄生于人体的疟原虫有间日疟原虫、三日疟原虫、恶性疟原虫和卵形疟原虫。我国大陆以间日疟原虫为主,海南岛及云南部分地区以恶性疟原虫为主,三日疟原虫少见,卵形疟原虫仅发现少数病例。

(一)形态

四种疟原虫在人体红细胞内期有各种不同的形态,有滋养体、裂殖体及配子体。现以间日疟原虫为代表,用姬氏染液染色,将各期形态特征描述如下。

1. 滋养体

①早期滋养体(环状体):疟原虫侵入红细胞发育的最早时期,有 1 个深红的核,胞质呈淡蓝色,形状似指环,故又名环状体。②晚期滋养体(大滋养体):由环状体发育而来,核变大,胞质增多,有伪足伸出,形状不规则,常含空泡,胞质内开始出现棕褐色疟色素颗粒,为疟原虫利用血红蛋白后的代谢产物。被寄生的红细胞胀大,开始出现红色小点,称薛氏小点。

2. 裂殖体

晚期滋养体继续发育,虫体变圆,伪足和空泡消失,疟色素增多并开始集中,核开始分裂,但胞质尚未分裂,此时称未成熟裂殖体。当核分裂到 12~24 个时,胞质也随之分裂,分裂的每一小部分胞质包绕一个胞核,形成裂殖子,疟色素集中呈块状。含裂殖子的虫体称为成熟裂殖体。

3. 配子体

红细胞内的疟原虫经过几次裂体增殖后,部分裂殖子进入红细胞不再进行裂体增殖,而发育为雌、雄配子体。雌配子体占满胀大的红细胞,胞质深蓝、核深红色较致密,偏于一侧;雄配子体胞质浅蓝,核淡红色较疏松,多位于虫体中央(表 6-31-1)。

表 6-31-1	三种人体疟原虫形态鉴别		
	间日疟原虫	恶性疟原虫	三日疟原虫
早期滋养体	胞质淡蓝色,环较大,约为被寄生红细胞直径的 1/3;核 1 个,红色;1 个疟原虫通常侵入 1 个红细胞	环纤细,约为被寄生红细胞直径的 1/5;核 1 个或 2 个;在 1 个红细胞内常有数个疟原虫侵入	胞质深蓝色,其他与间日疟相似

（续表）

	间日疟原虫	恶性疟原虫	三日疟原虫
晚期滋养体	核1个,虫体逐渐增大,形状不规则,胞质中有空泡,伸出伪足;疟色素棕黄色,呈细小杆状	外周血中一般不易见到。体小,不活动,胞质深蓝色,圆形,核1～2个,红色;疟色素集中,黑褐色	体小圆形或带状,核1个,红色;胞质致密,疟色素棕黑色,颗粒状,常位于虫体边缘
成熟裂殖体	虫体充满胀大的红细胞,含裂殖子12～24个,疟色素集中,偏于一侧或在中部	外周血中一般不易见到。裂殖子8～36个,排列不规则;疟色素集中一团,位于中央或一侧	含裂殖子6～12个,花瓣状排列,疟色素集中于中央
雌配子体	圆形,胞质深蓝,核深红,较致密,常偏于一边;疟色素散在于胞质中	新月形,两端较尖,胞质深蓝,核致密,深红色,位于中央;疟色素黑褐色,位于核周围	与间日疟原虫相似,仅虫体稍小,疟色素分散
雄配子体	圆形,胞质浅蓝色,核1个,较疏松,淡红色,位于中央;疟色素散在于胞质中	腊肠形,两端钝圆,胞质淡蓝色,核疏松,淡红色,位于中央;疟色素黄褐色,位于核周围	与间日疟原虫相似,仅虫体稍小,疟色素分散
被寄生红细胞的变化	除环状体外,其余各期均胀大,色淡,有鲜红色的薛氏小点	正常或缩小,常见疏松粗大紫红色的茂氏小点	正常或缩小,色泽与正常红细胞同,偶可见到齐氏小点

（二）生活史

四种疟原虫生活史均为宿主转换型,有无性生殖及有性生殖两种类型。无性生殖主要在人体内进行;有性生殖在按蚊体内进行。

1. 在按蚊体内的发育

按蚊叮咬疟疾患者后,疟原虫被吸入蚊胃,滋养体、裂殖体被消化,而雌配子体发育为雌配子,雄配子体则通过出丝现象形成4～8个雄配子,雌、雄配子受精形成合子,完成配子生殖。合子继续发育为动合子,穿过蚊胃上皮细胞间隙,在胃壁的弹力膜下形成圆形囊合子(卵囊),卵囊内的核不断分裂,形成数千乃至上万个子孢子,称孢子增殖。当卵囊成熟后子孢子可逸出或卵囊破裂子孢子释出,经血腔钻入蚊唾液腺。子孢子是疟原虫的感染阶段,当含子孢子的雌按蚊再次叮咬人时,子孢子即随蚊分泌的唾液进入人体。

2. 在人体内的发育

在人体内的发育包括红细胞外期(在肝细胞内发育)和红细胞内期(在红细胞内发育)。

(1)红细胞外期(红外期):当按蚊叮咬人时,子孢子随蚊的唾液进入人体,约30 min后,部分子孢子侵入肝细胞,行裂体增殖,形成红细胞外期裂殖体,每个成熟的裂殖体含许多裂殖子。肝细胞破裂后,部分裂殖子入血流侵入红细胞,其余部分则被吞噬细胞吞噬。

近年来认为疟原虫在红外期的发育与疟疾的复发有关。间日疟原虫的子孢子具有遗传学上不同的两种类型,即速发型子孢子与迟发型子孢子。当两型子孢子同时进入肝细胞后,速发型子孢子先完成红细胞外期裂体增殖;迟发型子孢子则因种株的不同需经过不同时间休眠期后,才完成红细胞外期的裂体增殖。肝细胞内的休眠体,是日后疟疾复发的根源。

(2)红细胞内期(红内期):红外期裂殖子释入血流后侵入红细胞,先发育成小滋养体,逐渐增大成大滋养体,再发育为裂殖体,裂殖体成熟后胀破红细胞释出裂殖子,裂殖子一部分被吞噬细胞吞噬,一部分又侵入新的红细胞重复裂体增殖,如此反复进行。间日疟原虫和卵形疟原虫完成一代裂体增殖需 48 h,恶性疟原虫需 36~48 h,三日疟原虫需 72 h,红细胞内期疟原虫经过几次裂体增殖后,部分裂殖子进入红细胞直接发育为雌、雄配子体,这是有性生殖的开始(图 6-31-1)。

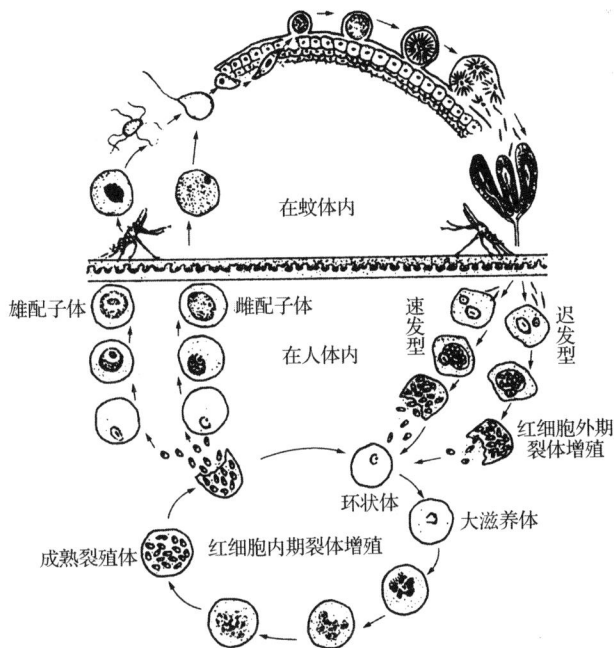

图 6-31-1　间日疟原虫生活史

(三)致病

红细胞内期是疟原虫的致病阶段。

1. 潜伏期

子孢子被按蚊注入人体至疟疾发作前的间期为潜伏期。潜伏期的长短与进入人体的子孢子数量、原虫种、株及宿主的抵抗力有密切关系。子孢子数量多则潜伏期短,机体抵抗力强则潜伏期可延长。因此,各种疟疾的潜伏期不同。恶性疟的潜伏期为 7~27 天,三日疟为 18~35 天,间日疟短者 11~25 天,长者 6~12 个月,个别可达 2 年之久。

2. 疟疾发作

疟疾的一次典型发作表现为寒战、高热和出汗退热 3 个连续阶段。典型的间日疟原虫和卵形疟原虫裂体增殖周期为 48 h,故隔日发作一次;三日疟原虫为 72 h;恶性疟原虫为 36~48 h。疟疾发作次数主要取决于患者治疗适当与否和机体免疫力增强的速度。随着机体对疟原虫产生的免疫力逐渐增强,大量原虫被消灭,疟疾发作可自行停止。

3. 再燃与复发

疟疾初发停止后,由于体内少量残存的红细胞内期疟原虫,在一定条件下重新大量增殖,而引起疟疾再次发作,称为疟疾再燃。间日疟初发停止后,血液中疟原虫已被消灭,经过数周至年余,肝细胞内迟发型子孢子结束休眠,发育为红细胞外期裂殖子并侵入红细胞进行裂体增殖,引起疟疾再次发作,称复发。恶性疟原虫及三日疟原虫无迟发型子孢子,故无复发,仅有再燃。

4. 贫血与脾肿大

疟疾发作数次后,由于红内期疟原虫对红细胞的直接破坏,可出现不同程度的贫血。由于疟原虫及其代谢产物的刺激,巨噬细胞和纤维细胞增生,导致脾肿大。

5. 凶险型疟疾

因各种原因延误治疗或无免疫力的疟疾患者,可因血中原虫数量剧增而出现凶险症状。常见凶险型疟疾有脑型和超高热型等,临床表现为持续性高热、抽搐、昏迷,重症贫血、肾衰竭等,死亡率高。

(四)实验诊断

1. 病原学检查

从外周血中查到疟原虫为确诊疟疾的重要依据,从患者的耳垂或手指采血涂成薄血膜和厚血膜,以姬姆萨染色后镜检。最好在同一张载玻片上制作厚、薄血膜,在厚血膜中查到疟原虫后再查薄血膜鉴定虫种,以节省时间和人力。间日疟和三日疟的采血时间宜在发作后数小时至10余小时,恶性疟应在发作开始时采血。

2. 免疫学检查

免疫学检查多用于疟疾流行病学调查、输血对象筛选。常用的方法有 IFA、IHA、ELISA 等。近年来,某些分子生物学新技术已试用于疟疾的诊断,如核酸探针、聚合酶链反应(PCR)等,其方法敏感快捷,效果较好。

(五)流行

1. 地理分布

疟疾分布遍及全世界,尤以热带及亚热带地区严重。我国除西北、西南高寒干燥地区外,疟疾遍布全国。间日疟流行于长江流域以南平原和黄淮下游一带;恶性疟见于长江以南山区,特别海南省和云南南部山区多见;三日疟在长江以南某些省区呈点状分布;卵形疟罕见。

2. 流行因素

(1)自然因素。适宜的温度和充沛的雨量有利于按蚊的孳生繁殖。25 ℃左右最适合疟原虫在蚊体内发育。

(2)社会因素。社会经济、卫生、教育水平和生活习惯,以及各种导致大量人口流动的因素均可影响疟疾的流行和传播。

(六)防治

消灭疟疾必须贯彻灭蚊、防护、治疗三结合的综合性措施。

1. 消灭传染源

治疗病人和带虫者。疟疾发作时可选用氯喹、青蒿素等药物,能快速杀死红细胞内期的疟原虫,迅速控制症状。伯喹可杀死红细胞外期疟原虫及配子体,氯喹和伯喹合用可根治间日疟。乙胺嘧啶有杀死红细胞外期疟原虫和抑制红内期未成熟裂殖体的作用，多用于疟疾预防。

2. 切断传播途径

采取防蚊、灭蚊，减少蚊幼虫滋生地的综合性措施。

3. 保护易感人群

可进行预防服药或疫苗接种，以降低人群感染率。

二、机会致病性原虫

机会致病性原虫包括刚地弓形虫（简称弓形虫）、隐孢子虫和卡氏肺孢子虫。其中卡氏肺孢子虫病是艾滋病患者最常见的并发症及死亡的主要原因之一。几种常见的机会致病性原虫的主要特点见表 6-31-2。

表 6-31-2　　　　　　　　　　机会致病性原虫的主要特点

	刚地弓形虫	隐孢子虫	卡氏肺孢子虫
中间宿主	人、多种哺乳动物		
终宿主	猫或猫科动物	人和多种动物	人和多种哺乳动物
感染阶段	成熟卵囊、包囊	卵囊	感染期包囊
感染方式	口、胎盘等	口	空气、飞沫
寄生部位	人和多种动物的各种有核细胞内	人小肠上皮细胞刷状缘纳虫空泡内	肺组织
致病	流产、畸胎、死胎淋巴结肿大、脑炎视网膜脉络膜炎	腹泻	卡氏肺孢子虫肺炎
治疗	乙胺嘧啶＋磺胺类螺旋霉素	大蒜素、螺旋霉素	复方新诺明、乙胺嘧啶

第二节 | 根足虫纲

根足虫纲（Class Lobosea）的原虫以伸出叶状伪足为运动细胞器。因活体时虫体没有固定的形态，故称为阿米巴（"变形虫"之意），其生活史中多数为滋养体和包囊两个阶段。寄生于人体的主要致病虫种为溶组织内阿米巴。有少数营自由生活的阿米巴偶然可以侵入人体，引起严重的疾病。

一、溶组织内阿米巴

溶组织内阿米巴，也称痢疾阿米巴，主要寄生于人体的结肠，在一定条件下侵入肠壁组织形成溃疡，引起阿米巴痢疾，并可随血流转移至肝、肺、脑等处引起肠外阿米巴病。

（一）形态

1. 滋养体

滋养体可按其大小、致病性与寄生部位的不同，分为大滋养体与小滋养体。

(1)大滋养体:大滋养体又称组织型滋养体,有致病力,寄生于人体结肠黏膜、黏膜下及肠外器官组织中。虫体直径为20～60 μm。在未染色的活体标本中,可见虫体形态多变,运动活泼,内外质分界明显,外质透明,向外伸出舌状或指状伪足做定向运动。内质呈颗粒状,随外质突出或缩入。内质含有细胞核、食物泡及被吞噬的红细胞。内质中有无被吞噬的红细胞是鉴别溶组织内阿米巴大滋养体、小滋养体、其他肠道阿米巴滋养体的重要依据之一。虫体经铁苏木素染色后,细胞核结构清楚,呈蓝黑色、泡状,核膜内缘有一层排列整齐、大小均匀的染色质粒,核正中有细小圆形的核仁。核仁与核膜之间可见网状核线丝,故核形似车轮状。

(2)小滋养体:又称共栖型滋养体,生活在肠腔中,体积较小,直径为12～30 μm,无致病力。在未染色的活体标本中,虫体运动不活泼,内外质分界不清,内质中含有许多细菌而无红细胞。核的结构与大滋养体相同。

2.包囊

包囊呈圆形,直径为10～20 μm。碘液染色后,囊壁较薄,光滑透明呈黄色。内含1～4个核,胞浆内有糖原泡和拟染色体,拟染色体是由核糖体颗粒组成的营养储存结构,呈蓝黑色棒状,两端钝圆,其形状对虫株鉴定有重要意义。成熟包囊有4个核,糖原泡及拟染色体多已消失,经铁苏木素染色的包囊,核结构清楚与滋养体相同(图6-31-2)。

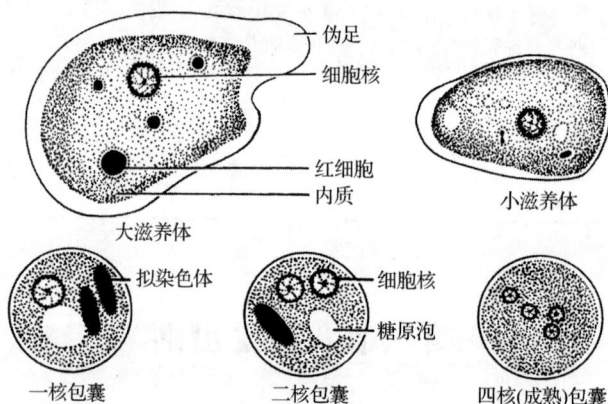

图 6-31-2 溶组织内阿米巴

(二)生活史

溶组织内阿米巴生活史的基本过程是:包囊→小滋养体→包囊。四核包囊为感染阶段,人经口食入被四核包囊污染的食物或饮水而感染。包囊能抵抗胃酸的作用,当进入小肠下段,经碱性消化液和酶的作用,囊壁破裂,虫体脱囊逸出并迅速分裂为四个小滋养体,以肠道细菌等肠内容物为营养,并以二分裂法不断繁殖。当结肠功能正常时,小滋养体可随肠内容物下移,由于营养和水分减少,虫体活动逐渐停止,排出内含物,缩成圆形,此时胞质内可出现糖原泡和拟染色体,随后胞质分泌囊壁,形成单核包囊,经分裂形成双核和四核包囊。四核包囊随粪便排出体外。

当宿主的抵抗力下降、肠壁受损或肠功能紊乱时,小滋养体可借助伪足运动及其酶和毒素的作用侵入肠壁组织,吞噬红细胞和组织细胞形成组织型滋养体,并大量繁殖,致使局部肠黏膜和组织坏死形成溃疡；肠壁组织内的大滋养体可随坏死组织落入肠腔，随粪便排出体外而死亡；也可在肠腔中变为小滋养体排出体外，或者再形成包囊而排出体外；大滋养体有时也可从肠壁进入肠黏膜下的血管，随血流至肝、肺和脑等组织内进行增殖，引起相应器官的病变。肠外组织内的大滋养体不能变成包囊，当离开组织时，迅速死亡（图6-31-3）。

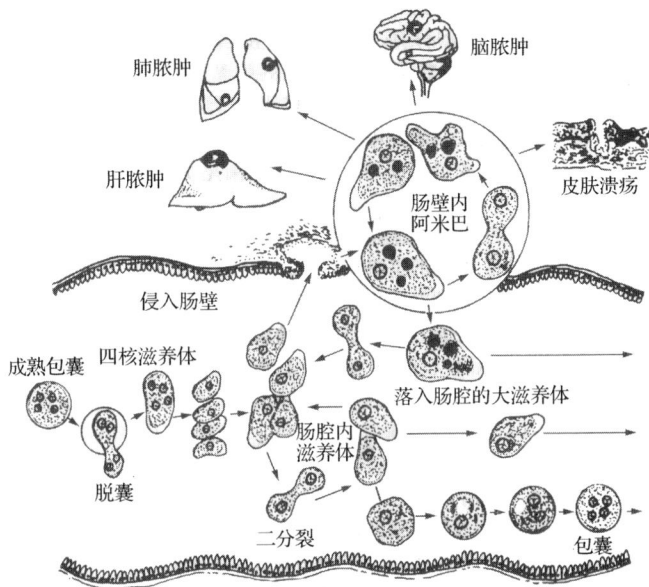

图 6-31-3　溶组织内阿米巴生活史

（三）致病

1. 致病机制

溶组织内阿米巴致病机制较复杂，与虫株的致病力、虫体的寄生环境及宿主的免疫状态等多种因素有关。①虫株的致病力：溶组织内阿米巴除了伪足的机械运动和胶原酶、透明质酸酶等的作用外，还表现为对靶细胞的接触性杀伤功能。②细菌的协同作用：某些肠内细菌，如溶血性链球菌、肺炎球菌、伤寒沙门氏菌与溶组织内阿米巴混合感染动物，比单一溶组织内阿米巴感染率高、致病重。③宿主的免疫力：当宿主全身状态欠佳，如营养不良、感染、肠黏膜损伤及肠功能紊乱等，溶组织内阿米巴即侵入肠壁黏膜层、黏膜下层及肌层，使组织溶解坏死，形成口小底大的烧瓶状溃疡。

2. 临床表现

（1）肠阿米巴病：溶组织内阿米巴滋养体侵袭肠壁可引起肠阿米巴病，病变部位多见于回盲部和升结肠。坏死的肠黏膜、血液和滋养体落入肠腔，患者出现腹痛、腹泻、大便次数增多，排出酱红色、具有特殊腥臭味的黏液脓血便，称为阿米巴痢疾。少数患者滋养体可侵入肌层和浆膜层，而并发肠出血和肠穿孔，或侵入阑尾引起阿米巴阑尾炎。慢性患者黏膜增生可形成阿米巴脓肿。

（2）肠外阿米巴病：肠外阿米巴病是肠黏膜下层或肌层的滋养体进入静脉、经血行播散至其他脏器引起的阿米巴病。以阿米巴性肝脓肿最常见，多位于肝右叶上部偏后方。脓液呈酱红色,内含溶解坏死组织,在脓肿内壁聚集大量大滋养体,患者表现为发热、肝脏肿大、肝区疼痛等症状,肝脓肿穿刺可见酱红色样脓液,且可检出大滋养体;肝阿米巴脓肿可向横膈和胸腔破溃,也可因血循环播散蔓延至肺,引起肺脓肿,患者表现发热、胸痛、咳嗽,肺脓肿如与支气管相通时,患者可咯出酱红色痰液;若滋养体侵入脑、纵隔、心包、生殖器官、皮肤等处,则引起相应部位的阿米巴脓肿,但较少见。

(四)实验诊断

1. 病原学检查

常用粪便检查或活组织检查,查到滋养体和包囊即可确诊。

(1)滋养体检查:①生理盐水涂片法:挑取黏液脓血便或稀便涂片镜检,镜下可见阿米巴大滋养体伴有大量被吞噬的红细胞及少量白细胞。②活组织检查:肠阿米巴病用乙状结肠镜或直肠镜取活组织涂片;肠外阿米巴病可取穿刺液、痰液、脑脊液等涂片检查。滋养体在外界抵抗力弱,极易死亡,因此,取材的容器要清洁,无化学药品及尿液污染,要注意保温,取材后立即送检。

(2)包囊检查:①碘液直接涂片染色法:取成形粪便标本用碘液直接涂片镜下查找包囊,注意与其他非致病性阿米巴包囊相鉴别。②浓集法:用汞碘醛离心沉淀法或33%硫酸锌离心浮聚法浓集包囊,提高检出率。

2. 免疫学检查

对查不到病原体的可疑患者,可采用免疫学诊断方法。如酶联免疫吸附试验、间接荧光抗体试验和间接血凝试验等检测相应抗体以进行辅助诊断。

(五)流行

阿米巴病呈世界性分布,以热带及亚热带地区感染率为高。据统计全球感染者逾5亿,每年发病人数4千多万例,其中死亡病例不少于4万。我国各地均有分布,人群感染率为0.7%～2.2%,多数为带虫者。其主要流行因素有:①传染源:带虫者及慢性阿米巴痢疾患者为主要传染源,包囊排出量大,对外界环境抵抗力强。②传播途径:主要是经口感染,四核包囊污染水源、食物、用具及手指,经口进入人体。③易感人群:任何年龄的人均可被感染,但以男性青壮年为多。机体对该病缺乏有效的获得性免疫,因而可以反复感染。

(六)防治

1. 治疗患者和带虫者

即控制传染源。首选药物为甲硝唑(灭滴灵),根治肠阿米巴病可配用喹碘方。中药白头翁、鸦胆子、大蒜素等也对阿米巴痢疾有一定疗效,且副作用小。

2. 加强粪便及水源管理

消灭苍蝇及蟑螂等传播媒介,切断传播途径。

3. 加强卫生宣传

防止病从口入,教育人们注意饮食卫生,饭前便后洗手,生吃的蔬菜及瓜果务必清洗干净。

二、其他阿米巴

与溶组织内阿米巴在形态上相似的非致病阿米巴的种类很多,为了鉴别,现将溶组织内阿米巴、结肠内阿米巴、哈氏内阿米巴及齿龈内阿米巴列表、做图比较。(表 6-31-3,图 6-31-4)

表 6-31-3　　　　　　　　　　　人体常见阿米巴鉴别表

			溶组织内阿米巴	结肠内阿米巴	哈氏内阿米巴	齿龈内阿米巴
滋养体	生理盐水涂片	直径	$12\sim60\ \mu m$	$20\sim50\ \mu m$	$3\sim12\ \mu m$	$10\sim30\ \mu m$
		伪足及活动力	伪足指状、透明、有定向,伸展活跃	伪足短而宽,伸展迟缓,无定向	运动迟缓,有定向	伪足多、透明,运动活泼
		胞核	1 个,不易见	1 个,可见	1 个,不易见	1 个,不易见
		胞质	内外质分明	内外质不分明	内外质分明	内外质分明
		吞噬物	红细胞、白细胞、细菌	细胞,碎屑物	细菌	细菌、白细胞,偶有红细胞
	苏木素染色	胞核	小,位居中央	大,偏于一侧	小,常居于中央	小,位居中央
		核仁	小,居中	大,偏于一侧	小,居中或偏位	居中或偏位
		核周颗粒	排列整齐、均匀	粗大,分布不匀	细小,分布不匀	排列整齐
包囊	碘液涂片	直径	$10\sim20\ \mu m$	$10\sim30\ \mu m$	$4\sim10\ \mu m$	无包囊
		形态	圆形	圆形	类圆形	
		胞核	$1\sim4$ 个,偶见 8 个	$1\sim8$ 个,偶见 16 个	$1\sim4$ 个	
		糖原泡	棕黄色,见于未成熟包囊	棕黄色,见于未成熟包囊	棕黄色,见于未成熟包囊	
	苏木素染色	胞核	小,位居中央	大,偏于一侧	小,常居于中央	
		拟染色体	见于未成熟包囊,内含 1 至数个,棒状,两端钝圆,	见于未成熟包囊,碎片状或稻束状,边缘不整	见于未成熟包囊,$4\sim6$ 个,短棒状	
寄生部位			结肠、肝、肺、脑等组织	结肠	结肠	口腔齿龈
致病情况			阿米巴痢疾、肝、肺、脑、皮肤等脓肿	不致病	一般不致病,大量寄生时可有消化道症状	常与齿龈、牙槽的化脓感染并存

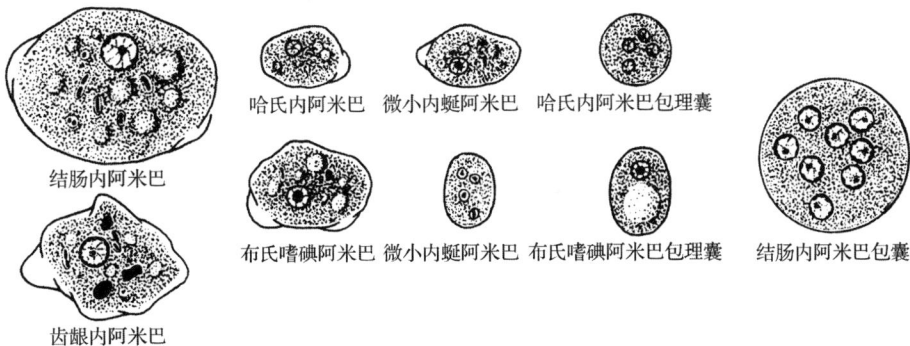

图 6-31-4　非致病阿米巴

第三节 | 鞭毛虫纲

鞭毛虫纲(Flagellate)的原虫是以鞭毛作为运动细胞器,与人类疾病有关的鞭毛虫主要寄生于人体的消化道、泌尿生殖道、血液及组织内。对人体危害较大的鞭毛虫有阴道毛滴虫、蓝氏贾第鞭毛虫和杜氏利什曼原虫等。

一、阴道毛滴虫

阴道毛滴虫(Trichomonas vaginalis Donne,1837)主要寄生于女性的阴道及尿道,也可寄生于男性的尿道及前列腺内,引起滴虫性阴道炎、尿道炎和前列腺炎,是以性传播为主的一种传染病。

(一)形态

阴道毛滴虫仅有滋养体期。滋养体为梨形或椭圆形,活体无色透明似水滴状。体长$(7\sim32)\ \mu m\times(5\sim15)\ \mu m$,运动活泼,借体前鞭毛及体侧的波动膜作螺旋式运动。经姬姆萨或铁苏木素染色,位于虫体的前1/3处可见一个椭圆形的泡状核,核上缘有5颗排列成环状的毛基体,由此发出4根前鞭毛和1根后鞭毛,后鞭毛与波动膜外缘相连。有1根轴柱纵贯虫体中央,自后端伸出体外(图6-31-5)。

(二)生活史

阴道毛滴虫仅有滋养体期而无包囊期,以二分裂法繁殖,在外界环境中生命力强,滋养体期既是感染阶段又是致病阶段,以直接或间接接触方式传播。

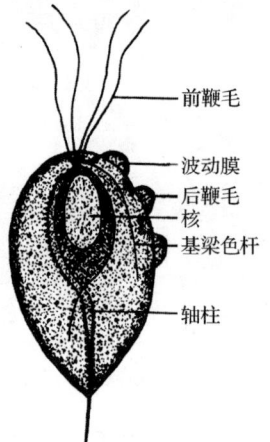

图6-31-5 阴道毛滴虫

(图右侧标注:前鞭毛、波动膜、后鞭毛、核、基梁色杆、轴柱)

(三)致病

阴道毛滴虫的致病力与虫株的毒力、宿主的生理状况及阴道内不同菌群有关。感染毒性弱的虫株大多无临床表现,称为带虫者;感染毒性强的虫株可引起明显的阴道炎症状。健康妇女阴道内有乳酸杆菌的存在,产生乳酸,使阴道保持酸性环境(pH值为3.8~4.4),可抑制杂菌生长,称阴道自净作用。滴虫寄生阴道后,消耗阴道上皮细胞的糖原,阻碍乳酸杆菌酵解作用,使阴道pH值转变为中性或碱性,有利于滴虫及其他致病菌的繁殖,引起阴道炎。患滴虫性阴道炎后,外阴瘙痒,白带增多呈泡沫状,有特殊气味;泌尿道感染时有尿急、尿频、尿痛等症状;男性感染可出现前列腺炎和尿道炎症状。

(四)实验诊断

1.生理盐水涂片法

用消毒棉拭子在阴道后穹隆或阴道壁上取分泌物,以生理盐水涂片镜检,可见呈螺旋状活动的滋养体;冬季检查应注意保温。如寄生于尿道可取尿液的离心沉淀物,男性感染者可取前列腺液查虫体。

2.涂片染色法

将分泌物在载玻片上涂成薄膜,以姬姆萨染色后镜检,可找到滋养体。

3.培养法

取阴道分泌物于培养基中,在37℃温箱中培养48 h,可见滋养体。

4.免疫学检查

应用多株虫体糖蛋白抗原进行血凝试验,可获得较高的特异性。

(五)流行

本虫为世界性分布。仅寄生于人体,各地感染率因年龄、风俗习惯及卫生条件不同而异。本病的传染源为滴虫性阴道炎患者、带虫者和男性感染者。传播方式有性生活直接传播,也可经公共浴池、浴巾、脚盆、坐式马桶及公共游泳衣裤等间接传播。阴道毛滴虫对外界环境抵抗力较强,在集体生活中如不注意预防,极易造成相互感染而传播。

(六)防治

1.加强卫生宣传教育

注意个人卫生及经期卫生,改善公共卫生设施,提倡淋浴,不用公共浴具及浴衣等。

2.积极治疗患者及带虫者

常用有效药为甲硝唑(灭滴灵)口服;局部可用甲硝唑、滴维净、洁尔阴及蛇床子药膏等。此外,可用1％乳酸或1∶5000高锰酸钾冲洗阴道,可增强阴道的自净作用。

二、蓝氏贾第鞭毛虫

蓝氏贾第鞭毛虫简称贾第虫,寄生于人体小肠和胆囊内,引起腹泻及胆囊炎。本病在旅游者中发病率较高,故又称为旅游者腹泻。

(一)形态

1.滋养体

滋养体似纵切的半个梨形,两侧对称,大小为(9.5～21) μm×(5～15) μm,前端钝圆后端尖细,侧面观背面隆起,腹面前半部凹陷形成左右两个吸盘,借吸盘附着于肠黏膜的绒毛上。铁苏木素染色后,可见1对并列的卵圆形泡状细胞核,核内各有1个大的核仁,1对轴柱纵贯全体,在其中部可见2个半月形的基体复合器,由此发出4对鞭毛,按所在部位分为前侧鞭毛、后侧鞭毛、腹鞭毛和尾鞭毛。滋养体借鞭毛可作翻滚活动。

2.包囊

包囊椭圆形,囊壁较厚,囊大小为(8～12) μm×(7～10) μm。碘液染色呈黄绿色,未成熟包囊内有2个核,成熟包囊内有4个核,多偏于一端,可见到鞭毛、丝状物和轴柱(图6-31-6)。

(二)生活史

蓝氏贾第鞭毛虫感染阶段是四核包囊,污染食物或饮水被人食入后,经胃肠液的作用,在十二指肠脱囊成为2个滋养体。滋养体利用吸盘吸附于小肠上段黏膜的表面,通过体表渗透吸收营养,以纵二分裂法繁殖。当滋养体落入肠腔,则随食物到达结肠,形成包囊排出体外。腹泻患者的粪便中可发现滋养体,在成形粪便中只能查到包囊。

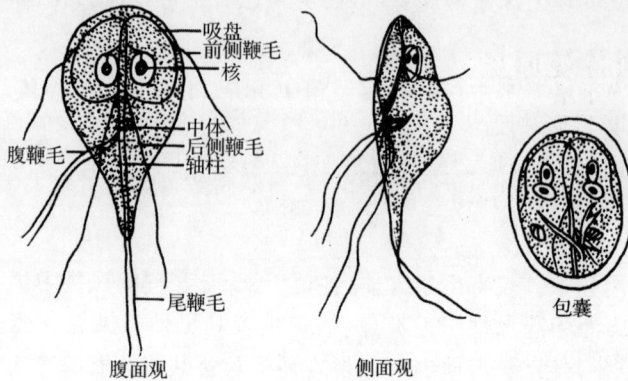

图 6-31-6 蓝氏贾第鞭毛虫

腹面观   侧面观   包囊

吸盘
前侧鞭毛
核
中体
后侧鞭毛
轴柱
腹鞭毛
尾鞭毛

（三）致病

由于大量滋养体借吸盘吸附于肠黏膜上,被吸附部位的肠上皮细胞绒毛受损、萎缩。聚集的虫体机械地阻碍吸收营养,使大部分可溶性脂肪不能被吸收,可引起患者水泻,大便含大量脂肪颗粒,有腹胀、腹痛、呕吐、嗳气、贫血及发育不良等。滋养体还可寄生于胆管及胆囊,引起胆管炎及胆囊炎。部分感染者不出现临床症状,仅粪便中排出包囊,成为带虫者。

（四）实验诊断

1. 粪便检查

取少许粪便加生理盐水直接涂片查滋养体。如为成形粪便,可用碘液染色法或醛醚浓集法查包囊。每隔 1～2 天查 1 次,可提高检出率。

2. 十二指肠引流液检查

当粪检多次未查出滋养体或包囊,临床症状又疑似本虫感染,可引流十二指肠液镜检。

3. 免疫学检查

用酶联免疫吸附试验,检出率为 92%～98.9%;对流免疫电泳检出率高达 98.5%,敏感性和可靠性可与粪检及十二指肠引流液检查相一致。

（五）流行

本病为世界性流行病,是我国常见的肠道寄生虫病,平均感染率为 2.65%。儿童感染率较高,并有家庭聚集性。粪便内含有包囊的患者或带虫者是传染源,带囊者一昼夜可排 9 亿个包囊。包囊对外界环境的抵抗力较强。人摄食了包囊污染的食物或饮水被感染。

（六）防治

1. 加强卫生知识宣传

管好粪便,保护水源。注意个人卫生及饮食卫生。消灭苍蝇及蟑螂。

2. 治疗病人及带虫者

常用药物有甲硝唑,呋喃唑酮也有很好的疗效。

三、杜氏利什曼原虫

寄生于人体的利什曼原虫有 4 种,在我国主要是杜氏利什曼原虫,又称黑热病原虫。其生活史有前鞭毛体和无鞭毛体两个时期。无鞭毛体主要寄生于人及其他哺乳动物的巨噬细胞内,引起内脏利什曼病,又称黑热病。

(一)形态

1. 无鞭毛体(又称利杜体)

无鞭毛体寄生于人和其他哺乳动物体内,大小为(2.9~5.7) μm×(1.8~4.0) μm,呈椭圆形。瑞氏染液染色后,细胞质呈淡蓝或深蓝色,核大而圆,呈红色或淡紫色,动基体细杆状,染色较深。动基体之前有一点状的基体,与根丝体相连(图 6-31-10)。

2. 前鞭毛体(又称鞭毛体)

成熟的虫体呈梭形,新鲜标本运动活泼,虫体常聚集成团,呈菊花形。它寄生于白蛉的消化道,大小为(14.3~20) μm×(1.5~1.8) μm,核在中部,前端有动基体和基体,并发出一鞭毛伸出体外(图 6-31-7)。

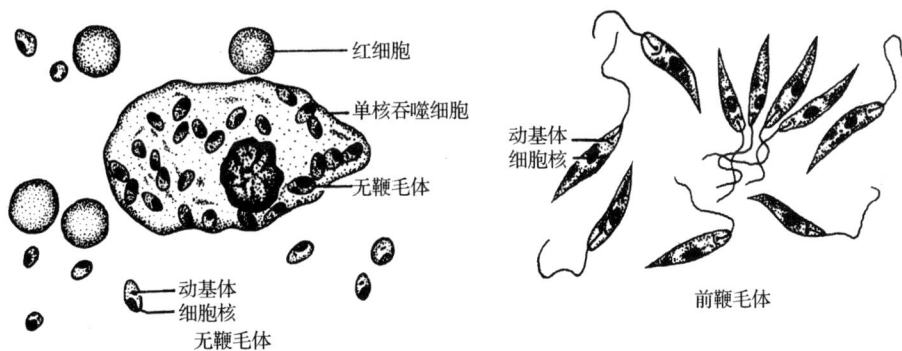

图 6-31-7　杜氏利什曼原虫

(二)生活史

1. 在人体内的发育

感染阶段是前鞭毛体。当感染了前鞭毛体的雌性白蛉叮人吸血时,前鞭毛体被注入人体。部分前鞭毛体被中性粒细胞吞噬破坏,部分则被巨噬细胞吞噬后转入胞内寄生,失去鞭毛,虫体变圆,成为无鞭毛体。无鞭毛体在巨噬细胞内不但可以存活,且能分裂繁殖,最终导致巨噬细胞破裂,游离的无鞭毛体又被其他巨噬细胞吞噬,重复上述增殖过程。

2. 在白蛉体内的发育

当雌性白蛉叮咬病人时,无鞭毛体进入白蛉胃内,经 24 h,虫体生出鞭毛,至第 3~4 天前鞭毛体发育成熟,以二分裂法进行繁殖,并向消化道前方移动,1 周后,白蛉咽及口腔内有大量前鞭毛体。此时白蛉吸入血时,前鞭毛体即随白蛉唾液注入人体(图 6-31-8)。

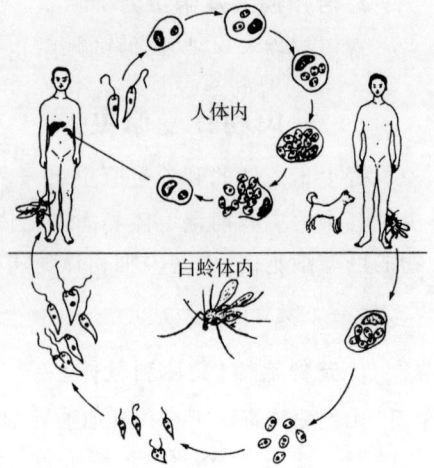

图 6-31-8　杜氏利什曼原虫生活史

（三）致病

脾肿大是黑热病的最主要体征。人体感染杜氏利什曼原虫后,不断在巨噬细胞内繁殖而破裂,散出的无鞭毛体又被其他巨噬细胞吞噬,使巨噬细胞大量破坏,并刺激巨噬细胞大量增生。肝、脾、骨髓、淋巴结含有丰富的巨噬细胞,故病变最为明显,病人表现出肝、脾、淋巴结肿大,尤以脾肿大最为常见,脾肿率在 95％以上。

由于肝肾功能减退,肝脏合成白蛋白明显减少,而由尿排出的白蛋白增加,同时因浆细胞大量增生,合成球蛋白显著增加,从而出现血浆白蛋白、球蛋白比例倒置。

贫血是黑热病的重要症状之一。因脾肿大引起脾功能亢进,血细胞在脾内被大量破坏,使血液中的白细胞、红细胞、血小板显著减少;免疫性溶血也是贫血的重要因素,红细胞表面附有利什曼原虫抗原,或者原虫代谢产物中有与人红细胞相同的抗原,与患者体内抗利什曼原虫抗体结合,激活补体,而导致溶血。红细胞减少则面色萎黄,血小板减少则出现鼻出血、牙龈出血;白细胞减少,则抵抗力降低,易并发肺炎等。

杜氏利什曼原虫主要引起内脏黑热病,有时也可引起皮肤型和淋巴结型黑热病。皮肤型黑热病主要表现为红色斑疹和结节,斑疹多见于鼻和双颊;结节一般呈肉芽肿样,无红肿、无压痛、无痒感、不发生溃烂。皮肤损害处,嗜酸性粒细胞增多是本病特征之一。淋巴结型黑热病无黑热病病史,局部淋巴结肿大,大小不等,淋巴结活检可查见无鞭毛体。

（四）实验诊断

1. 病原学检查

①穿刺检查:以骨髓穿刺物作涂片,检查无鞭毛体。最常用的骨穿刺部位是髂前上棘,特点是简便、安全、原虫检出率高,达 80％～90％;也可穿刺表浅肿大的淋巴结,上述穿刺物可涂片染色镜检。②皮肤活组织检查:在无菌条件下,用手术方法刮取皮肤组织做病理检查,或刮取组织液作涂片,染色镜检。

2. 免疫学检查

①检测血清抗体:有 IHA、ELISA、IFA 等,阳性率较高,但有交叉反应出现。②检测血清循环抗原:单克隆抗体—抗原斑点试验用以诊断黑热病,敏感性高,特异性强,无交叉反应。

（五）流行

黑热病在世界上分布很广,主要流行于中国、印度、地中海沿岸等国家。在我国,黑热病曾流行于长江以北的 16 个省、市、自治区。新中国成立后由于大力开展防治工作,于1958年在全国基本消灭了黑热病。但近年来又有散在病例发生，应引起重视。

黑热病是人畜共患疾病，除在人与人之间传播外，也可在动物之间、动物与人之间传播，这种传播特点使该病较易流行。另外，该病的传播媒介白蛉在我国分布十分广泛，也增加了该病在一定区域内的流行机会。

（六）防治

（1）彻底治疗病人，控制传染源。特效药是葡萄糖酸锑钠。对于极少数锑剂治疗无效（抗锑）的病人，采用喷化脒、二脒替等芳香双脒剂治疗，可获满意效果。

（2）加强犬的管理，捕杀病犬，减少传染源。

（3）防蛉灭蛉，是切断传播途径的重要措施。

学习小结

原虫是能独立完成生命活动全部功能的单细胞真核动物，寄生于人体的原虫称为医学原虫。原虫的基本结构包括细胞膜、细胞质及细胞核三部分。在我国严重危害人类健康的原虫主要有疟原虫、溶组织内阿米巴、阴道毛滴虫、黑热病原虫等。

疟原虫是疟疾的病原体，寄生在人体的红细胞和肝细胞内，经雌性按蚊叮人吸血而传播，典型的发作表现为周期性寒战、高热和出汗退热三个连续过程，并有发作、再染和复发的特点；在患者外周血中查到疟原虫为诊断依据。

溶组织内阿米巴可分为滋养体和包囊两个时期，人因食入被四核包囊污染的食物或饮水而感染，主要寄生于人的结肠引起阿米巴痢疾，也可经血流转移到其他组织器官（肝、肺、脑等），引起肠外阿米巴病。

阴道毛滴虫主要寄生在女性阴道、尿道和男性的尿道或前列腺内，通过直接或间接接触而传播，引起滴虫性阴道炎或尿道炎等疾病；杜氏利什曼原虫通过雌性白蛉传播，是引起黑热病的病原体；蓝氏贾第鞭毛虫主要寄生在人体小肠和胆囊内，引起慢性腹泻、胆囊炎或胆管炎等疾病。

第三十二章
医学节肢动物

[知识目标]

1. 熟悉医学节肢动物的概念、分类、特征及其对人体的危害。
2. 了解医学节肢动物的防治原则。

[能力目标]

具有对常见医学节肢动物的形态特征认知的能力。

[素质目标]

培养学生自主学习的能力。

鼠疫是我国重点监控的自然疫源性传染病,鼠蚤是主要的传播媒介,一般先在鼠类间发病和流行,通过鼠蚤的叮咬而传染人类。早在 1793 年(清乾隆五十八年),我国云南省发生鼠疫大流行。当时著名诗人师道南目睹死人遍野的惨状,有感而写《死鼠行》诗一首,详细描述了当时的情景。其诗云:

东死鼠,西死鼠,人见死鼠如见虎。鼠死不几日,人死如拆堵。昼死人,莫问数,日色惨淡愁云护。三人行,未十步,忽死二人横截路;夜死人,不敢哭,疫鬼吐气灯摇绿。须臾风起灯忽无,人鬼尸棺暗同屋。鸟啼不断,犬泣时闻,人含鬼色,鬼夺人神。白日逢人多是鬼,黄昏与鬼反疑人。人死满地人烟倒,人骨渐披风吹老。田禾无人收,官租向谁考。我欲骑天龙,上天府,呼天公,乞天母,洒天浆,散天乳,酥透酒泉千丈土。地下人人都活归,黄泉化作回春雨。

第一节 | 概 述

节肢动物在分类上属于节肢动物门(Arthropoda),种类繁多,分布广泛。凡以骚扰、刺螫、吸血、寄生、传播病原体等方式危害人类健康的节肢动物称为医学节肢动物(Medical Arthropod)。研究医学节肢动物的形态、生活史、生态、分类、危害及防治措施的科学称为医学节肢动物学。

一、形态与分类

医学节肢动物形态主要特征是:虫体两侧对称、躯体及对称分布的附肢均分节;体壁由几丁质的外骨骼组成;循环系统开放式,体腔称为血腔;发育史大多经历脱皮和变态。

医学节肢动物分属 4 个纲,即昆虫纲、蛛形纲、唇足纲和甲壳纲。其中以昆虫纲和蛛形纲与人类疾病关系密切。①昆虫纲:虫体分头、胸、腹三部分。头部具有触角1对,胸部有足3对,多数种类有翅1~2对。与人类疾病有关的主要是蚊、蝇、白蛉等。②蛛形纲:虫体分头胸部和腹部两部分,或头、胸、腹愈合成为颚体和躯体。无触角,无翅。幼虫有足3对,若虫和成虫有足4对。与人类关系密切的主要有蜱和螨等。

二、节肢动物的发育与变态

节肢动物从卵发育到成虫的过程中,要经过形态结构、生理特征和生活习性上的一系列改变,称为变态。变态可分为全变态和半变态两种类型。①全变态(完全变态)。其生活史过程中有卵、幼虫、蛹及成虫4个阶段,各阶段形态结构、生理特征及生活习性完全不同,如蚊、蝇等。②半变态(不完全变态)。生活史过程中有卵、幼虫、若虫及成虫4个阶段,或分为卵、若虫和成虫3个阶段。若虫体积较小,与成虫形态相似,仅生殖器官未发育成熟,如虱、臭虫等。

三、医学节肢动物对人类的危害

(一)直接危害

1.骚扰和吸血

例如,蝇的骚扰,蚊、蚤、虱、螨等叮刺吸血,被叮刺处有痒感,使人不安。

2.螫刺和毒害

某些节肢动物有毒腺,螫刺时分泌毒液注入人体而引起局部红肿疼痛,如蜂类等;有的有毒毛,如毒蛾幼虫经毒毛管腔释放出毒素而引起皮炎。

3.过敏反应

节肢动物的分泌物、排泄物、唾液和脱落的表皮都是异种蛋白,可引起过敏反应性疾病。如尘螨引起的哮喘、鼻炎等。

4.寄生

蝇类幼虫寄生引起蝇蛆病,疥螨寄生于皮下引起疥疮等。

(二)间接危害

间接危害是指节肢动物携带病原体传播疾病。能传播疾病的节肢动物称为媒介节肢动物,由节肢动物传播的疾病称为虫媒病。其传播方式有两种:①机械性传播:病原体只被节肢动物机械性携带,其形态和数量均不发生变化,虫媒对这些病原体只起运载、传递作用。如蝇类携带病原体传播肠道传染病。②生物性传播:病原体必须在节肢动物体内经过生长、发育或繁殖后才能传播给新宿主。即病原体的形态和数量发生了变化。如蚊传播疟原虫、丝虫等。

四、医学节肢动物的防治原则

(一)环境治理

疏通沟渠、填平坑洼、翻盆倒罐、堵塞树洞、清除垃圾及杂草、管理好环境卫生等,使节肢动物失去有利的生存条件。

（二）化学防制

用化学杀虫剂如有机磷杀虫剂、除虫菊酯杀虫剂等杀虫。

（三）物理防制

利用热、电、光、声和机械等物理方法杀灭或驱走节肢动物。

（四）生物防制

利用生物天敌如青蛙、鱼、微生物和寄生虫等，杀灭节肢动物生活史中的不同阶段。

（五）遗传防制

通过改变或移换节肢动物的遗传物质，以降低其繁殖能力，从而达到减少或消灭节肢动物的目的。

第二节 | 昆虫纲

一、蚊

蚊的种类很多，迄今为止全世界已记录 3 350 多种及亚种。我国已发现蚊类有 18 属 374 种及亚种。与疾病有关的蚊类主要有按蚊属、库蚊属和伊蚊属。蚊通过叮人吸血，传播多种疾病，对人类危害很大。

（一）形态

1. 成虫

体表有鳞片呈灰褐色、棕褐色或黑色，体长 1.6～12.6 mm，分头、胸、腹三部分（图 6-32-1）。

（1）头部：似半球形，有复眼、触须、触角各 1 对，在头的前下方有一向前伸出的刺吸式口器（喙），末端有唇瓣 1 对。

雌蚊上颚和下颚末端尖且呈锯齿状，借此刺入皮肤。上内唇与舌组成食管，所吸吮血液由此入蚊胃，舌内有唾液管，开口于末端。雄蚊上颚和下颚均不发达，故不能刺入皮肤吸血。

（2）胸部：分前胸、中胸、后胸 3 节，中胸发达。前、中、后胸的腹侧面各有足 1 对。

（3）腹部：由 11 节组成，仅见 8 节，最后 3 节变成外生殖器。雌蚊末端具尾须 1 对，雄蚊则为钳状抱器，是蚊种鉴定依据。腹部背面有淡色鳞片而形成纵脉、横脉或斑，有蚊种鉴别意义。

三属蚊虫卵、幼虫、蛹、成虫各期形态比较如图 6-32-2 所示。

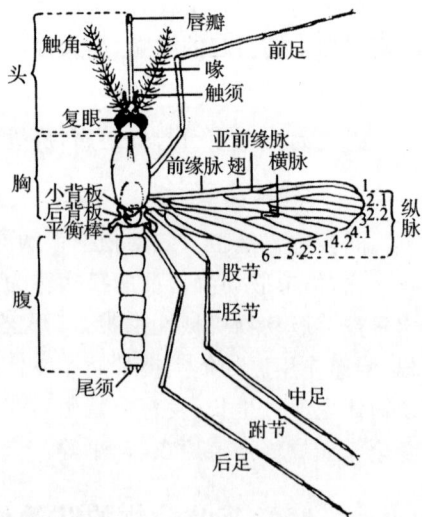

图 6-32-1 成蚊外部形态（雌）

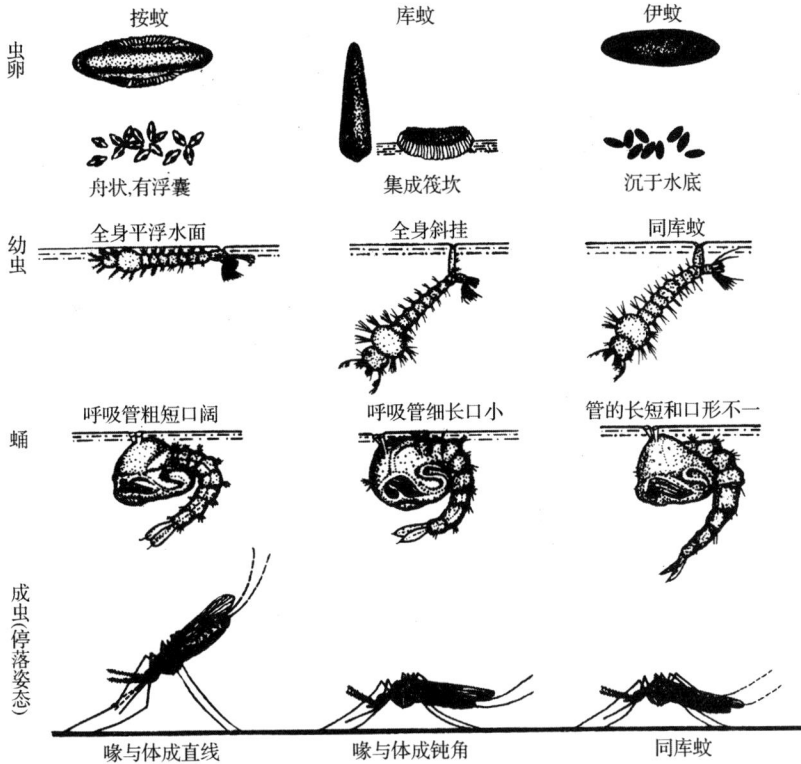

图 6-32-2　三属蚊各期形态比较

(二)生活史及生态

蚊为全变态,生活史分卵、幼虫、蛹及成虫 4 个阶段,前 3 期生活在水中,成虫生活在陆地。雌蚊产卵于水中,在 30 ℃时约经 2 天可孵出幼虫,以水中微小生物为食,幼虫经 5～7 天蜕皮 4 次化为蛹,再经 1～2 天羽化为成蚊。蚊的全部生活史需 7～15 天,一年可繁殖 7～8 代。雌蚊寿命为 1～2 月,雄蚊为 1～3 周。

1. 孳生地

按蚊多产卵于清水中,如大面积的沼泽、稻田及灌溉沟渠等处;库蚊多产卵于污水坑、污水沟、洼地积水;伊蚊则产卵于雨后积水的小容器中,如盆、罐、树洞等处。

2. 栖息场所

雌蚊栖息场所,因种而异。家栖性的嗜人按蚊、淡色库蚊、致倦库蚊多在人室、畜舍吸血和栖息。半家栖的中华按蚊,当吸血时飞入人房或畜圈内,吸血后停留人室、畜圈或飞回野外。野栖性的白纹伊蚊多在野外草丛、树洞等处栖息。

3. 食性

雌蚊在 10 ℃以上即开始叮人吸血,最适宜温度是 23～35 ℃。湿度在 52% 以下,则常不吸血。除伊蚊白天吸血外,其他蚊类多在夜晚吸血。吸血对象也因蚊种而异,嗜人血的蚊种有嗜人按蚊、微小按蚊、大劣按蚊、淡色库蚊、致倦库蚊、白纹伊蚊等。偏嗜家畜也吸人血的蚊种有中华按蚊和三带喙库蚊。嗜吸人血的蚊种与传播疾病有密切关系。

4.季节消长

温度、湿度及雨量对蚊的季节消长有很大影响。在江南,蚊虫3月开始出现,5月密度上升,7~9月份达高峰,以后逐渐下降。

5.越冬

当外界气温低于10℃时,受精的雌蚊将体内贮存的养料变为脂肪,不食不动躲藏在阴暗潮湿的避风处越冬。例如,地窖、地下室、树穴、山洞、畜圈等处。大多数蚊种以成蚊越冬.伊蚊则以卵越冬。

(三)我国主要传病蚊种及传播的疾病

1.主要传病蚊种

主要传病蚊种有中华按蚊、微小按蚊、大劣按蚊、淡色库蚊、致倦库蚊、三带喙库蚊及白纹伊蚊等。

2.传播的疾病

传播的疾病主要有疟疾、丝虫病、流行性乙型脑炎及登革热等。

二、蝇

蝇(Fly)的种类很多,与疾病有关的属于非吸血蝇、吸血蝇和蛆症蝇三类。

(一)形态

蝇躯体多毛,分头、胸、腹三部。头部近半球形,复眼1对,雌蝇两复眼距离较宽,雄蝇距离较窄。顶部有单眼3个,排列成三角形。触角1对,分3节。蝇多为舐吸式口器,末端有1对唇瓣,上有假气管,是藏污纳垢的场所;有的蝇种为刺吸式口器。蝇前胸和后胸退化,中胸特别发达。中胸背板上的鬃毛、斑纹,可作为分类依据。有平衡棒1对,翅有6条纵脉,第四纵脉的弯曲度为分类特征。足3对,末端有爪及爪垫各1对,爪间突1个,爪垫上密布细毛,可携带大量病原体。腹部分10节,从背面可见5节,其余退化或变为外生殖器。雄蝇外生殖器是分类的重要特征(图6-32-3)。

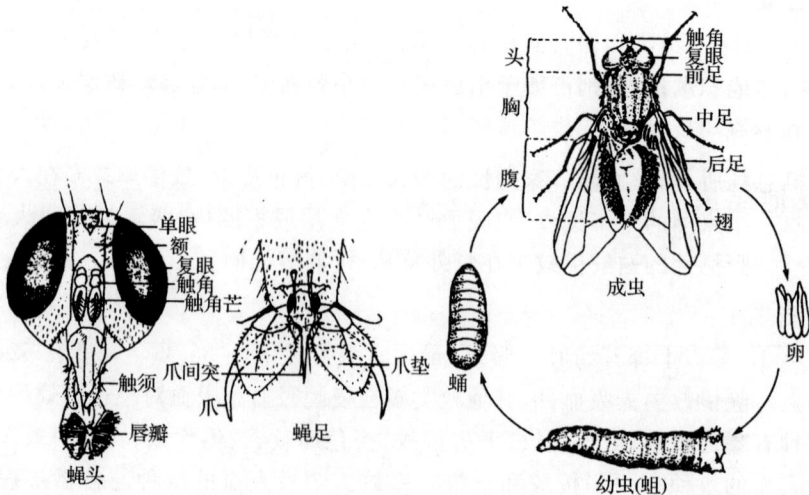

图 6-32-3　蝇的形态和生活史

(二)生活史及生态

蝇的发育为全变态,除少数蝇种(如麻蝇)直接产蛆外,绝大多数蝇的生活史分卵、幼虫、蛹和成虫4期。成蝇羽化后2～3天即可交配,再经2～3天产卵,卵期1天,幼虫期4～8天,蛹期3～6天,从卵发育至成蝇,需8～10天,1只蝇可繁殖十几代,成蝇寿命为1～2个月。蝇类多孳生于腐败的有机物中,有的喜食粪便,如金蝇、丽蝇、麻蝇等;有的喜食垃圾,如舍蝇、绿蝇等;有的喜孳生于腐败的动植物,如绿蝇、厕蝇、舍蝇等。根据蝇的孳生习性、食性特点和特有的形态结构,使成蝇可黏附(携带)大量的病原体,而成为重要的传播媒介。

(三)我国常见蝇种

1.非吸血蝇类

非吸血蝇类主要有舍蝇、丝光绿蝇、大头金蝇、尾黑麻蝇、巨尾阿丽蝇等。

2.蛆症蝇类

蛆症蝇类主要有纹皮蝇、牛皮蝇和羊狂蝇等。

3.吸血蝇类

吸血蝇类主要有厩螫蝇。

(四)与疾病的关系

蝇类对人体的危害是传播多种疾病和引起蝇蛆病。

1.传播疾病

(1)机械性传播:这是蝇类主要的传病方式,所传播的疾病有:①肠道传染病,如伤寒、细菌性痢疾、阿米巴病、蠕虫病等;②呼吸道传染病,如肺结核等;③皮肤病,如雅司病等;④眼病,如沙眼、结膜炎等。传播媒介是非吸血蝇类。

(2)生物性传播:有的非吸血蝇可充当眼结膜吸吮线虫的中间宿主,如变色纵眼果蝇;在非洲,舌蝇(采采蝇,属吸血蝇类)可传播锥虫病(睡眠病)。

2.蝇蛆病

蝇类幼虫寄生于组织和器官中,引起蝇蛆病。如羊狂蝇幼虫寄生于眼,纹皮蝇幼虫寄生于皮肤;麻蝇和丽蝇幼虫,可引起口腔、耳鼻咽蝇蛆病,绿蝇幼虫引起创伤蝇蛆病;此外,麻蝇和金蝇幼虫,可引起胃肠或泌尿道蝇蛆病。

三、其他昆虫

寄生人体的其他常见昆虫可作为多种疾病的传播媒介(表6-32-1)。

表6-32-1　　　　其他常见昆虫与疾病的关系

传播媒介	传播疾病	病原体
虱	流行性斑疹伤寒、流行性回归热	普氏立克次体、回归热螺旋体
蚤	鼠疫、地方性斑疹伤寒、绦虫病	鼠疫耶尔森菌、莫氏立克次体、微小膜壳绦虫
蜚蠊(蟑螂)	菌痢、伤寒、霍乱、甲肝等	痢疾杆菌、伤寒杆菌、霍乱弧菌、甲型肝炎病毒等
中华白蛉	黑热病	杜氏利什曼原虫

第三节 | 蛛形纲

一、蜱

蜱(Ticks)分硬蜱和软蜱。蜱的发育各期皆营寄生生活,是多种脊椎动物体表的寄生虫,又是人畜共患病的传播媒介。

(一)形态及生活史

虫体多呈椭圆形,未吸血时背腹扁平,体长 2～10 mm,吸饱血后胀大可达 30 mm。虫体分颚体(假头)和躯体两部分。颚体的螯肢具有锯齿状结构,是重要的刺割器,是吸血时刺割及钩附宿主皮肤的重要器官。无翅,成虫有足 4 对。硬蜱背面有盾板,并可见颚体,软蜱背面无盾板并见不到颚体(图 6-32-4)。

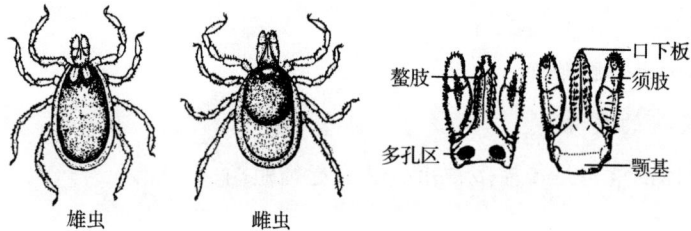

雄虫　　　　　雌虫

图 6-32-4　全沟蜱颚体及成虫背面观

蜱的发育过程有卵、幼虫、若虫、成虫四个时期,为半变态发育。其幼虫、若虫和成虫均可刺吸人或动物的血液,硬蜱多生活于森林、草地、牧场、耕田区等处;软蜱多栖息于家畜的圈舍、野生动物的巢穴内。

(二)与疾病的关系

蜱通过螯刺、吸血和分泌麻痹神经的毒素等方式引起局部组织损伤及上行性肌肉麻痹,甚至导致呼吸衰竭而死亡,称蜱瘫痪。

蜱是人畜共患病的重要传播媒介,可传播的病原体有病毒、螺旋体、立克次体、细菌等。我国已知蜱媒所传播的疾病主要有:①森林脑炎:病原体为嗜神经病毒,存在我国东北和新疆的林区。②新疆出血热:又称蜱媒出血热,流行于我国新疆塔里木河流域的牧区,大型草食性动物和野兔是主要传染源,病原体为病毒。③蜱媒回归热:此病在新疆南部发现,病原体为波斯疏螺旋体。此外,蜱也可引起 Q 热、鼠疫和布氏杆菌病等。

二、螨

(一)疥螨

疥螨(Scab Mites)为寄生于人和哺乳动物皮肤表皮角质层内的寄生虫。寄生于人体的疥螨称人疥螨,是引起疥疮的病原体。

1. 形态与生活史

成虫近圆形,淡黄或乳白色,雌螨体长为0.3～0.5 mm,雄螨略小。颚体小,位于体前端,主要由1对钳状螯肢和1对圆锥状须肢组成。体背面有许多横皱纹、皮棘及刚毛,腹面有4对粗短呈圆锥形的足,前两对足末端为吸垫,后2对足的末端雌雄不同,雌螨均为长鬃,而雄螨的第四对足末端具长柄的吸垫(图6-32-5)。

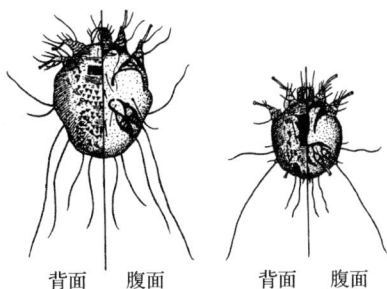

图6-32-5 人疥螨成虫

疥螨生活史为半变态,发育过程分卵、幼虫、前若虫、后若虫及成虫五期。疥螨雄虫与雌性后若虫多在夜间于宿主皮肤表面进行交配,交配后雄虫死亡,此后若虫在20～30分钟内找到适当部位开始掘隧道进入皮内,生活史各期均在其中寄生,2～3天后在宿主皮肤隧道中产卵(图6-32-6)。

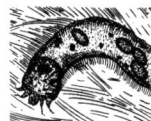

图6-32-6 皮肤隧道中的雌
螨和虫卵

2. 与疾病的关系

疥螨寄生于人体皮肤薄嫩处,如指缝、肘窝、腋窝、腹股沟、足趾间等处,婴儿可波及全身。在疥螨侵犯皮肤的入口处可发生针尖大的丘疹和小疱等皮损,一个月后可发生奇痒,尤其夜间睡眠时虫体活动增强,搔痒更甚。患者常搔破皮肤而继发细菌感染变成脓疱疮。同患者握手、与患者同床睡眠或间接地使用患者用具和穿患者衣裤等均可感染。

3. 实验诊断

从隧道中找到虫体即可确诊。如用消毒针头将隧道尽端挑破,取出疥螨在镜下鉴定;也可用刀片沾少量矿物油在丘疹处连刮数次,将刮取物放镜下检查,此法常可查到幼虫。

4. 防治

加强卫生宣传教育,注意个人卫生,避免与患者接触或使用他们的衣物、用具。治疗药物有硫黄软膏、苯甲酸苄酯擦剂。用药前先用温水沐浴、洗净疥疮患处,待干后涂擦药物并用手摩擦使药物渗入皮内杀死虫体。一般治疗需连续两个疗程,以杀灭新孵出的幼虫。

(二)其他螨类

其他螨类与疾病的关系见表6-32-2。

表 6-32-2　　　　　　　　　　　其他螨类与疾病的关系

传播媒介	传播或所致疾病	病原体
蠕形螨	酒渣鼻、痤疮、脂溢性皮炎	毛囊蠕形螨、皮脂蠕形螨
恙螨	恙虫病	恙虫病立克次体
尘螨	尘螨性哮喘、过敏性鼻炎	屋尘螨、粉尘螨
	过敏性皮炎、婴幼儿湿疹	

学习小结

凡以骚扰、刺螫、吸血、寄生、传播病原体等方式危害人类健康的节肢动物称为医学节肢动物。生活史包括全变态和半变态,它们对人类的致病作用包括直接危害和间接危害。

昆虫纲中与人类疾病有关的医学节肢动物主要有蚊、蝇、虱、蚤等,主要特征是虫体分头、胸、腹三部分,头部具有触角1对,胸部有足3对;蚊可传播疟疾、丝虫病、流行性乙型脑炎和登革热等;蝇可传播多种消化道传染病,蝇蛆寄生人体可引起蝇蛆病;虱可传播流行性回归热和流行性斑疹伤寒;蚤可传播鼠疫和地方性斑疹伤寒等。

蛛形纲成虫分头胸部和腹部两部分,或头、胸、腹愈合成为颚体和躯体,无触角,无翅,成虫有足4对,有重要医学意义的有蜱、螨等。蜱除引起蜱瘫痪外,还可传播森林脑炎和新疆出血热等;疥螨引起疥疮;蠕形螨引起毛囊炎、脂溢性皮炎等;恙螨传播恙虫病;尘螨引起尘螨性哮喘、过敏性鼻炎、过敏性皮炎等。

思考题

一、名词解释

1. 宿主　　　　　2. 寄生虫　　　　3. 生活史　　　　4. 感染阶段

5. 蠕虫　　　　　6. 生物源性蠕虫　7. 夜现周期性　　8. 滋养体

9. 迟发型子孢子　10. 再燃　　　　　11. 全变态　　　　12. 虫媒病

13. 生物性传播

二、填空

1. 两种生物共同生活,其中一方受益,另一方受害的现象称为_____。

2. 寄生虫病流行的三个基本环节是:_____、_____、_____。

3. 晚期血吸虫病人临床表现为:_____、_____、_____。

4. 人体感染猪带绦虫虫卵的方式有:_____、_____、_____。

5. 疟疾的一次典型发作表现为_____、_____、_____3个连续阶段。

6. 溶组织内阿米巴的感染阶段是_____;感染途径是_____。

7. 医学节肢动物对人类的危害包括_____和_____。

8. 经蚊传播的疾病主要有_____、_____、_____和_____。

三、单选题

1. 寄生虫的中间宿主是指(　　　)。

A. 寄生虫的成虫或无性生殖阶段寄生的宿主

B. 寄生虫的幼虫或无性生殖阶段寄生的宿主

C. 寄生虫成虫或有性生殖阶段寄生的宿主

D. 寄生虫的幼虫或有性生殖阶段寄生的宿主

2. 影响寄生虫病流行的主要因素是(　　　)。

A. 温度、湿度　　　　　　　　　B. 生物、自然、社会

C. 土壤、水源　　　　　　　　　D. 社会制度和经济条件

3. 寄生虫对宿主的损伤作用不包括（　　）。

A. 非消除性免疫　　　　　　　B. 夺取营养

C. 机械性损伤　　　　　　　　D. 毒性作用和过敏反应

4. 寄生虫病的传染源包括（　　）。

A. 病人、带虫者、保虫宿主　　　B. 病人和保虫宿主

C. 带虫者和保虫宿主或储存宿主　D. 病人和带虫者

5. 切断寄生虫病传播途径应采取的措施是（　　）。

A. 管理水源，注意饮食卫生　　　B. 消灭媒介节肢动物

C. 控制和消灭中间宿主　　　　　D. 以上都是

6. 蛔虫对人体危害最为严重的是（　　）。

A. 成虫夺取营养，造成营养不良

B. 幼虫经心脏移行造成肺部损害

C. 由于成虫的扭结、钻孔而造成的多种并发症

D. 成虫在肠腔内移行，造成肠黏膜损伤、炎症

7. 鞭虫病的传染源是（　　）。

A. 人　　　　B. 犬　　　　C. 猫　　　　D. 猪

8. 诊断钩虫病，下列最常用、阳性率最高的方法是（　　）。

A. 粪便直接涂片法　　　　　　B. 饱和盐水漂浮法

C. 自然沉淀法　　　　　　　　D. 碘液染色法

9. 丝虫对人体的感染阶段是（　　）。

A. 微丝蚴　　　B. 丝状蚴　　　C. 腊肠蚴　　　D. 感染性卵

10. 日本血吸虫感染方式为（　　）。

A. 喝生水　　　　　　　　　　B. 生食鱼、虾

C. 生吃水生植物　　　　　　　D. 接触疫水经皮肤感染

11. 猪带绦虫对人体的主要危害是（　　）。

A. 小钩及吸盘对肠壁的刺激破坏　B. 吸取大量营养

C. 代谢产物的毒素作用　　　　　D. 囊尾蚴寄生组织所造成的损害

12. 确诊肝吸虫病的依据是（　　）。

A. 肝区疼痛　　　　　　　　　B. 有生吃或半生吃鱼、虾的习惯

C. 粪便检查检出虫卵　　　　　D. 皮内试验阳性反应

13. 姜片虫病的感染方式主要是（　　）。

A. 生食水生植物　　　　　　　B. 生吃或吃未煮熟的鱼、虾

C. 生食未煮熟的肉　　　　　　D. 接触疫水

14. 并殖吸虫成虫的形态特点是（　　）。

A. 两睾丸并列　　　　　　　　B. 卵巢与子宫并列

C. 二吸盘并列　　　　　　　　D. 卵巢与子宫并列、两睾丸并列

15. 棘球蚴病的确诊依赖下列哪项结果（　　）。

A. X 线和 B 超检查　　　　　　B. CT 准确地检测出各种病理影像

C. 血清学检查强阳性　　　　　D. 手术取出棘球蚴或检获棘球蚴砂

16.痢疾阿米巴的感染阶段是（　　）。

A.单核包囊　　　　B.双核包囊　　　　C.四核包囊　　　　D.多核包囊

17.杜氏利什曼原虫的传播媒介是（　　）。

A.中华按蚊　　　　B.蝇类　　　　C.蚤　　　　D.中华白岭

18.疟原虫的感染阶段是（　　）。

A.裂殖体　　　　B.子孢子　　　　C.小滋养体　　　　D.大滋养体

19.最常见的肠外阿米巴病是（　　）。

A.脑脓肿　　　　B.肝脓肿　　　　C.肺脓肿　　　　D.皮肤脓肿

20.引起腹泻和胆囊炎的医学原虫是（　　）。

A.溶组织内阿米巴　　　　　　　　B.疟原虫

C.蓝氏贾第鞭毛虫　　　　　　　　D.阴道毛滴虫

21.阴道毛滴虫致病机制主要是（　　）。

A.阴道毛滴虫侵入阴道上皮造成损伤　　　B.阴道毛滴虫溶解上皮细胞

C.增强乳酸杆菌的糖原酵解作用　　　　　D.妨碍乳酸杆菌的糖原酵解作用

22.刚地弓形虫慢性感染的主要阶段是（　　）。

A.滋养体　　　　B.包囊　　　　C.速殖子　　　　D.缓殖子

23.急性肠阿米巴病典型病理改变为（　　）。

A.形成结肠肉芽肿　　　　　　　　B.结肠超敏反应

C.由外毒素引起的全身反应　　　　D.肠组织形成口小底大的烧瓶样溃疡

24.急性阿米巴痢疾病人常用的诊断方法是（　　）。

A.生理盐水涂片找大滋养体　　　　B.碘液染色涂片找包囊

C.免疫学诊断　　　　　　　　　　D.组织切片

25.人体感染隐孢子虫后,主要的临床表现是（　　）。

A.咳嗽　　　　B.淋巴结肿大　　　　C.腹泻　　　　D.贫血

26.蚊的发育过程为（　　）。

A.全变态　　　　B.不完全变态　　　　C.渐变态　　　　D.半变态

27.人疥螨寄生于人体（　　）。

A.表皮角质层　　　　B.皮肤　　　　C.肌肉组织　　　　D.皮脂腺或毛囊

28.蠕形螨的主要传播方式是（　　）。

A.人与人直接接触　　　　　　　　B.经口感染

C.经呼吸道传播　　　　　　　　　D.经昆虫传播

29.由蚤传播的疾病主要是（　　）。

A.地方性斑疹伤寒　　　　　　　　B.流行性斑疹伤寒

C.流行性乙型脑炎　　　　　　　　D.恙虫病

30.由虱传播引起的疾病主要是（　　）。

A.登革热　　　　　　　　　　　　B.黑热病

C.流行性斑疹伤寒　　　　　　　　D.脊髓灰质炎

四、简答题

1.简述寄生虫对宿主的致病作用和感染人体的主要途径。

2.阐述钩虫导致人体贫血的机理。

3.为什么日本血吸虫成虫寄生于肠系膜静脉中,在粪便中可查到虫卵?

4.简述对阿米巴痢疾病人采集粪便标本时应注意的事项。

5.简述疟疾引起贫血的机理。

6.简述医学节肢动物对人类的危害。

中英名词对照索引

A

埃希菌属　Escherichia

埃可病毒　Enteric cytopathogenic human orphan virus，ECHO virus

B

B 细胞抗原受体　B cell antigen receptor，BCR

MBL 相关的丝氨酸蛋白酶　MBL-associated serine protease，MASP

白细胞分化抗原　leukocyte differentiation antigen，CD Ag

白介素　interleukin，IL

变态反应　allergy

变异　variation

丙型肝炎病毒　hepatitis C virus，HCV

补体　complement，C

不耐热肠毒素　heat labile enterotoxin，LT

半抗原　hapten

半乳糖基因　galactose

半数感染量　median infective dose，ID50

半数致死量　median lethal dose，LD50

变形杆菌属　proteus

表皮剥脱毒素　exfoliatin

表皮溶解毒素　epidermolytic toxin

表位　hapten

病原性球菌　pathogenic coccus

白喉棒状杆菌　corynebacterium diphtheriae

C

插入序列　insertion sequence

肠产毒素型大肠埃希菌　Enterotoxigenic E. coli，ETEC

肠出血型大肠埃希菌　Enterohemorrhagic E. coli，EHEC

肠毒素　Enterotoxin

肠集聚型大肠埃希菌　Enteroaggregative E. coli，EAEC

肠侵袭型大肠埃希菌　Enteroinvasive E. coli，EIEC

肠致病型大肠埃希菌　Enteropathogenic E. coli，EPEC

超敏反应　hypersensitivity

沉淀反应　precipitation reaction

迟发型超敏反应 T 细胞　delayed-type hypersensitivity T cell，TDTH

初次应答　primary response

纯蛋白衍生物　purified protein derivative，PPD

粗糙型　rough

C-反应蛋白　C-reactive protein，CRP

D

大肠埃希菌　escherichia coli，E. coli

点突变　point mutation

毒力　virulence

毒性噬菌体　virulent phage

毒性休克综合征毒素-Ⅰ　toxic shock syndrome toxin1，TSST-I

多重耐药性　multiple drug resistance

滴度　titer

单纯疱疹病毒　herpes simplex virus，HSV

单核吞噬细胞系统　mononuclear phagocyte system，MPS

单核细胞　monocyte，MC

单克隆抗体　monoclonal antibody，McAb

丁型肝炎病毒　hepatitis D virus．HDV

聚合酶链反应　polymerase chain reaction，PCR

顿挫感染　abortive infection

E

二相性　dimorphic

F

反应素　allergins

防腐　antisepsis

防御素　defensins

肥达试验　widal test

肺炎链球菌　Streptococcus pneumoniae

分化群抗原　cluster of differentiation antigen，CD-Ag

病原生物学及免疫学

分枝杆菌属　Mycobacterium

封闭抗体　blocking antibody

辅助性 T 细胞　helper T cell, TH

复制子　replication

副溶血性弧菌　Vibrio parahemolyticus

G

干扰素　interferon, IFN

干扰现象　interference phenomenon

甘露聚糖结合凝集素　mannan-binding lectin, MBL）

甘露聚糖结合凝集素相关的丝氨酸蛋白酶　mannan-binding lectin associated serine protease, MASP

骨架区　framework region, FR

骨髓　bone marrow

光滑型　smooth

郭霍现象　Koch phenomenon

杆菌　bacillus

过继免疫　adoptive immunization

共栖　commensalism

H

恒定区　constant region, C 区

弧菌属　vibrio

互补决定区　complementarity determining region, CDR

化脓性球菌　Pyogenic coccus

环孢素 A　cyclosporine A, CsA

回复突变　backward mutation

霍乱肠毒素　Cholera enterotoxin, CE

霍乱弧菌　Vibrio cholerae

J

菌落　colony

基因转移　gene transfer

基因突变　mutation

集落刺激因子　colony stimulating factor, CSF

继发性免疫缺陷病　secondary immunodeficiency disease, SIDD

甲状腺刺激素　tyroid stimulating hermone, TSH

假膜　pseudmembrane

交叉反应　cross reaction

接合　conjugation

结核分枝杆菌　mycobacterium tuberculosis

金黄色葡萄球菌　staphylococcus aureus

旧结核菌素　old tuberculin, OT

局限性转导　restricted transduction

巨噬细胞　macrophage, MQ

菌群失调　dysbacteriosis

菌苔　mossy

甲型肝炎病毒　hepatitis A virus, HAV

寄生　parasitism

K

抗毒素　antitoxin

抗核抗体　antinuclear antibody, ANA

抗核因子　antinuclear foctor, ANF

抗链球菌溶血素 O 试验　Anti-streptolysi-notest, ASOtest

抗生素　antibiotics

抗体　antibody, Ab

抗体依赖性细胞介导的细胞毒作用　antibody dependent cell mediated cytotoxicity, ADCC

抗移植物反应　hostversusgraftreaction, HVGR

抗原　antigen

抗原呈递细胞　antigen presenting cell, APC

抗原结合片段　fragment antigen, Fab

抗原决定簇　antigen determinant, AD

可变区　variable region, V 区

可结晶片段　fragment crystallizable, Fc

可逆性　reversity

抗感染免疫　anti-infections immunity

克雷伯菌属　Klebsiella

空肠弯曲菌　campylobacter jejuni

L

辣根过氧化物酶　hosradish peroxidase, HRP

类毒素　toxoid

类风湿因子　rheumatoid factor RF

链道酶　streptodornase, SD

链激酶　streptokinase, SK

链球菌　streptococcus

链球菌溶血素　Streptolysin

链球菌溶血素 O　StreptolysinO, SLO

淋巴结　lumph node

淋巴细胞　lymphocyte

淋病奈瑟菌　Neisseria gonorrhoeae

透明质酸酶　hyaluronidase

突变　mutation

外毒素　exotoxin

外斐试验　Weil-Felix test

外周免疫器官　peripheral immune organ

W

弯曲菌属　Campylobacter

完全转导　complete transduction

维生素　vitamin

温和噬菌体　temperate phage

无菌　asepsis

锡克试验　Schick test

细胞毒 T 淋巴细胞　cytotoxic T lymphocyte, CTL 或 Tc

细胞因子　cytokine, CK

细胞因子激活的杀伤细胞　lymphokine activated killer cell, LAK cell

相容性　compatibility

消毒　disinfection

胸腺　thymus

胸腺非依赖性抗原　thymus independent antigen, TI-Ag

胸腺依赖性抗原　thymus dependent antigen, TD-Ag

血浆凝固酶　coagulase

丝裂原受体　mitogen receptor, MR

Y

医院感染　hospital infection, nosocomial infection

移植物抗宿主反应　graft versus host reaction, GVHR

遗传　Heredity

原发性免疫缺陷病　primary immunodeficiency disease, PIDD

Z

再次应答　secondary response

黏膜相关的淋巴组织　mucosal-associated lymphoid tissue, MALT

正常菌群　normal flora

志贺菌属　Shigella

致病性　pathogenicity

致热外毒素　pyrogenic toxin

中枢免疫器官　central immune organ

肿瘤坏死因子　tumor necrosis factor, TNF

肿瘤抗原　tumor antigen

肿瘤特异性抗原　tumor specific antigen, TSA

肿瘤相关抗原　tumor associated antigen, TAA

重链　heavy chain, H 链

重组　recombination

主要组织相容性复合体　major histocompatibility complex, MHC

主要组织相容性抗原　major histocompatibility antigen, MHA

转导　transduction

转化　transformation

转座子　transposion

自然杀伤细胞　natural killer cells, NK

自身免疫性疾病　autoimmune disease, AID

自身耐受　self tolerance

参 考 文 献

[1] 陈育民,罗江灵.病原生物学与免疫学.2版.西安:第四军医大学出版社,2011

[2] 龚菲力.医学免疫学.北京:科学出版社,2004

[3] 贾文祥.医学微生物学.2版.北京:人民卫生出版社,2010

[4] 李凡,刘晶晶.医学微生物学.7版.北京:人民卫生出版社,2011

[5] 刘荣臻.病原生物与免疫学.北京:人民卫生出版社,2007

[6] 金伯泉.医学免疫学.5版.北京:人民卫生出版社,2008

[7] 任云青.病原生物与免疫.2版.北京:高等教育出版社,2009

[8] 孙万邦.医学免疫学与病原生物学.北京:高等教育出版社,2010

[9] 王承明,彭友明.病原生物学与免疫学.北京:高等教育出版社,2009

[10] 肖纯凌,赵富玺.病原生物学和免疫学.北京:人民卫生出版社,2009

[11] 许丽.免疫学与病原生物学.郑州:河南科学技术出版社,2011

[12] 许郑林.病原生物学与免疫学基础(修订版).西安:第四军医大学出版社,2009

[13] 张卓然.医学微生物学和免疫学.4版.北京:人民卫生出版社,2002

[14] 周正任.医学微生物学.6版.北京:人民卫生出版社,2006

[15] 李雍龙.人体寄生虫学.7版.北京:人民卫生出版社,2008

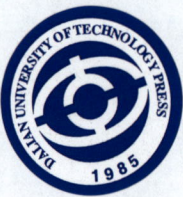